U0200594

龙教授频道出品

大型公立医院内部控制建设与评价

从目标管理走向流程管理

张庆龙　武　敏

何佳楠　张延彪

著

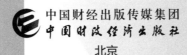

中国财经出版传媒集团

中国财政经济出版社

北京

图书在版编目（CIP）数据

大型公立医院内部控制建设与评价：从目标管理走
向流程管理 / 张庆龙等著． —— 北京：中国财政经济出
版社，2024.8 —— ISBN 978-7-5223-3389-2

Ⅰ. R197.32

中国国家版本馆 CIP 数据核字第 2024W3J728 号

责任编辑：李瑞荣　　　　　　　　责任校对：张　凡
封面设计：**MXK** DESIGN STUDIO　责任印制：史大鹏
　　　　　　Q:1765628429

大型公立医院内部控制建设与评价：从目标管理走向流程管理

DAXING GONGLI YIYUAN NEIBU KONGZHI JIANSHE YU PINGJIA:

CONG MUBIAO GUANLI ZOUXIANG LIUCHENG GUANLI

中国财政经济出版社 出版

URL：http：//www.cfeph.cn

E-mail：cfeph@cfeph.cn

（版权所有　翻印必究）

社址：北京市海淀区阜成路甲28号　邮政编码：100142

营销中心电话：010-88191522

天猫网店：中国财政经济出版社旗舰店

网址：https：//zgczjjcbs.tmall.com

北京中兴印刷有限公司印刷　各地新华书店经销

成品尺寸：175mm×250mm　16开　43.75印张　702 000字

2024年8月第1版　2024年8月北京第1次印刷

定价：128.00元

ISBN 978-7-5223-3389-2

（图书出现印装问题，本社负责调换，电话：010-88190548）

本社图书质量投诉电话：010-88190744

打击盗版举报热线：010-88191661　QQ：2242791300

编委会成员

侯　波（珠海口腔医院总会计师）

张　磊（天津儿童医院总会计师）

白　维（广州市妇幼中心医院总会计师）

戴　斌（深圳市人民医院总会计师）

李义平（深圳市第三人民医院总会计师）

徐　勇（东部中心医院总会计师）

农雯琦（柳州中医医院总会计师）

黄旸杨（中山大学五院总会计师）

吕红燕（陕西人民医院总会计师）

姚明健（南宁妇幼保健总会计师）

高志强（首都儿研所总会计师）

祝　青（广西医科大学附属二院总会计师）

赵　欣（石家庄第四医院总会计师）

宋　波（柳州市妇幼保健院党委委员、总会计师、高级会计师）

莫　芳（佛山市第三人民医院总会计师）

前 言
PREFACE

当前，公立医院改革这一关系民生问题的重要大事，已经成为党和国家关注的热点话题，医改问题已经进入深水区和攻坚期，同时公立医院进入高质量发展机遇期，转型箭在弦上。

从高质量发展外部环境视角来看，公立医院需要彻底改变过去重资源获取与轻资源配置、重临床服务与轻运营管理的问题，尽快完善和提高运营管理水平，突破运营管理的瓶颈，向管理要效益，改变过去粗放式运营管理的局面，实现公立医院高质量、可持续发展。对此，2016年习近平总书记在全国卫生与健康大会上的讲话指出，要抓好建立现代医院管理制度建设，推动医院管理模式和运行方式转变；要显著提高医院管理的科学化、精细化、信息化水平，规范医疗行为，不断提高服务能力和运行效率。

从廉政建设与反腐的外部视角来看，公立医院的腐败问题也是触目惊心的。2023年5月10日，国家卫生健康委联合十三部门发布《关于印发2023年纠正医药购销领域和医疗服务中不正之风工作要点的通知》，提出要重点整治医药领域突出腐败问题，并公布了相关职能部门的调整情况。2023年7月21日，全国医药领域腐败问题集中整治工作会议指出，要以"零容忍"态度坚决惩处腐败，并明确了此次开展全国医药领域腐败问题集中整治工作的重要对象，即医药领域生产、供应、销售、使用、报销等重点环节和"关键少数"。而2024年以来，医疗领域的反腐依然在继续。

从医院自身发展的视角来看，疫情防控过后，对公立医院自身运营影响巨大，带来了资金缺口、持续现金流压力和未来发展的不确定性问题。尤其DRG付费直接影响收入来源，倒逼医院控费，医院也必须主动运用运营管理工具加强成本管控。此外，"国考"使政府需要对医院绩效考核下真功，倒逼医院主动顺应调整内部绩效考核相关制度，由此给公立医院运营管理带来巨大压力。

面对外部环境与内部成本压力，如何加快补齐内部管理短板和弱项，推进高质量发展，如何构建医疗领域不敢腐、不能腐、不想腐的能力，服务医院高质量发展成为摆在公立医院面前的普遍问题。对此，本书认为，有效的选择路径一是加强公立医院内部控制的建设。内部控制本身是流程管理的工具，它有利于与医院的运营管理实现一体化，并通过信息化落地实施，构建HRP系统，推进业财融合，实现公立医院运营管理的精细化与有效资源配置，促进公立医院高质量发展。二是加强内部控制建设，有利于建立健全权责清晰、制衡有力、运行有效、监督到位的内部控制体系，强化财经纪律刚性约束，合理保证公立医院经济活动及相关业务活动合法合规、资产安全和使用有效、财务信息真实完整，有效防范舞弊和预防腐败，提高资源配置和使用效益。总结来看，内部控制建设对于公立医院来说，有百利而无一害。2012年，财政部下发了《行政事业单位内部控制规范（试行）》，此后，我国包括公立医院、高校、中央及地方国家机关、其他事业单位随之开展了内部控制的建设。但从10多年建设的现实来看，公立医院内部控制建设问题却十分突出，体现在以下四个方面：（1）单位层面内部控制建设流于形式，大多着重于具体业务层面的内部控制建设，造成在内部控制文化、组织架构、授权体系与岗位职责上尚未真正落地，造成具体业务层面内部控制无法得到有效执行。尤其是"三重一大"引发的效率问题突出。（2）医院自身制定的内控制度和国家颁布的政策制度，由于缺少绩效考核机制，导致制度没有得到有效的执行。内部控制的效果没有得到很好的体现，成为摆在柜子里与案头上的手册，成为应付上级检查的工具。（3）现实中的财务管理固守于自身的核算，业财融合程度差，造成以业财融合为核心的内部控制体系，难以突破由财务端发起的内部控制建设，向前端嵌入到业务端，内部控制停留于手册的建设阶段，未真正对业财流程进行有效梳理，难以形成业务财务再到业务的闭环管理，内部控制难以融入现实的经济管理活动之中。（4）由于公立医院自身整体信息化的限制，内部控制真正实现信息化落地，缺乏相应的支撑环境，业财信息化造成业财数据不统一，数据孤岛现象严重，线下问题转移到线上，对相应的分析与管理会计、运营管理工具作用的发挥，实现高质量发展形成制约性因素。

本书认为，公立医院的内部控制建设应走过三个阶段：第一，动起来、有制度。依据事业单位"法无授权不可为"的特性，内部控制体系建立首先应符合相关外部政策要求，即建立"合规性内部控制体系"，保证所有经济活动的管理"规矩"完整建立。第二，用起来，见成效。经济活动相关"规矩"建立后，需结合单位实际情况进行健全与完善，通过评价、优化，建立"有效性内部控制体系"，保证内部控制体系在合规基础上，能够用起来，实现制度可落地，流程可执行，职责清晰化，达成内部控制体系运用的实效。第三，转起来，成常态。在单位内部控制体系运用起来后，进一步开展验证测试和完善工作，确保人岗责匹配一致，打通业务活动与会计系统数据之间的衔接、贯通关系，实现与业务活动、运营管理流程运转通畅、无缝衔接、协同一致。利用现有信息系统和信息技术，对相关业务流程和控制措施进行固化，关键信息留痕、可追溯。保障业务活动开展过程形成常态化的工作过程，保证单位内部控制体系真正落地实施，提高运行效率，实现数据真实、完整、可靠。

本书是在遵循2020年、2023年财政部、卫健委最新政策要求，在本人参与了众多公立医院内部控制建设实践及已经出版的公立医院内部控制书籍的基础上总结撰写而成。该书采用了内部控制五要素的框架，按照控制环境、风险评估、控制活动、信息与沟通、内部监督搭建了全书的章节结构。全书共18章，其中，张庆龙教授撰写了第1、2章，并对全书进行了提纲设计、校对、统稿工作。三亚人民医院总会计师武敏同志负责了第3、4、5、6、7、8、9、12章的撰写工作。何佳楠、张延彪博士负责了第10、11、13、14、15、16、17、18章的撰写工作。也感谢曾经参与本书前期资料收集与写作工作的宋安丽、许坦、金小娟、陈志军、陈海涛、陆守坤、董音茵、季花、潘江涛、梁轶、梁正辉、朱倩、王继东等公立医院财务、审计科室同志的辛勤付出。

由于时间和能力所限，书中难免出现缺漏或者不足，也请广大读者批评指正，邮箱：zhixing1818@126.com。

张庆龙
2024年8月1日

目　录
CONTENTS

第一章　公立医院高质量发展与内部控制 …………………………… 001

一、公立医院高质量发展概述 …………………………………… 001

二、内部控制的本质：目标管理与流程管理 ………………… 004

三、公立医院高质量发展与内部控制的关系 ………………… 011

四、公立医院内部控制认知需要厘清的几个关系 …………… 013

第二章　公立医院内部控制建设概要 ………………………………… 018

一、公立医院内部控制建设的总体要求 ……………………… 018

二、公立医院内部控制建设目标 ……………………………… 022

三、公立医院内部控制建设的要素分析 ……………………… 024

四、公立医院内部控制建设的具体方法 ……………………… 026

五、公立医院内部控制的局限性 ……………………………… 030

六、公立医院内部控制建设路线图 …………………………… 033

七、公立医院内部控制建设的保障措施 ……………………… 041

第三章　公立医院内部控制环境建设 ………………………………… 046

一、控制环境概述 ……………………………………………… 046

二、公立医院内部控制环境建设 ……………………………… 047

第四章　公立医院风险评估 …………………………………………… 083

一、公立医院风险评估概述 …………………………………… 083

二、公立医院风险评估的方法·· 084

三、公立医院风险评估流程·· 085

四、公立医院风险评估需要关注的重点风险环节······························· 092

第五章　公立医院预算管理业务控制·· 099

一、公立医院预算管理业务概述·· 099

二、公立医院预算管理业务控制目标··· 108

三、公立医院预算管理业务流程与关键控制环节································· 111

四、公立医院预算业务主要风险点·· 136

五、公立医院预算业务控制措施·· 142

第六章　公立医院收支管理业务控制·· 163

一、公立医院收支业务概述·· 163

二、公立医院收支管理业务控制目标··· 169

三、公立医院收支管理业务流程与关键控制环节································· 172

四、公立医院收支管理业务主要风险点·· 181

五、公立医院收支管理业务控制措施··· 184

第七章　公立医院采购管理业务控制·· 209

一、公立医院采购业务概述·· 209

二、公立医院采购管理业务控制目标··· 217

三、公立医院采购管理业务流程与关键控制环节································· 221

四、公立医院采购管理业务主要风险点·· 242

五、公立医院采购管理业务控制措施··· 246

第八章　公立医院资产管理业务控制·· 260

一、公立医院资产管理控制概述·· 260

二、公立医院资产管理业务控制目标··· 270

三、公立医院资产管理业务控制流程与关键控制环节……………… 276

四、公立医院资产管理业务主要风险点……………………………… 298

五、公立医院资产管理业务控制措施………………………………… 306

第九章　公立医院基本建设项目管理业务控制…………………… 375

一、医院基本建设项目控制概述……………………………………… 375

二、医院基本建设项目管理业务的控制目标………………………… 381

三、医院基本建设项目控制流程与关键环节………………………… 382

四、公立医院基本建设项目管理的主要风险点……………………… 389

五、公立医院工程管理控制措施……………………………………… 393

第十章　公立医院合同管理业务控制……………………………… 408

一、公立医院合同管理概述…………………………………………… 408

二、公立医院合同管理业务控制目标………………………………… 413

三、公立医院合同管理流程与关键控制环节………………………… 416

四、医院合同管理业务的主要风险点………………………………… 427

五、公立医院合同管理控制措施……………………………………… 433

第十一章　公立医院医疗管理业务控制…………………………… 448

一、公立医院医疗管理业务活动概述………………………………… 448

二、公立医院医疗业务管理控制目标………………………………… 452

三、公立医院医疗业务管理流程与关键控制环节…………………… 455

四、公立医院医疗管理业务的风险点………………………………… 465

五、公立医院医疗管理业务控制措施………………………………… 467

第十二章　公立医院医保基金管理业务控制……………………… 478

一、公立医院医保基金管理概述……………………………………… 478

二、公立医院医保基金管理控制目标………………………………… 484

三、公立医院医保基金管理控制流程与关键环节……………………… 487

四、公立医院医保基金管理的风险点………………………………… 496

五、公立医院医保基金管理控制措施………………………………… 498

第十三章 公立医院科研项目管理业务控制………………………… 503

一、公立医院科研项目管理业务概述………………………………… 503

二、公立医院科研项目管理业务控制目标…………………………… 508

三、公立医院科研项目管理业务流程与关键环节…………………… 510

四、公立医院科研项目管理业务的风险点…………………………… 520

五、公立医院科研项目管理控制措施………………………………… 522

第十四章 公立医院教学管理业务控制……………………………… 530

一、公立医院教学管理业务活动概述………………………………… 530

二、公立医院教学管理业务控制目标………………………………… 533

三、公立医院教学管理流程与关键环节……………………………… 534

四、公立医院教学管理的风险点……………………………………… 560

五、公立医院教学管理控制措施……………………………………… 561

第十五章 公立医院互联网诊疗管理业务控制……………………… 567

一、公立医院互联网诊疗管理业务活动概述………………………… 567

二、公立医院互联网诊疗管理控制目标……………………………… 572

三、公立医院互联网诊疗管理流程与关键环节……………………… 574

四、公立医院互联网诊疗管理的主要风险点………………………… 579

五、公立医院互联网诊疗管理控制措施……………………………… 581

第十六章 公立医院医联体管理业务控制…………………………… 585

一、公立医院医联体管理业务活动概述……………………………… 585

二、公立医院医联体管理控制目标…………………………………… 590

三、公立医院医联体管理流程与关键环节 ················· 591

四、公立医院医联体管理的主要风险点 ··················· 598

五、公立医院医联体管理控制措施 ······················· 600

第十七章　公立医院内部控制信息化建设 ················· 606

一、公立医院内部控制信息化建设的主要思路 ··········· 606

二、公立医院内部控制信息化建设的主要内容 ··········· 610

三、公立医院内部控制与运营管理信息化的一体化建设 ··· 630

四、公立医院网络安全与数据安全控制建设 ············· 634

第十八章　公立医院内部控制评价与运行维护 ············· 639

一、公立医院内部控制评价概述 ························· 639

二、公立医院内部控制评价组织与分工 ················· 640

三、公立医院内部控制评价指标体系设计 ··············· 643

四、公立医院内部控制评价流程与方法 ················· 664

五、公立医院内部控制评价缺陷认定 ··················· 672

六、公立医院内部控制评价报告编写与结果使用 ········· 673

七、公立医院内部控制运行维护 ························· 676

参考文献 ··· 681

第一章

公立医院高质量发展与内部控制

一、公立医院高质量发展概述

（一）公立医院管理的特殊性分析

1.坚持党的全面领导

公立医院作为国家医疗卫生体系的重要组成部分，必须长期接受党的全面领导。坚持和加强党对公立医院的全面领导也是确保医疗机构健康有序运行的关键。在医院的运营和管理中，党组织发挥着不可替代的重要作用。党的全面领导为医院提供了强大的思想引领和组织支持，同时也为医院建设新文化提供了有力的指导方向。党组织在医院管理层中发挥着重要的决策作用，党的意志贯穿医院的方向制定、决策实施等各个环节。全面执行和落实党委领导下的院长负责制是保障医院领导层正确决策、科学管理的基础。党组织在医院管理中承担把方向、管大局、作决策、促改革、保落实的责任，党的政治领导对医院管理实现了全方位覆盖，确保党的领导贯穿医院治理全过程。为始终确保医院方向与党中央保持一致，要在公立医院章程中明确党建工作的内容和要求，建立党委统一领导、党政分工合作、协调运行的工作机制，公立医院党委书记作为党建工作的第一责任人，领导班子其他成员履行"一岗双责"，确保医院各项工作与党的方针政策保持一致，公立医院将更好地适应新时代的发展需求，为高质量发展创造更良好的环境。

2.依赖政府财政资金支持

公立医院作为社会医疗体系的基石，仍然需要依赖政府资金和财政支持维持运营。这种依赖性使公立医院的财务状况直接受制于政府的预算分配和政策调整。在推动高质量发展的过程中，公立医院必须充分认识到这种依赖性，寻求适当的应对策略，合理利用政府投入是确保公立医院正常运营和提供医疗服务的关键。通过制订科学合理的医疗预算和资源分配计划，使政府资金得到最大化发挥。这涉及在医疗设备更新、人才培训、医疗科研等方面的合理支出，以提升医院的整体实力和服务水平。重视公立医院长期财务的可持续性，探索多元化的财政支持方式，这包括寻找额外的财政来源，如引入社会资本合作、发展医疗服务衍生品或推动医疗旅游等多元化经济模式。通过这种方式，公立医院能够在一定程度上减轻对政府财政支持的依赖，以适应医疗体制变革和不断增长的医疗需求。

3.实施绩效考核相对复杂

公立医院的人员管理面临着政府预算和政策的限制，受到人员编制的严格约束，绩效考核体系相对复杂。政府通常对医院的人员数量和结构进行明确的规定，确保公共资源的有效分配，这导致了公立医院在人员管理上存在一系列的严格约束。政府对人员编制的限制使公立医院在招聘和员工配备过程中受到一定的制约。医院需要在保障基本医疗服务的同时，合理安排人员编制，满足政府规定的各项要求，这限制了医院在人员招聘方面的自主性，使医院在应对不同时期、不同科室需求的灵活性相对较低。公立医院的绩效考核体系相对复杂，这与其公共性质和特殊的医疗服务属性密切相关。医院的绩效评估通常需要综合考量医务人员在医疗技术、患者治疗效果、科研水平、医患关系、服务态度等多个方面的表现，这使绩效考核不仅需要涵盖丰富的指标体系，还需要更为复杂的评价机制，以保证全面客观地反映医务人员的工作表现。在应对这一情况时，公立医院通常需要遵循政府相关规定，制订符合法规的人员编制计划，并建立与之相适应的绩效考核体系，还需要医院在确保服务质量的前提下，平衡政府的规定和医务人员的实际工作需求。公立医院在人员管理方面不仅需要面对政府的明确要求，还需要在复杂的绩效评估体系中保持公正、科学和灵活。这对于医院的领导层来说是一项巨大的管理挑战，需要不断优化管理机制，以适应医疗服务环境的变化和提升医院整体绩效水平。

4.具有社会责任

公立医院的存在和运营旨在满足广泛社会群体的医疗需求，不仅为了提供医疗服务，更是为了确保人民群众享有平等、公正、高质量的医疗保健，其公共性质决定了其承担着强大的社会责任。贫困人群、社会弱势群体通常面临医疗资源不足、就医费用高昂等问题，而公立医院在这一背景下扮演着为这些群体提供医疗援助的角色。通过提供免费或低价的医疗服务，公立医院能够帮助社会中最脆弱的群体获得及时有效的医疗救助，彰显了其对社会弱势群体的责任担当。公立医院在社会健康水平提升方面也发挥着至关重要的作用。通过积极参与公共卫生活动、健康宣教，以及疾病预防等方面的工作，公立医院有助于推动社会整体健康水平的提升。公立医院具有深刻的社会责任，既体现在为整个社会提供全面医疗服务的使命中，也表现在对弱势群体的特殊关照和对社会健康水平的积极贡献上。通过履行这一社会责任，公立医院能够更好地满足社会的医疗需求，促进公共卫生，为社会的持续健康发展做出积极贡献。

（二）公立医院高质量发展的重要意义

党的二十大报告指出，高质量发展是全面建设社会主义现代化国家的首要任务。新发展阶段，深入转变发展方式、推动实现高质量发展，已经成为各行各业的努力方向和行动指引。当前，我国公立医院数量已逾1.1万家，每千人口医疗卫生机构床位数超过6.7张，公立医院到了从"量的积累"转向"质的提升"的关键时期。

公立医院高质量发展不仅是我国新时期高质量发展阶段的新任务，也是进一步深化医药卫生体制改革的新举措，使公立医院能够提供优质、高效的基本医疗卫生服务，更好地满足广大人民群众多元化的医疗服务需求，减轻就医负担，增进民生福祉，提升群众满意度和获得感。为此，2017年12月，国务院办公厅发布《关于建立现代医院管理制度的指导意见》（国办发〔2017〕67号），为建立现代医院管理制度奠定了制度基础，着力推进医院治理体系和治理能力现代化。2021年6月4日，国务院办公厅再次发布《关于推动公立医院高质量发展的意见》（国办发〔2021〕18号）（以下简称《意见》），提出"以建立健全现代医院管理制度为目标，强化体系创新、技术创新、模式创新、管理创新，加快优质医疗资源扩容和区域均衡布局"。《意见》明确了公立医院是我国医疗服务的主体，应提供更加优质高效的医疗卫生服务，以健全现代医院管理制度，更好满足人民日益增长的医疗卫生服务需求。为此，公立医院应进行"三个转变""三个提高"，促进公立医院发展方式从规模扩张向提质增效转变，运行模式从粗放管理向精细化管理转变，资源配置从注重物质要素向更加注重人才技术要素转变。至此，标志着公立医院进入高质量发展的新阶段。

当前来看，公立医院高质量发展的主要矛盾依然十分突出，这与公立医院高质量的发展正面临着复杂的内外部环境直接相关。具体体现在：（1）部委之间出台的政策缺乏协同性。（2）公立医院之间的恶性竞争使大型公立医院存在盲目性的规模扩张，导致服务提供体系结构性失衡，影响医疗服务供给公平性，阻碍公立医院高质量发展。（3）缺乏以患者为中心的精细化管理，导致绩效管理及资源配置存在不合理。（4）运营管理过多强调经济效益，违背医学规律与患者利益。（5）医保、医疗、医药协同发展和治理的制度机制有待进一步加强，尤其是医保与医院之间缺乏互动和协作，没有从支付方的角度引导供应方改变行为。

面对当前复杂且多元化的新发展模式，医院应在遵守现行法规的基础上，积极思考如何使医院运行顺畅，增强公立医院发展内生动力，净化公立医院发展环境，降本增效，为公立医院高质量发展铺平道路。

二、内部控制的本质：目标管理与流程管理

现实中，许多管理者认为，内部控制建设就是建立规章制度，是合规管理，从而将内部控制等同于制度规章，甚至是制度汇编，并未看清楚内部控制的本质，是内部控制建设的误区。本书将从目标管理与流程管理的辨析入手，认识内部控制流程管理建设的本质。

目标管理是一种参与的、民主的、自我控制的管理方法，也是一种把个人需求和组织目标结合起来的管理方法。目标管理不仅成功应用于企业管理并成为现代企业管理的重要思想，而且早已超越企业管理，成为政府等公共部门的重要组织管理理论。20世纪90年代，流程管理作为一种新的管理思想和管理技术，在企业界取得的巨大成功使其备受国内外学者的关注，将流程作为管理的核心和重点，以流程的观点来分析组织的结构和行为成为管理学家们的共识。内部控制与流程管理之间有着必然的联系，内部控制建设过程同时也是一个组织流程再造的过程，其本身的发展借鉴了很多流程管理的思维与方法。

（一）何谓目标管理

目标管理思想自1954年德鲁克在《管理的实践》一书中被提出后，迅速成为风靡全球的企业管理的重要工具。根据德鲁克的解释："所谓目标管理，就是管理目标，也就是依据目标进行的管理。"德鲁克认为，并不是有了工作才有目标，而相反，有了目标才能确定每个人的工作。所以"企业的使命和任务，必须转化为目标"，如果一个领域没有目标，这个领域的工作必然被忽视。他认为"任何企业必须成为一个真正的整体。企业每个员工所作的贡献各不相同，但是，他们都必须为了一个共同的目标做出自己的贡献"。因此目标管理的精髓就是共同的责任感和团队合作。管理者应该通过目标对下级进行管理，当组织最高层管理者确定了组织目标后，必须对其进行有效分解，转变成各个部门以及各个人的分目标，管理者根据分目标的完成情况对下级进行考核、评价和奖惩。这一管理工具有力地激发了员工的积极性，使许多企业借以迅速发展，因而备受企业管理推崇。

目标管理有三个典型的特征：第一，重视人的因素。按照德鲁克的观点，目标管理的主要贡献在于"能够以自我控制的管理方式来取代强制式管理"。所以目标管理一方面强调管理的目标导向，另一方面强调内部控制，即管理方面的员工自我控制。真正的目标管理应该是寻求组织目标与个人目标的结合点，实现员工的自我激励和自我管理。第二，建立目标体系。目标管理强调整体目标的逐级分解转化为各部门各员工的分目标，形成方向一致、环环相扣、相互配合、协调统一的目标体系。每个管理人员和职工的分目标，就是组织目标对他的要求，同时也是他对总目标的贡献。只有每个管理人员和职工都完成了自己的分目标，整个组织的总目标才有完成的希望。第三，重视结果。目标管理重视对目标完成情况的评估，以工作结果作为评估工作绩效的唯一依据，至于完成任务的具体过程和方式，上级并不做过多的干预。因此，在目标管理制度下监督很少，但是控制目标的实现能力很强。

目标管理作为现代管理学理论体系的重要组成部分，具有许多优点。第一，通过激励实现有效管理。目标管理通过对整体目标的层层分解，使目标成为组织中的各个层次、各个部门和各个成员未来一段时期内预计达成的一种结果，激励每一位员工获取成功，从而带来管理人员的成功和整个组织的成功。

在这种结果式管理的推动下，每一层次、每个部门及每个成员首先考虑目标的实现，并通过改进工作绩效尽力去完成目标。管理人员也会根据迅速变化的竞争环境对员工进行及时的引导，以确保最终目标的实现。第二，明确任务形成有效控制。目标管理不仅有完整的计划和控制系统，通过目标的分解使组织各级管理人员及成员都明确组织的总目标、组织的结构体系、组织的分工与合作及各自的任务。同时，在目标管理实施的过程中以结果为导向形成明确的可考核的目标体系，以此作为监督控制的依据，从而形成完整的管理哲学体系。

当然，目标管理也存在明显的缺陷。第一，过于强调短期目标，如年度的、季度的、月度的等。短期目标比较具体，易于分解，并且见效快；而长期目标比较抽象，难以分解，短期内无法见效。所以，在目标管理方式的实施中，组织更强调短期目标的实现而对长期目标不关心，往往容易导致一些短视行为，对组织的长期发展没有好处。第二，重目标实现的结果，对目标实现的过程缺乏必要的行为指导。尽管目标管理使员工的注意力集中在目标上，但它没有具体指出达到目标所要求的行为，对达成目标的过程缺乏必要的指导。第三，目标设置困难。一个组织目标的实现是成员共同合作的成果，很难清晰界定各自贡献大小，因此可度量的目标确定也就十分困难，而这个问题恰恰是目标管理能否取得成效的关键。为此，目标设置要比展开工作和拟订计划做更多的研究，确保设置目标的合理性，以防止选择不道德手段去实现目标的可能性。第四，缺乏权变。目标管理执行过程中目标的改变可能导致组织的混乱，因此目标一旦确定就不能轻易改变。如此使组织运作缺乏弹性，无法通过权变来适应变化多端的外部环境。

（二）何谓流程管理

20世纪90年代，流程管理作为一种新的管理思想和管理技术受到国内外学者的普遍关注。根据系统论的观点，任何一个组织需要从环境中获取资源，将这些资源投入到组织中，通过其内部各种活动和过程，经过转化后变为产出又回到环境中。组织通过这种"输入——转化——输出"的过程来实现组织的目标。而这种各要素的有效性流动所构成的"投入——产出"的过程实际上就是一种流程。从一个组织来看，流程是为完成某一目标（或任务）而进行的一系列逻辑相关的活动有序的集合。流程是企业运作的基础，企业所有的业务都需要流程来驱动，它把相关的信息数据根据一定的条件从一个人（部门）输送到其他人员（部门）并得到相应的结果，再返回到相关的人（或部门）。一个企业不同的部门、不同的客户、不同的人员和不同的供应商之间都是靠流程协同运作，流程在流转过程可能会携带相应的实务流、资金流、信息流，一旦流转不畅就会导致企业运作不畅。

流程作为管理运行机制的重要内容，在解决经营管理问题中发挥着重要作用，许多公司正是通过对所从事的管理工作及作业流程进行重新设计和构建，从而获得竞争优势取得巨大的成功。从流程角度审视这些成功的经验成为管理学家们的共识，流程管理思想蓬勃发展起来。流程是流程管理的核心，流程管理的本质是构造卓越的业务流程。流程管理从流程的层面切入，通过流程管理实现对具有重复性和规律性的业务形成标准化处理程序，作为行为准则，从而保证该类业务被处理时有科学固定的参照标准，尽可能减少工作中的无序性，在明确权责的同时降低工作中的错误率，有利于单位按照规范及时有效地处理各项具体业务。这样经过精心设计的业务流程以持续地提高组织业务绩效为目的，关注流程是否增值，在流程的运行过程中不断查找缺陷实现动态优化，形成一套"认识流程、建立流程、运作流程、优化流程"的体系，并在此基础上，开始一个"再认识流程"的新的循环，使流程本身保持永不落伍。流程管理的关键词就是规范化、持续性和系统化。

（三）目标管理与流程管理的对比分析

目标管理是一种以结果为导向的管理方法，它有利于将组织目标与个人目标统一并得以高效完成，但这种具有短期行为的"能人"治理模式，在目标实现的同时也伤害了组织现存的制度体系与流程体系，其结果往往是"胜者为王、败者为寇"，最终导致管理者的越位和缺位。在纵向管理上，它可以保证目标的实现，一旦涉及横向的协作与配合，则会出现互相推诿与扯皮。因此，对于一个采用目标管理的组织来说，最高层级管理者往往处于一种失控状态。

流程管理则十分注重过程控制，强调管理的精细化，即细化到每一个业务流程、每一个操作单元（或作业单元、工序）、每一项影响业务流程运行的输入因素，强调通过对相关各个过程、各个环节的有效严格管理和控制，杜绝错误，实现组织既定目标或任务。当然，流程管理的实施也是一个动态的持续改进过程，它是组织目标或任务得以顺利完成所必需的各个环节的联系纽带。只有对过程的不断改进和完善，才是真正的流程管理。

当然，目标管理和流程管理各有优缺点，适用于不同的阶段和不同的任务。单位在管理过程中应将目标管理和流程管理相结合，将两者应用于不同的层面。针对低附加值、重复性高、占用大量劳动力、效率低下的业务活动可以采用流程管理，但是对于影响单位整体未来发展，需要谋篇布局的战略性任务则仍然依赖于目标管理。

（四）内部控制的本质：流程管理

内部控制的重要性不言而喻，各个单位也都已经建立了相应的内部控制制度，但这些制度在实际运用中却出现了"贯彻难，执行难"的问题，内部控制制度没有发挥出应有的效力，往往成为一纸空文的摆设，究其原因在于没有厘清流程与制度的关系。流程是制度的灵魂，如果制度不能反映流程，就好比失去了灵魂，执行就会容易出现问题；制度是流程得以执行的保证，通过适当的制度作为载体才能推动流程的执行。反之，制度无法执行时，往往是它所包含的流程有问题。

内部控制作为一个单位管理活动中的一种自我调整和制约的手段，本质上是制度、流程建设的优化。内部控制的建设过程同时也就是一个组织流程再造的过程，其核心是将现行的组织制度与业务流程相互融合，并将不合理、不合适的制度进行重新建立和修订，以保证制度符合管理要求的同时，还要符合控制监督的要求，并最终得到落地实施。流程管理是为达到一定的绩效而进行的流程再造，强调以关键作业流程为核心，重塑各个部门组织结构，改变原有的职能部门各司其职、机构臃肿的旧体系弊端。通过流程再造的过程去发现流程中的重要节点，对其存在的风险进行评估，并通过有效的控制措施，实现流程的有序运行。流程管理要求明确各个单位流程的责任主体，制定清晰、准确、没有歧义的流程规范，以保证员工对内部控制制度的正确理解。在流程管理制度下，每一名员工都必须认真执行每一个流程步骤，及时、完整、准确地按照相应流程完成自己的本职工作。业务流程将散落于各个业务环节中的内部控制制度有机地串联起来，并通过流程的执行将内部控制要点贯彻到业务活动的各个环节。单位各个流程的执行过程，实际上也是内部控制被遵守执行的过程。可见，流程管理与内部控制有着良好的契合性，流程管理是建立内部控制体系的基础。内部控制体系应以流程管理、流程再造为基础，根据单位运行过程中内外部环境的变化，主动对内部控制制度重新进行设计或改造，将内部控制整合到管理流程和业务流程中，建立流程目标、流程设计、流程实施和流程优化的闭环管理模式，不断提升自身流程管理水平。

业务流程是一系列活动的连接流转，建立内部控制流程，必须先从各项业务流程的建立和梳理入手。内部控制流程的建立与业务流程的建立，其描述的方法是一致的，只是两者关注的重点不同。业务流程体系是从所有业务为单位创造价值的角度梳理和建立，而内部控制流程则须对业务流程中的内部控制关键控制点进行描述和要求。可以说，内部控制流程是业务流程中落实内部控制要求的流程子集，事实上包括内部控制体系在内的各种管理体系均要落实到具体业务流程中去执行。

COSO 报告认为，内部控制是一个过程，其本身不是目的，而是实现目标的手段，内部控制的有效性也仅是"过程"中某个时点上的一种状态。这意味着每一项内部控制都是确保内部控制目标实现的手段，在此过程中必然涉及各个活动中的所有流程。内部控制的有效实施必须建立在对各个业务流程清晰描述的基础之上，从具体业务流程中识别关键内部控制节点，通过合理设置组织机构与岗位，落实内部控制责任，达到在具体流程环节中明确内部控制要求与规则，使流程在合规条件下运转的目的。可见，内部控制绝不是静态的一种程序、方法和政策，而是一个以预防为基本出发点，以风险评估为导向，通过发现问题、解决问题、发现新问题、解决新问题的循环往复的过程，从而持续性地优化企业内部各项业务流程。内部控制说到底就是通过流程实现制衡，为达到有效防控风险提供合理保证的过程，流程管理应是内部控制的精髓与本质，而流程管理也是未来信息化的重要基础。信息化需要建立在流程再造的基础上，这样的信息化才能真正地满足现实需求，而不是简单的线下流程线上化。

（五）内部控制未来的发展：从流程驱动走向与数据驱动并重

流程驱动突破了传统的分工原则，不再由独立的部门分块完成某项完整的工作。流程驱动输入的是业务人员的经验和直觉，输出的是进行判断和决策所依据的业务规则。在输入和输出的中间过程，业务人员通过分析、设计、优化等方法，在可见、可解释的前提下，完成整个流程的设计。

流程驱动相较于人的驱动（People-driven）和职能驱动（Function-driven）有着显著的先进性。首先，流程本身是一个端到端的价值链，即每个角色都能在流程的牵引下最终达成业务目标并产生价值。其次，流程驱动的精细化使每个角色不需要掌握全局，只要按照既定的流程设计来执行，就能明晰自己的上下游及具体职责分工，提升了协作效率。最后，流程驱动的标准化和高响应力，使工作的推广和规模化更加容易，沟通成本也更低。可见，流程驱动显著降低了管理的复杂度，有助于加速医院的发展，并为医院的信息化和数字化打下坚实基础。

数据驱动是指流程中的行为是被数据驱动而不是被人的直觉和经验驱动的。数据驱动输入的是数据源，输出的是业务决策，在输入和输出的中间过程中，数据驱动强调利用数据挖掘、机器学习等技术进行建模，形成数据模型。相较于人的直觉，数据更客观和清晰，能够帮助医院理清业务的本质，促使管理层更理性和客观地管理和决策。

我们以公立医院全面预算管理控制为例，虽然流程驱动能够为管理者进行组织与流程设计，但管理者仍然需要通过主观判断进行决策，例如，在预算计划阶段，面对有限的资源和无限的需求，管理者仍需要通过主观判断来平衡两者之间的矛盾。同时，在流程和数字化的驱动下，医院的业务系统已经沉淀了大量数据，且数据维度较为丰富，而目前这些数据并没有得到有效的运用。因此，如何把数据盘活，由人的直觉和经验驱动转向数据驱动，利用数据可视化、建模及算法助力医院的全面预算管理至关重要。传统的流程驱动模式以业务人员的经验为主来设计并优化预算流程，在此基础上开展信息化建设。在数据驱动下，医院以数据为核心，将医院的数据资产梳理清楚，对数据进行分析训练并基于既定的流程进行指引和导流，形成数据洞察、预测模型等，进而将决策结果反馈到业务流程中来，驱动业务流程的高效运转，赋能业务的决策支持，实现对业务需求的快速响应，进而实现数据驱动与流程驱动的融合和循环往复。在流程与数据驱动并重的模式下，医院能够以业务事项为驱动，全过程、全覆盖地实时监控，聚焦业务责任、专注执行、达到绩效，打造业务和数据的闭环。医院可以实现预算流程自动化，并沉淀业务流程的过程数据和结果数据，作为预算业务分析和决策的依据；建立预算一体化控制平台，实现预算自动核销、预算的自动分析和跟踪等功能；建立预算执行的预警机制，根据增量比对监测预算执行是否出现偏差，实现预算执行信息的实时反馈；通过预算执行过程的实时监控实现预算事前、事中、事后的相互衔接，从而提升预算决策的科学性。

当然，需要明确的是，流程驱动是数据驱动的基础，数据驱动无法脱离流程驱动而单独存在。尽管基于数据驱动决策体系的输出尤为重要，但从组织的实际运行和人工智能技术的发展情况来看，单纯依靠数据驱动是难以实际落地的，必须要以流程搭建和设计为基础，确保数据的输入源头和输出对象。因此，从数据管理的流程来看，任何组织中数据在采集、清洗、存储、应用的整个过程都是要按照既定流程的设计来实现的。

三、公立医院高质量发展与内部控制的关系

根据社会契约理论和利益相关者理论，公立医院建立并经营的基础是既有在形成委托代理关系时定下的种种协议，也有其公益性所体现的承担社会责任的义务。但是，当公立医院将这些转换为实际行动时，管理者的自利性是否能够做出客观、公正的决策，是否能够从公立医院高质量发展的角度制定医院的长期经营策略，完善相应的制度保障，以人民的健康需求为中心，关注精细化管理，并提供优质高效医疗卫生服务，而不是短期行为，片面追求经济效益和规模效应。这些需要完善的现代化的公立医院治理与公立医院治理的现代化。公司治理的经验告诉我们，有效的内部控制可以提升公司的治理水平，综合平衡各方利益主体的利益要求。内部控制可以避免两权分离下管理者与所有者的信息不对称问题，降低管理者的机会主义和不当行为，使管理者从企业发展角度制定经营决策，确保公司的正常运转；能够为员工提供制度保障，时刻关注公司员工的所需所求，不仅保证其所劳与所得相对等，而且注重提高员工的归属感和满意度，进而营造积极和谐的工作氛围；能够把顾客需求作为企业的重点考虑对象，专注研发和创新，向顾客提供更为安全、实用又优质的产品，在提高市场竞争力的同时始终把消费者的权益放在首位；能够在企业与政府部门

之间形成一种良好的社会关系，既提高了公司治理的信息透明度，又促进了企业与政府之间的沟通交流，进而使相关部门加强了对企业的关注和认可，增强了企业的社会资本。

如果将内部控制应用于公立医院，是否能够达到同样的效果？作为介于企业与事业单位的特殊主体，从理论上是可行的，并且还具备完善的政策支持。国务院办公厅《关于推动公立医院高质量发展的意见》（国办发〔2021〕18号）在提升公立医院高质量发展新效能中指出了建设内部控制的要求：公立医院应以业务管理和经济管理的重大风险、重大事件、重要流程为重点，开展风险评估和内部控制评价，强化内部授权审批控制、预算控制、资产控制、会计控制、政府采购控制、信息公开控制等，防范财务风险、业务风险、法律风险和廉政风险。强化成本消耗关键环节的流程管理，降低万元收入能耗支出。推广医院后勤"一站式"服务。2023年12月18日，财政部、国家卫生健康委、国家医保局、国家中医药局等4部门印发《关于进一步加强公立医院内部控制建设的指导意见》，提出"到2025年底，建立健全权责清晰、制衡有力、运行有效、监督到位的内部控制体系，强化财经纪律刚性约束，合理保证公立医院经济活动及相关业务活动合法合规、资产安全和使用有效、财务信息真实完整，有效防范舞弊和预防腐败，提高资源配置和使用效益"。

综上，本书认为，内部控制作为公立医院的一项内部治理机制与制度要求，具有正向外部效应，既可以防止医院经营管理者的自利行为，减少潜在的舞弊与预防腐败，还可以提高资源配置，提高资金的使用效益，同时还可以为公立医院履行社会责任创造一个良好的氛围和环境，运用流程管理提升精细化管理的水平，进而推动公立医院的高质量发展。但也必须看到，公立医院业务活动十分复杂，资产和资金收支规模大、使用主体多、管理链条长、风险环节多、控制难度大。加之，当前大部分公立医院内部控制环境尚未形成，控制活动十分粗放，内部控制评价缺乏独立性而流于形式，并且内部控制的信息化水平不高，急需深入推进内部控制建设，充分发挥财会监督的服务效能和内部治理作用，规范各类业务场景下的经济活动，提升会计信息质量，防范经济领域重大风险，为公立医院高质量发展保驾护航。

四、公立医院内部控制认知需要厘清的几个关系

（一）公立医院内部控制与内部审计的关系

内部控制与内部审计共同作为公立医院内部治理体系中约束机制的重要组成部分，两者相伴而生。有内部控制没有内部审计，内部控制不可能得到持续完善。有内部审计没有内部控制，内部审计的工作缺乏有效的抓手，难以将内部审计发现的问题，整改落到实处。公立医院建设完成后的内部控制体系，需要内部审计通过持续的内部控制控制评价与风险评估工作，以内部监督的功能，发现内部控制的设计缺陷与执行缺陷，识别可能存在的风险，通过督促缺陷的整改工作，帮助公立医院持续完善内部控制体系。内部审计工作不同于外部审计，不同于纪检监察，其特征在于有效地利用内部控制工具完善公立医院所面临的经营管理问题以及可能存在的系统风险，而不是头痛医头，脚痛医脚。随着内部审计工作的关口前移，内部审计部门在保持独立性的前提条件下，开始发挥相应的咨询服务，防患于未然，指出流程、制度、岗位存在的突出问题，而不是事后诸葛。当然，现实中，内部审计部门经常被错误地认为是控制环节的重要组成部分而介入其中，这是混淆了内部控制与内部审计所致。事实上，内部审计部门应该在内部控制流程之外看流程，而不能介入内部控制流程之中，成为其组成部分，这将严重违背内部审计的独立性，甚至出现了内部审计职责外溢的现象。公立医院内部控制与内部审计关系的研究有利于区分两者的正确定位，正确发挥两者应有的功能。

（二）公立医院内部控制与会计、财务管理的关系

首先，会计不同于财务管理。会计功能的核心定位是核算和监督。核算是为了正确的信息披露，这既有对内的信息披露也包括对外的信息披露。对外信息披露的我们称之为财务会计，对内信息披露并发挥决策支持作用的，我们称之为管理会计。财务管理的核心功能定位是资金管理。既包括简单的结算，也包括复杂的投资、融资等资本运作活动。其次，内部控制不同于会计和财务管理，但会计和财务管理的监督功能确是内部控制的重要组成部分，但内部控制已经开始会计管理和财务管理的活动，延伸到业务的管理控制，并且逐步开始

连接战略的实现，成为组织发展战略重要组成部分，并且全面内部控制体系开始演变为全面风险管理体系。

现实中，很多公立医院的管理者认为内部控制具体业务活动所覆盖的模块大多与财务有关，尤其是内部控制建设目标中的合规、资产安全完整与会计信息真实等目标均与财务有关，便错误地认为内部控制等同于会计的监督或者财务管理。应该承认，最早的内部控制阶段，无论是内部牵制还是会计控制阶段，都与会计所发挥的监督功能密切相关，但这不是内部控制的全部，内部控制还具有提高经营的效率效果性和实现组织发展战略的目标功能。企业的全面内部控制与全面风险管理的事实又在告诉我们，内部控制已经延伸至企业生产经营活动等业务活动的全部，而不仅是会计或者财务管理活动。虽然内部控制不同于会计或者财务管理活动，但会计与财务管理活动的完善却是内部控制管理发挥作用的底线和基础保障，也就是说，内部控制最基本的体现就是会计与财务管理活动的完善和正确发挥作用。

（三）公立医院内部控制与运营管理的关系

首先，从横向维度来看，运营管理和内部控制在管理范畴上存在交叉和融合。具体而言，根据《关于加强公立医院运营管理的指导意见》（国卫财务发〔2020〕27号），运营管理的重点内容涉及预算管理、流程管理、资产管理、财务管理、临床、医技、医辅等业务科室运营指导、业财融合、运营风险管控、内部绩效考核、信息系统建设等方面。而根据《关于印发公立医院内部控制管理办法的通知》（国卫财务发〔2020〕31号），内部控制的管理范畴涵盖预算管理、收支管理、政府采购管理、资产管理、建设项目管理、合同管理、医疗业务管理、科研项目和临床试验项目管理、教学管理、互联网诊疗管理、医联体管理、信息系统管理等方面。通过对比可以看出，尽管运营管理和内部控制的具体范畴并不完全一致，但可以肯定的是，两者都是以业财融合理念为导向展开的，既涵盖财务事项，也包含业务事项。此外，由于运营管理和内部控制都是围绕着公立医院的经济业务活动而开展的，因此，两者都是以财务管理为基点和核心而开展的，这也是为什么两者的融合之处更多集中于财务管理的相关事项。但需要注意的是，基于事项会计法的发展，无论是运营管理，还是内部控制，此时对于财务管理的认识也不仅仅局限于事后会计核算，而是基于业财融合理念，建立起了以业务为核心的紧密联动关系，财务辅助业务实现及时的决策支持和风险防范。因此，从横向维度来看，运营管理与内部控制融合于以财务管理为核心的业务联动。

其次，纵向来看，运营管理强调的是对公立医院人、财、物、技术等核心资源进行有效配置、管理、使用、评价的一系列管理手段和方法，是资源投入到产出这一过程的有效管理。而根据《关于印发公立医院内部控制管理办法的通知》（国卫财务发〔2020〕31号），内部控制强调的则是将制度、流程、岗位职责、表单等形式嵌入到公立医院的经济管理活动中，通过风险点与控制措施地对应，有效地发挥控制作用，其根本目标在于防范管控运营风险。因此，从这个视角来看，公立医院高质量发展的战略实现需要通过运营管理实现对于人、财、物、技术等核心资源的高效统筹。在运营管理体系中，资源的投入是否能够高效转化成产出以满足公立医院的战略目标，需要对投入到产出这一链条的所有环节进行控制，而内部控制就是要确保从投入到产出这一过程能够得以高质高效完成，且及时实现该过程的风险防范和管控。因此，从纵向维度来看，内部控制支撑运营管理实现公立医院高质量发展。

最后，从纵向和横向的结合维度来看，运营管理与内部控制统一于以流程为核心的精益管理。通过对横向维度的分析，我们已经知道，内部控制和运营管理都是以业财融合理念为导向的，但与内部控制相比，运营管理不仅涉及重点管理的具体内容，还涉及了这些业务范围之间的关系管理，例如，流程管理、业财融合以及运营风险管控显然不是针对某一项具体业务而谈的，而是构成了每一项业务能够有效发挥作用的基础以及这些业务有效衔接的黏合剂，而这也恰恰构成了运营管理与内部控制之间的支撑关系。运营风险管控需要基于业财融合的实现，而业财融合的前提条件是流程贯通。因此，这三项内容的核心就在于流程管理，持续的流程管理也就构成了公立医院内部控制和运营管理这两套标准持续完善的原动力。结合纵向维度来看，内部控制之所以能够支撑运营管理实现公立医院的高质量发展，其关键手段就是对以业财融合理念为导向的运营管理流程持续优化，最终实现精益流程。而内部控制的核心思想就是流程管理。公立医院运营管理与内部控制的融合点就在于业财融合的流程管理，两者统一于精益流程的管理与实现。

总体来看，无论是运营管理，还是内部控制，站在公立医院的整体层面，两者的终极目标均是服务于医教研防等核心业务活动。同时，具体到管理范畴，运营管理和内部控制又在预算、收支、成本、资产等具体业务模块上存在交叉，并统一于流程管理的思想。因此，无论是运营管理的健全，还是内部控制的提升，公立医院都不能从单一系统的视角进行理解并开展实施，否则只会带来诸多重复性工作，增加建设成本，造成资源浪费，甚至还会产生两套标准各自实施和运行的情况，由此引发管理的混乱，影响经济业务活动的有序开展。对此，只有将两套标准融合于公立医院的经济管理活动，并开展一体化建设，才能够在公立医院整体层面"提质增效"。运营管理的信息化，需要在内部控制建设中梳理清楚流程与岗位职责，而未来运营管理信息化过程中需要将内部控制的理念、流程、制度体系、职责、表单融入其中，以保证运营管理的效果，并最终将内部控制通过公立医院运营管理的信息化真正得到落地实施。

（四）公立医院内部控制与风险评估的关系

无论是最早的《行政事业单位内部控制规范（试行）》，还是《关于印发公立医院内部控制管理办法的通知》《关于进一步加强公立医院内部控制建设的指导意见》，三个文件均对风险评估要素提出了要求：医院应全面、系统和客观地识别、分析本单位经济活动及相关业务活动存在的风险，确定相应的风险承受度及风险应对策略的过程。风险评估至少每年进行一次。当外部环境、业务活动、经济活动或管理要求等发生重大变化的，应当及时对经济活动及相关业务活动的风险进行重新评估。鼓励有条件的公立医院聘请具有胜任能力的第三方机构开展风险评估工作，并加强公立医院风险评估的针对性，在开展单位层面风险评估的基础上，重点对涉及资金规模较大、廉政风险较高、业务模式较新、影响可持续发展等领域进行风险评估。

现实中，建设内部控制的许多公立医院并没有对风险评估要素引发足够的重视，忽视了内部控制与风险评估之间的关系，没有开展风险评估工作，就出具了内部控制手册，导致内部控制体系建设缺乏方向性、针对性和重要性。

风险评估是内部控制框架体系的要素之一，也是内部控制建设的重要环节之一。在公立医院内部控制建设过程中，只有进行科学的风险评估，全员达成共识，并根据风险容忍度自觉地将风险控制在可承受范围之内，有效地控制风险，采取正确的风险策略，才能实现公立医院的高质量发展。风险评估贯穿于公立医院经营过程的始终，也贯穿于内部控制建设与未来持续完善的始终。为什么每年都要进行风险评估？这主要源于外部环境及公立资源自身经营环境、业务运行环境每年所面临的变化不同产生的不确定性。这种不确定性需要通过风险评估的科学方法进行评估，并采取有效的控制措施，将其控制在可以接受的范围内。

（五）公立医院内部控制与信息化建设的关系

公立医院内部控制建设的成果——内部控制手册的落地实施需要最终通过信息化的形式固化下来。公立医院内部控制的相关政策也要求，充分利用信息化技术手段，加强公立医院内部控制建设，落实管理制度化、制度流程化、流程表单化、表单信息化、信息数字化、智能化的建设要求。

那么，是否单独存在内部控制的信息化软件？本书认为，并不存在内部控制软件。所谓内部控制的信息化建设是指内部控制建设应该融入公立医院运营管理信息化建设，将岗位职责、业务标准、制度流程、控制措施以及数据需求嵌入医院信息系统，通过信息化的方式进行固化，确保各项业务活动可控制、可追溯，有效减少人为违规操纵。内部控制通过流程再造的形式，确保相关信息化的有效实施。信息化的实施又将内部控制的规则融入其中，以有效保证经济活动及相关业务活动的资金流、实物流、信息流、数据流有效匹配和顺畅衔接，打通各类信息系统之间的壁垒，保障公立医院信息系统互联互通、信息实现共享。如果单独进行公立医院内部控制信息化的建设，必将造成财务管理的信息化、运营管理的信息化重复建设，浪费更多的资金资源。

第二章

公立医院内部控制建设概要

一、公立医院内部控制建设的总体要求

(一) 建设的指导思想

指导思想是指引个人或集体行动的理论或原则，它是一系列价值观和信念的系统，为个人的决策和行为提供方向。它是行动的指南，影响着一个人的思想和行为模式，使得没有它的情况下，人们的行为将缺乏评判的标准和依据。

公立医院内部控制建设同样需要指导思想，根据财政部《关于进一步加强公立医院内部控制建设的指导意见》的要求：公立医院内部控制的建设应以习近平新时代中国特色社会主义思想为指导，深入贯彻落实党的二十大、二十届中央纪委二次全会、国务院廉政工作会议精神，以人民健康为中心，将公平可及、群众受益作为出发点和立足点，坚持公益性原则，全面规范公立医院经济活动及相关业务活动，建立健全科学有效的内部制约机制，持续优化公立医院内部控制环境，有效防控公立医院内部运营风险，为推动公立医院高质量发展、深化医药卫生体制改革、实施健康中国战略提供有力支撑。

本书认为，我们可以从宏观层面与微观层面去把握这个指导思想。宏观上，公立医院内部控制的建设应立足于公立医院高质量发展，深化医药卫生体制改革，为实施健康中国战略提供有力支撑，以人民健康为中心，将公平可及、群众受益作为出发点和立足点，坚持公益性原则。微观上，公立医院内部控制不仅要兼顾经济业务活动，还要考虑规范公立医院经济活动相关的业务活动，最终建立健全科学有效的内部制约机制，持续优化公立医院内部控制环境，有效防控公立医院内部运营风险。也就是说，公立医院的内部控制建设定位是公立医院内部治理的重要组成部分，是建设一套内部约束机制，而不是建

设内部一套类似于绩效管理的激励机制。

（二）建设的基本原则

公立医院内部控制建设的基本原则是指公立医院在建立和实施内部控制过程中所必须遵循的基本要求。对此，公立医院应当在内部控制基本原则的指导下，根据医院自身的实际情况，建立并实施公立医院自身的内部控制建设原则。对此，本书认为，公立医院属于行政事业单位的范畴，但由于公益医疗卫生行业的特殊性，在考虑行政事业内部控制应当遵循的一般性原则之上，还应结合财政部、卫健委关于公立医院内部控制相关政策的要求，从自身医院实际出发，建立自身的内部控制建设原则。具体来看，可以考虑以下几个原则：

1.坚持党的领导原则

充分发挥党的领导政治优势，把党的领导落实到公立医院内部控制建立、实施与评价监督的全过程，确保党中央、国务院重大决策部署有效贯彻落实。

2.坚持系统性、全面性思维的原则

公立医院内部控制要确保覆盖各项经济活动及相关业务活动，贯穿决策、执行、监督全过程，与内部审计、巡视巡察、纪检监察等其他各类监督机制有机贯通融合，构建内外协同、衔接高效、运转有序的内部控制工作机制，实现对经济活动及相关业务活动的全面控制。

3.坚持重要性与问题导向原则

重要性原则要求内部控制在兼顾全面性的基础上，根据公立医院所处的行业环境和经营特点，重点关注重要的交易、事项和风险领域，尤其注意业务处理过程中的主要风险点，并对关键岗位进行重点监控，着力防范可能产生的重大风险，形成风险清单，强化责任落实，加强问题整改，推动有关法律法规和相关政策制度内化为内部控制制度、标准和流程，建立长效机制，突出重点，讲求实效，切实提高内部控制工作的针对性和有效性。

4.坚持制衡性设计原则

制衡性原则要求公立医院的岗位设置、权责分配、业务流程等方面形成相互制约、相互监督的机制设计，这种制衡可以从公立医院横向关系和纵向关系中体现出来。从横向关系来说，完成某个环节的工作，需要彼此独立的两个部门或人员协调运作、相互监督、相互制约、相互证明；从纵向关系来说，完成某个工作需要经过互不隶属的两个或两个以上的岗位和环节，完善前置授权审批流程，形成上级监督下级、下级牵制上级的监督制约机制。此外，履行内部控制监督检查职责的部门应当具有良好的独立性，任何人不得拥有凌驾于内部控制之上的特殊权力。

5.适应性原则

公立医院所处的政策环境、经济环境、社会环境以及技术环境在不断变化，尤其当前公立医院正处于医疗改革阶段，使得公立医院面临很多不确定的风险，而内部控制作为风险防范手段，必须结合环境的变化和公立医院的独特性进行调整，而不是一成不变的。具体体现在：一是建立和实施的内部控制要从本医院的实际情况出发，与本地区、本医院的组织层级和业务层级相匹配，与本医院的性质、业务范围、经济活动的特点、风险水平以及所处的内外环境等相匹配；二是内部控制建设是一个不断完善的动态过程，随着医疗改革的进一步深化，政府不断推出各项法律法规，医院的管理要求也逐渐提高，公立医院应当根据新的变化和要求及时完善制度、改进措施和调整程序，不断通过内部控制评价与风险评估，完善内部控制手册。

6.公益性原则

公立医院是政府出资设立的非营利性事业单位，其经营目标是提供公平、高效的医疗服务，解决人民群众的基本医疗问题，增进社会福利。特别是"新医改"所提出的药品制度改革、提高医疗保险比例等举措，都体现了医疗卫生制度在公益性方面的侧重。因此，公立医院的内部控制需要在贯彻落实国家方针政策的基础上，对医院的日常经营活动进行高效、合理的控制，既要兼顾成本效益原则，也要注重提高医院日常工作的效率和医疗服务质量，确保其公益性的主导地位，为人民就医创造良好的就医环境。

（二）建设的核心思路

1.管理制度化

公立医院内部控制的规范化管理首先是以制度的形式呈现的，它有利于公立医院的管理从"人治"走向"法治"。为此，许多的公立医院管理者很容易错误地认为，内部控制就是规章制度，完善了规章制度，就是完善了内部控制体系。但现实的问题是，我们面临的规章制度多如牛毛，甚至成本成册，做成制度汇编，又有多少医院管理者真正去翻阅和执行？因此，现实中，制度的执行情况总是不尽人意。每个部门都有制度，每个部门都在出台新的制度，但大多头痛医头，脚痛医脚，最终造成制度的系统性梳理较差，存在相互冲突的问题，甚至很多制度已经过时，来不及修订，还放在了制度汇编里。如果简单地认为内部控制的建设就是建章立制，会容易造成内部控制手册束之高阁，存在落地执行难的问题。

2.制度流程化

制度流程化实质是运用流程管理的工具将制度显性化、具象化的一个过程，也体现了一个单位目标管理向流程管理的转变，使公立医院管理的过程更加清晰明了。制度流程化将对制度的规范化和标准化提出更高的要求，并且使流程有了具体说明和参考依据。

3.流程表单化

仅仅有流程还不够，从内部控制的要求和方法出发，流程中必然涉及相互制衡的不同部门和不同岗位。过去有一句话叫作"一个和尚有水吃，两个和尚抬水吃，三个和尚没水吃"，说的就是这个道理。流程管理带来的最大的问题就是部门职责和岗位职责划分不清，造成相互扯皮，互相推诿。为了避免这一问题的发生，内部控制通过流程岗位化、岗位职责化、职责表单化解决了流程中不同部门、不同岗位职责划分不清的问题，并且通过表单的形式固化了责任，保留了责任的痕迹。深层次来说，流程表单化还推动了金字塔式的层级管理向矩阵式管理的过渡，具象化了部门与岗位在流程中的职责划分，从而避免了因金字塔这种组织架构产生的条块分割、各自为战的现象。

4.表单信息化

内部控制制度体系或者内部控制手册最终的落地实施一定是通过信息化实现的，从前面第1条到第3条制度、流程、岗位、表单的过程为内部控制信息化搭建了重要的制度基础、流程基础、表单基础，最终与公立医院现有的运营管理体系、财务管理体系融为一体，通过信息化以固化流程与表单的形式实现内部控制手册的落地实施。但需要提醒的是，没有专门的内部控制的软件。内部控制的信息化只有与现有的运营管理信息化和财务管理体系信息化实现一体化，才能够保证内部控制真正实现信息化，并有效落地实施。

从上述公立医院控制建设核心思路上来看，内部控制不是静态的手册，而是动态的过程。内部控制既是管理过程的重要组成部分，又是通过管控，合理保证组织管理活动目标实现的重要管理工具。内部控制的内部性体现了范围是在组织内部，并且是全员参与。控制则体现了管理属性，尤其是管理控制的基本属性，这就是内部控制流程管理的本质。

二、公立医院内部控制建设目标

公立医院是为广大群众提供优质医疗服务的非营利性组织，其社会效益的重要性远高于经济效益。因此，公立医院内部控制的目标不应以追求经济效益为主，而应以规范医院经济活动和业务活动有序运行为主线，以内部控制量化评价为导向，以信息系统为支撑，突出规范重点领域、关键岗位的运行流程、制约措施，建立与本单位治理体系和治理能力协调一致的内部控制体系，全面促进依法行事、推进廉政建设、保障事业发展。内部控制建设的目标具体体现为以下几个方面：

（一）经济业务活动合法合规

公立医院的各项经济活动都必须遵循国家法律、行政法规和相关政策文件等的要求，严禁违法违规行为的发生，这是公立医院内部控制最基本的目标，是其他四个基本目标存在的前提和基础。这些法律法规确定了公立医院最低的行为准则，公立医院必须将合法合规纳入内部控制的目标之中，明确各项经济活动的行为规范和运行程序，并建立相应的监督措施。违反法律法规，不但影响公立医院的长远发展，还会影响其社会形象。因此，合理保证经济活动合法合规是公立医院内部控制最基本的目标。

（二）资产安全和使用有效

公立医院在经营过程中需要使用大量仪器设备以及卫生材料，这些资产是公立医院正常运转的物质基础和财力保障，资产不安全、使用效率低下都将对公立医院各项工作的正常开展产生不利影响。

一方面，公立医院的资产存在被挪用、贪污、盗窃、违规处置、重购轻管等突出问题，公立医院必须落实资产管理责任，加强资产的日常管理和定期清查盘点，合理保证资产安全完整。

另一方面，资产配置不合理、资产损失浪费、使用效率低下也是公立医院资产管理中的突出问题，公立医院有必要加强内部控制，将资产管理与预算管理、采购管理等相结合，优化资源配置，充分发挥资产效能，确保资产得到有效使用。

（三）财务信息真实完整

财务信息是对公立医院经济活动效率和效果客观、综合的反映。公立医院的财务信息既包括财务报告，又包括预算草案、决算草案、预算执行情况报告和以其他形式报告的与医院经济活动相关的、能以货币计量的信息。

按照国家规定编制和提供真实完整的财务信息是公立医院的法定义务。例如，新修订发布的《中华人民共和国会计法》（2024）第三条、第四条规定："各单位必须依法设置账簿，并保证其真实、完整。单位负责人对本单位的会计工作和会计资料的真实性、完整性负责。"公立医院的决算报表的编报口径应与医院预算衔接一致，反映医院的全部收支情况。《中华人民共和国预算法》（2014年修正）第七十五条规定："编制决算草案，必须符合法律、行政法规，做到收支真实、数额准确、内容完整、报送及时。"此外，真实完整的财务信息可以为管理层提供可靠的决策依据。同时，在客观上财务信息也是一种有效的约束机制，有利于公立医院遵守财会相关法规，正确履行职责，提升内部管理水平。因此，公立医院应该加强会计核算、预算、决算等环节的内部控制，确保经营活动的信息能够及时准确地反映在财务报表中，确保财务信息真实完整。

（四）有效防范舞弊与预防腐败

防范舞弊和预防腐败是现阶段公立医院内部控制建设尤为重要的一个目标，这一目标的设定具有很强的现实针对性。

公立医院拥有大量的国家公共资源，在分配资金资源的过程中，公立医院应廉洁奉公，按照公开和公正的原则，通过程序化的办公业务流程，达到资源优化、合理配置。但是，由于部分公立医院依然存在管理制度不完善、实际执行不到位、监督走过场、关键岗位关键人员缺乏定期轮岗、采购缺少归口管理等突出问题，导致舞弊和贪污腐败行为时有发生，造成公共资源的极大浪费和分配不均。因此，公立医院应当充分发挥内部控制的制衡约束作用，进一步完善决策权、执行权和监督权三权分离的机制，并建立由事先防范、事中监督和事后惩治相结合的反腐倡廉机制，发挥流程控制作用，有效地预防舞弊和腐败行为的发生。

（五）提高资源配置与使用效益

公立医院肩负着救死扶伤、满足广大人民群众医疗保健需求的使命，是不以营利为目的、提供公共服务的公益性组织。为了保障公立医院公共服务职能的发挥，医院要对正常工作开展所需资金进行预算管理，通过加强医院内部控制，降低公共服务的成本，既要避免片面追求经济效益而忽视社会效益，不断地提高医院公共服务的能力和水平，也要强调通过运营管理提高资源配置与资金、资产使用效益的能力。公立医院的特殊地位和社会职能决定了提高资源配置与使用效益是其内部控制的最高目标，而这一目标的实现又是以之前的四个目标为基础的。通过建立和实施内部控制，加强对医院经济活动的风险防范与管控，有利于公立医院提升运营管理效率，有效履行职能，夯实物质基础与经济效益的同时，实现医院提高公共服务的效率和效果的目标。

三、公立医院内部控制建设的要素分析

要素的最初含义是指"某个事物的构成单元或者组成成分"。内部控制是一个包括目标、要素以及组织架构在内的多维度体系，目标为要素提供方向，要素为目标提供实现路径。内部控制要素是根据内部控制活动在内部控制目标实现过程中所发挥的功能对内部控制活动所进行的分类，各个要素之间有机地连为一体，在功能上能够彼此有效地对接与耦合，任何一个组成要素都对其他要素的功能发挥产生影响。公立医院内部控制要素是指按照某种结构连接在一起的、服务于控制目标的公立医院内部控制的构成单元或组成部分。公立医院内部控制要素到底由哪些单元组成是一个复杂的问题，这主要源于公立医院主体的特殊性以及公立医院内部控制的目标设计要求。虽然公立医院被归类于事业单位，但其实际经营又具有企业的特征，到底采用什么样的要素结构值得探讨。

在内部控制漫长发展的历史长河中，最初的内部牵制阶段和内部控制制度阶段因内部控制还不存在结构问题，也没有要素这一提法，直到业界提出了"内部控制结构"的概念后，才有了内部控制要素的说法。从国内外有关内部控制规范文献看，关于内部控制要素构成的观点很多，主要有"三要素论""四要素论""五要素论""六要素论"和"八要素论"等。从我国监管机构以及相关的政策文件来看，最终采用了国际上通用的五要素结构，即控制环境、风险评估、控制活动、信息与沟通、内部监督。

按照财政部《行政事业单位内部控制规范（试行）》（财会〔2012〕21号）的要求，本着简化、易于理解的原则，采用了单位层面与具体业务层面两个要素的原则。具体业务层面的内部控制主要涵盖了预决算业务控制、收支业务控制、政府采购业务控制、资产控制、建设项目控制、合同控制等6大项具体内容。从中可以看出，行政事业单位内部控制的内容范围主要局限在了经济业务活动，更确切地说是与财务报告相关的内部控制，尚未延伸到与经济活动相关的业务活动内容。从实际执行情况来看，主要局限在财务部门，尚未延伸到行政事业单位的业务部门。而2020年末国家卫生健康委会同国家中医药局联合印发的《公立医院内部控制管理办法》（国卫财务发〔2020〕31号）沿用了两要素的提法，要求医院内部控制建设包含两个层面：单位层面和业务层面。单位层面内部控制建设主要包括单位决策机制、内部管理机构设置及职责分工、决策和执行的制衡机制，内部管理制度的健全，关键岗位管理和信息化建设等。业务层面的内部控制建设主要包括预算业务、收支业务、采购业务、资产业务、基本建设业务、合同业务、医疗业务、科研业务、教学业务、互联网医疗业务、医联体业务、信息化建设业务12项具体内容。显然从国家卫健委和国家中医局这份文件来看，具体业务内部控制所涵盖的范围已经从经济活动延伸到了业务活动，例如医疗、科研、教学、互联网医疗、医联体、信息化建设6大项。追溯内部控制从二要素、三要素向五要素过渡的历史，内部控制五要素有利于从业务活动视角、从业务的具体经营单元视角执行内部控制，实现全面内部控制目标，而不仅仅是会计控制。并且，内控的五要素彼此构成一个整体，相互关联、相互影响，缺一不可。缺少其中一个要素，不论内部控制整体有效性或某一单项业务活动内控有效性均会受到影响。

目前来看，二要素的内部控制框架已经不适应公立医院内部控制从经济活动向相关业务活动范围的延伸拓展，不利于公立医院内部控制反腐败及资源配置与使用效益的目标实现，加之，公立医院的运营管理本质上具有企业运营管理的特征，应该进行五要素的改革与应用。2023年12月18日，财政部、国家卫生健康委、国家医保局、国家中医药局4部门联合印发《关于进一步加强公立医院内部控制建设的指导意见》。虽然没有明确提出五要素的公立医院内部控制框架，但基本上采用了五要素这一框架内容，且在控制活动的内容上进一步扩大了内部控制的业务活动范畴。

本书采用五要素的内部控制内容框架，认为其内在逻辑为：内部控制环境是影响、制约公立医院内部控制建立与执行的各种内部因素的总称；风险评估是及时识别、科学分析和评估影响公立医院目标实现的各种不确定因素并采取应对策略的过程；控制活动是根据风险评估结果、结合风险应对策略，采用恰当的控制措施以确保公立医院内部控制目标得以实现的政策和程序；信息与沟通是及时、准确、完整地收集与公立医院经济活动、业务活动相关的各种信息，并使这些信息以适当的方式在公立医院内部和外部进行及时传递、有效沟通和正确应用的过程；内部监督是公立医院对其内部控制的健全性、合理性和有效性进行监督检查与评价，并作出相应处理的过程。其中，内部控制环境和信息与沟通两要素是公立医院内部控制的实施基础；风险评估与控制活动两要素是公立医院内部控制的实施过程；内部监督要素是公立医院内部控制的实施保证。

四、公立医院内部控制建设的具体方法

公立医院内部控制的方法是指医院为实现内部控制目标，针对内部控制的各个方面制定的控制措施和程序。健全的内部控制体系离不开有效的控制活动，而设计和落实有效的控制活动与内部控制的方法密切相关，只有采用了恰当的内部控制方法，才能有效保证内部控制活动顺利开展。

一般而言，公立医院内部控制的方法包括不相容岗位相互分离、内部授权审批控制、归口管理、预算控制、财产保护控制、会计控制、单据控制和信息内部公开。

（一）不相容岗位相互分离

岗位是组织要求个体完成一项或多项责任以及为此赋予个体权力的总和。不相容岗位是指从相互牵制的角度出发，不能由一人兼任的岗位。一般来说，不相容岗位相互分离包括：提出事项申请与审核审批该事项申请的岗位相分离、业务审核审批岗位与业务执行岗位相分离、业务执行岗位与信息记录岗位相分离、业务执行和审批岗位与内部监督岗位相分离等，即决策、执行、监督要相互分离。决策者不能执行，执行者不能监督，监督者不能决策。

不相容岗位相互分离控制是内部控制体系中最基本的控制手段，集中体现了相互制衡的基本原则。不相容岗位相互分离的原理是相互牵制，其设计原理在于两个或者两个以上的人员无意识地犯同样错误的可能性很小，有意识地合伙舞弊的可能性低于一人舞弊的可能性。

不相容岗位相互分离控制要求公立医院应全面系统分析、梳理业务活动中所涉及的不相容职务，合理设置内部控制关键岗位，明确划分职责权限，实施相应的分离措施，从而形成相互监督、相互制衡的工作机制。

（二）内部授权审批控制

内部授权审批控制是公立医院根据常规授权和特别授权的规定，明确医院内部各部门、下属单位、各岗位日常管理和业务办理的权限授予范围、审批程序和相应责任。内部授权审批控制关系到医院内部的资源配置和资产使用效益，是公立医院内部控制的重要方法。完善的内部授权审批制度将有助于明确岗位权力和责任，层层落实责任，层层把关，有助于医院最大限度地规避风险。

公立医院的任何授权都应以法律、行政法规和医院的规章制度为依据，并予以书面化，通知到经济活动业务流程中的相关工作人员。授权一经确定，相关工作人员应当在授权范围内行使职权、办理业务，对于审批人超越授权范围的审批业务，经办人有权拒绝办理，并向上级授权部门报告。对与医院经济活动相关的重大问题决策、重要干部任免、重要项目安排及大额资金使用，即"三重一大"业务，还应当通过集体决策和会签制度，合理保证决策科学性，确保任何人不得单独进行决策或擅自改变集体决策意见。

（三）归口管理

归口管理是指公立医院按照医院各个业务的属性与管理要求，结合不同事项的性质，在不相容岗位相互分离和内部授权审批控制的前提下，将同类业务或事项安排给一个部门机构或岗位进行管理的控制方法，便于医院业务流程化、规范化、专业化。如收入归口管理、采购归口管理、资产归口管理、合同归口管理等。

公立医院的有些经济活动分散在各个业务部门，如果没有统一的管理和监控，就容易导致经济资源流失和财务信息失真。还有一些经济活动涉及的内部部门较多，需要各部门协调完成，如果不进行统一归口管理，明确权力和相应的责任，一旦发生问题，各部门就可能互相推诿，影响经济业务活动的顺利实施。

（四）预算控制

预算是指公立医院根据工作目标和计划编制的年度财务收支计划，由收入预算和支出预算组成，反映了预算年度内医院的资金收支规模和资金使用方向，是医院财务工作的基本依据，为医院开展各项业务活动、实现工作目标提供财力支持。

预算控制要求公立医院要强化对经济活动的预算约束，使预算贯穿经济活动的全过程。需要注意的是，预算控制不同于预算业务控制，预算业务控制是对预算业务的控制，包括在预算编制、预算审批、预算执行等环节实施的有效控制，在该业务控制中可以选择不相容岗位相互分离等各种控制方法。而预算控制，本身是一种方法，在公立医院的经济活动中发挥着事前计划、事中控制、事后反馈的作用。因此对收支业务、采购业务、建设项目等各项经济活动，都需要强化预算约束，以规范和制约公立医院的经济行为。

（五）财产保护控制

财产保护控制是指公立医院在资产购置、配置、使用和处置过程中对资产予以保护，以确保资产安全和使用有效。

公立医院应该根据相关法律法规和本医院实际情况对资产进行分类管理，

建立健全资产日常管理制度、定期清查机制、资产控制制度和岗位责任制，强化检查和绩效考评，采取资产购置、资产登记、实物保管、定期盘点、账实核对、处置报批等措施，确保医院资产安全和使用有效。

（六）会计控制

会计控制是指利用记账、对账、岗位职责落实和职责分离、档案管理等会计控制方法，确保医院会计信息真实、准确、完整。该控制方法是实现合理保证财务信息真实完整这一内控目标的重要方法，为公立医院预算管理和财务管理工作提供基础保障。

公立医院加强会计控制主要包括：建立健全本医院财会管理制度；加强会计机构建设，配备具有相应资格和能力的会计人员；合理设置会计岗位，确保各岗位权责明确，不相容岗位相互分离，强化会计人员岗位责任制；着力提高医院会计人员职业道德、业务水平，确保会计人员正确行使职权；规范会计基础工作，加强会计档案的管理，明确会计凭证、会计账簿和财务报告处理程序，确保会计基础管理、会计核算和财务报告编报有章可循，有据可依等。

（七）单据控制

单据控制是指对公立医院经济业务活动中外部来源的报销凭证和医院内部形成的表单予以控制的方法。

单据控制从种类上或来源上可分为表单控制和票据控制，其中，表单通常是指公立医院开展经济活动所形成的内部凭证；票据通常是指公立医院开展经济活动过程中在报销环节使用的外部凭证，用以证实业务活动的真实性及具体发生金额。

公立医院加强单据控制主要包括单据制度化和使用、管理单据规范化两个方面。单据制度化是指公立医院应当根据国家有关规定和医院的经济活动业务流程，在内部管理制度中明确各项经济活动所涉及的表单和票据；使用和管理单据规范化是指相关工作人员必须按照规定使用和管理表单和票据，具体包括填制、审核、归档、保管单据的全环节和全过程，避免单据使用不当、管理不善等情形的发生。

（八）信息内部公开

信息内部公开是指对某些与经济活动相关的信息，在医院内部的一定范围内，按照既定的方法和程序进行公开，从而达到加强内部监督，促进部门间沟通协调以及督促相关部门自觉提升工作效率的有效方法。

公立医院应当建立健全经济活动相关信息内部公开制度。根据国家有关规定和医院的实际情况，明确信息内部公开的内容、范围、方式和程序，公立医院还可以在搭建信息公开平台、建立健全工作机制、规范信息公开流程、深化信息公开内容、完善信息公开基础等方面努力，建立信息公开责任机制，规范和细化信息公开内容，拓宽信息公开渠道，创新信息公开方式，扩大信息公开覆盖面。以信息化为平台，及时收集各方的反馈意见，构筑公立医院与其工作人员的互动机制。此外，公立医院要进一步提高信息公开的主动性、自觉性和规范性，使信息公开工作做到主体明确、程序规范、方式灵活、反馈顺畅、回应及时。

五、公立医院内部控制的局限性

（一）医院管理层违规超越内部控制

公立医院在建设内部控制的过程中很容易受到来自医院经营管理层的各种阻力，这源自医院经营管理层大多是业务出身，本身并不了解内部控制，害怕内部控制工作的加强会影响业务部门的积极性，进而影响收入的实现，这可不是公立医院的经营管理层愿意看到的结果。因此，从实际执行效果来看，公立医院经营管理者普遍漠视内部控制工作，造成单位层面内部控制建设不到位的情形。如果公立医院的经营管理者，尤其是一把手，无论是公立医院的院长还是党委书记，一旦将一个设计良好的内部控制手册搁置一边，便等于没有内部控制。公立医院经营管理层对于内部控制的漠视，无疑为医院的其他部门的员工，尤其是业务部门的领导者传递了一个信号，内部控制仅是一种摆设，仅是应付检查的工具。长此以往，这种文化一旦盛行，基层执行内部控制建设的决心便会受到影响，再完善的内部控制也会因为公立医院经营管理层的超越处于无效境地。

（二）受制于成本与效益原则而先天不足

所谓成本效益原则，就是指一个内部控制程序设计、实施、运行的成本不应该超过预期的效益，设计与执行内部控制所产生的效率和效果应与为此而投入的成本之比呈现合理状态。这里就要把握以下情况：首先，无论采取哪种控制都应考虑控制收益大于控制成本的基本要求，所有设置控制点应达到的控制收益应大于为此而付出的控制成本；其次，当有些业务可以不断增加控制环节来达到较高的控制程序时，就应考虑采用多少控制环节能使控制收益减去控制成本的值最大化；最后，当控制收益难以确定时，应考虑在满足既定控制的前提下，使控制成本最小化。例如，当设置一个控制岗位所支出的成本大于所避免的损失时，应该放弃设置该项控制职位。

如果单纯从控制的角度来看，控制环节和控制措施越严密复杂，控制的效果也就越好。但由于控制环节越多、控制措施越复杂，相应的控制成本也就越高，同时也会影响企业生产经营活动的效率。因此，在设计和实施内部控制时，公立医院的经营管理者必然会考虑控制成本与控制效果之比。事实上，从公立医院财务部门、审计部门人力资源的投入来看，与公立医院的收入规模相比较，对比企业而言，显然是不成比例的。在实践中，控制收益有时是难以确切计量的。同样，为建立和保持许多内部控制所发生的总成本，即使可以计算，也是难以正确确定的，因此关于内部控制所耗费用，往往会主观判断做出决策，当人们认为实施某项业务的控制成本小于控制效果而产生损失时，就没有必要设置控制环节或控制措施，这样某些小的错误就可能得不到控制。而事实上这些风险小的事件会随着未来环境的变化逐步扩大其影响，千丈之堤以蝼蚁之穴溃就是这个道理。

（三）内部控制一般仅针对常规业务而设计

内部控制一般是为经常重复发生的经济业务而设计的，而且一旦设置就具有相对稳定性，因此如果出现不经常发生或未预计到的经济业务活动，原有控制就可能不适用，特殊控制（如实行专门的审批、报告和执行程序来处理临时性或突发性业务）可能不及时，从而影响公立医院内部控制作用的发挥。

（四）形式主义与串通舞弊

很多时候，控制制度表面看起来非常完美，但实际执行的效果并不理想。例如，规定超过一定金额的采购业务必须经过严格审批，但采购部门却通过分拆的办法来规避严格的审批手续。另外，对不相容的岗位和职务，即使采取职责分开的控制手段，如果员工们企图串通和欺诈的话，控制所防范的风险和不测事件仍会发生。

（五）环境变化使内部控制失效

内部控制可能会因组织外部经营环境的变化或内部业务性质的变化而削弱或失效。内部控制一般是针对相对稳定的经营环境、经常而重复发生的业务设定的，而且一旦设定就具有相对的稳定性，因此，如果出现经营环境变化或未预计到的经济业务，原有的控制可能不适用，而特殊的控制措施或程序未能及时建立，从而影响内部控制的作用。对此，内部控制的主责部门及公立医院的经营管理者一定要密切注意环境的变迁和组织运行方式的变化，这种变化要求不失时机地调整和改进公立医院的内部控制系统。而持续地进行内部控制评价的原因之一也是为了避免环境变化而产生的内部控制失效。

（六）人为因素

如果公立医院内部行使控制职能的人员素质不适应岗位要求，也会影响内部控制功能的正常发挥。内部控制是由人建立的，也要由人来行使，如果行使控制职能的人员在心理上、技能上及行为方式上未能达到实施内部控制的基本要求，即使是设计完整的内部控制，也可能因执行人员的粗心大意、精力分散、判断失误、忽视或错用控制程序，以及对指令的误解而失效。必须看到，没有任何控制系统是可以消除违法行为发生的可能性。内部控制系统是由人和流程组成的，因此会受到人的影响，人是会容易犯错误或者屈从于压力的，这时的控制系统就会失灵。因此在设计和实施内部控制时，必须考虑人的行为。其中的做法可以包括与员工进行沟通，或者让受其影响的员工参与到控制运行的设计过程中来。

六、公立医院内部控制建设路线图

(一) 营造内部控制建设的环境与氛围

从现实来看，公立医院内部控制规范整体宣传贯彻还不到位，参与性不足，没有将内部控制建设提高到整个医院单位层面的高度，导致公立医院缺乏良好的内部控制建设环境与氛围。许多公立医院的领导干部甚至还不知道内部控制是什么，更不要提具体建设工作。还有部分科室人员对内部控制的认识仅局限于财务部门自身的工作、与本科室无关的认知。至于为什么要建设内控、建设成什么样子、如何建设、建设效果评价等问题都存在诸多认识盲区。从领导层到基层员工还没有完全认识到内部控制对提升公立医院运营管理水平的意义，还没有引起领导干部的高度重视。

为此，公立医院应召开内部控制建设启动大会，通过专题培训对广大领导干部进行正确的宣传和引导，使培训工作做到"全覆盖"和"无盲区"。启动大会可以保证动员工作的受众范围，必要时还可以利用信息化手段召开电话会议、视频会议，便于无法参加现场会议的单位和个人参与会议。在会议上，项目领导小组可集中宣传贯彻项目实施的背景、意义、主要工作阶段、归口部门的权责及其他人员的义务等，增强各级人员对开展内部控制建设的参与感与认同感。公立医院也可以采用会议传达、板报、知识竞赛、讲座、办公自动化系统及网络媒体等形式宣传内控知识，提供全员依照内部控制制度管职能履行、管后勤保障、管社会服务的思想意识。

具体来说，对单位层面人员的宣传培训，要求医院各部门的一把手必须参加，尤其是院领导层面的党委书记和院长必须参加，否则将失去宣传的意义。会议应侧重于使他们了解国家全面推行内部控制的必要性和紧迫性，政策要求与医院的现状，掌握内部控制的基本理念，明白为什么要开展内部控制建设，内部控制的本质是什么，内部控制与运营管理、财务管理的关系，并使医院主要负责人明白自身承担内部控制建立与实施的首要责任，尤其要从思想上重视内部控制的建设，并积极支持内部控制建设工作，形成内部控制建设长期性的认知，而不是简单地迎接政策的检查。单位整体层面的内部控制宣贯不必讲得十分具体，时间也不必过长，点到即止。而对于具体内部控制相关的业务层面人员的培训，可侧重于技术培训，或者通过继续教育的形式进行长期学习。学习的内容主要包括内部控制知识、内部控制建设流程、风险评估、具体业务层面的内部控制措施与方法等，使业务层面的成员对内部控制建设与评价工作有着清晰的认识、预期和技术准备，并提高推行内控意识和主动参与性，营造自上而下的有利于实施内部控制的文化氛围。

（二）建立权责清晰的内部控制的工作组织体系

内部控制工作组织是内部控制建设与实施的重要组织保障，有效的工作组织有利于内部控制建设最终顺利完成。

1.充分发挥党的领导作用

根据《行政事业单位内部控制规范（试行）》第一章第六条规定："单位负责人对本单位内部控制的建立健全和有效实施负责，"财政部印发的《关于开展行政事业单位内部控制基础性评价工作的通知》中也明确把单位主要负责人承担内部控制建立与实施责任列入单位层面的重要考核指标。《公立医院内部控制管理办法》（国卫财务发〔2020〕31号）则进一步指出：医院党委要发挥在医院内部控制建设中的领导作用；主要负责人是内部控制建设的首要责任人，对内部控制的建立健全和有效实施负责；医院领导班子其他成员要抓好各自分管领域的内部控制建设工作。最新的《关于进一步加强公立医院内部控制建设的指导意见》（财会〔2023〕31号）指出，充分发挥公立医院党委在内部控制建设中的领导作用，明确公立医院党委主要负责人是整体内部控制建设与实施的第一责任人，明确党政领导班子其他成员作为各自分管领域内部控制建设与实施的负责人，将内部控制工作纳入党政领导班子年度履职清单。从上述文件要求的发展来看，内部控制建设与实施的领导工作逐步从模糊走向清晰。过去，在公立医院内部控制建设与实施的领导责任上，存在模糊的现象，从党委书记与院长的重视程度上来看，参与均不足，党委书记认为这是属于业务管理工作，医院院长认为这是财政部下发的文件，应该由财务部门或者总会计师负责，存在都管或都不管的情形，或者院长重视书记不重视，或者书记重视院长不重视的情形，或者均不重视，最终造成内部控制建设实施工作的领导责任始终不能得到贯彻落实。中共中央办公厅印发《关于加强公立医院党的建设工作的意见》，明确了公立医院实行党委领导下的院长负责制，党委等院级党组织发挥把方向、管大局、作决策、促改革、保落实的领导作用。实行集体领导和个人分工负责相结合的制度，凡属重大问题都要按照集体领导、民主集中、个别酝酿、会议决定的原则，由党委集体讨论，做出决定，并按照分工抓好组织实施，支持院长依法依规独立负责地行使职权。院长在医院党委领导下，全面负责医院医疗、教学、科研、行政管理工作。具体落实到内部控制建设工作，财政部等四部委下发的《关于进一步加强公立医院内部控制建设的指导意见》进一步明确了党委书记在内部控制建设中的第一责任人的要求，有利于内部控制在医院党政领导层面的重视和落地实施。

2.建立领导小组、工作小组与咨询小组的工作组织体系

为落实内部控制建设各项具体工作，公立医院内部控制建设应成立项目领导小组、项目工作小组、项目咨询小组相互配合的三个层面的工作组织，如表2-1所示。

表2-1　　　　　　　　　　　　内部控制建设项目工作组织体系

内部控制项目组织	成员
内部控制项目领导小组	由医院党委书记、纪委书记、院长、主管院长及部门负责人组成
内部控制项目工作小组	医院内部控制牵头部门、涉及的相关部门的内部控制工作小组成员
内部控制项目咨询小组	管理咨询公司，或者会计师事务所具体实施项目的专家组成

其中，项目领导小组应由党委书记担任组长和第一责任人，院长及主管院长担任副组长，其他部门领导人员和部门负责人担任小组成员。项目工作小组由医院内控牵头部门负责人担任组长，其他涉及的部门负责人担任副组长，成员由牵头部门人员及相关部门内部控制专员联合组成。内部控制项目咨询小组可以由第三方管理咨询公司，或者会计师事务所具体实施项目的专家组成。其中，各小组职责如表2-2所示。

表 2-2　　　　　　　　　　公立医院内部控制项目小组职责划分

组别	成员	负责人	职责
领导小组	由医院党委书记、纪委书记、院长、主管院长及部门负责人组成	党委书记	总体负责内部控制项目：审议内部控制规章制度、信息化建设实施方案、风险评估和控制评价方案；审议内部控制年度工作计划、内部控制工作报告、风险评估报告和控制评价报告；研究提出本单位重大决策、重大风险、重大事件和重要业务流程的判断标准或判断机制；组织整改存在的问题；组织内部控制管理文化培育，推动内部控制建设常态化
工作小组	医院内部控制牵头部门、涉及的相关部门的内部控制工作小组成员	牵头部门负责人	制定内部控制的工作规范和标准报领导小组审批；组织、协调内部控制建设与实施工作；协调内部控制建设中发现的问题，向领导小组汇报重大问题；收集整理各部门工作成果，组织风险评估，设计并完成内控手册并报领导小组审批
咨询小组	管理咨询公司，或者会计师事务所具体实施项目的专家组成	项目现场负责人	根据法律法规要求，负责现场实施内部控制建设评价、风险评估、内部控制手册编写、确认工作，并进行知识传递，宣传启动，信息系统落地实施等相关工作

对于业务规模较大、内控人才匮乏的公立医院可以选择具备经验的第三方管理咨询公司或者会计师事务所帮助本单位完成内部控制的建设工作。当然，这不是必选项。很多公立医院从培养内控人才的视角出发，认为可以自己建设，顺便培养人才。但公立医院内部控制的建设由于牵涉的利益较多，尤其会涉及部门的调整问题，即使内部控制的牵头部门具备胜任能力，其他部门仍然认为牵头部门缺乏客观性，建设往往很难成功，遇到的阻力会很大。正所谓外来的和尚会念经，一个具备胜任能力的第三方可以说我们不敢说的话，做我们不敢做的事，避免了很多主观认知所引发的麻烦。因此，本书建议采用第三方的方式进行建设，而不鼓励采用自建的方式。但需要注意的是，第一，应从经验、专业胜任能力、未来实施过程与后续保障实施等几个维度选择具备胜任能力的第三方；第二，牵头部门及其他相关部门所组成的工作小组务必要参与到咨询服务中去，而不是单纯地由第三方负责，这样在第三方离场后，如何使用和运用内部控制手册的问题就会浮出水面，咨询效果也会大打折扣；第三，应加强对第三方过程的监管，定期开展面向不同层面的阶段汇报和问题整理、确

认工作，及时整改，及时调整。

3.内部控制牵头部门的选择

党对政的组织领导需求导致了归口管理的产生，党政不同的政治地位和组织性质决定了归口管理呈现出"分类捆扎"的运作形态（侯绪杰，2023）。归口管理是指根据管理对象的不同属性和类别，从而对其进行分类和划分管理。归口管理对于构建一套坚强、严密、全覆盖的组织体系起到了重要作用，在某种程度上也体现了对该项工作的集中负责，避免多头管理、重复管理和管理真空。内部控制作为党委主要负责人的年度履职清单的重要工作之一，应该实施归口管理。归口管理内部控制工作有利于在控制环境层面明确内部控制工作的主责部门，并通过明确的职责划分，避免相互扯皮，最终保障内部控制相关的政策文件及制度的落地实施。

而现实中，公立医院内部控制到底归口在哪个部门一直是有争议的话题。从以往大多数实践来看，由财务部门承担了内部控制的建设以及评价工作，而《关于进一步加强公立医院内部控制建设的指导意见》（财会〔2023〕31号）则明确了党委主要负责人是内部控制建设与实施的第一责任人，并鼓励公立医院综合部门作为内部控制的牵头部门。那么到底公立医院的哪个综合部门适合作为牵头部门，这个综合部门是院办、党办还是运营管理部门？还是仍然由财务部门作为牵头部门？这些问题值得探讨。

财政部印发的《行政事业单位内部控制规范（试行）》（财会〔2012〕21号）规定，单位负责人对本单位内部控制的建立健全和有效实施负责。单位应当单独设置内部控制职能部门或者确定内部控制牵头部门，负责组织协调内部控制工作。同时，应当充分发挥财会、内部审计、纪检监察、政府采购、基建、资产管理等部门或岗位在内部控制中的作用。从这份文件的要求来看，并未具体指定由哪个部门作为归口管理部门。从保证执行效果来看，最好的选择是像企业一样单独成立内部控制部门，并且配备相应的人力资源专门从事内部控制建设与持续实施工作，而从10多年来的实际执行结果来看，由于人员编制的限制，大多数单位并没有单独成立内部控制职能部门，又因为是财政部下发的文件，大多数单位就便捷性地选择了由财务部门作为归口管理的主责部门。实际执行过程中，由于行政事业单位普遍存在业财融合问题，导致行政事业单位内部控制的执行局限于经济业务活动，由于尚未延伸到具体的医疗业务活动，造成业务部门领导者及其员工的普遍不重视，整体执行效果并不理想。

2021年1月6日，国家卫生健康委、中医药管理局发布《关于公立医院内部控制管理办法的通知》（国卫财务发〔2020〕31号），该文件对比于财政部文件的主要区别在于，业务层面增加了6项超越经济活动的业务活动控制内容，并要求医院党委要发挥在医院内部控制建设中的领导作用；主要负责人是内部控制建设的首要责任人，对内部控制的建立健全和有效实施负责；医院领导班子其他成员要抓好各自分管领域的内部控制建设工作。医院应当明确本单位内部控制建设职能部门或确定牵头部门，组织落实本单位内部控制建设工作。显然，在这份文件中，明确了党委对于内部控制的领导作用，但对于第一责任人则留下许多疑问，主要负责人是内部控制首要责任人，但到底是院长为主要责任人还是党委书记是主要责任人呢？显然这与前面所提到的领导作用是两回事情，甚至实践中两者都成为主要负责人，当然也存在都负责就等于都不负责任的情形，最终造成内部控制建设流于形式。关于内部控制建设的归口牵头部门，卫健委的文件与财政部的文件是一样的，在实际执行过程中，也是由财务部门作为牵头部门负责内部控制建设工作。但问题是，除预算管理、收支管理、采购管理、合同管理、资产管理、基建工程管理6大项传统业务外，像医疗业务管理、科研项目和临床试验项目管理、教学管理、互联网诊疗管理、医联体管理、信息系统管理6大项新业务的管理控制显然超越了财务部门的职责范畴与胜任能力，从业财融合的难度来看，在这6大项业务管理控制建设上的效果也是不尽如人意。从实际执行来看，大多数公立医院在前6项业务的内部控制建设上普遍完成，但后6项业务的内部控制执行情况普遍较差，这与归口在财务部门有很大的关系，并且没有明确领导层面的具体负责人是党委书记还是院长，也造成执行层面存在诸多障碍因素。

2023年12月发布的《关于进一步加强公立医院内部控制建设的指导意见》针对上述不足，明确提出了党委是内部控制建设与实施的第一责任人，鼓励公立医院综合部门担任内部控制建设的牵头部门。但令人质疑的是，何谓公立医院的综合部门，在执行操作选择有模糊性。从综合部门可以选择的对象来看，院办、党办、运营管理部，或者专门成立内部控制部门都可以作为选择的归口牵头部门。但从党委是第一责任人的要求来看，作为向院长直接汇报的院办作为牵头部门显然，不具有操作的可行性。在现实中，专门成立内部控制部门由于受到人员编制的影响，大多也不具有操作的现实性。那么，内部控制建设与实施的工作就集中在党办和运营管理部门。如何进行进一步选择，值得探讨。

对此，本书认为，公立医院内部控制建设归口管理的选择问题，本质是对内部控制本质的认知问题。

首先，内部控制本质的理论讨论是一个复杂的问题，目前还没有形成统一的观点。从学术界关于内部控制本质的讨论来看，主要集中在过程论、管理活动论、控制职能论三个观点。过程论认为，内部控制是由主体的各层次实施旨在为实现其主要目标提供合理保证的过程。管理活动论认为，内部控制是管理体系的组成部分，是管理层和员工实现控制目标而发生的一项管理活动。控制职能论认为，内部控制的本质是管理职能中的控制职能。对此，本书倾向于内部控制过程论本质的观点。虽然内部控制源于管理的需求，但关于管理活动论的观点过于宽泛，并没有指出内部控制与其他管理活动的重要区别。控制职能论会将内部控制更多的是以局外人赋予其对企业进行监管的一项工具，很难融入企业的管理活动之中，限制内部控制职能与作用的发挥，最终演变为可以实施被检查的内部控制手册，其在应用上具有局限性。对此，本书倾向于从过程论的观点来认识内部控制的本质问题。主要原因如下：内部控制不仅是规章制度，规章制度是静态的，人性的恶会造成制度规章不能得到有效执行。从动态观点来看，内部控制应是一个流程再造的过程，这个过程是为了改掉单位短期目标管理的习惯，从而塑造企业或者行政事业单位从目标管理走向流程管理。而这些流程一方面促进业务得到有效运行，提高工作效率，另一方面降低错误与舞弊，保证工作高质量完成，同时还要遵循成本效益原则。当然，在这一过程中，内部控制在运用内部控制的方法再造原有的流程，同时，植入规则，明确岗位职责，并强调在这一过程中留下控制痕迹，这就是为什么内部控制建设思路表现为管理制度化、制度流程化、流程表单化、表单信息化的原因。因此，本书倾向于运用过程论的观点认识内部控制本质的观点。

其次，从现有的政策来看，2012年财政部下发的《行政事业单位内部控制规范（试行）》指出：内部控制是指单位为实现控制目标，通过制定制度、实施措施和执行程序，对经济活动的风险进行防范和管控。这一定义将内部控制的本质视为制度、措施和程序。2021年的《公立医院内部控制管理办法》指出：内部控制是指在坚持公益性原则的前提下，为了实现合法合规、风险可控、高质高效和可持续发展的运营目标，医院内部建立的一种相互制约、相互监督的业务组织形式和职责分工制度；是通过制定制度、实施措施和执行程序，对经济活动及相关业务活动的运营风险进行有效防范和管控的一系列方法和手段的总称。这一定义将内部控制视为方法和手段的总称。2023年的《关于进一步加强公立医院内部控制的指导意见》虽未明确内部控制的定义，但在信息化建设的要求中指出，利用信息化技术落实管理制度化、制度流程化、流程表单化、表单信息化、信息智能化的建设要求。可见，这个文件还是倾向于将内部控制本质视为一个过程。

本书认为，公立医院内部控制建设归口管理的选择问题本质是对内部控制本质的认知问题。按照内部控制的发展阶段，最初内部控制表现为内部牵制和会计控制，这时候由财务部门负责内部控制的建设与实施工作，这也与公立医院业务层面的内部控制主要表现为与经济业务活动相关的内部控制有关。但从公立医院内部控制的相关文件规定以及内部控制的本质来看，公立医院内部控制已经从会计控制走向了全面内部控制，既包含了会计相关的控制活动，也包含了医疗业务相关的内部控制。单纯的由财务部门负责内部控制的建设与实施工作，显然力不从心，需要大量的沟通和协调工作，加之，对于业务流程与具体业务不了解，会使内部控制建设的效果大打折扣。因此，这就回到了前文我们所提到的公立医院内部控制归口管理的选择问题，到底是党办还是运营管理部门？

党办作为党委的办事机构，主要围绕党委的中心工作进行具体的组织和实施。从专业角度来看，虽然党委作为内部控制第一责任人的主要任务落实与执行者具有天然的组织沟通协调优势，但其对于专业的把握具有非专业性，并且很容易将内部建设为规章制度或者内部控制手册，此外还有党委越权的嫌疑。而本书认为，未来内部控制最大的问题是如何落地实施问题。从运营管理的定义来看，其核心工作是流程管理与预算管理，这样就要求内部控制手册的规则、流程、职责等要素需要通过运营管理的信息化融入业务流程之中，真正发挥业财融合与运营管理活动的有效运行。运营管理部门作为推进业财融合的综合部门，由其负责内部控制的建设与实施工作有利于在运营管理活动中，运用内部控制的手段规范整个流程，明晰相应的职责划分，更有利于通过运营管理的信息化，固化内部控制的岗位职责、业务标准、制度流程，实现可控制、可追溯，减少人为违规操纵与舞弊行为，也体现了党委对于业务活动的日常监督与规范要求。当然，配套的保障措施是，公立医院的内部审计部门应该从院长领导改由党委领导，加强对于内部控制在运营管理中的应用评价与持续优化。此外，还应真正落实国家卫健委《关于加强公立医院运营管理的指导意见》（国卫财务发〔2020〕27号），成立并强化运营管理部门的专职人员队伍建设，保证胜任内部控制的建设与实施工作。

虽然，公立医院运营管理部门是内部控制建设的牵头部门最为恰当，但仍然离不开财务部门的全力配合，毕竟具体业务的前6项均涉及经济业务活动。甚至，如果针对运营管理部门没有进行设置，或者刚刚成立，本身还存在资源配置不足等突出问题，如果运营管理部门没有真正设置并配备相应胜任能力的资源，建议仍然由财务部门负责内部控制建设工作。

七、公立医院内部控制建设的保障措施

（一）全面落实内部控制建设的资源配置

公立医院内部控制建设作为一项系统工程，必须在建设准备阶段做好充分规划，落实项目的资源配置，主要包括：

1.项目人员配置

除按照内部控制项目工作组织要求指派人员外，医院还应保证指派的人员有足够的时间和精力参与内部控制建设和维护。有些医院内部控制建设人才匮乏，还要考虑在内控建设初期引入"外脑"，借助外部专家的力量完成内部控制建设，同时制定人才培养规划，为以后内部控制的建设完善储备人才。尤其是聘用第三方咨询公司或者会计师事务所进行建设的公立医院，更应该指派专门的人员参与到内部控制建设过程中来。

2.项目硬件配置

硬件配置通常是指项目小组的办公场所与必要办公设施。

3.项目建设经费

公立医院进行内部控制建设应提前规划项目经费预算，确保预算应该在有效成本控制的基础上适度保持弹性，确保项目建设目标的实现。现实中，很多

公立医院出于经费缺乏的考虑，认为内部控制的建设成本很低。如果过高，便要求牵头部门自行组织建设，从前面的分析来看，大部分公立医院缺乏这种能力，但是如果认为投入很少就可以解决的问题，其效果将会大打折扣。内部控制建设仅有起点没有终点，它是一个持续投入的过程，如果仅将内部控制视作一本手册，束之高阁，没有任何意义。

（二）在单位层面建立联席会议沟通工作机制

为了保障项目的顺利实施，可以由牵头部门发起，党委书记或者院长主持召开专题会议，讨论内部控制的建立与实施、主持制订内部控制工作方案、健全内部控制联席工作机制，包括协调联络机制、会议协调机制以及核实反馈机制。或者专门成立内部控制委员会，落实这三项机制。

协调联络机制是指医院各部门负责人指定部门分管领导和部门联络员各一名，部门分管领导负责协调本部门各科室配合内部控制建设工作，如对本部门业务活动进行风险评估和流程梳理、认真落实内部控制制度、对于本部门存在的问题积极进行改进和完善等；部门联络员根据内部控制建设需要，配合工作小组做好部门访谈，及时反馈本部门经济活动事项、核实确认等，参加与各部门联络员的协调会议，定期向部门分管领导汇报本部门工作安排等。

会议协调机制是指为及时反映内控工作进展情况，定期召开医院领导小组内部控制建设工作例会，总结前期工作开展遇到的问题和安排下期工作内容；内控工作小组按期组织项目协调小组成员会议，公布工作成效及发现的问题。

核实反馈机制是指各部门积极配合内部控制建设工作，及时对项目工作小组梳理完成的标准化业务流程、识别的风险点、关键控制措施提出反馈意见，并向项目小组提供部门经济活动事项的具体信息。

此外，公立医院在内部控制建设过程中还应定期编制项目工作简报，制定项目建设期间工作计划，合理配备并安排项目人员，做好项目预算和规划，保证内部控制建设工作正常开展，提高内部控制建设质量。

（三）正确确定主要职能部门的角色分工

公立医院内部控制建设已经覆盖到医院的多个业务领域，涉及医院的许多业务科室和职能部门，是一项与医院运营管理及日常运行息息相关的工作。确定内部控制的职能部门，使这一部门全面负责内部控制工作，带动其他部门开展内部控制工作，确保内部控制工作在医院内部得以落实。

《行政事业单位内部控制规范（试行）》第三章第十三条规定，单位应当充分发挥财会、内部审计、纪检监察、政府采购、基建、资产管理等部门或岗位在内部控制中的作用。根据这条规定，财会部门是单位内部控制的牵头部门，负责内部控制的组织、建设和实施；内部审计部门虽然也参与内部控制建设，但主要职责是对建设完成后的内部控制进行评价、监督、检查；纪检监察部门负责对党员干部在内部控制业务流程环节中的岗位职责进行明确；采购部门负责政府采购方面的内部控制建设工作及优化完善；基建部门负责建设项目的内部控制建设与优化；资产管理部门负责资产管理的内部控制建设与优化。

而国家卫健委、中医药局联合下发的《公立医院内部控制管理办法》（国卫财务发〔2020〕31号）指出：医院内部审计部门或确定的其他部门牵头负责本单位风险评估和内部控制评价工作；医院内部各部门（含科室）是本部门内部控制建设和实施的责任主体，部门负责人对本部门内部控制建设和实施的有效性负责。财政部等四部委发布的《关于进一步加强公立医院内部控制建设的指导意见》（财会〔2023〕31号）鼓励公立医院综合职能部门作为内部控制建设的牵头部门，鼓励公立医院内部审计部门或指定的相关部门对内部控制建立和实施情况进行监督评价，明确公立医院内部各部门是本部门内部控制建设和实施的责任主体，部门负责人对本部门的内部控制有效性负责。

综合以上三个文件，本书认为，正确的职责分工是确保内部控制建设以及后期顺利执行的重要保障之一。这里需要明确几个观点：（1）内部控制不是一个部门的事情，更不仅是牵头部门的事情，而是所有部门的事情。如果说《行政事业单位内部控制规范（试行）》仅明确了6大具体业务模块，从近几年发布的文件来看，内部控制已经开始渗透到更多的业务部门，未来最终的结果是构建全面内部控制体系。因此，内部控制建设不可能仅是牵头部门或者某一个部门的事情。（2）做好职责分工，避免扯皮。牵头部门应负责做好相应的组织、协调、汇报、整理、总结工作，涉及财务、运营、采购、基建、资产、合同、后勤、医疗、科研、教学、医保、生物安全、医联体、互联网诊疗、信息化建设等职能的相关部门，具体负责自身所负责业务范围内的内部控制建设工作。实际执行过程中，会涉及许多交叉的业务内容，应提前做好规划，如果遇到争议，可提交内部控制建设领导小组进行审议，明确相应的职责划分。内部审计与纪检监察部门主要负责未来内部控制建设完成后的评价、廉政风险防范等工作。在建设期，内部审计、纪检监察部门可以针对本单位在日常内部审计、纪检监察发现的问题，提出内部控制建设的注意事项，应予以关注的重点风险，并在未来的内部控制评价、监督中关注这些问题、风险是否已经采取了相应的控制措施。（3）部门负责人应注意自己是本部门内部控制建设的第一责任人，要处理好部门内部的职责分工，指定专人专岗负责，其他员工做好配合。（4）根据《关于进一步加强公立医院内部控制建设的指导意见》的要求，如果牵头部门不是财务部门，一定要处理好与财务部门的协调问题，毕竟内部控制最初是会计控制，与经济业务活动相关，毕竟前6项基础具体内部控制建设内容均涉及财务部门，如果财务部门不积极，不配合，将影响整个内部控制的建设效果。

（四）应建立与内部控制相关部门的沟通协调机制

内部控制的建立与实施，公立医院应当建立各部门或岗位之间的沟通协调机制。为此，应强化党委书记及院领导、各部门负责人在内部控制体系建设中的"第一责任人"意识。只有高层领导充分认识到内部控制的重要性，才能有效调动全员参与建立完善的内部控制体系，各部门积极配合内部控制职能部门对医院业务活动进行的风险评估和流程梳理，主动开展本部门的内部控制建设工作，开展风险评估、接受检查监督、提供必要材料、认真落实医院的内部控制制度、对发现的问题积极进行整改并主动上报，各部门之间做到信息流畅、沟通顺利，部门接口人积极履行职责，及时向上级汇报本部门建设情况并及时传达医院内部控制建设信息，促进内部控制建设工作开展的效率和效果。

（五）持续培训，塑造内部控制良好文化氛围

内部控制是一种文化，是一种在单位内部形成的自觉制衡文化，是每一个公立医院管理者应该掌握的流程管理工具。这种文化的形成需要通过多种手段或者工具去塑造。其中，持续培训就是工具之一。

许多公立医院在内部控制建设的初期，出于执行政策文件的要求，象征性地召开内部控制培训启动会，但效果并不理想，原因主要有以下几个方面：

（1）一把手未参加。培训启动会的目的是宣传贯彻内部控制建设的重要政策背景以及对于本单位的重要价值、重要意义，同时讲解内部控制建设的基本思路与方法，各部门的职责划分。培训的时间不必多长，多专业细致，但讲解的内容必须到位、准确，应运用更多非专业的语言讲解专业的事情。但从具体执行来看，很多公立医院的一把手，包括党委书记或者院长均存在以各种理由无法参加的情形，产生参与者认为内部控制建设并不重要的认知，并且认定这仅是牵头部门的事情，加之，如果讲解的内容更加专业化、程序化，这样的培训效果就会大打折扣。（2）全员参与不足。既然内部控制建设不是一个部门的事情，那么培训的参与部门必须要保证全员参与，既要涉及直接建设的职能部门与业务部门，也需要其他业务科室的负责人参加，了解医院正在进行内部控制建设工作，需要增强内部控制参与意识。（3）培训过程没有贯穿建设始终，缺乏持续性。建设启动会进行内部控制培训的目的是更好地进行思想动员，增强内部控制意识，提高未来内部控制建设的沟通效率。但这并不是内部控制建设的全部，还应在内部控制建设期间至少召开2次内部控制的技术培训，建设完成后还要至少召开至少2次的内部控制手册应用的讲解培训。（4）培训内容设计没有分层。培训对象不同，培训内容应该有所不同，针对领导及全院层面应侧重于宣传贯彻为主，针对具体实际参与内部控制建设工作的人员应侧重于技术培训为主。

第三章

公立医院内部控制环境建设

一、控制环境概述

控制环境是内部控制要素中的第一要素，也被称作"软控制"要素。它是公立医院建设内部控制的土壤，也是一切制度、流程、控制环节得以实施的根本环境条件。可以说，公立医院内部控制建设工作开展的好与坏，很大程度上取决于公立医院是否营造了一个良好的控制环境。

那么，什么是控制环境？1988年4月，美国注册会计师协会（AICPA）发布的《审计准则公告第55号》首次在内部控制结构中指出控制环境的概念，认为控制环境反映董事会、管理者、股东和其他人员对控制的态度和行为。具体包括管理哲学和经营作风、组织机构、董事会及审计委员会的职能、人事政策和程序、确定职权和责任的方法、管理者监控和检查工作时所用的控制方法，主要包括经营计划、预算、预测、利润计划、责任会计和内部审计等。该公告使人们第一次认识到，控制环境是内部控制的重要的组成部分，并开始关注内部控制中组织和人的因素对内部控制效果的重要影响。

到了COSO的五要素阶段，控制环境提出应积极塑造企业文化并影响企业员工的控制意识，它是所有其他内部控制组成要素的基础。控制环境要素包括：员工的诚实和道德价值观，如有无描述可接受的商业行为、利益冲突及道德行为标准的行为准则；员工的胜任能力，如员工是否能够胜任质量管理要求；董事会或审计委员会，如董事会是否独立于管理层；管理哲学和经营方式，如管理层对人为操纵的或错误记录的态度；组织结构，如信息是否到达合适的管理阶层；授予权利和责任的方式，如关键部门的经理的职责是否明确规定；人力资源政策和实施，如是否具有关于雇用、培训、提升和奖励雇员的政策等。COSO报告的控制环境强调了"人"的重要性，强调了全体员工的诚实和道德价值观以及员工胜任能力的重要性，是对1988年控制环境要素的一个发展和完善。它更加强调内部控制受企业的董事会、管理阶层及其他员工影响，透过企业之内的人所做的行为及所说的话而完成。企业的核心是企业中的人及其活动，只有人才可能制定企业的目标，并设置控制机制。实质上更加强调了"软控制"的作用，更加强调了那些属于精神层面的因素，例如高级管理阶层的经营管理风格、管理哲学、企业文化、内部控制意识等。对此，我国《企业内部控制基本规范》第二章第十一条至第十九条描述了企业内部控制的内部环境要素，其基本内容包括九个方面：①治理结构；②董事会负责内部控制的建立健全和有效实施；③企业应该在董事会下设立审计委员会；④组织机构设置和权责分配；⑤企业应当加强内部审计工作；⑥人力资源政策；⑦职业道德修养和专业胜任能力；⑧企业应当加强文化建设；⑨企业应当加强法治教育等。从其内容来看，我国企业内部控制的环境要素更多的是强调企业内部因素，没有考虑更加广泛的外部风险环境因素。

反观公立医院内部控制最初的政策文件，均以单位层面内部控制笼统概括了控制环境要素的相关内容，由于执行难度与当前现实的原因，并未真正提出控制环境的概念。但从公立医院实际执行内部控制的现实来看，并不都是技术的原因导致执行的情况不理想，很大程度上还是人尤其是单位层面领导者的原因。因此，采用控制环境的要素概念并开展积极的建设工作，有利于公立医院内部控制政策及具体控制活动的真正落实。对此，财政部等四部委的《关于进一步加强公立医院内部控制建设的指导意见》采用了控制环境要素，并强调了其内容应该包括：内部控制的党委领导责任、内部控制工作机制、议事决策机制、内部控制文化建设、内部控制人才队伍建设五个方面。对比企业控制环境的内容，我国公立医院控制环境的建设相对简单。结合企业内部控制环境的建设内容以及《关于进一步加强公立医院内部控制建设的指导意见》的要求，本书认为，公立医院的内部控制环境建设应包括：医院组织架构的设计与权责划分、医院工作机制、关键岗位控制、关键人员控制、医院内部控制文化建设、会计控制六个部分。

二、公立医院内部控制环境建设

（一）医院组织架构的设计与权责划分

1.内部控制与组织架构的关系

组织架构是指组织内部成员的权利与责任关系，从分工与协作的角度规定了公司内部各成员间的业务关系，包括高层组织架构和执行层组织架构（中层、基层组织架构）。内部控制与组织架构的交叉部分是分工、职责划分及协调。该交叉区域的大小由组织的职能架构特点决定。有些组织机构与内部控制的交叉大，例如内部审计机构是组织架构之一，内部审计是内部控制的重要组成部分；有些组织机构与内部控制的交叉相对较小，例如质量安全管理部门、战略规划部门等。内部控制的关键要素是人员的授权与分工、资金和信息，通过建立职能架构、权责架构，层次架构或网络架构，进行分工协调，实施内部控制。当一个组织对业务流程再造，实现账务流、资金流、信息流、控制过程有效整合，会导致内部控制与组织架构交叉区域发生变化。内部控制的核心是提高经营效率和防范舞弊，而提高经营效率的表象是降低成本。一个组织内部运行的成本包括协调成本、控制成本、监督成本、激励机制成本、信息成本等内容。建立有效的内部控制可以使组织内部各部门、各岗位之间相互制约、相互牵制，从而降低内部代理成本，实现控制的效率和效果。

健全的组织机构是内部控制机制发挥作用的重要影响因素之一。早在财政部发布的《企业内部控制基本规范》第二章第十四条指出"企业应当结合业务特点和内部控制要求设置内部机构，明确职责权限，把权利与责任落实到各责任单位。企业应当通过编制内部管理手册使全体员工掌握内部机构设置、岗位职责、业务流程等情况，明确权责分配，正确行使职权。"在组织机构的首要组成部分——法人治理架构中，重点应完善董事会组织的建设，在公司制法定组织框架——股东大会、董事会、监事会、总经理这一基本架构下，按业务内容设立职能机构，明确各职能机构和各个岗位的权利与责任，满足内部控制机制运作的需要。企业应根据其经营管理特点、规模、最高管理当局的管理理念和经营战略、外部环境等因素综合分析，在职责分解的同时，做好整合，使整个企业的组织体系在相互制衡的前提下协调高效运行。

虽然，财政部等四部委的《关于进一步加强公立医院内部控制建设的指导意见》以及国家卫健委、中医局2021年发布的《公立医院内部控制管理办法》均对发挥公立医院党委在内部控制建设中的领导作用做出了明确规定，但从组织架构设计的角度看待内部控制与公立医院组织架构设计的关系，并以此作为控制环境的重要建设内容进行建设均未涉及。本书则认为，应将公立医院组织架构设计作为内部控制体系建设的重要内容纳入进去，并充分考虑评价当前公立医院组织架构是否符合内部控制建设要求，从组织架构设计的角度推动和保障内部控制体系的建设与执行效果。

2.公立医院组织架构的历史演进

公立医院的组织架构是公立医院明确医院内部各层级机构设置、职责权限配置、人员系统编制、工作程序及其相关要求的组织机构方面的系统安排。它是内部控制设计的重中之重，也是内部控制的控制环境中的顶层设计因素。一个科学、高效、分工制衡的组织架构，可以使医院自上而下地主动对风险进行识别和分析，进而采取控制措施，促进信息在医院内部各层级间得到及时、准确、顺畅地传递，进一步提升日常监督和专项监督的力度和效能。值得一提的是，完善的组织架构体系，可以帮助医院建立不同的风险防范体系，有效防范和规避各种舞弊风险。

从我国公立医院组织架构发展的历史演进来看，主要经历了党委领导下的院长负责制与院长负责制的交叉发展。最早于1985年，原卫生部在《关于卫生工作改革若干政策问题的报告》中提出，简政放权，扩大全民所有制卫生机构的自主权，实行院长负责制。2018年6月25日，中共中央办公厅印发了《关于加强公立医院党的建设工作的意见》，要求充分发挥公立医院党委的领导作用，实行党委领导下的院长负责制，院长是医院的法定代表人。如表3-1所示，其实早在1985年之前的公立医院始终坚持的是以党委领导为核心的组织领导体制。

表3-1　　　　　　　　　　院长负责制产生的背景及历史沿革

时期	主要特点
1966—1978年	党委"一元化"领导
1978—1982年，党委领导下的院长分工负责制	坚持党委领导核心地位，明确院长在业务管理和医疗行政管理方面的责任
1982—1985年，党委领导下的院长负责制	院长接受党委领导，重要问题提交党委讨论决定；党委书记支持院长工作，使院长有职有权
1985—2017年，院长负责制	院长对医院建设发展全面负责，党委发挥政治核心作用，职代会参与民主管理
2018年至今，党委领导下的院长负责制	党委等院级党组织发挥把方向、管大局、作决策、促改革、保落实的领导作用。实行集体领导和个人分工负责相结合的制度，凡属重大问题都要按照集体领导、民主集中、个别酝酿、会议决定的原则，由党委集体讨论，作出决定，并按照分工抓好组织实施，支持院长依法依规独立负责地行使职权。院长在医院党委领导下，全面负责医院医疗、教学、科研、行政管理工作

从当前各医院现行的组织架构具体设置来看，大多参照1978年的《综合医院组织编制原则试行草案》（卫医字第1689号）以及《医疗机构基本标准（试行）》（卫医发〔1994〕第30号）制定演变而来的。其中，《医疗机构基本标准（试行）》又是医疗机构执业（营业）必须达到的最低标准，是卫生行政部门核发《医疗机构执业许可证》的依据。《医疗机构基本标准（试行）》在组织结构方面，提出不同级别的医疗机构必须设置的科室的最低要求。行政体制应按照减少层次、精干有力、发挥效能的原则，实行两级制。业务科室的设置，应按照医院的规模、实际需要和医学发展情况确定。

现实中，整体来看，我国公立医院的组织架构设置变革发展缓慢，基本上按照"直线职能制＋事业部＋委员会"的混合模式，不断调整，避免管理层级过多，机构臃肿，信息传递不畅等突出问题，以更好地推动各项工作的落实与效率的提升。即便如此，大多数公立医院的组织架构仍然经常出现责任划分不清、职权混乱、协同性差、压力大而动力小，制约人的主观能动性等突出问题。石应康、程永忠等（2005）提出，迄今为止医院仍然几十年一贯普遍采用资本主导型企业（如传统制造业）的链式组织架构和组织运作方式，由最高领导者、部门管理者与产品生产线的链节管理者构成等级森严、层次分明的组织架构，实施自上而下命令式的控制与监督。事实上，医院的医疗服务与传统制造业生产线的产品有本质的差异，临床科室医疗服务的过程与结果几乎是院内各部门相关服务的总集成，难以用产品工序的生产流程来描述。因此，这种组织架构和组织运作产生了一系列的弊端。首先，等级森严的链式架构使最高领导者与职能部门管理者远离临床医疗服务第一线，命令、控制与监督下达的信息多而反馈的信息少，刚性的管理方式往往使医院管理陷入运动式的表面工作，医疗品质与效率难以得到持久改善。其次，纵向的职能部门间缺乏沟通协调和互动的机制，上传与下达的综合信息往往由于纵向职能化而变得支离破碎，横向综合地改进工作也难于寻觅协调者、组织者和落实者。最后，面对十余个职能部门的命令、控制与监督，由资深医护专业人员担任的科室管理者缺乏科室相应的行管架构与专职人员，缺乏相应的培训，缺乏足够的调研和处理时间，也缺乏反馈意见与建议的通道，只能抱怨工作繁复困难。这些已经从顶层设计层面与控制环境要素方面严重影响了公立医院高质量发展与预防舞弊的发生，更难以适应新时期公立医院的新发展阶段等问题。现代医院急需一套分工明确、权责清楚、协作配合、合理高效的组织结构作为载体，使其内在的激励与约束功能充分地发挥出来。

时至今日，公立医院的组织架构设置是一个复杂的问题。唐娜（2019）认为，有四种竞争性治理逻辑冲突而又并存于中国公立医院的治理过程当中，即国家的逻辑（政策导向性与公益性需求）、准官僚制的逻辑（医院管理者的"向上负责制"）、企业的逻辑（政府放权卸责后的营利性需求）、专业组织的逻辑（专业知识壁垒造成的监管困难），导致公益属性和有效运营之间的平衡与磨合成为我国公立医院治理的长期矛盾，这同时也是公立医院治理的合法性机制和效率机制相冲突的具体表现。与此同时，治理问题的复杂性与政策指令的碎片化之间的悖论，目标的一统性与组织的差异性之间的悖论，激励方式与目标替代之间的悖论，这三个悖论的存在使得各级政府、医院院长、医院医生之间的互动过程复杂而又难以观察，存在着执行偏差和治理失效的风险。

本书认为，从内部控制决策、执行、监督相互分离制衡的视角考虑公立医院的组织架构设置问题，不失为公立医院组织治理与组织架构设置应该考虑的重要改革方向之一，尤其是内部控制中的集权与分权相互结合的思想，更适合应用在分级诊疗体系及多院区的管理上。公立医院自身也应充分利用内部控制建设的有利时机，进行组织架构的调整以适应公立医院内部控制的政策要求，平衡控制的效率与效果性，通过优化机构设置、职能配置、工作流程，完善决策权、执行权、监督权既相互制约又相互协调的机制，改变过去以链式组织架构为主向以运营管理为中心的中枢式组织架构转变，进一步提升单位公立医院内部整体运营管理水平，加强廉政风险防控建设。

3.医院的组织架构主要内容

医院组织架构的主要内容包括医院机构设置和权责配置，即医院决策机构、执行机构、监督机构的设置以及这三者之间的权责分配。

首先，决策机构是医院的权力中心，设计是否合理直接决定内部控制的运行效果；一般来讲，目前公立医院决策机构包括医院职工代表大会、党政领导班子联席会议、院领导班子会议、医院战略委员会、预算管理委员会、设备论证委员会、采购管理委员会、资产管理委员会、人才引进工作委员会、内部控制领导小组（或内部控制委员会）等。

其次，执行机构是决策的具体承办部门，设计是否合理直接影响政策规定的执行情况。一般来讲，目前公立医院执行机构包括行政管理职能部门（如医院办公室、医务部、护理部、计划财务处、医学工程处等）、党务管理部门（如党委办公室、团委办公室、宣传部等）、临床医技科室（如骨科门诊、眼科病房、检验科等）、医疗辅助科室（如收费处、消毒供应室等）、后勤服务科室（如洗衣房、电工班等）。

最后，监督机构是约束决策机构和执行机构的关键，是医院内部控制得以有效实施的重要保障。一般来讲，目前公立医院监督机构包括纪律检查委员会、审计部、纪检监察办公室、医患关系办等。

在医院内部，三种机构设置缺一不可，三者之间的权责分配要设置合理，并且保证监督机构的相对独立性，组织架构图能够清晰分辨出决策、执行、监督机构的边界。

公立医院内设机构的职责分工分为组织层级和业务层级。其中，组织层级职责分工是按照不相容职务相互分离的制衡原则，确定医院领导和分管领导对内设部门和下属医院的管理职权划分。业务层级则是根据医院内设部门和二级医院职能进行划分，或者按照医院业务分类和支出事项的不同特点自主设计职责分工和归口管理部门。如日常办公用品采购归属办公室，而固定资产采购可归属医学工程处或者物流中心等部门。公立医院应建立责任制度，按照权利、义务和责任相统一的原则，明确规定分管院领导和各有关部门、岗位、人员应负的责任和奖惩制度。

公立医院应注意明确权力和责任的分配方法，增强组织的控制意识，明确划分各岗位、环节的权力和责任，确保职责权限在严格控制下履行。在权力和责任的分配上应考虑医院的员工是否充足，员工能否推动不相容职务的分离政策等。权力和责任的分配应有书面说明，医院将权力和责任分配给有关部门和人员的方式如果存在缺陷，则可能影响制度执行的效果。

4.公立医院组织架构的设计

（1）全面梳理内部环境和内部机构。

医院应当根据组织架构的设计规范，对现有内部环境和内部机构设置进行全面梳理，确保组织架构中决策权、执行权和监督权相互分离、相互制约。在梳理内部环境过程中，要关注领导层和管理层的任职资格和履职情况，以及三权分立的运行效果，如存在问题的，应当采取有效措施加以改进。在梳理内部机构过程中，应当关注内部机构设置的合理性和运行的高效性，如存在职能交叉、运行效率低的，应当及时调整。

（2）完善医院的内外部环境，构建法人治理结构下的组织架构。

国务院印发的《卫生事业发展"十二五"规划》（国发〔2012〕57号）要求公立医院完善治理机制，探索建立理事会等多种形式的法人治理结构。但由于公立医院所属行业的特殊性、管理的复杂性，很难有一种治理模式能够完全解决公立医院的所有问题。近年来，部分公立医院进行了股份制、股份合作制的产权制度改革，大部分公立医院不可避免地参与了社会力量，可以采用董事会组织架构下的法人治理机制，建立三权分立制度，确保医院的决策权、执行权和监督权相互分离，形成制衡。同时决策层、管理层应当通过合法程序产生，其人员构成、知识结构、能力素质应当满足履行职责的要求。条件成熟的，可逐步推行法人治理机制。同时需明确举办主体和医院自身的权限：

第一，明确公立医院举办主体的职责权限。完善法人治理结构和治理机制，合理界定政府、公立医院、社会、患者的责权利关系。实行政事分开，合理界定政府作为出资人的举办监督职责和公立医院作为事业医院的自主运营管理权限。积极探索公立医院管办分开的多种有效实现形式，明确政府及相关部门的管理权力和职责，构建决策、执行、监督相互分工、相互制衡的权力运行机制。政府有关部门、部分人大代表和政协委员，以及其他利益相关方组成的管理委员会，应履行政府办医职能，负责公立医院的发展规划、章程制定、重大项目实施、财政投入、运行监管、绩效考核等，并明确办事机构，承担管理委员会日常工作。

第二，落实公立医院自主决策权。完善公立医院法人治理结构和治理机制，落实公立医院人事管理、内部分配、运营管理等自主权。合理界定政府作为公立医院出资人的举办职责和监督职责，明确公立医院作为事业单位的自主运营管理权限，同时充分发挥公立医院党委的领导作用。采取有效形式建立公立医院内部决策和制约机制，实行重大决策、重要干部任免、重大项目实施、大额资金使用集体讨论并按规定程序执行，落实院务公开，发挥职工代表大会职能，强化民主管理。健全院长选拔任用制度，鼓励实行院长聘任制，突出专业化管理能力，推进院长职业化建设。

（3）合理设计内部职能机构。

内部机构的设计是组织架构设计的关键环节。首先，医院在设计内部组织框架时，要结合医院的发展战略、文化理念和管理要求，合理设置内部职能机构，明确各机构的职责权限，避免出现职能交叉、缺失或权责过于集中的情况，形成各司其职、各负其责、相互协调的工作机制。其次，医院应当对各机构的职能进行科学合理的分解，确定具体岗位的名称、职责和工作要求等，在内部职能机构设计时，应当体现出不相容岗位相互分离的原则。

（4）确保不相容职务分离。

医院在确定职权和岗位分工过程中，医院应当按照不相容职务相分离的要求，对机构的职能进行合理地分解，确定具体岗位名称、职责和工作要求等，明确各个岗位的权限和相互关系。医院应当建立重要岗位权力制衡制度，明确规定不相容职责的分离。例如，授权批准、业务经办、会计记录、财产保管和稽核检查等职务相互分离，决策、执行、监督的角色相互分离。对内部控制所涉及的关键岗位可设置一岗双人、双职、双责、定期轮岗、带薪休假，形成制约；明确关键岗位的上级部门或人员对其应采取的监督措施和应负的监督责任；将关键岗位作为内部审计的重点等。同时，医院还应当制定组织结构图、业务流程图、岗位说明书和权限指引等内部管理制度或相关文件，使员工了解和掌握组织架构设计及权责分配情况，正确履行职责。

5.公立医院组织架构的内部控制体系建设

公立医院组织架构的内部控制体系主要包括组织架构的设计和运行两个方面，如图3-1所示。

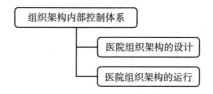

图3-1 医院组织架构内部控制体系

一方面，医院的组织架构的设计要医院明确决策层、执行层、监督权的职责权限、任职条件和工作程序等，确保决策、执行和监督相互分离，形成权力制衡。组织架构的设计对医院内部控制实施将产生重大影响。

另一方面，组织架构的运行是指医院应当按照法律法规要求、内部管理权限和工作程序，核定、审批组织架构设计、部门设置和人员编制，并采取有效措施监督、检查组织架构的运行情况。

（1）组织架构内部控制目标。

第一，组织架构内部控制的设计和建立应该坚持以人民健康为中心，把社会效益放在首位，注重健康公平，满足人民群众多样化、差异化、个性化的健康需求，保证医疗质量和安全，进一步强化引领带动作用。

第二，设计和建立合理的组织架构，优化内部控制环境。公立医院应严格按照三权分离的原则进行组织机构的设置和职责权限的划分，构建一个科学高效、分工制衡的组织架构。

第三，严格按照"定编定岗"相关规定设置部门岗位，确保岗位权责一致，确保不相容岗位相互分离。

第四，确定内部控制建设牵头部门，充分发挥各职能部门在内部控制建设中的作用，组织协调医院内部控制建设。

第五，组织架构的设计应确保内部控制制度得到有效地贯彻和执行。

（2）组织架构内部控制主要风险点。

从医院组织架构来看，其风险点主要体现在：医院组织架构设计不科学，权责分配不合理，可能导致机构重叠、职能交叉或缺失、推诿扯皮、运行效率低下。具体表现为：

第一，医院组织架构没有体现决策、执行、监督互相分离原则，组织架构模型部分机构缺失，导致医院内部的部门管理、职责分工、业务流程等方面缺乏有效制衡和监督。

第二，组织机构未按要求进行设置。医院内部组织架构未根据医院现有的管理情况进行设置；同时，医院对组织架构的设置、各职能部门的职责权限、组织的运行流程等没有明确的书面说明和规定，存在关键职能缺位或职能交叉的现象，组织机构未按要求进行调整。医院内部组织机构不能有效支持医院发展战略的实施，并根据环境变化及时作出调整。

第三，组织机构的设计和运行不合理，导致沟通效率低下。医院内部组织架构的设计与运行未能适应信息沟通的要求，不利于信息的上传、下达和传递，不利于为员工提供履行职权所需的信息。

第四，公立医院人员调动比较复杂，一些岗位安排不尽合理，存在一人多岗、不相容岗位兼职的现象，导致权责不一致、权责没有得到很好的履行。

第五，内部控制制度建设滞后，存在制度流失或形同虚设的情形，没有被认真贯彻执行。

（3）医院组织架构的内部控制措施。

医院在进行组织架构设计时，必须考虑内部控制的要求，合理确定治理层及内部各部门之间的权力和责任并建立恰当的报告关系。既要能够保证医院高效运营，又要能适应内部控制环境的需要进行相应的调整和变革。具体而言，至少应当遵循以下原则：一要依据法律法规；二要有助于实现发展战略；三要符合管理控制要求；四要能够适应内外环境变化。具体来看：

①就医院机构设置控制而言，公立医院的内部机构设置要充分体现决策、执行、监督三权分离的原则，实现组织架构的科学分工和有效制衡，公立医院应当单独设置内部控制的牵头部门或者具体职能机构，负责组织协调医院内部控制建设。

②就医院权责配置控制而言，公立医院应该合理配置各机构的具体职责，明确其管理权限。例如，要明确财务、审计、纪检监察、设备及物资采购、基建、资产管理等机构的内部控制职责权限，建立起财务、设备及物资采购、基建、资产管理、合同管理等部门的沟通协调机制，充分发挥各部门的作用。

③及时评估组织架构。组织架构设计后，各医院要及时评估和调整组织架构。组织架构评估是依据组织架构的设计原则和要求，结合目前医院实际情况，评估内部机构设置的合理性和运行的高效性，目的在于及时发现可能存在的组织架构缺陷，及时优化调整，使组织架构的运行始终处于高效状态。在评估过程中，可重点关注内部机构设置是否适应内外部环境的变化、是否满足专业化的分工和协作、是否明确界定各机构和岗位的权力和责任（即不存在权责交叉重叠，不存在只有权力而没有相对应的责任和义务的情况等）、信息在内部机构间的流通是否通畅，是否存在信息阻塞等。同时，医院的组织架构要坚持动态调整的原则，结合医院实际情况并在听取一定管理人员、员工意见的基础上，按照规定权限和程序进行决策审批。

④对附属医院的控制要引起关注。部分医院存在附属医院（如分院、托管医院、研究所、杂志社、三产医院等）的，要一并纳入医院的组织架构设置，充分考虑和评估可能存在的控制风险。建立科学的内部监督及管理制度，通过合法有效的形式履行监管职责。同时要重点关注医院分支机构运行的合法、合规运营及发展战略、年度财务预决算等"三重一大"决策事项。

（二）医院工作机制的控制体系建设

根据《进一步加强公立医院内部控制建设的指导意见》，公立医院应建立健全公立医院内部控制领导小组或内部控制委员会工作机制，鼓励公立医院综合职能部门作为内部控制建设的牵头部门，鼓励公立医院内部审计部门或指定的相关部门对内部控制建立和实施情况进行监督评价，明确公立医院内部各部门是本部门内部控制建设和实施的责任主体，部门负责人对本部门内部控制的有效性负责。其实质是在构建内部控制的工作机制，这一部分我们已经在第二章给予了详细的论述。本部分主要论述的是公立医院的组织体系在具体行使权力的工作机制中应该建立的控制措施，而不是内部控制体系本身的运行工作机制。

本书认为，从系统层面来看，医院应设置以下三个方面的工作机制，即三权分离工作机制、议事决策工作机制、议事决策问责工作机制。

1.工作机制的控制目标

（1）医院经济活动的决策、执行和监督应相互分离，使得权力受到制衡和约束，保障权力在规定的范围内行使。

（2）医院应当建立健全集体研究、专家论证和技术咨询相结合的议事决策机制，提高议事决策过程的科学性。医院议事决策的权责划分应科学合理，形成"副职分管、正职监管、集体领导、民主决策"的权力运行机制，确保重大经济活动都经集体决策。

（3）做好议事决策的记录工作，保持记录的客观性和真实性，建立健全议事决策问责机制，将决策责任具体落实到个人，让决策效果与相关责任人的升迁降免和经济奖惩相挂钩，使决策得到严格落实与执行。

2.工作机制控制的主要风险

（1）医院经济活动的决策、执行和监督未做到有效分离，医院在办理经济活动的业务和事项前未经过适当的授权审批，决策和监督角色缺失。

（2）决策机构职责权限不明确，议事决策缺乏科学性，医院出现"一言堂""一支笔"等现象，重大经济活动事项缺乏集体决策；议事决策事项范围划分不清，没有根据医院实际情况明确划分"三重一大"业务，即使确定了，但是医院随意更改，出现管理混乱；医院决策审批权限设置不当，可能出现越权决策或未经授权而进行决策，影响经济活动决策的效果。

（3）医院议事决策过程缺乏客观记录，没有如实记录决策过程中每个人的意见，影响医院决策问责，使决策过程流于形式，缺乏权威性；医院没有及时进行决策信息公开，缺乏社会监督；在决策后缺乏对医院决策的追踪问责，影响决策的落实和执行。

（4）未建立经济活动决策问责机制，可能导致医院随意进行经济活动决策，影响医院经济活动的有效开展。

3.工作机制控制体系建设

（1）决策、执行、监督的三权分离机制建设。

公立医院除了根据国家有关法律法规和医院规章制度，结合内外部环境对医院组织架构进行设置外，还应该形成部门间的制衡机制，处理好组织架构中决策权、执行权和监督权的分配，形成三权分立、相互制衡的机制。

要实现三权分离，需要在公立医院内部的部门管理、职责分工、业务流程等方面形成相互制约、相互监督的机制。从横向关系来讲，完成某个环节的工作须由彼此独立的两个部门或人员协调运作、相互监督、相互制约、相互证明；从纵向关系来讲，完成某项工作须经过互不隶属的两个或两个以上的岗位和环节，以使下级受上级监督、上级受下级牵制。同时，履行内部控制监督检查职责部门的独立性，有利于减少凌驾于内部控制之上的特殊权利的可能性。从而依据分事行权、分岗设权、分级授权的原则，建立权责一致、有效制衡的组织架构体系，使决策、执行、监督既相互协调又相互制约。

举例说明，医院年度的预算由预算管理委员会作为决策机构行使审批权；由预算管理办公室作为执行机构将年度预算逐级下达，临床业务科室及预算执行部门作为执行机构执行批复的预算，预算归口管理部门、财务、审计及纪检部门作为监督部门履行监督管理权。整个预算管理的决策、执行及监督权分别隶属于不同的部门，确保医院预算决策科学、执行准确及监督到位。

（2）议事决策机制建设。

有权力就会产生腐败，绝对的权力就会产生绝对的腐败。庄德水（2011）认为，决策是权力运行的依据。个体决策对比于集体决策来说，更容易凭借经验和主观作出判断，从而出现失误甚至舞弊。根据《行政事业单位内部控制规范（试行）》的规定：单位应当建立健全集体研究、专家论证和技术咨询相结合的议事决策机制。重大经济事项的决策，应当由单位领导班子集体研究决定。重大经济事项的认定标准应当根据有关规定和本单位实际情况确定，一经确定，不得随意变更。国务院办公厅印发《关于建立现代医院管理制度的指导意见》（国办发〔2017〕67号）也指出：公立医院的重大事项，以及涉及医务人员切身利益等重要问题，需要经医院党组织会议研究讨论同意，保证党组织意图在决策中得到充分体现。中共中央办公厅印发的《关于加强公立医院党的建设工作的意见》（中办发〔2018〕35号）也提出要求充分发挥公立医院党委的领导作用，明确公立医院实行集体领导和个人分工负责相结合的制度，强调凡属重大问题都应由党委集体讨论，作出决定，并按照分工抓好组织实施。

在公立医院的经济业务管理活动中，大型设备、药品耗材、信息化、基建工程等高风险领域频繁发生采购行为，一旦缺乏集体决策，部门领导或者一把手权力过于集中，产生"一言堂""一支笔"等问题，极易发生贪污腐败，损害党同人民群众的根本利益。因此，在议事决策机制中设计了主要针对公立医院的"三重一大"决策议事机制，即重大决策、重要干部任免、重大项目安排和大额资金使用需通过集体讨论决定。"三重一大"的决策议事机制是我国公立医院民主集中制在集体议事决策方面的具体体现，它有利于落实党委领导下的院长负责制，实现科学决策、民主决策、依法决策；有利于促进完善医院党委会会议和院长办公会的议事规则、规范决策内容、程序和要求；有利于细化党政领导班子的决策议事清单与工作流程，做好议事范围的有效划分，提升决策议事效率与管党治院的能力与水平；有利于有效防止决策腐败与规避廉政风险。

"三重一大"所涉及的这些业务应由医院领导班子集体研究决定，但由于各个医院实际情况不尽相同，是否属于"三重一大"业务，党委会与院长办公会的决策需要根据有关规定和医院的实际情况确定，明确医院议事决策的事项范围与决策依据，一经确定，不得随意变更。同时，应当按照经济活动类别对经济活动决策事项进行分类，针对不同类别的决策事项明确具体的决策机构和决策方式。为此，医院除应针对三重一大议事决策事项建立党委会会议与院长办公会会议的议事规则外，还应针对经济事项，专门制定医院党委会与院长办公会会议的经济决策范围，有利于决策效率，避免重复决策审批。

科学的议事决策机制需要避免"一支笔"现象，限制党政一把手的个人权力，健全"副职分管、正职监管、集体领导、民主决策"的权力运行机制议事决策过程中应当让医院领导班子成员都能够充分行使职权，并通过组织医院职工代表大会、党政联席会议、党委委员会、院领导办公会、专项讨论会等形式的决策会议，决定医院重大经济活动事项。同时要正确处理好集体决策和个人负责的关系，集体决策并不意味着要集体负责，集体担责的结果往往会是无人担责，因此"三重一大"的决策议事机制应避免流于形式，造成集体议事决策机制的"空转"。

（3）议事决策的问责机制建设。

为体现决策过程的严肃性和科学性，要详尽记录整个议事过程的参与人员与相关意见。为保证记录的客观性和真实性，如实反映每位成员的决策过程和意见，在认真做好记录的基础之上，向每位成员核实记录并签字，并及时归档。

医院应该在决策前实现信息公开，不涉及保密事项的决策要做到决策结果的公开性，将决策结果置于社会的监督之下，保证决策结果的公正和公平。

为保证决策效果，在决策后也要实行对效率和效果的跟踪，要建立相关的问责追责机制，使得决策效果与相关人员的升迁降免和经济奖惩相挂钩，促进决策严格落实与执行。

（三）医院关键岗位控制建设

1.关键岗位控制概述

根据《行政事业单位内部控制规范》第三章第十五条规定：单位应当建立

健全内部控制关键岗位责任制，明确岗位职责及分工，确保不相容岗位相互分离、相互制约和相互监督。《关于进一步加强公立医院内部控制建设的指导意见》指出：公立医院应完善内部控制关键岗位责任制，实行内部控制关键岗位轮岗制度，明确轮岗周期。不具备轮岗条件的公立医院应当采取专项审计等控制措施。

公立医院关键岗位既是医院经济活动有效开展的重要保障，也是医院经济活动中最容易发生舞弊和腐败的关键职位，医院应当加强关键岗位控制，防范出现职务舞弊和腐败现象，提高医院运行效率和效果。

如何识别关键岗位？关键岗位与其他岗位相比具有以下几个特征：责任重，工作内容复杂，可支配的资源多，任职资格的要求高，数量少，对医院管理目标实现的贡献率高。关键岗位通过职责直接与实现医院管理目标的一系列活动相联系，并与工作成果直接挂钩。这些关键岗位是保障经济活动业务有效实施的关键，没有这些关键岗位，就无法保证医院经济活动的正常开展。

医院应当实行内部控制关键岗位工作人员的轮岗制度，明确轮岗周期。不具备轮岗条件的医院应当采取专项审计等控制措施。内部控制关键岗位是指在医院经济业务活动中起重要作用，与医院目标的实现密切相关，承担起重要工作责任，处于关键环节的一系列重要岗位的总和。一般来说，公立医院的关键岗位主要包括预算业务管理、收支业务管理、设备采购管理、物资采购管理、资产管理、建设项目管理、合同管理、信息管理以及内部监督等岗位。

2.关键岗位控制目标

（1）根据医院的业务特点和实际情况，确定本医院的关键岗位，并建立关键岗位责任制，明确关键岗位的职责权限。

（2）按照权责对等的原则科学设置关键岗位，制定相关制度和文件，明晰关键岗位职责，并且根据岗位职责配备合适的工作人员，保证才能与岗位相适应，此外，还要对关键岗位进行不相容岗位分离，保证岗位之间相互制约、相互监督。

（3）将绩效考核与岗位责任制相结合，形成关键岗位考核结果与奖惩挂钩的考核机制，确保奖惩措施落到实处，使关键岗位责任制起到鼓励先进、激励后进、提高工作效率的作用。

（4）建立健全关键岗位轮岗制度，尽早发现内部管理中存在的问题和隐患，克服人员管理中的"疲劳效应"，保持关键岗位人员的工作干劲。

（5）充分发挥关键岗位在医院经济活动中的作用，确保提升医院公共服务的效率和效果。

3.关键岗位控制的主要风险

（1）医院没有明确划分关键岗位，或者即使明确了本医院的关键岗位，但是关键岗位职责权限划分不清，未严格分离不相容岗位，出现混岗现象，导致岗位之间缺乏制约和监督。同时，对关键岗位的职责认识不足，关键岗位人员缺乏相应资质，综合素质不过关。

（2）对关键岗位缺乏有效考核，医院各个部门不明确各自的工作任务，绩效考核松散，绩效考核人员缺乏专业性，管理松散，考核过程对不同人采用双重标准，使考核缺乏客观公正，进而导致关键岗位奖惩不合理，无法起到监督、激励和约束的作用。

（3）关键岗位未建立轮岗制度，个别岗位长期由一个人担任，导致医院无法及时发现内部管理中存在的隐患，同时关键岗位人员出现职业倦怠，缺乏干劲，影响其工作效果和效率。

（4）关键岗位的奖惩机制不合理，影响关键岗位员工的工作积极性，影响医院业务的开展。

4.关键岗位控制建设

公立医院应当结合本医院性质、业务规模、财务管理模式等特点，明确内部控制关键岗位的职责权限、人员分配，按照规定的工作标准进行考核及奖惩，建立医院关键岗位责任制。

（1）识别并确定内部控制关键岗位。

医院关键岗位具有目标贡献度、任职条件独特性、岗位工作重要性及岗位工作复杂性的特点。

①确定内部控制关键岗位的意义。

关键岗位识别指标体系的构建，有利于科学准确地识别医院内部的关键岗位，从而有利于医院明确其内部核心人才，便于在薪酬、绩效等方面对他们实行差异化管理，进而避免关键岗位的人才流失，留住医院的核心人才。因此，医院应根据自身实际，根据目前先进理论科学构建关键岗位识别指标体系，并让其在指导实践中发挥真正作用，促进医院健康长远发展。

②识别内部控制关键岗位的原则。

首先，要遵循战略目标导向原则，要以医院长远发展的战略目标为导向，确定岗位对医院将来发展的重要程度和贡献程度；

其次，要遵循全面性原则，选择的评估因素需要既能够全面反映医院内部所有待评估岗位的共性，又能体现不同岗位之间的个性；

再次，要遵循科学性原则，以先进科学的理论为指导，对评估因素进行准确分析和定义，结合医院实际情况，理论联系实际；

最后，要遵循可操作性原则，指标体系和最后计分方法尽量简化，提高指标体系的可行性。

③关键岗位设置。

一般而言，公立医院经济活动中的关键岗位主要包括收支业务管理、设备采购管理、物资采购管理、资产管理、建设项目管理、信息管理以及内部监督等岗位。

具体来说，公立医院可以根据岗位权力的集中性、岗位责任的重要性、岗位工作涉外性、任职条件独特性四个方面来衡量各个岗位的关键程度。其中，岗位权力的集中性是指岗位本身的职责权力相对集中，不受内、外部干扰；岗位责任的重要性是指该岗位所承担的工作责任对组织生存和发展的影响程度；岗位工作的涉外性是指岗位工作具有较大概率与医院外部单位（如供应商）产生联系；任职条件独特性是指岗位工作所需要的关键技能、实践经验和综合文化素质等方面要求很高。

（2）设置内部控制关键岗位。

①明确关键岗位职责。

根据实际情况和经济活动的特点，科学设置内部控制关键岗位，并通过文字、经济活动业务流程图、风险控制文档、岗位责任书等多种形式将各相关业务和事项的风险类型、控制目标、关键控制点、控制措施、控制频率加以规定和说明，形成与运营管理制度有机结合的内部控制机制，使岗位人员了解和掌握业务流程、岗位责任和权责分配情况。

关键岗位职责说明书应该包括岗位信息、工作职责、工作标准、任职要求、岗位考核等。岗位职责说明书样式如表3-2所示。

表 3-2　　　　　　　　　　**岗位职责说明书样式**

部门名称：　　　　　　　　　　　编制日期：

一、基本资料

岗位名称		所在部门	
直接上级		岗位定员	
直接下级		所辖人数	

二、职责描述

1.主要职责与工作任务

职责一	职责表述：	
	工作任务	
职责二	职责表述：	
	工作任务	

2.工作协作关系

内部协调关系	
外部协调关系	

三、任职资格

教育水平、职称及专业	
经验	
知识	
培训/其他	

四、岗位考核标准

五、其他事项

不相容岗位	
工作环境	
工作时间特征	

部门审核人：

关键岗位职责说明书编制完成后，应按照规定程序在医院内部颁布执行，同时每年按照医院实际情况进行更新和调整。

②确保不相容岗位相分离

医院应在确定经济活动关键岗位职责分工过程中，重点分析各关键岗位的权限和相互关系，明确医院经济活动中的不相容岗位。

一般情况下，医院的经济业务活动通常可以划分为授权、签发、核准、执行和记录五个步骤。如果上述每一步都有相对独立的人员或部门分别实施或执行，就能够保证不相容职务的分离，从而便于内部控制作用的发挥。概括而言，任何岗位在医院内部应加以分离的主要不相容职务有：

第一，授权审批：授权进行某项经济业务和执行该项业务的职务要分离，如有权决定或审批医用耗材采购的人员不能同时兼任医用耗材采购岗位。

第二，业务执行：执行某些经济业务和审核这些经济业务的职务要分离，如门诊或住院结算岗人员不能兼任门诊或住院收入审核岗位人员。

第三，会计记录：执行某项经济业务和记录该项业务的职务要分离，如出纳不能同时兼任会计记账工作。

第四，财产保管：保管某些财产物资和对其进行记录的职务要分离，如医用设备的库存管理岗位要与医用设备的账务管理岗位相分离，不能兼任。

第五，监督检查：保管某些财产物资和核对实存数与账面数的职务要分离。这五类不相容岗位之间的分离和制约机制如图3-2所示。

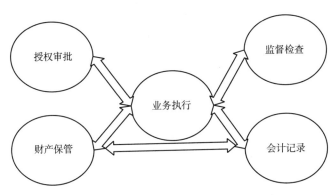

图3-2　医院不相容岗位分离和制约示意

③加强关键岗位的任职控制。

医院应在综合分析经济活动规模、复杂程度和管理模式的基础上，明确关键岗位的岗位能力要求，包括岗位专业技能、工作经验、人员素质等。具体来说，医院一方面要按照岗位任职要求把好人员入口关，另一方面应当加强关键岗位人员的培训和继续教育，全面提高关键岗位人员的素质，确保具备关键岗位人员的任职要求。关键岗位人员应当具备与其工作岗位相适应的资格和能力，医院应当为关键岗位人员提供业务培训条件，加强职业素养和职业道德教育，做到人与岗位胜任能力相适应。

（3）设置内部控制关键岗位注意事项。

①职责与权限统一。

公立医院要按照权责对等的原则，根据本医院的实际情况和经济活动特点，科学设置内部控制关键岗位，通过制定组织结构图、岗（职）位责任书和权限指引等内部管理制度或相关文件，使相关工作人员了解和掌握业务流程、岗位责任和权责分配情况，指导相关工作人员正确履行职责。

②才能与岗位统一。

公立医院应当综合考虑经济活动的规模、复杂程度和管理模式等因素，确保人员具有与其工作岗位相适应的资质和能力。一方面，应当按照岗位任职条件把好人员入口关，为内部控制关键岗位配备能力和资质合格的人员；另一方面，应切实加强工作人员业务培训和职业道德教育，不断提升工作人员的知识技能和综合素质。

（4）内部控制关键岗位的管理。

①考核与奖惩统一。

绩效考核是指医院运用特定的标准，采取科学的方法，对承担职责的各级管理人员工作成绩做出价值评价的过程。公立医院绩效考核要与岗位责任制相结合，加强对医院员工的管理与监督、激励与约束。

第一，公立医院要细化医院绩效考核方案，以完成医院中心工作为立足点，将年度工作任务分解到各个部门和岗位，明确每个部门和每个岗位的工作任务。

第二，要严格执行绩效考核制度，医院应当成立绩效管理委员会，由医院领导及财务、审计、纪检监察机关及相关职能部门负责人任委员会成员，共同组织实施绩效考核工作，对医院内部控制建设和财务管理情况，尤其是内部控制薄弱环节进行跟踪检查；考核过程中要秉持客观公正的精神，严格考核；要确保考核不存在双重标准，无论是领导还是普通职工，都要一视同仁、同等对待。

第三，要将绩效考核结果与物质奖励、职务晋升等结合起来，既要包括表彰奖励、通报批评等精神奖惩，也应包括物质奖励、职务晋升或者罚款、降级等物质奖惩，从而形成关键岗位考核结果与奖惩挂钩的考核机制，确保奖惩措施落到实处，使关键岗位责任制起到鼓励先进、激励后进、提高工作效率的作用。

②轮岗制度。

实践证明，关键岗位不轮岗，经济活动风险是比较大的。关键岗位定期轮岗，有利于尽早发现内部管理中存在的问题和隐患，也有利于克服人员管理的"疲劳效应"，保持关键岗位工作人员的工作干劲，并促使其牢固树立风险防范意识和拒腐防变的思想道德防线，自觉依法履行职责。

公立医院首先应当在关键岗位管理制度中明确轮岗的方式、周期、条件和要求等内容，使医院关键岗位轮岗制度化、规范化；其次，医院应通过定期开展关键岗位评估工作，监督检查各关键岗位轮岗具体执行情况，确保医院关键岗位轮岗工作执行到位。对于规模小、人员少的公立医院，不具备人员轮岗条件情况下，医院应当采取专项审计、部门互审、强制休假等替代控制措施，确保关键岗位得到有效监控。

（四）医院关键岗位人员控制建设

1.关键岗位人员控制概述

根据《行政事业单位内部控制规范（试行）》（财会〔2012〕21号）第三章第十六条规定：内部控制关键岗位工作人员应当具备与其工作岗位相适应的资格和能力。单位应当加强内部控制关键岗位工作人员业务培训和职业道德教育，不断提升其业务水平和综合素质。医院应进一步加强医院内部各部门关键岗位人员的管理，促使关键岗位人员提高整体素质，为医院实施有效的内部控制的建设提供保障。

关键岗位人员是指在医院中承担关键岗位工作的员工，涵盖了内部控制关键岗位的关键人员。医院关键岗位人员的管理分别包括人员引进、人员培训、人员奖励及人员惩罚和退出四个方面。

其中：关键岗位人员引进是指根据关键岗位人员的任职条件、工作要求等，通过公开招聘、竞争上岗等多种形式选聘关键岗位优秀人才。

关键岗位培训是指对关键岗位人员的长效培训机制，促进关键岗位员工的知识、技能等持续更新，不断提升员工的服务效能。

关键岗位人员奖励是指通过建立关键岗位人员的奖励机制，通过设置科学的业绩考核指标体系，对关键岗位人才进行严格考核与评价，以此作为确定员工薪酬、职级等的重要依据，确保关键岗位人才队伍处于持续优化状态。

关键岗位人员惩罚和退出是指对于不能满足要求的人员，不能让其承担关键岗位工作职责，建立健全关键岗位的惩罚约束及退出（辞职、解除劳动合同、退休等）机制。从关键岗位人员内部控制内容如图3-3所示。

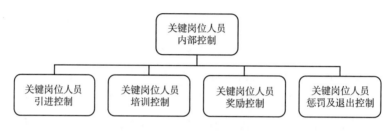

图3-3　关键岗位人员内部控制

2.关键岗位人员控制目标

医院关键岗位人员内部控制主要包括关键岗位人员引进控制、培训控制、奖励控制以及惩罚和退出控制。关键岗位人员的控制目标在充分发挥职工雇员的积极性时，防止一些不利因素的出现。在人员录用之前，防止招聘一些不合格、不胜任人员，给医院造成不必要的损失。通过轮换、休假制度，对关键岗位人员的工作进行定期复核。具体体现在：

（1）关键岗位人员引进控制目标。

关键岗位人员引进控制目标实质是要把好关键岗位人员的招聘关。医院可以对照关键岗位的任职资格选择符合条件的人员担任关键岗位工作，确保关键岗位人员的能力和素质符合岗位要求。可以做到人事匹配、人岗匹配、保障医院经济活动业务的有效开展。

（2）关键岗位人员培训控制目标。

关键岗位人员培训控制目标是指通过培训（试用期、合同期间内）、交流、参观、专业知识专题培训、职业道德教育等继续教育，帮助关键岗位人员不断补充、拓宽、深化和更新知识。确保关键岗位人员业务能力、综合素质不断提升，保证业务的有效进行。

（3）关键岗位人员奖励控制目标。

关键岗位人员奖励控制目标是医院通过建立和完善关键岗位人员的激励约束机制，设置科学的业绩考核指标体系，对关键岗位人员进行严格考核与评价，并制定与业绩考核挂钩的薪酬制度，充分发挥关键岗位人员工作的积极性，降低关键岗位人员的流动率，同时激励关键岗位人员士气及对医院的认可度与忠诚度。

（4）关键岗位人员惩罚及退出控制目标。

关键岗位人员惩罚及退出控制目标是指通过建立医院的惩罚及退出机制，约束自由散漫、业绩平平甚至违法的人员，确保关键岗位人员工作合法合规，满足关键岗位任职要求。

3.关键岗位人员主要风险

（1）关键岗位人员引进控制风险。

①人员选聘不当风险。选择与关键岗位人员资格不符的人员承担医院关键岗位工作，或者在招聘过程中只重视笔试、面试结果，但忽略了背景调查。任用该人员后，可能导致经济效率低下，不能发挥关键岗位应有的效用。

②廉政风险。选择综合道德素质不高的人员承担医院关键岗位工作，可能导致关键岗位人员在经济活动开展过程中，经受不住诱惑，容易产生腐败、舞弊等风险。

③关键岗位人员选用过程不当。比如引进方式不当，在关键岗位人员选用过程中违法违规、无法选用符合条件的人员。

（2）关键岗位人员培训控制风险。

①入职教育不到位。未对新入职员工进行试用期培训，不了解医院文化、医院日常管理运作、岗位工作要求等。

②后续教育不到位。未对关键岗位人员进行有计划的后续教育，可能导致关键岗位人员的相关工作技能无法得到有效提升。

③培训方式、培训内容不当，导致培训效果不明显，较难满足关键岗位人员的需求。

（3）关键岗位人员奖励控制风险点。

①关键岗位人员绩效考核制度不合理、考核指标设置不完善，可能会导致关键岗位人才流失。

②关键岗位人员的奖励未按照规定及时兑现，导致关键岗位人员积极性受挫，效率降低。

③奖励过程中存在不公平、不符合法律法规，徇私舞弊等现象。

（4）关键岗位人员惩罚及退出控制风险点。

①未对关键岗位人员制定相应的惩罚或约束标准和要求，关键岗位人员的工作缺乏惩罚或约束。或关键岗位人员的惩罚标准不符合业务实施或未进行及时调整，也存在无法约束关键岗位人员的情况。

②关键岗位人员退出机制不当，可能导致法律诉讼或医院声誉受损。这一风险侧重于医院辞退员工、解除员工劳动合同等而引发的劳动纠纷。

4.关键岗位人员控制建设

内部控制关键岗位工作人员应当具备与其工作岗位相适应的资格和能力。医院应当加强内部控制关键岗位工作人员业务培训和职业道德教育，不断提升其业务水平和综合素质。为此，公立医院应当从以下几个方面来加强关键人员的内部控制。

（1）把好关键人员入口关。

公立医院许多关键岗位都需要专业人才，公立医院在选拔任用内部控制关键人员时，应将职业道德修养和专业胜任能力作为选拔任用的重要标准，确保选拔任用的人员具备与其工作岗位相适应的资格和能力，包括专业知识、技能、专业背景和从业资格等，切实把好关键人员的入口关。

一般来说，关键人员的选拔任用包括社会公开招录、其他医院调配、内部民主推荐等方式，大多采用专业化考试和综合面试的选用程序，医院要结合关键岗位的业务特点合理选取选用方式，将人员选用程序和标准规范化，客观评价面试人员，保证关键人员的选拔任用遵循"公开、平等、竞争、择优"的原则，确保选择出符合任职条件的关键人员。此外，为了方便医院内部选拔，公立医院应当建立医院人员信息卡或者人员信息档案，统计分析医院人员的基本状况、教育背景、专业技术能力、工作经验等信息，为医院在内部选拔任用人才提供充足的信息。例如，从事医院财务会计工作人员，必须取得相关专业证书；从事医院财务部门负责人，必须取得会计师以上专业职称资格等。医院任用的关键岗位工作人员必须要经过严格的考核，确保其能够胜任医院的日常工作。具体包括以下三个方面：

一是医院应当根据关键岗位人员总体规划，结合医疗运行的实际需要，制订年度关键岗位人员需求计划。也就是说，关键岗位人员要符合发展战略需要，符合医疗运行对关键岗位人员的需求，尽可能做到"不缺人手，也不养闲人"。

二是医院应当根据关键岗位人员能力框架要求，明确关键岗位的职责权限、任职条件和工作要求，包括知识、技能、专业背景和从业资格等，通过公开招聘、竞争上岗等多种方式选聘优秀人才。医院要选合适的人，要按公开、严格的程序去选人，防止暗箱操作。

三是医院确定选聘人员后，应当依法签订劳动合同，建立劳动用工关系；已选聘人员要进行试用和岗前培训，试用期满考核合格后，方可正式上岗。

（2）加强关键人员培训。

①加强专业业务培训。

与公立医院经济活动相关的法律法规包括有关预算管理、财务管理、会计管理、设备及物资采购、基建管理、合同管理等方面的法律法规，具有规定多、更新快、要求高的特点。因此，公立医院应当保证医院内部控制关键人员能够及时、全面、准确地掌握国家有关法律法规政策，进而确保医院运行的效率和效果。具体来说，公立医院应当根据医院的培训需求，有针对性地制订具体的培训计划，使其及时了解和认真执行国家有关法律法规政策，督促相关工作人员自觉更新和提升专业技能的业务水平，医院还可以结合职务交流、参观考察以及人员帮带等多种方式来加强医院关键人员的教育辅导，不断提升关键人员的技能水平。

②强化职业道德教育。

除了重视业务水平和专业技能，公立医院还要重视职业道德教育。医院应通过制定内部控制关键岗位职业道德准则等多种方式，明确什么行为是可接受的，什么行为是不可接受的，当遇到不当行为或存在利益冲突时应采取什么措施。一方面，医院要加强职业道德教育，使工作人员了解和掌握职业道德要求；另一方面，医院要定期检查关键人员对职业道德要求的遵循情况，及时惩戒违反职业道德的行为，整肃道德风气，提高关键人员职业道德素质。

③加强医院临床业务及流程培训。

针对医疗行业的特殊性，为加强管理人员的综合管理能力，应经常性对关键岗位人员进行医院临床业务及流程培训，培训内容包括医院的组织架构、医院的科室设置、医院的代表性技术及关键技术、患者就诊流程、临床及医技科室基本业务流程、临床科室的专用耗材及专用设备、医保的结算及管理流程等，以便关键岗位人员更好地服务于临床，提高工作效率。

（3）加强关键人员的奖励控制。

①结合医院实际情况，制定关键岗位人员的奖励体系。可以根据不同的岗位设计不同的奖励方式，可针对不同人员，分别通过综合运用职务晋升、物质奖励、精神奖励、带薪休假等方式，对关键岗位人员进行多种激励，从而有效提升人员的积极性。

②完善奖励考核机制，根据医院实际情况，及时完善或调整医院的奖励考核机制，涉及奖励兑现的，要及时兑现。

此外，还要建立良好的人才激励约束机制，争取做到以事业、待遇、情感留人与有效的奖惩机制相结合。

（4）加强关键人员的惩罚控制。

①依照医院实际情况和相关法律法规，建立对医院关键岗位人员的惩罚约束的实施细则。对涉及惩罚约束条款的员工按规定进行约束；同时也可对其他关键岗位人员提出警示，从而促进关键岗位人员工作的开展。

②医院应根据发展战略，在遵循国家有关法律法规的基础上，建立健全良好的关键岗位人员退出机制，完善辞退员工、解除员工劳动合同机制，采取渐进措施执行退出计划。在具体执行过程中，要充分体现人性化和柔性化。

（五）医院内部控制文化建设

1.医院内部控制文化建设概述

在讲述医院内部控制文化建设前，我们先学习一下企业文化。企业文化是企业在经营管理过程中形成的、影响内部环境的精神和理念，包括高级管理人员的管理理念、经营风格与职业操守，企业的整体价值观，员工的行为守则等。企业文化是随着现代工业文明的发展，企业组织在一定的民族文化传统中逐步形成的具有本企业特征的基本信念、价值观念、道德规范、规章制度、生活方式、人文环境以及与此相适应的思维方式和行为方式的总和。

企业文化往往是一种无形的力量，影响企业成员的思维方法和行为方式。而内部控制是根植于制度和文化的科学，制度、流程建设是企业内部控制的硬基础，文化建设则是企业内部控制的软实力，两者的有机整合影响着企业内部控制的效率效果。《企业内部控制基本规范》第二章内部环境之第十八条指出"企业应当加强文化建设，培育积极向上的价值观和社会责任感，倡导诚实守信、爱岗敬业、开拓创新和团队协作精神，树立现代管理理念，强化风险意识。董事、监事、经理及其他高级管理人员应当在企业文化建设中发挥主导作用。企业员工应当遵守员工行为守则。认真履行岗位职责。"

虽然，公立医院并非企业，但公立医院作为介于企业与事业单位之间一种特殊类型组织，同样应该注意医院文化的建设，尤其是与内部控制相关的文化建设，它直接影响到医院内部控制是否能够执行到位，是否能够引起重视，并持续性地投入，并且是完善医院内部控制体系的重要保障措施。《关于进一步加强公立医院内部控制建设的指导意见》指出：应强化公立医院内部控制文化建设，创新方式方法，定期组织党政领导班子和干部职工学习内部控制知识，开展内部控制典型案例的学习交流，提高全体人员对医疗领域共性风险及本医院个性风险的认识，确保内部控制理念入脑入心，持续营造公立医院全体人员学习内部控制、人人参与内部控制的良好氛围。

韩冬青（2014）认为，医院文化主要是狭义上的医院文化即软文化，其是指医院在长期的医疗活动中逐步形成的，以人为核心的价值观念、行为准则、文化理论、生活方式等。医院文化还可以分成物质层文化、行为层文化及精神层文化三个层次。其中医院物质文化是形成医院制度文化及医院精神文化的条件；医院行为文化能规范和约束医院物质文化、医院精神文化的建设，是一种规章制度，能对医院员工的行为产生规范性、约束性影响；而医院精神文化则能为医院物质文化及医院制度文化提供思想基础。医院内部控制的贯彻执行离不开医院文化的建设，要依赖于医院文化建设的维护与支持。医院内部控制制度建设只有建设在良好医院文化的基础上，才能得到较好的贯彻执行，成为员工自觉遵守的行为规范，树立内部控制的规则意识与风险意识。

2.医院内部控制文化建设的目标

（1）塑造医院内部控制文化成为医院文化的重要组成部分，形成建设与执行内部控制的自觉性与自我约束性。

（2）提高全体人员对医疗领域共性风险及本医院个性风险的认识。

（3）形成医院管理者及全体员工的规则意识、风险意识、流程管理意识。

3.医院内部控制文化建设的风险

（1）未正确理解医院内部控制文化的重要性，导致医院内部控制文化建设表面化。

（2）医院内部控制文化建设缺乏系统性与长期性规划与方案，导致内部控制文化制度体系缺乏。

4.医院内部控制文化建设的控制措施

（1）医院文化建设成为首先要解决的问题。

内部控制文化作为医院文化的重要组成部分，是依附于医院整体文化建设而存在的。因此，医院文化建设就成为首要任务。医院可以通过建立医院与员工共同的价值理念系统，形成医院与员工共同发展的利益共同体，树立良好的医院形象，培育医院的核心专长和提高医院的核心竞争力，创立医院可持续发展的条件等。总结来看，医院文化建设应至少体现以下几个方面：①以人为本，患者需求至上的文化；②诚信为本的文化；③树立医院品牌形象；④人才发展的理念；⑤持续创新的意识。

（2）塑造以人为本的内部控制文化。

"以人为本"是一个组织文化建设应当遵守的重要原则。内部控制主要针对的人的行为，并由人去执行，因此，以人为本应成为内部控制文化建设的重点关注。医院内部控制文化建设极为重要的任务是在坚持"以人为本"的基础上，调动各部门员工的积极性，使医院内部控制文化得到医院全体员工的认同，形成内部控制文化的核心价值观体系，再通过各种方式方法对全体员工进行熏陶和感染，使内部控制文化的核心价值观得到员工的认同，使其按照这种核心价值观及在此基础上制定的行为准则和规定去工作，从而最大限度地发挥医院内部控制文化的制衡、约束等功能。为此，医院应通过培训、知识竞赛、文化月、文化周活动、文化墙、典型案例交流等方式进行宣传，使员工在潜移默化中接受医院内部控制的制度文化、流程管理文化、岗位职责文化、表单文化、授权文化、不相容职务相互分离文化、内部监督文化。

（3）强化医院内部控制文化建设中的领导责任。

在建设医院内部控制文化过程中，领导是关键。俗话说，一头狮子带领一群绵羊，久而久之，这群绵羊就会变成"狮子"。要建设好内部控制文化，领导必须高度重视，认真规划、狠抓落实，这样才能取得实效。医院的党委书记、院长等主要负责人应当站在促进医院长远发展的战略高度重视内部控制文化建设的发展战略规划，切实履行第一责任人的职责，对内部控制文化建设进行系统思考，确定本医院内部控制文化建设的目标和内容，融入医院的经营管理理念。

（4）定期组织针对领导者、员工层面的内部控制的知识培训学习。

内部控制体系是一个完整、科学的知识体系，并且还在不断地发展变化，内部控制相关的知识必须通过培训不断进行更新，才能保证公立医院的内部控制体系保持先进性，适应公立医院不同规模、不同发展阶段的特征，呈现出一定的动态周期性。为此，公立医院应该制定定期的培训计划，针对领导层及全体员工层面制定出分层培训计划。借助培训、脱产学习等方式打造了贴合医院实际的内部控制文化，树立了正确的风险管理理念，培养全体职工的内部控制意识，使职工意识到内部控制及风险管理的作用与意义，促进医院建立系统、规范、高效、持续更新的内部控制制度。

（六）医院会计系统控制建设

1.会计系统控制概述

会计系统控制是内部控制建设的基础，为何将其纳入控制环境的建设因素，主要是期望在控制环境层面引起领导层面的重视，塑造良好的会计系统控制环境，以期为未来的业财融合、运营管理搭建重要的制度基础与数据基础。

根据《行政事业单位内部控制规范（试行）》第三章第十七条规定：单位应当根据《中华人民共和国会计法》的规定建立会计机构，配备具有相应资格和能力的财务人员。单位应当根据实际发生的经济业务事项按照国家统一的会计制度及时进行账务处理、编制财务会计报告，确保财务信息真实、完整。医院做好内部会计系统控制能够提高会计信息以及财产本身的安全性和完整性，能够帮助医院做好管理工作，更好地达到其管理目标。

会计系统控制主要是通过对会计主体所发生的各项能用货币计量的经济业务的记录、归集、分类、编报等进行控制。主要内容包括以下几点：

（1）依法设置会计机构，配备会计从业人员。

（2）建立会计工作的岗位责任制，对财务人员进行科学合理的分工，使之相互监督和制约。

（3）按照规定取得和填制原始凭证。

（4）设计良好的凭证格式。

（5）对凭证进行连续编号。

（6）制定合理的凭证传递程序。

（7）明确凭证的装订和保管手续。

（8）合理设置账户，登记会计账簿，进行复式记账。

（9）按照《中华人民共和国会计法》和国家统一的会计准则、会计制度的要求编制、报送及保管财务报告。

长期以来，医院会计管理力量较为薄弱，部分医院领导对会计工作不重视，造成医院在内部会计系统控制方面存在一些问题，如会计机构不受重视；财务人员水平参差不齐；会计基础薄弱、内部会计控制制度不健全等突出问题，必须采取相应的措施加强医院内部会计控制，促使医院各部门及人员履行职责、明确目标，防止经济活动中发生违法乱纪行为，防止医院经营决策失误与经济腐败，防止国有资产流失，提高会计信息的真实性和可靠性，保证医院医疗业务活动的正常进行。

会计系统控制在公立医院内部控制中居于核心地位，源于两个原因：一是从内部控制建设工作机制来看，多数公立医院会指定财务部门来牵头组织内部控制建设并负责日常管理；二是由于我们将内部控制客体范围的核心界定为经济活动，"以预算为主线、以资金为核心"，因此会计系统在内部控制建设中必然居于核心作用。此外，如果医院主要领导不支持全医院范围的内部控制建设，按照循序渐进的原则，也可以先在会计系统内部实施。

2.会计系统控制目标

会计系统内部控制的总目标是提高会计信息质量，保障财产安全完整，保证法律法规及规章制度的贯彻执行等。具体来说，会计系统内部控制的目标包括：

（1）按照相关法律法规设置会计机构，为会计管理工作有序运转提供组织保障，同时配备符合岗位要求的工作人员，建设一支思想素质高、业务水平过硬的财务会计工作队伍，确保公立医院会计系统高效运转。

（2）公立医院应按照不相容岗位分离的原则，合理设计会计及相关工作岗位，并实行关键岗位定期轮岗制度，建立层次分明、职责明确的财务人员岗位责任制体系，形成相互分离、相互制约的工作机制。

（3）规范会计行为，对公立医院的所有经济业务都要及时、准确、系统、完整地反映并进行监督，从而保证财务信息的质量。

（4）根据公立医院实际，形成一整套医院会计档案规章制度，使其能够综合反映医院经济活动的会计核算，促进医院管理合理化、现代化。

（5）建立财会部门与其他业务部门的沟通协调机制，各相关业务部门形成内部控制合力，充分发挥会计对医院经济活动和财务收支的反映和监督职能，进一步提高医院内部控制效能。

3.会计系统控制主要风险

（1）财务部门地位不高，仍未引起医院领导者的重视。

在我国公立医院，财务部门和财务人员地位不高、会计工作不受重视是普遍现象。虽然2017年5月25日，国家卫生计生委、财政部、国家中医药管理局联合印发了《关于加快推进三级公立医院建立总会计师制度的意见》（国卫财务发〔2017〕31号）区分医院类别，确保重点、分步实施，要求2017年底，所有县和前四批城市公立医院综合改革试点城市的三级医院必须设置总会计师岗位。2018年底，全国所有三级公立医院全面落实总会计师制度，鼓励其他有条件的公立医院设置总会计师岗位。但是，现阶段多数三级公立医院运行态势良好，没有生存危机，医院领导层面没有意识到需要总会计师这个角色来帮助自身增收节支、提高经济管理水平，而且多数院领导都是医学专家，不能深刻地认识到总会计师在医院管理中发挥的作用，导致部分公立医院总会计师名存实亡、形同虚设。已经设置的许多医院的总会计师没有进入单位领导班子，已经进入的还在医院领导班子成员中排在末位。在委派制模式下总会计师既是医院的管理者，又是外部的监督者，工作的开展容易遇到壁垒，难以得到派驻单位人员的密切配合，无法深入了解医院的经营状况，也形同虚设，不能实现委派的真正目的。

随着医疗改革的不断深化，医院面临资金筹集多渠道化、医院管理精细化、经济业务复杂化、内部会计控制要求越来越高的局面，需要总会计师为医院的资本运作、战略决策、运营风险管理、业绩的衡量与控制等重大经营行为提供财务决策支持，否则医院将面临重大经营风险。

（2）财务部门人力资源配置不足，整体素质有待提升。

正是因为前面提到的重视程度不够，财务部门人力资源配置存在不足的突出问题。与公立医院的收入规模相比较，财务部门人力资源的配置与相应的企业财务部门人力资源的投入相比较存在明显不足的问题。加之，长期缺乏有效的培训投入，造成财务人员的整体素质有待提升。当前，随着医保支付方式的改革、公立医院补偿机制的改革等一系列政策的出台，使得公立医院发展所面临的环境发生了很大变化，医院间的竞争表现得更加激烈，对公立医院的经济运行产生了巨大影响，医院的财务管理工作也面临着巨大的合规风险与财务风险。而由于人力资源的投入不足，造成财务部门的工作偏重核算，真正高附加值的财务管理工作无论是在时间上，还是能力上都普遍面临投入不足和难以胜任的突出问题。很多公立医院的工作人员在开展相关工作时，往往只注重对事后财务的核算，忽视了事前、事中的会计监督工作，更不要提事前预测、事后财务分析、过程中的风险防控、参与运营管理、开展内部控制体系建设等真正体现财务部门价值的工作。这些现实问题直接影响和降低了财务管理的效率，难以发挥会计系统控制的应有之义，财务部门整体工作面临恶性循环，投入越少，越难以胜任，越难以胜任，投入越少。

（3）业财融合存在突出问题。

长期以来，业务部门认为会计核算是财务部门的主要职责，与自身的主要联系就是支出报销和审核等基础的会计核算职能，并未真正认识到会计数据的价值和事前预测、风险防控等高附加值职责，甚至认为这些已经超出了财务部门的职责边界。从财务部门自身来说，也不太注重和其他业务部门的沟通，长期的业财组织分离的格局，造成财务对业务流程的了解缺乏深刻的认知，业务对财务的职能发挥也缺乏相应的正确认知，这为真正发挥业财融合基础上的运营管理功能埋下了巨大的隐患。造成财务部门对会计报表的编制和分析往往局限于事后的账面数据，而不深入了解业务科室的真实需求，自然出具的相关分析报告，要么难以得到业务部门的认可，要么根本就置之不理，忽视财务分析数据的价值。而现实中，一旦遇到业财融合的环节，各自为战的问题又十分突出，导致双方矛盾持续上演，沟通存在障碍，财务不了解业务，业务认为财务影响了科室的日常工作，许多问题长期没有得到有效解决，业财各自为政的问题更加突出。

（4）财务信息化投入不足，信息孤岛现象严重。

虽然近些年医院信息化的投入明显增加，但真正以管理为导向的HRP系统的建设投入仍然不足，相应的预算管理、成本管理、绩效管理、合同管理、资产管理等与财务相关的信息系统的投入也明显不足。这一方面与重视的程度不同有关，另一方面也与财务管理的现状停留于核算有很大的关系。在会计信息系统投入方面，大多数医院的会计核算系统普遍存在，但与业务系统对接时，由于业财融合不足，数据的对接，流程的整合还存在难点，导致会计信息系统的孤岛问题十分突出。加之，信息化系统的供应商水平普遍不高，无法按照要求及时更新系统，也对基于财务数据的分析和决策支持造成了一定的阻碍。总体来看，财务信息化的进程与医院管理对医院财务信息化建设的要求之间还存在一定的差距，没有真正体现会计信息系统的管理决策支持与风险防控的功能。

4.会计系统控制建设

（1）依法设置会计机构，配备会计从业人员。

国家法律法规对会计工作机构和财务人员的设置与配备做了相应的规定。根据《中华人民共和国会计法》的要求，各医院应当根据会计业务的需要，设置会计机构，或者在有关机构中设置财务人员并指定会计主管人员。担任医院会计机构负责人（会计主管人员）的，应当具备会计师以上专业技术职务资格或者从事会计工作三年以上经历。三级公立医院须设置总会计师，其他医院可根据实际情况参照设置。为此，公立医院应当严格按照法律规定建立健全会计机构，为会计管理工作有序运转提供组织和人员保障。公立医院应根据医院财务工作需要，加大资源投入，配备具有会计从业资格、业务水平过关以及道德素质高的人员。同时在日常业务中应加强财务人员专业技能的培训，强化财务人员的岗位意识，确保医院财务人员具备相应的岗位胜任能力。财务人员也应积极向管理会计转型，除了加强对会计知识的学习，还应加强对法律、信息化知识的培训，提高经济管理能力和财务数据运用能力，增强财务风险识别能力，更好地防范财务风险，真正建设一支思想素质高、业务水平过硬的财务会计工作队伍。

（2）落实岗位责任制，确保不相容岗位相互分离。

公立医院应按照不相容岗位分离的原则，合理设置会计及相关工作岗位，明确职责权限，形成相互制衡机制。出纳人员不得兼任稽核、会计档案保管和收入、支出、费用、债权债务账目的登记工作，门诊收费处的管理人员在收费信息系统中，既有财务权限，又有管理权限，采购和验收由同一人负责等现象均违背了不相容岗位相分离的原则。为此，公立医院应当依法合理设置会计工作岗位，为每个岗位编写岗位责任书，明确每个岗位的权利义务，并由相应财务人员签字确认，以责定权，权责分明，严格考核，有奖有惩，切实做到事事有人管、人人有专责、办事有要求、工作有检查，建立层次分明、职责明确的财务人员岗位责任制体系。

此外，医院应当实行财务部门关键岗位定期轮岗制度，针对有些医院确实无法采取不相容岗位分离和轮岗等制度的情况，可采取专项审计、强制休假等方式作为替代控制措施，有效防范财务部门人员因流动不畅可能引发的舞弊案件。

（3）加强会计管理制度建设，提高会计信息质量。

医院会计机制要严格按照《中华人民共和国会计法》《中华人民共和国政府会计制度》等政策法规，结合医院实际业务情况，制定医院内部的会计管理制度，建立医院的会计工作规范，确保医院会计工作有章可循、有据可依。

①各医院要结合自身的具体情况，明确会计账务处理工作程序，包括会计科目、会计凭证（含原始凭证）、会计账簿、结账与对账的要求进行具体详细的规定，提高会计信息质量。

②建立会计稽核制度，包括对各类会计凭证、会计账簿、财务报告和日常核算业务的稽核工作进行详细规定。

③建立财务人员岗位责任制度，加强会计工作的程序化、规范化，更好地发挥会计工作在医院财务管理中的职能作用，同时分工明确，落实责任，提高工作效率和工作质量。同时要建立岗位工作手册，流程图、作业指导书等，使会计工作标准化、规范化。

④建立其他各类会计工作规范：往来款管理、财务报告、财务信息系统管理、内部票据管理、财务印鉴管理、货币资金管理等制度，进一步使会计工作有章可循，有据可依。

除此之外，涉及医院其他各类管理制度亦要结合自身情况进行详细制定并执行，让会计工作有法可依。同时，要认真学习各类规章制度，按规定要求报送会计信息，不断提高会计信息质量。

（4）建立健全会计档案保管制度。

会计档案是医院经济活动在会计核算中的综合反映，是促进医院管理合理化、现代化的重要手段。医院财务部门要结合本医院实际，对医院会计档案的收集、整理、鉴定、编目、查阅、交接、销毁和有效利用等形成一整套的规章制度。医院还要建立严格的凭证制度；建立严格的簿记制度；建立严格的定期核对、复核与盘点制度。凭证是证明业务发生的证据，也是执行业务和记录业务的依据，医院应设计和使用适当的凭证和记录，以确保所有的资产均能得到恰当的控制，以及所有的经济业务均能得以全面、完整和准确的记录。对已经实行电子会计档案保管的医院，要加强对医院电子档案的保管和存储，确保电子会计档案的安全。

（5）建立部门沟通协调机制。

公立医院的各项经济活动均与会计工作密切相关，财务部门应当与其他业务部门之间加强信息沟通，定期开展必要的信息核对，实现重要经济活动信息共享。例如，财务部门与资产管理部门定期对账，以确保资产账实相符；财务部门与各业务部门定期核对预算执行情况，提高预算执行的有效性等。只有加强沟通协调，才能使各相关业务部门形成内部控制合力，充分发挥会计对医院经济活动和财务收支的反映和监督职能，进一步提高医院内部控制效能。

（6）推行运营管理信息系统建设，加强会计系统管控。

工欲善其事，必先利其器。在互联网、大数据时代，如果没有互联互通的数据做支持，财务工作要转型和深化，是非常困难的。尤其是财务要加强对业务数据的管控，也是有一定难度的。有条件的医院建议推行预算、成本、物资、资产、薪酬、合同等一体化的综合运营管理信息系统建设，并与医院的临床业务系统妥善对接，通过系统接口自动获取相应的业务数据，并自动生成会计凭证。从而建立了医院业务财务一体化的运营管理平台，消除信息孤岛，实现财务、物资、资产的有效管理，实现平台之间的互联互通，实现资金流、业务流、数据流的同步和信息共享，从而有效解决医院财务系统信息孤岛的问题，在实现财务与业务的深度融合的同时，进一步加强会计系统管控。

（7）推行医院总会计师制度的改进和完善。

近年来，公立医院尤其是三级公立医院业务量不断增长，经济运行日益复杂，收支规模逐年扩大，经济管理任务日益繁重。建立实施公立医院总会计师制度，有利于进一步加强管理、决策、监督，有利于推进医院经济管理将向战略规划、财务分析、绩效评价等方面转变，确保医院运营目标和管理目标的实现。2019年1月16日，国务院办公厅印发了《关于加强三级公立医院绩效考核工作的意见》（国办发〔2019〕4号），要求在运营效率和经济管理方面对三级医院规范设立总会计师制度进行定性考核，医院应具有总会计师任命文件、领导班子职责分工以及能够体现总会计师职责的相关规章制度等。完善医院总会计师选拔任用制度，进一步明确总会计师的任免条件、职责、权限，丰富选拔方式、明确人事关系、解决职数不够问题、确立行政地位。根据文件要求，公立医院应当健全总会计师的薪酬制度和绩效考核办法，合理的薪金报酬和考核标准可以起到激励的作用，充分调动起总会计师工作的积极性，为其建立起职业发展通道，提升职业归属感，提供制度保障。

第四章

公立医院风险评估

一、公立医院风险评估概述

随着我国医药卫生体制改革的逐步深化，公立医院作为医改的核心，其面临的风险范围进一步扩大化，除了诊疗、技术、财务等方面的风险外，服务风险、社会风险、声誉风险更加凸显。内部控制要想发挥防范风险的作用，应首先做到快速识别风险点、分析风险的成因并精确地评估风险的可能性和影响程度，然后根据风险的优先级顺序采取针对性的控制措施，从而将风险降低到可接受的水平。

风险评估是公立医院内部控制的要素之一，它是指公立医院全面、系统和客观识别、分析本单位业务开展过程中的经济行为及相应活动存在的风险，确定相应的风险承受度及风险应对策略。

公立医院应当建立经济活动及相关业务活动风险的定期评估机制，对经济活动及相关业务活动存在的风险进行全面、系统和客观评估。风险评估至少每年进行一次，评估期间应与医院经营目标的设定期间相一致。外部环境、经济活动或管理要求等发生重大变化的，应及时对风险进行重估。

公立医院在建设内部控制的过程中，需要运用风险评估对现有的风险进行识别、评估，并采取必要的控制措施。公立医院内部控制建设完成后，还应定期开展风险评估工作，成立风险评估工作小组，由党委书记担任组长，内部控制评价与监督部门（一般由审计部门负责）牵头风险评估的具体工作。有条件的医院，可以聘请具备胜任能力的第三方机构（管理咨询公司或者会计师事务所）协助实施。

医院应加强全员的风险意识，创新方式方法，提高党政领导、中层干部以及基层工作人员对经济活动及医疗领域等相关业务共性风险及本医院个性风险的认识。对风险评估结果形成书面报告并及时提交给医院领导班子，作为完善内部控制的依据。医院应以风险评估结果为基础，根据国家有关规定，结合单位的实际情况，综合运用风险规避、风险降低、风险分担和风险承受等风险应对策略，实现对风险的有效控制。针对风险评估中发现的重大风险，应当尽快确定解决方案。

二、公立医院风险评估的方法

风险评估可采用定性与定量相结合的方法。定性方法可用于确定风险因素的优先级，为分析或应对风险提供初步的方向。定量方法可将风险指标量化，进一步确定各类风险发生的可能性或影响程度。可能性与影响程度的度量标准，取决于医院领导层面的风险偏好，公立医院可根据自身的风险偏好研究制定本院的风险评估标准。

（一）定性方法

1.问卷调查

问卷调查是指通过问卷的形式收集不同级别人员对风险的态度和认知程度的方法。

2.个别访谈

个别访谈是指通过梳理医院的组织架构、制度和业务流程，对不同科室或职能部门的相关人员进行访谈，确认前期工作中已识别出的风险，并进一步了解可能存在的其他风险。

3.德尔菲法

德尔菲法是指针对某些风险问题咨询相关领域的多个专家，由专家根据自己的经验进行风险评估，将专家的评估结果进行整理归纳，通过多轮反馈后得到一致的风险评估结论。

4.标杆比较

标杆比较是指通过将本医院的业务流程、管理模式等与同类医院或行业的最佳实践案例进行比较，进而寻找差距，发现自身短板的方法。

（二）定量方法

1.概率分析

概率分析是研究众多不确定性因素发生不同变动幅度的概率分布及其对控制目标实现的影响，可参考的指标有概率、期望值、方差等。

2.敏感性分析

敏感性分析是指从多个不确定性因素中找出对控制目标实现有重要影响的敏感性因素，通过改变这些指标的数值，来分析、测算控制目标的实现受这些因素变动的影响程度大小，还可以进一步判断单位的风险承受能力。

3.统计推论

统计推论是通过分析数据来预测风险发生的概率和后果的方法，分为前推、后推和旁推三类。前推是根据历史经验和数据，预测未来风险可能发生的概率和后果；后推是将未来风险事件与有数据可查的已知事件相联系，从而判断该风险事件发生的可能性和后果；旁推是通过收集类似事件的历史数据来评估和分析该风险事件的方法。

4.压力测试

压力测试是对某种极端情况的前瞻性预测，可用于推测对内控流程的有效性和风险事件发生的影响程度，从而评估组织的风险承受能力。

5.蒙特卡罗法

蒙特卡罗法是一种随机抽样和统计试验相结合的方法。利用该方法可以使风险发生的可能性、成因以及风险带来的损失或机会得到量化，通过建立概率模型预测风险的分布，进而评估风险情况。

6.情景分析法

情景分析法是通过假设未来可能发生的不同情景，识别和分析各种情景之下可能发生的风险事件及其发生方式、可能性和影响程度的方法。

三、公立医院风险评估流程

（一）目标设定

目标设定是风险评估程序的起点，旨在明确医院各项经济活动的控制重点和原则，也是业务风险识别和控制措施设计的主要依据。在目标设定阶段，医院应收集单位层面和具体业务流程层面的各类初始信息，包括预算业务、收支业务、政府采购业务、资产管理、建设项目、合同管理、成本管理等主要经济业务，以及医疗、科研、教学等相关业务活动信息，也包括涉及计划编制、业务执行过程以及总结评估等方面的资料信息。在初始信息收集的基础上，医院应根据业务实际需要设定经济活动相关目标，明确医院各项业务的控制目标。

（二）风险识别

在风险识别阶段，医院应根据前期内部控制评价与现状调研获得的业务信息建立风险分类框架，通过风险识别矩阵（见图4-1）识别每一经济活动对应的风险事件，对风险事件的类别、成因、影响以及责任部门等进行描述，形成医院风险事件库。在此基础上，根据医院当前经济活动现状编制风险评估问卷，对医院面临的各类风险进行问卷调查，确定医院重大风险排序。

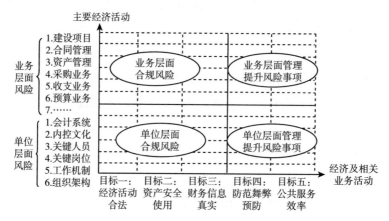

图4-1　公立医院经济及相关业务活动风险识别矩阵

具体示例如表4-1所示。

表 4-1　　　　公立医院经济活动风险识别矩阵（部分风险举例）

风险类别	风险名称	主要风险事件 （分别从经济活动合法合规、资产安全使用有效、财务信息真实完整、防范舞弊预防腐败、公共服务效率效果五个目标维度来识别）
单位层面 风险	组织架构风险	1.组织架构的设计和运行不合理 2.超出编制限额，或者在编制使用上违反政策规定 3.权责分配不合理 ……
	工作机制风险	1.经济活动的决策、执行和监督未做到有效分离 2.决策机构职责权限不明确，议事决策缺乏科学性 3.议事决策过程缺乏客观记录 ……

续表

风险类别	风险名称	主要风险事件 （分别从经济活动合法合规、资产安全使用有效、财务信息真实完整、防范舞弊预防腐败、公共服务效率效果五个目标维度来识别）
单位层面风险	关键岗位风险	1.医院没有明确划分关键岗位 2.对关键岗位缺乏有效考核 3.关键岗位未建立轮岗制度 ……
	关键岗位人员风险	1.选择与关键岗位人员资格不符的人员承担医院关键岗位工作 2.关键岗位人员在经济活动开展过程中产生腐败、舞弊等行为 3.关键岗位人员退出机制不当，可能导致法律诉讼或医院声誉受损 ……
	内控文化风险	1.未正确理解医院内部控制文化的重要性，导致医院内部控制文化建设表面化 2.医院内部控制文化建设缺乏系统性与长期性规划与方案，导致内部控制文化制度体系缺乏
	会计系统风险	1.会计部门和会计人员地位不高、会计工作不受重视 2.单位会计制度不健全，会计科目设置不规范，会计核算规则不明确，可能无法有效规范单位会计行为，影响财务信息的真实性和完整性 3.会计部门和其他业务部门缺乏沟通协调 ……
业务层面风险	预算业务风险	1.预算编制责任主体职责不清晰 2.预算目标设定不合理 3.预算审批岗位设置不合理，职责不清晰 ……
	收支业务风险	1.收入业务相关制度不健全，收入业务相关岗位设置不合理，不相容岗位未实现相互分离，导致错误或舞弊的风险 2.收费未按物价部门的收费许可规定收费项目和标准收取，存在违规收取的风险 3.支出不符合国家有关财经法规制度，存在虚报支出款项，导致医院资产流失 ……

续表

风险类别	风险名称	主要风险事件（分别从经济活动合法合规、资产安全使用有效、财务信息真实完整、防范舞弊预防腐败、公共服务效率效果五个目标维度来识别）
业务层面风险	采购业务风险	1.采购业务没有严格按照法律法规执行，致使医院采购存在较大的随意性和不规范性 2.未设置医院采购管理机构或未明确医院采购管理机构职能 3.医院采购计划编制不合理。在医院采购行为中不重视前期预算 ……
	资产管理风险	1.公立医院资产管理制度不健全，管理行为无法可依，无规可循 2.岗位设置不合理，没有实现恰当的岗位分离 3.配置的资产功能和公立医院职能不相匹配，导致资源浪费或闲置 ……
	建设项目风险	1.项目开展前未进行充分、有效的可行性分析研究，可能导致决策不当，难以实现预期效益 2.项目评审流于形式，误导项目决策 3.缺乏专业工程和造价知识，或工程造价信息不对称，编制预算脱离现实，可能导致项目投资成本失控 ……
	合同管理风险	1.医院未合理设置合同业务部门和岗位，职责分工不明确，不相容岗位未实现相互分离、相互制约、相互监督 2.医院未对合同进行分类管理，不同级别的合同的授权审批和审批权限不明确，出现未经授权审批或越权审批，可能使医院遭受巨大经济损失 3.合同目标与医院战略目标或者业务目标不一致 ……
	成本管理风险	1.成本预测目标在设立时不够科学、不够完整，可能无法发挥成本管理、资源配置在实现发展战略、绩效考核等方面的作用 2.成本决策过程中未考虑医院内部的实际情况和外部所处的环境，导致成本决策可行性差 3.成本计划审核审批程序不合理，没有进行集体决策，可能导致成本计划编制不合理，与医院实际情况脱轨，导致成本控制失效 ……

（三）风险分析

在风险分析阶段，医院应根据风险评估问卷调查结果，对各经济活动风险事件发生的可能性和影响程度进行分析，确定医院经济活动风险管理的优先顺序。医院可综合采用蒙特卡罗分析、压力测试、概率分析、情景分析以及关键风险指标分析等方法，对风险发生的原因、风险发生后可能导致的损失、风险的管理难度以及与其他风险之间的关系进行分析，确定医院经济活动风险等级排序，为医院应对风险奠定基础。

一般来说，公立医院风险分析包括两大核心内容：一是风险事项发生的可能性（频率、概率）；二是风险事项产生的影响。公立医院在具体开展风险分析时，应从医院经济活动具体情况出发，运用适当的风险分析技术，定量或定性地评估相关事项，为风险应对提供依据。

1.风险发生的可能性分析

对风险发生可能性分析可以根据风险的具体情况，采用定性及定量评估方法，定性方法主要从日常管理中可能发生的潜在风险、大型灾难或事故的风险两个层面进行分析并确定不同的可能性尺度；定量方法主要是通过历史数据统计出一定时期内风险发生的概率，作为标准进行评估。按照定性与定量的分析方法将风险发生的可能性划分为五个级别，分别是极低、低、中等、高、极高，依次对应1至5分。风险发生可能性评估参考标准如表4–2所示。

表 4–2　　　　　　　　风险发生可能性评估参考标准

评估方法	评估标准	极低（1）	低（2）	中等（3）	高（4）	极高（5）
定性方法	针对日常活动中可能发生的潜在风险	一般情况下不会发生	极少情况下才发生	某些情况下发生	较多情况下发生	常常会发生
定量方法	适用于大型灾难或事故	今后10年内发生的可能少于1次	今后5—10年内可能发生1次	今后2—5年内可能发生1次	今后1年内可能发生1次	今后1年内至少发生一次
	适用于可通过历史数据统计出一定时期内发生频率的风险	5%以下	5%—20%	20%—50%	50%—95%	95%以上

2.风险的影响程度分析

对风险事件所造成的影响主要从财务收支、日常管理、法律法规的遵循三个方面考虑。风险发生影响程度由四个独立的维度（管理难度、单位声誉、经济效益、运营效率）组成，并取最大值作为最终影响程度的大小。风险发生影响程度同样分为5个等级，指如果该风险发生，会对发展目标产生影响的大小。风险发生影响程度评估参考标准如表4-3所示。

表4-3　　　　　　　　　风险发生影响程度评估参考标准

评估方法	评估标准	极低（1）	低（2）	中等（3）	高（4）	极高（5）
定性方法	管理难度	此风险在事前进行防范，处于可控状态	此风险可在事前进行防范，但事前防范有一定难度	此风险可在事前进行防范，但需要完善现有应对方案	此风险不能在事前进行防范，需要进行应对方案的改进	此风险不能在事前进行防范，没有可行的应对方案
	单位声誉	负面消息在单位内部流传，单位声誉没有受损	负面消息在当地局部流传，对单位声誉造成轻微损害	负面消息在某地区域流传，对单位声誉造成中等损害	负面消息在全国各地流传，对单位声誉造成重大损害	消息在全国各地、政府及监管机构流传，对声誉造成无法弥补的损害
	经济效益	对经济效益造成较小的影响，暂时可以不采取行动	对经济效益造成一定影响，应告知相关部门予以关注	对经济效益产生中等影响，即使采取措施，也需要一定时间才能恢复，应执行一定程度的补救措施	对经济效益造成很大影响，需要相当长时间才能恢复，应执行重大的补救措施	对经济效益产生极大影响，即使采取措施也很难恢复
	运营效率	对运营效率造成较小的影响，暂时可以不采取行动	对运营效率造成一定影响，应告知相关部门予以关注	对运营效率产生中等影响，即使采取措施，也需要一定时间才能恢复，应执行一定程度的补救措施	对运营效率造成很大影响，需要相当长时间才能恢复，应执行重大的补救措施	对运营效率产生极大影响，即使采取措施也很难恢复

续表

评估方法	评估标准	极低（1）	低（2）	中等（3）	高（4）	极高（5）
定量方法	经济效益定量参考标准	经济效益损失×万元以下（应根据医院实际情况调整）	经济效益损失×万元（含）至×万元之间（应根据医院实际情况调整）	经济效益损失×万元（含）至×万元之间（应根据医院实际情况调整）	经济效益损失×万元（含）至×万元之间（应根据医院实际情况调整）	经济效益损失×万元（含）以上（应根据医院实际情况调整）

3.风险坐标图

风险坐标图是把风险发生可能性的高低、风险发生后对控制目标的影响程度作为两个维度绘制在同一个平面上（即绘制成直角坐标系），如图4-2所示。

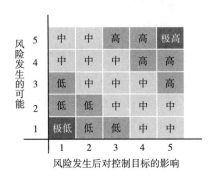

图4-2　风险坐标图

绘制风险坐标图的目的在于对多项风险进行直观地比较，从而确定风险管理的优先顺序和策略。

（四）风险应对

在风险应对阶段，医院应根据自身条件和外部环境，围绕经济活动目标、风险偏好和风险可接受程度、风险发生的原因和风险重要性水平，制定风险应对策略和风险解决方案。风险应对的目的在于将剩余风险控制在风险承受度以内。医院可以综合运用风险规避、风险降低、风险转移和风险承受等策略应对经济活动风险。

1.风险规避

风险规避是通过改变相关业务活动的计划来消除受特定风险事件威胁的风险应对措施。

2.风险降低

风险降低是通过采取措施来减轻风险事件的不利后果或将风险事件发生的可能性降低到一个可以接受的范围内。

3.风险转移

风险转移是指通过合同的约定、供应商担保、购买保险或业务外包等方式将风险的后果转移给第三方。

4.风险承受

风险承受是指规避风险、降低风险和转移风险的执行成本超过风险事件损失的情况下，不采取任何措施而准备应对风险事件的策略。

具体来看，针对风险矩阵图中的不同风险，可采取不同的策略。例如：（1）针对极低或低风险区域：承担该区域中的各项风险且不再增加控制措施。（2）针对中风险区域：严格控制该区域中的各项风险且专门补充制定各项控制措施。（3）针对高风险区域：确保规避和转移该区域中的各项风险且优先安排实施各项防范措施。（4）针对极高风险区域：积极规避和转移该风险区域中的各项风险且首要安排实施各项防范措施。

四、公立医院风险评估需要关注的重点风险环节

风险分类的目的是识别和评估风险，有助于公立医院的高层管理者集中关注那些重要的风险类型。并指导其正确决策。公立医院的特殊性，使得与其相关的风险分类是一个复杂的问题，根据不同的标准，针对不同的领域，风险的分类不尽相同。本书将公立医院的风险按照来源分为内部风险以及外部风险两类，并且集中在与经济活动及其相关的业务活动有关的风险。外部风险主要是指公立医院所面临的政策风险、法律风险、社会风险等。内部风险主要分为单位层面的控制风险以及具体业务层面的控制风险。公立医院风险评估重点关注的是其所面临的内部风险。

（一）单位层面风险评估关注的风险环节

1.组织架构风险

医院组织架构设计是否科学；权责分配是否合理；是否存在机构重叠、职能交叉或缺失、推诿扯皮；部门管理、职责分工、业务流程等方面是否缺乏有效制衡和监督；组织机构能否有效支持医院发展战略的实施并根据环境变化及时做出调整；组织架构的设计与运行能否适应信息沟通的要求等。

2.工作机制风险

医院经济活动的决策、执行和监督是否做到有效分离；办理经济活动的业务和事项前是否经过适当的授权审批；是否存在"一言堂""一支笔"等现象；议事决策事项范围划分是否明确；"三重一大"业务的界定是否清晰；决策审批权限设置是否恰当；议事决策过程是否得到客观记录；是否建立经济活动决策问责机制等。

3.关键岗位风险

是否明确划分关键岗位；不相容岗位是否分离；是否存在混岗现象；对关键岗位是否有效考核；是否建立轮岗制度；关键岗位的奖惩机制是否合理等。

4.关键岗位人员风险

人员选聘是否恰当；关键岗位人员是否具备良好的道德素质；关键岗位人员的入职教育、后续教育、培训方式、培训内容是否到位；关键岗位人员绩效考核制度是否合理；关键岗位人员的奖励能否及时兑现；奖励过程中是否公平、合法、合规；是否为关键岗位人员制定相应的惩罚约束标准和要求；关键岗位人员退出机制是否健全等。

5.会计系统风险

会计人员的整体业务素质；内部会计管理制度是否明晰；是否建立会计稽核制度和岗位责任制度；会计工作是否规范；会计工作信息化程度如何；会计部门是否注重和其他业务部门的沟通；是否设置总会计师岗位；会计档案保管制度是否健全等。

6.内控文化建设风险

未能正确理解医院内部控制文化的重要性，导致医院内部控制文化建设表面化。医院内部控制文化建设缺乏系统性与长期性规划与方案，导致内部控制文化制度体系缺乏。

（二）业务层面风险评估关注的风险环节

1.预算业务风险

预算编制责任主体职责是否清晰；预算目标设定是否合理；预算编制程序是否规范；预算编制过程中各部门间沟通协调是否充分，预算编制与资产配置是否相结合、与具体工作是否相对应；预算内容涵盖项目是否完整；预算数据是否经过科学论证；预算编制方法是否科学；预算编制上报是否及时；专项预算编制是否经过了充分的可行性论证；专项预算绩效目标和指标设置是否合理；专项预算排序是否合理；预算审批岗位设置是否合理；预算审批岗位职责是否清晰；预算下达是否及时；预算指标分解批复下达是否合理；是否按照批复的额度和开支范围执行预算，坚持"无预算不支出"原则，进度是否合理，是否存在无预算支出、超预算支出等问题；预算执行是否得到有效监督；预算执行后是否得到及时统计、反馈和报告；预算分析和反馈是否及时；预算分析是否全面和深入；预算调整方案是否合理、并得到严格控制；预算调整审批是否规范；预算调整事项论证是否全面；决算编报是否真实、完整、准确、及时；决算内容是否完整、准确；决算形式和程序是否规范；是否重视决算工作及决算数据的分析和运用；决算报表是否有利于决算审计；决算审计内部控制作用是否缺失；预算考核指标体系是否健全；预算考核指标的选择是否合理；预算评价机制是否完善；预算考核监督机制是否健全等。

2.收支业务风险

收支相关制度是否健全；收支业务相关岗位设置是否合理，确保不相容岗位职责分离与授权审批；收入是否实现归口管理，是否按照规定及时提供有关凭据；收费是否符合物价部门的收费许可；收费票据、印章管理是否规范，是否按照规定保管和使用印章和票据等；退费过程中涉及的各个岗位的职责和权限是否明确；收支业务是否得到统一的管理和监控；是否存在私设"小金库"等违规问题；系统内控是否存在安全隐患；是否按规定程序办理退费手续；是否明确收入管理、票据管理、支出管理、公务卡管理、医疗费用管理的控制点；是否明确资金流向和使用范围；发生支出事项时是否按照规定审核各类凭据的真实性、合法性；是否存在使用虚假票据套取资金的情形；支出是否符合国家有关财经法规制度，是否存在虚报支出款项；支出是否在预算控制指标范围内；支出范围及开支标准是否符合相关规定；是否严控"三公"经费支出；支出事项是否经过适当的事前申请、审核和审批；报销单据审核是否严格；借款支出办理是否规范；大额借款支出是否经充分论证或者经集体决策；债务管控是否严格等。

3.采购业务风险

是否按照《中华人民共和国政府采购法》以及相关法律法规，严格落实国家药品和医用耗材采购政策，建立健全包括采购预算与计划管理、采购活动管理、验收与合同管理、质疑投诉答复管理和内部监督检查等方面的内部管理制度；是否指定专人负责收集、整理、归档并及时更新与采购业务有关的政策制度文件；是否确定药品、医用耗材、仪器设备、科研试剂等品类多、金额大的物资和设备，以及信息系统、委托（购买）服务、工程物资等采购过程中的关键管控环节和控制措施；是否建立采购业务管理岗位责任制，明确职责划分与归口管理；采购岗位职责分工是否明确并符合牵制和效率的原则；是否按照预算和计划组织政府采购业务；采购计划编制是否合理；采购合同履行过程中，监控是否到位；是否按照规定组织政府采购活动和执行验收程序；是否按照采购项目验收标准进行验收；采购验收的监管是否到位；采购资金支付申请是否合规并经过必要的审核；会计记录未能全面真实反映单位采购过程的资金流和实物流；采购信息公布是否规范，并进行分类统计；医院采购文件是否得到妥善保管，是否按照规定保存政府采购业务相关档案等。

4.资产管理风险

资产管理制度是否健全；是否实现资产归口管理并明确使用责任；岗位设置是否合理；配置的资产功能和公立医院职能是否匹配，有无资源浪费或闲置的现象；是否严格按规定程序配置各类设备资产，存在举债购置大型医用设备的行为；资产信息系统管理是否规范；是否存在非法占有、使用、出租、出借资产的行为；资产处置时是否经过恰当评估，处置方式是否公开透明；资产处置是否得到监督管理，处置国有资产是否经过审批和备案；资产隶属关系是否清晰；资产收益是否按照相关规定进行管理，及时上缴，是否存在隐瞒、截留、坐支和挪用；是否存在国有资产出租出借和处置行为；是否定期对资产进行清查盘点，对账实不符的情况及时处理；是否存在对外投资行为，如果存在，是否存在明确对外投资的可行性评估与投资效益分析等相关内容；是否按照规定处置资产；各部门清查核实职责是否清晰，资产清查程序是否规范，清查内容是否全面，清查报告能否如实反映公立医院资产状况和财务状况；国有资产管理是否建立绩效评价制度，评价指标体系是否科学；资产管理的全过程是否得到有效监管等。

5.建设项目风险

项目是否经过充分、有效的可行性论证；立项决策程序是否规范，是否存在未批先办、未批先建，无序扩张的行为；是否存在举债建设和超标准装修的行为；是否实现基本建设项目的全过程管理；预算编制是否切合实际；预算控制制度是否完善并得到落实；是否建立有效的招投标控制机制；招投标制度是否健全；招投标过程是否存在串通、暗箱炒作或商业贿赂等舞弊行为；是否按照概算投资；是否严格履行审核审批程序；是否存在截留、挤占、挪用、套取建设项目资金的情形；是否存在未办妥项目报建、报批和证照申领的情况下违法施工的现象；工程监理单位是否具备独立性；监理人员是否认真履职；施工单位有无随意拖沓工期、随意赶工、施工现场控制不到位、缺乏质量检查和检验的现象；建设、施工、监理等单位的安全管理责任划分是否明确；是否按工程进度和合同约定付款；监理人员对于签证变更把关是否严格；竣工验收是否规范；竣工决算报告编制是否准确；是否按照规定保存建设项目相关档案并及时办理移交手续；建设项目档案是否得到统一、有序管理；工程转固定资产是否及时；建设项目的账务处理工作是否到位；对监理机构和外部跟踪审计机构的工作质量能否进行监督和制约等。

6.合同管理风险

合同业务部门和岗位的设置是否合理，职责分工是否明确，不相容岗位是否相互分离、相互制约、相互监督；是否实现合同归口管理；是否明确应签订合同的经济活动范围和条件；是否对合同进行分类管理，明确不同级别合同的授权审批和审批权限；是否设置相关部门或岗位对合同管理工作进行日常监督和专项监督；合同策划的目标与医院战略目标或者业务目标是否一致；是否明确合同订立的范围和条件；合同订立是否在医院的预算范围内；合同订立前是否进行合同尽职调查，充分了解合同对方的主体资格、信用状况等有关情况，确保对方当事人具备履约能力；合同条款、格式等审核是否严格；合同起草人员和合同审核人员责任划分是否清晰；对技术性强或法律关系复杂的经济事项，是否组织熟悉技术、法律和财会专业知识的人员参与谈判等相关工作；谈判前是否制定有利的谈判策略；合同内容是否违反国家法律法规、卫生经济政策等；合同文本须报经国家有关政府部门审查或备案的，是否履行相应报审或报备手续；合同专用章保管是否妥当；是否存在未经授权或超越权限对外签订的合同；对合同条款未明确约定的事项是否及时补充协议；合同履行能否得到有效监控；合同补充、变更、转让和终止程序是否规范；是否有效监控合同履行情况，建立有效的合同纠纷处理机制；合同收、付款的管理是否严格；合同登记、保管及归档环节是否规范；是否对合同管理的总体情况和重大合同履行的具体情况开展有效的分析评估。

7.医疗管理风险

医院是否严格按照卫生健康行政部门（含中医药主管部门）批准范围开展诊疗活动，诊疗项目的收费是否符合物价部门、医保部门政策；是否建立合理检查、合理用药管控机制；是否建立按规定引进和使用药品、耗材、医疗设备的规则；是否落实医疗服务项目规范；是否定期检查与强制性医疗安全卫生健康标准的相符性；是否对存在问题及时整改等。是否加强依法执业自查管理，建立依法执业自查工作制度，对执业活动依法依规情况进行检查；是否规范使用医保基金，严格落实医保政策，强化定点医疗机构自我管理主体责任，加强医保管理促进临床合理诊疗，完善医保基金使用管理，定期检查本单位医保基金使用情况。

8.科研管理风险

是否实现科研或临床试验项目归口管理；是否建立完善科研项目管理制度，确保科研自主权接得住、管得好；是否建立项目立项管理程序，项目立项论证是否充分；是否按照批复的预算和合同约定使用科研或临床试验资金；是否采取有效措施保护技术成果；是否建立科研档案管理规定等。

9.教学管理风险

是否严格执行教育项目经费的预算控制和闭环管理；是否实现教学业务归口管理；是否制定教学相关管理制度；是否按批复预算使用教学资金，是否专款专用等；是否严格执行教育项目经费的预算控制和闭环管理；是否优化完善科研项目管理制度，确保科研自主权接得住、管得好。

10.互联网诊疗管理风险

是否实现互联网诊疗业务归口管理；是否取得互联网诊疗业务准入资格；开展的互联网诊疗项目是否经有关部门核准；是否建立信息安全管理制度；电子病历及处方等是否符合相关规定等。

11.医联体管理风险

是否实现医联体业务归口管理；是否明确内部责任分工；是否建立内部协调协作机制等。

12.信息化建设管理风险

是否实现信息化建设归口管理；是否制定信息系统建设总体规划；是否符合信息化建设相关标准规范；是否将内部控制流程和要求嵌入信息系统；是否实现各主要信息系统之间的互联互通、信息共享和业务协同；是否实现各类经济活动及相关业务活动的资金流、实物流、信息流、数据流有效匹配和顺畅衔接；是否采取有效措施强化信息系统安全等；是否建立数据分类分级保护制度，保障网络信息的存储安全以及数据的产生、传输和使用过程中的安全，防止患者隐私和个人信息被泄露。

第五章

公立医院预算管理业务控制

一、公立医院预算管理业务概述

全面预算管理制度是现代医院管理制度的重要内容。加强全面预算管理既是公立医院财务管理的重要组成部分，又是强化预算约束，规范公立医院经济运行，落实公立医院发展战略，进行有效资源配置，提高资金使用和资源利用效率重要工具和手段。

（一）医院预算的概念

医院预算是指医院按照国家有关规定，根据事业发展计划和目标编制的年度财务收支计划。反映了预算年度内医院的财务收支规模、结构和资金使用方向，是计划年度内医院各项事业发展计划和工作任务在财务收支上的具体反映，是医院财务活动的基本依据，为医院开展各项业务活动，实现工作目标提供了财力支持。

《医院财务制度》规定，国家对医院实行"核定收支、定项补助、超支不补、结余按规定使用"的预算管理办法。地方可结合本地实际，对有条件的医院开展"核定收支、以收抵支、超收上缴、差额补助、奖惩分明"等多种管理办法的试点。"核定收支"是指卫生主管部门和财政部门根据医院的特点、事业发展计划、工作任务、财务状况以及财政补助政策，对医院编报的全年收入和支出预算予以核定。"定项补助"是根据区域卫生规划、群众医疗卫生服务需求、收支状况、财政保障能力等情况，按照一定标准对医院的某些支出项目给予的财政补助，主要用于医院基建、设备购置等方面。"超支不补"是指医院的收支预算经财政部门和卫生主管部门核定后，必须按照预算执行，采取措施增收节支，除特殊原因外，对超支部分财政部门和卫生主管部门不再追加补助。"结余按规定使用"是增收节支形成的结余应按国家规定区别使用，专项补助结余应按规定用途处理；执行"超收上缴"的医院应按规定将超收部分上缴财政，用于支持本地区卫生事业发展；除有限定用途的结余及超收上缴部分外，结余的其他部分可留归医院，按国家有关规定用于事业发展，不得随意调整用途。

（二）医院全面预算管理的概念

根据2020年《公立医院全面预算管理制度实施办法》全面预算管理是指医院对所有经济活动实行全面管理、全部纳入预算管理范围。其包含两方面内容：一是业务主管部门对医院预算和财务实行全面管理，医院作为预算单位，所有收支全部纳入预算范围；二是医院内部建立健全全面预算管理制度，以医院战略发展规划和年度计划目标为依据，充分运用预算手段开展医院内部各类经济资源的分配、使用、控制和考核等各项管理活动。具体包括收入、支出、成本费用、筹资投资、业务等预算。

全面预算管理是医院在一定的时期内各项业务活动、财务表现等方面的总体预测。全面预算管理是兼具控制、激励、评价为一体的综合管理机制。通过合理分配医院的人、财、物等资源，协助医院实现既定的发展战略目标，并与相应的绩效管理相配合，监控医院发展目标的实施进度，控制费用、预测内外部政策影响与需求，合理调整，有效促进医院发展目标的实现。

（三）医院预算控制的概念

根据《中华人民共和国预算法》，预算具有法定效力，而且贯穿单位各项业务活动事前、事中和事后的全过程，在医院的内部管理中发挥着计划、协调、控制、评价等综合管理功能。预算控制不同于预算业务控制。预算控制是一种控制方法，是医院为提高经营效率、充分有效地获得和使用各种资源，达到既定管理目标，而在医院内部实施的各种制约和调节的组织、计划、程序和方法，从而达到有效控制医院经济活动风险的目的。预算业务控制是对预算业务的控制，通过建立健全预算业务内部管理制度、合理设置预算业务管理机构或岗位、建立部门间沟通协调机制和预算执行分析机制、加强内部审核审批等控制方法，对预算编制、预算审批、预算执行、决算和绩效评价等环节实施的有效控制。

预算控制是医院内部控制的重要组成部分。狭义来说，预算控制是指利用预算对经营活动过程进行的事中监控行为。广义的预算控制涵盖单位经济活动的全过程，通过预算编制、预算执行监控和预算考评形成一个包括事前、事中和事后全过程的控制系统，我们可以称为预算管理控制。本书所说的预算管理业务控制所说的是广义的预算控制。

医院预算管理业务控制是通过构建预算组织构架，制定一系列预算操作、管理、控制、监督控制制度，实现预算管控的过程。医院实行全面预算管理，有利于贯彻执行国家卫生政策；有利于保证收支平衡，防范财务危机；有利于强化政府监管，改进和完善财务管理；有利于强化财务分析，便于绩效考核。完善全面预算管理体系，是保障医院预算有效执行，从而促进医院达成发展目标的重要保障。

（四）医院预算管理业务控制的范围和框架

1.医院预算管理业务控制的范围

医院预算是按公历年度编制财务收支预算，由收入预算和支出预算组成，按照医院财务制度规定医院所有收支应全部纳入预算管理，体现预算的完整性。收入预算和支出预算是一个有机的预算整体。准确、科学、合理测定收支，不得人为高估或压减，不得编制无依据、无标准、无项目的预算，原则上不得编制赤字预算。

2.医院预算管理业务控制的内容

预算管理业务控制是对预算管理本身的控制，即对预算管理整体业务各个环节进行的控制。医院预算业务是指预算管理的整个过程，一般包括预算编报、预算批复、预算下达、预算追加调整、预算执行、决算和考评等环节。这些业务环节相互关联、相互作用、相互衔接，周而复始地循环，构成了预算管理系统化体系过程。根据医院预算管理基本业务流程，把医院预算业务控制分为组织管理体系控制、预算编报控制、预算批复控制、预算下达控制、预算执行控制、预算追加调整控制、预算考核控制等方面。

（五）医院预算编制原则及方法

1.医院预算编制原则

公立医院预算管理实行"部门预算、核定收支、财政补助、统筹安排、加强监管"的管理原则，在医院预算编制的过程中具体应遵循以下原则：

（1）全面性原则。

医院预算编制应涵盖所有运营中的收支业务，考虑医、教、研各方面的发展需求，结合年度发展规划全面考虑。预算管理应实行全口径、全过程、全员性、全方位预算管理，覆盖人、财、物全部资源，贯穿预算编制、审批、执行、监控、调整、决算、分析和考核等各个环节。

（2）合法合规性原则。

预算收支必须是符合国家法律法规的正当收支，违规收费、超标准支出均不得纳入预算范畴；同时，预算编制还应当遵循党风廉政建设等相关规定，确保预算编制合法有效。

（3）战略目标导向性原则。

医院预算的编制过程是为实现年度发展目标而制定计划、配置资源的过程。预算编制应以实现医院战略目标为导向，优化资源配置，考虑各类政策性及内外部环境风险，提前规划预测，促进战略目标实现。

（4）约束性原则。

医院将各项日常收入、支出全部纳入预算管理，实行统一核算，统一管理。预算的编制要做到稳妥可靠，量入为出，收支平衡，不得编制赤字预算。应强化预算硬约束，原则上预算一经批复不得随意调整。要明确预算执行管理责任，严格执行已经批复的预算，增强预算统筹能力。

（5）适应性原则。

医院的预算应符合国家有关规定和医院实际，依据外部政策环境和医院经济活动变化，及时调整完善预算管理制度、机制、流程、办法和标准。

（6）客观性原则。

坚持实事求是，各项支出要符合各部门的实际情况，测算时要有可靠的依据，不能凭主观印象或人为提高或降低开支标准编制预算，防止高估或低估预算目标，提高预算执行率和降低预算调整率。

2.医院预算编制方法

（1）零基预算法。

零基预算是指以零为基础编制的计划和预算。不受前期实际执行结果和以往某些预算框架的约束，可以根据需要对项目进行重新评价，从而避免原来不合理的费用开支对费用预算编制的影响，因而具有能够充分合理有效地配置资源，减少资源浪费的优势，并且有利于把医院的长期、中期和短期目标有机结合。零基预算法主要适用于不经常发生或者预算编制基础变化较大的项目。

（2）固定预算法。

固定预算法又称静态预算法，是按照某一固定的业务量编制预算的方法。固定预算法在编制预算过程中，只依据某一业务活动水平确定相关数据，简单易行，工作量少。但存在适应性差、可比性差等缺点。当业务活动在预算期内发生调整和变动，导致实际业务量与预算业务量产生差异，由于业务量基础不同，使得部门预算失去可比性，降低甚至失去预算控制与考核的作用。固定预算法通常适用于固定费用，或者数额比较稳定的预算项目。

（3）弹性预算法。

弹性预算是对固定预算进行改进的一种方法，在按成本（费用）进行分类的基础上，根据量、本、利之间的依存关系编制预算。由于弹性预算是以预算期间可能发生的多种业务量水平为基础，分别确定与之相应的费用数额而编制的、能适应多种业务量水平的费用预算，可以随着业务量的变化反映各该业务量水平下的支出控制数，具有一定的伸缩性。弹性预算法一般适用于与业务量有关的成本（费用）、收益等预算项目。

（4）滚动预算法。

滚动预算法又称连续预算或永续预算，是指在上期预算完成情况的基础上调整和编制下期预算，并将预算期间连续向前滚动推移，使预算期间保持一定的时间跨度。按照滚动的时间单位不同可以分为逐月滚动、逐季滚动和混合滚动。主要通过逐期调整预算更好地反映现实预算，从而实施预算控制。滚动预算法一般适用于规模较大、时间较长的工程类项目或信息化建设项目等。

（5）增量预算。

增量预算是以预算期期初的成本费用为预算基数，首先综合考虑预算期业务量与预算期降低成本量，其次调整相关支出费用的预算方法。它具有操作简单、工作难度小的特点，但是受期初数影响较大，即上一期业务活动和本期差别较大时将不利于本期的预算，容易产生偏差较大的结果。

（6）定期预算。

定期预算是以固定的期间为一个预算期进行预算的预算方法，通常情况下是以一个完整会计年度为一个固定期间。由于预算期间与会计期间相同，因此该方法有利于财务核算和考核，但缺点是存在信息的滞后性和间断性。

（六）医院预算管理组织架构与岗位设置

1.医院预算管理组织架构

虽然医院的具体业务活动、收支规模、内外环境等因素各不相同，医院的预算管理组织体系的具体设置也有所不同，但一般情况下都包括预算管理的决策机构、预算管理的工作机构、预算管理的执行部门、预算管理的监督机构等，负责预算编制、审批与下达、预算执行、预算分析与反馈、预算调整、决算、预算考核等一系列预算管理活动。它是预算管理有序开展的基础环境，医院预算管理能否正常运行并发挥作用，预算管理组织体系起着关键性的作用，如图5-1所示。

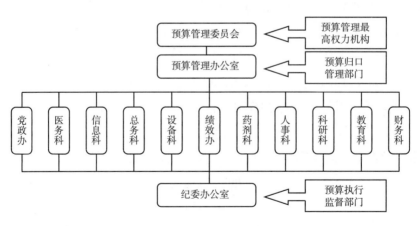

图5-1　预算组织架构

2.医院预算管理组织及其职责划分

（1）预算管理委员会。

预算管理委员会是医院预算管理的领导机构，医院院长任委员会主任，总会计师或分管财务工作的院领导任副主任，相关职能部门负责人任委员。全面预算管理委员会的主要职责包括：审议医院预算管理制度、预算方案和预算调整方案、预算编制和执行中的重大问题、预算执行报告、决算报告等预算管理工作中的重大事项。预算管理委员会在预算管理机构中居于领导核心地位，是整个医院的预算编制、执行和考核等活动的最高权力机构。

（2）预算管理工作机构。

预算管理办公室作为预算管理委员会下设的工作机构，负责全面预算管理日常工作。办公室设在预算管理部门或财务部门，部门负责人任办公室主任。医院可根据规模和业务量大小，明确负责预算管理工作人员（至少1名），各归口部门、各预算科室要设立兼职预算员。通常由医院总会计师领导，由医务、人事、绩效、财务、总务、设备、信息、药剂、科研、教育、党政办等预算管理办公室归口管理部门（简称"预算归口管理部门"）组成。预算管理办公室的主要职责包括：拟定各项预算管理制度，组织、指导预算归口管理部门和相关预算科室编制预算，对预算草案进行初步审查、协调和平衡，汇总编制医院全面预算方案，检查预算执行情况并编制报告，组织编制医院决算报告，开展预算绩效考核评价及编制报告等。

预算归口管理部门包括收入预算归口管理部门和支出预算归口管理部门。预算归口管理部门的主要职责包括：牵头会同预算科室编制归口收入、支出预算，并监督归口收入、支出的预算执行情况。收入预算归口管理部门主要包括医务、财务、科研、教学、医保等业务管理部门，负责编制医院收入预算。其中，医疗收入预算不得分解下达至各临床、医技科室，效率类、结构类指标可分解下达。支出预算归口管理部门包括人事、总务、设备、药剂、基建、信息、科研、教学等业务管理部门，其职能划分应当能够覆盖医院全部支出业务，且责任分工清晰明确。

（3）预算管理执行机构。

预算管理执行机构是指医院内部各业务部门，包括医院所有临床、医技及行政后勤等部门。其利用分配到的经济资源开展业务工作，完成工作目标。预算业务管理执行机构应当在预算管理办公室及预算归口管理部门的指导下，组织开展本部门或本岗位的预算编制工作，设置科室预算管理员，严格执行审批下达的预算。

（4）预算管理监督机构。

医院纪委办公室作为监督机构，监督年度预算的执行。有权对预算执行资料及进度进行抽查，对监督结果进行反馈，保障预算健康有效执行。同时年度预决算事项必须通过医院职工代表大会审议通过，如图5-2所示。

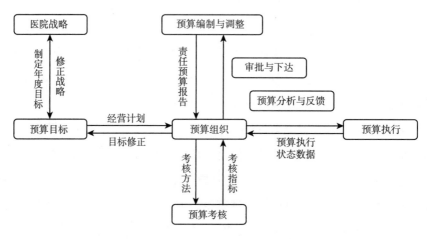

图5-2　预算管理体系的运行结构

3.医院预算管理中的不相容岗位分离

不相容岗位分离是在界定职权范围的基础上，通过将不相容岗位相互分离，对不相容职务分工，形成相互制约、相互监督的工作机制。《行政事业单位内部控制规范（试行）》中规定："单位应当合理设置岗位，明确相关岗位的职责权限，确保预算编制、审批、执行、评价等不相容岗位相互分离。"因此，医院应当在建立健全预算业务管理机构的基础上，进一步细化各岗位在预算管理中的职责、分工和权限，确保不相容岗位相互分离。预算管理工作各环节的不相容岗位一般包括：预算编制与预算审批、预算审批与预算执行、预算执行与考核评价等。

（1）预算编制与预算审批相分离。

预算审批岗位主要是监督和审核预算编制内容的规范合理性及流程合规性，若预算编制与预算审批岗位由同一人（部门）总揽全过程，那么可能造成预算编制发生错误无法发现或舞弊可能性，存在预算编制不科学、不规范，预算审批失效，形同虚设的预算风险。

（2）预算调整申请与预算调整审批相分离。

经批准的预算是医院全年的预算执行目标，预算调整是考虑政策性变化或者医院运行计划改变，经科学论证后履行的例外调整。预算调整申请一般为预算执行部门，预算审批与预算调整为同一人（部门）将会导致预算审批缺失严谨性，存在预算随意调整的风险，导致预算审批不科学，预算批复合理性、科学性缺失。

（3）预算执行与预算考核相分离。

预算执行是预算考核的重要内容，执行进度、执行率、执行规范等都纳入预算考核范畴，预算执行与考核为同一人（部门）将导致执行偏差无法在考核中反馈，考核流于形式，考核结果无法反映执行情况，存在考核失效的风险，如表5-1所示。

表 5-1　　　　　　　　　　预算岗位职责分离表

业务环节	业务职能	预算编制	预算审批	预算调整申请	预算调整审批	预算执行	预算考核
预算编制	预算编制		×				×
	预算审批			×			
预算调整	预算调整申请				×		×
	预算调整审批						
预算执行与考核	预算执行						×
	预算考核						

（4）决算报告编制与决算报告审核、审议相分离。

决算编制审核和审议主要是监督和审核决算编制内容的规范合理性及流程合规性，若决算编制与决算审批岗位由同一人（部门）总揽全过程，那么可能造成决算编制发生错误无法发现或舞弊可能性，存在决算编制不科学、不规范，审核和审议失效，不能向医院管理层和上级主管部门提供决策有用信息，如表5-2所示。

表 5-2　　　　　　　　　　决算岗位职责分离表

业务环节	业务职能	编制决算报告	审核决算报告	审议决算报告
决算编制	编制决算报告		×	×
决算审核	审核决算报告			×
决算审议	审议决算报告			

（七）公立医院预算管理业务控制的相关法律法规

1.《中华人民共和国预算法》

2.《事业单位财务规则》（财政部令68号）

3.《国务院关于深化预算管理制度改革的决定》（国发〔2014〕45号）

4.《财政部关于进一步做好预算执行工作的指导意见》（财预〔2010〕11号）

5.《关于进一步加强地方财政结余结转资金管理的通知》（财预〔2013〕372号）

6.《中共中央办公厅 国务院办公厅印发〈关于进一步推进预算公开工作的意见〉的通知》（中办发〔2016〕13号）

7.《财政部关于印发〈预算绩效管理工作考核办法〉的通知》（财预〔2015〕25号）

8.《行政事业单位内部控制规范（试行）》（财会〔2012〕21号）

9.《医院财务制度》（财社〔2010〕306号）

10.《国家卫生计生委办公厅关于公立医院预决算报告制度暂行规定的通知》（国卫办财务发〔2015〕117号）

11.《医疗机构财务会计内部控制规定（试行）》（卫规财发〔2006〕227号）

12.《中华人民共和国预算法实施条例》

13.《国家卫生健康委预算单位总会计师培养计划实施方案》（国卫办财务函〔2019〕291号）

14.《公立医院全面预算管理制度实施办法》（国卫财务发〔2020〕30号）

二、公立医院预算管理业务控制目标

预算管理业务控制是指以预算管理制度为依据，对预算业务流程进行监督、控制，使之符合预算管理目标的一种控制形式。医院通过建立健全预算业务的内部管理制度、合理设置预算业务管理机构（岗位及职责）、加强内部审核审批等控制方法，建立部门间沟通协调机制，对预算编制、审批与下达、执行、分析与反馈、调整和预算考核几个环节实施有效的控制。

（一）预算管理组织构架控制目标

（1）建立符合医院实际且具有可操作性的预算管理制度、预算业务流程，建立预算审批授权制度，确保医院预算管理各个环节有章可循、规范有序。

（2）设置合理的预算管理组织体系，包括预算管理委员会、预算管理办公室、科室经济管理员队伍，明确预算业务各个环节的工作流程、岗位职责、申报内容、审批内容、审批权限、时间要求。

（3）建立合理的组织领导和工作协调机制，确保预算管理运行机制健全有效，保障预算管理工作有效开展。

（二）预算编制控制目标

（1）合理设置预算目标，确保预算资源配置符合医院年度目标和工作计划，保障预算方案科学合理、可操作。

（2）明确预算编制的要求、内容、流程，做到预算编制合法、合规、及时、完整、详细、准确。

（3）细化预算编制工作，合理安排预算编制流程时间节点，合理设计预算，确保预算数据计算有据，提高预算编报的科学性。

（4）确保预算编制过程中医院内部各部门间沟通协调充分，信息传达有效。

（三）预算审批控制目标

（1）预算审批依据科学。参考以前年度的预算执行数据、同期预算执行情况对比数据、政策性因素影响分析、本年度业务工作计划及长期规划等，对预算进行科学论证。

（2）预算审批的责任主体明确。预算归口管理部门根据资源优先配置原则，审批业务部门上交预算；预算管理办公室审核预算归口管理部门上交预算报告内容的完整性、合规性和准确性；预算管理委员会根据年度业务计划和医院长期业务规划审核预算管理办公室提交的年度预算报告的完整性、合理性和科学性。

（3）预算批复方法合规。按照法定程序审批预算，加强部门沟通协调，保证预算审批符合预算管理制度，不相容岗位职责分离，相互制约。

（4）预算批复细化可控。将按照法定程序审批的预算在单位内部进行指标的层层分解，确保预算指标落实到各预算归口管理部门，各预算归口管理部门落实到各业务项目和业务科室。

（5）确保预算下达的时效性。保证预算下达及时，确保各业务部门工作的正常进行。

（四）预算执行控制目标

（1）预算执行主体明确，责任划分清晰。明确预算项目执行的预算归口管理部门、预算审批的经济管理员和负责人、预算分管院长、审批权限，确保执行审批权责清晰。

（2）建立预算执行监控机制，确保预算执行过程可控。通过预算信息化系统，自动控制预算执行额度，实时反馈各项目预算总额、在途资金、剩余预算等信息，归口管理部门随时把控预算执行进度；通过授权审批，明确决策权责。

（3）建立项目资金管控机制，保障专项资金执行进度。对财政专项资金设置独立审批系统，随时监控资金执行进度及资金垫付情况，督促项目有效执行。

（4）优化预算考核机制。通过重点督查、随机检查等方式，加强预算绩效管理工作，从而为预算源头不出错、执行过程无漏洞、预算结果公开透明提供保障。

（五）预算分析与反馈控制目标

（1）确保预算分析内容的真实、完整、准确、及时，使预算分析客观反映预算执行现状，揭露执行中存在的问题。

（2）强化指标对比分析，对比当年执行率、同期增长率，对执行偏差较大的项目采用因素分析法细化分析。

（3）定期进行预算分析与反馈（月度、季度、年度），结合财务分析、成本分析、绩效分析共同揭示预算执行中存在的问题。

（4）加强预算分析和结果应用，建立健全预算反馈协调机制，使预算分析和反馈有效衔接、相互映衬，提出改进建议，提高预算管控效率。

（六）预算调整控制目标

（1）预算调整理由充分，非政策性或特殊情况预算予以调整，申请调整预算的项目、金额有据可依，论证充分。

（2）预算调整上报材料真实、完整，符合医院实际现状。

（3）合理设置预算调整审批流程，预算调整申请与审批岗位分离，明确审批责任、权限，确保程序执行有效。

（七）决算控制目标

（1）综合反映医院各项资金管理情况、财务状况以及财务管理水平。

（2）为下一年度的经济运营工作安排及决策提供真实的数据和有效的参考信息，解决预算中存在的问题。

（3）提高对预算管理的监督力度和执行力度，为医院加强财务监督和内部控制提供保障。

（4）为上级主管部门提供决策有用的信息。

（八）预算考核控制目标

（1）建立预算考核制度，建立健全预算绩效考核机制，做到预算编制有目标，预算审批有责任、预算下达有理有据、预算执行有监控、预算分析与反馈有映衬、预算调整有合理依据有流程、预算考核公正合理科学。

（2）确保预算绩效考核指标覆盖到所有预算业务的关键部门，使预算业务得以有效控制，以达到预算提升预算管理水平的目的。

三、公立医院预算管理业务流程与关键控制环节

预算管理业务流程构建是指将预算管理制度流程化，以达到预算管控，提升预算执行效率的作用。具体来说就是预算管理组织构架中的各部门相互协作，通过梳理预算管理各环节点，明确业务执行过程中的责任划分、执行权

限、执行要求、时间节点等，将预算控制流程化，辅以内控规范指引，从而形成预算管理规范化、常规化的运作模式。

预算编制流程主要有自上而下式、自下而上式和上下结合式三种模式，一般选择上下结合式的比较多，即上级科室首先下发预算目标给下级科室，下级科室编制好预算后上交给上级科室进行审核，上级科室审核后提供修改意见返回下级科室再次修改预算，如此往复数次编制成最终版预算计划。

根据预算管理业务的步骤，将预算控制过程分为预算编制、预算审批与下达、预算执行、预算分析与反馈，预算调整、决算和预算考核七个业务流程，根据七个业务流程各自的预算管理步骤不同，又有各自的子业务流程，各业务流程互相衔接、制约，保障医院整体预算管控系统有效运作。

（一）预算编制

1.基本支出预算编制

（1）业务概述。

基本支出是指医院日常运营所必需的支出。编制基本预算必须根据各业务科室实际业务发展需求，尽量运用零基预算法，同时参考历年预算执行数据及支出标准编制而成。基本支出预算编制应遵循"以收定支、收支平衡、统筹兼顾、保证重点，不编制赤字预算"的原则，按照"二上二下"编制程序进行。预算编制控制是对预算编制程序、预算编制要求、预算编制内容、预算信息公开等进行规范化控制，防范预算编制风险。

（2）业务流程描述。

①预算管理办公室年中收集上年度预算执行情况、下年度预算管理要求、下年度医院发展规划等资料，根据年度要求修订预算申报表的格式或内容，做好预算启动会议资料准备。

②预算管理办公室一般在7月召开全面预算启动会议，由所有业务科室经济管理员与预算归口管理职能科室负责人参加，对上年度预算考核情况、本年度预算执行情况进行总结，并布置下年度预算编制要求，正式启动年度预算编制工作。

③业务科室根据科室发展需求，编制基本支出预算，经科主任及分管院长审核确认后提交预算需求。

④预算管理办公室财务科对科室预算需求进行分类汇总，并反馈给预算归口管理部门。

⑤预算归口管理部门根据各条线发展目标与计划，并综合多方面因素编制预算归口管理部门预算报告并上报预算管理办公室。主要分工如下：人力资源部和绩效管理办公室负责人员经费预算；教育部门负责员工培训预算；党政办公室负责出国及招待等方面预算；物资管理部门负责一般设备、医疗设备及医疗耗材采购预算；后勤保障部负责能源、物业、工程维修等方面预算；信息部门负责信息化项目预算；科研部负责科研、学科建设和人员培养预算；药剂科负责药品采购预算；医务部负责编制医疗业务指标预算；财务部门负责汇总编制总体预算。

⑥预算管理办公室审查和汇总各预算归口管理部门的预算编制报告，根据预算主管部门和财政部门对预算编报的具体要求、结合医院发展规划核定基本数据、测算各种影响医院收支的因素，形成医院收支预算草案。收入预算包括医疗收入、财政补助收入、科教项目收入和其他收入；支出预算包括医疗成本、管理费用支出、财政项目补助支出、科教项目支出和其他支出。医院收支预算草案报预算管理委员会审批。

⑦预算管理委员会对医院总预算草案审议通过后，预算管理办公室一般在9月通过财政平台上报预算主管部门和财政部门，完成"一上"预算上报。

⑧收到预算主管部门"一下"批复意见后，预算管理办公室根据批复数进行预算调整，参加预算主管部门组织的年度预算专家评审会议评审，根据评审意见编制"二上"预算报告提交预算管理委员会审议。

⑨预算管理委员会审议"二上"预算，预算管理办公室一般在11月通过财政平台上报"二上"预算，完成预算上报。

⑩预算管理办公室根据"二上"预算将预算控制数录入预算信息化系统，次年1月1日正式启用当年预算执行。收到上级主管部门正式预算批复后，根据批复调整系统控制数。

（3）流程图（见图5-3）。

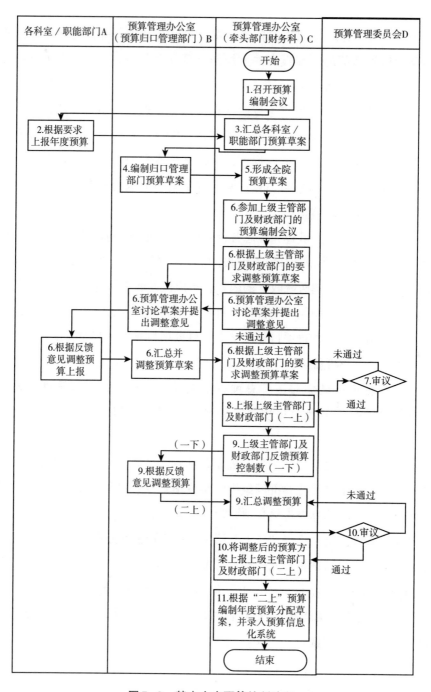

图5-3　基本支出预算编制流程

（4）基本支出预算编制流程关键节点简要说明（见表5-3）。

表5-3 基本支出预算编制流程关键节点简要说明

关键节点	简要说明
C	财务科召开预算编制会议 财务科汇总各科室/职能部门预算草案 财务科形成全院预算草案 财务科参加上级主管部门及财政部门的预算编制会议，并根据上级主管部门及财政部门的要求调整预算草案 预算草案审议通过后，财务科上报上级主管部门及财政部门 财务科根据上级主管部门及财政部门的反馈预算控制数及反馈意见调整预算编制草案 财务科编制年度预算分配方案草案，并录入预算信息化系统
A	各科室/职能部门根据要求上报年度预算
B	预算归口管理部门编制归口部门预算草案
D	预算草案经预算管理委员会审议 调整后的预算编制草案经预算管理委员会审议后，财务科上报上级主管部门及财政部门

2.专项支出预算编制

（1）业务概述。

专项支出是金额在一定范围以上的，独立执行的项目支出。项目支出是对基本支出的补充，是医院发展不可缺少的预算支出。项目支出通常分为房屋修缮项目、大型专用设备、一般专用设备、开办费项目、信息化项目、其他专项等。

基建部门负责新建项目、房屋修缮和开办费项目预算；设备部门负责大型专用设备和一般专用设备采购预算；信息部门负责信息化项目预算；科研部门负责学科及人员建设项目。

（2）业务流程描述。

①预算归口管理部门根据预算主管部门项目预算申报通知，启动项目预算申报，收集各业务部门专项需求，组织院内项目论证，编制专项预算申请报告，并经院务会审议通过后上报业务主管部门。

②业务主管部门统一组织专家论证后，反馈论证意见。各预算归口管理部门，根据年度专项预算填报要求及预算主管部门论证意见反馈，填报专项

预算，主要内容包括项目概况、申请理由、项目如何支持部门战略发展、保证项目支出的制度和措施、项目实施计划、项目总目标、年度绩效目标及分阶段绩效指标等。预算管理办公室汇总专项预算批复资料，完成"一上"预算申报。

③收到预算主管部门"一下"批复意见后，预算管理办公室根据批复数进行预算调整，并参加预算主管部门组织的年度预算专家评审会议评审，根据评审意见编制"二上"预算报告提交预算管理委员会审议。

④预算管理办公室编制"二上"预算报告提交预算管理委员会审议后，通过财政平台完成"二上"申报。

⑤次年收到正式预算批复后，预算管理办公室根据"二下"预算数将预算控制数录入预算信息化系统，启动项目预算执行。

（3）流程图（见图5–4）。

（4）专项支出预算编制流程关键节点简要说明（见表5–4）。

表 5–4　　　　　　　　　专项支出预算编制流程关键节点简要说明

关键节点	简要说明
B	（1）启动年度专项预算，准备并布置年度专项预算编制工作 （2）判断是否为国库直拨 （3）是国库直拨：参加上级主管部门的项目专家评审；非国库直拨：编制专项预算申请报告 （4）上级主管部门及财政部门下达评审的结果
A	各科室/职能部门根据要求上报年度预算
C	（1）财务科与各预算归口管理部门协商并形成专项预算草案 （2）财务科参加上级主管部门及财政部门的预算编制会议，并根据上级主管部门及财政部门的要求调整专项预算草案 （3）预算草案审议通过后，上报上级主管部门及财政部门 （4）财务科根据上级主管部门及财政部门的反馈预算控制数及反馈意见调整预算编制草案 （5）将通过的预算编制草案上报上级主管部门及财政部门 （6）财务科编制年度预算分配方案草案，并录入预算信息化系统
D	（1）预算草案经预算管理委员会审议 （2）调整后的预算编制草案经预算管理委员会审议

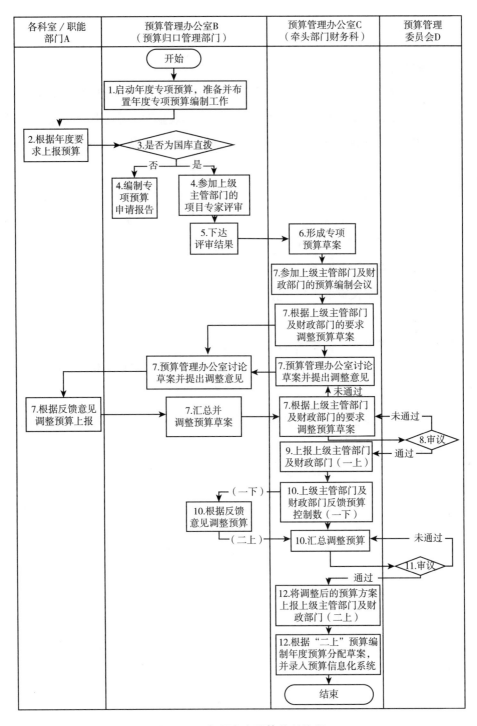

图 5-4　专项支出预算编制流程

（二）预算审批

1.业务概述

预算审批是指医院内部预算编报申报审批和预算执行分配审批。其中预算编报审批主要审批申报项目的合理性、可行性、效益性；预算执行分配审批主要是将预算指标分解细化给预算归口管理部门，目的是设定预算执行目标，确保预算执行可控。

2.业务流程描述

（1）预算编报审批流程。

①科室或部门负责人审批本科室或部门申报预算的真实性，理由的充分性，是否符合科室业务发展需求。

②业务分管院长审批申报预算是否合理，是否符合条线业务发展规划。

③预算归口管理部门审批预算是否符合年度预算申报要求，对项目预算进行科学性论证并根据"轻重缓急的原则"进行排序。

④预算分管院长审批分管条线内整体预算的合理性，是否符合医院年度发展规划。

⑤预算管理办公室审批预算申报程序的完整性、整体预算勾稽关系的正确性及申报材料的是否符合编制上报要求。

⑥预算管理委员会审批年度预算是否符合医院发展规划及重点需求，作出决策审批。

（2）预算执行分配审批流程。

①预算管理委员会确认预算批复数据，确认预算下达总体方向及要求。

②预算管理办公室审批预算批复分解指标的正确性及合理性。

③预算分管院长审核下达指标是否符合项目年度工作需求。

④预算归口管理部门审核条线下达指标是否满足年度工作需求，本着提高资金使用效率的原则，确认年度预算指标，最终签订年度预算分配执行协议。

3.流程图（见图5-5）

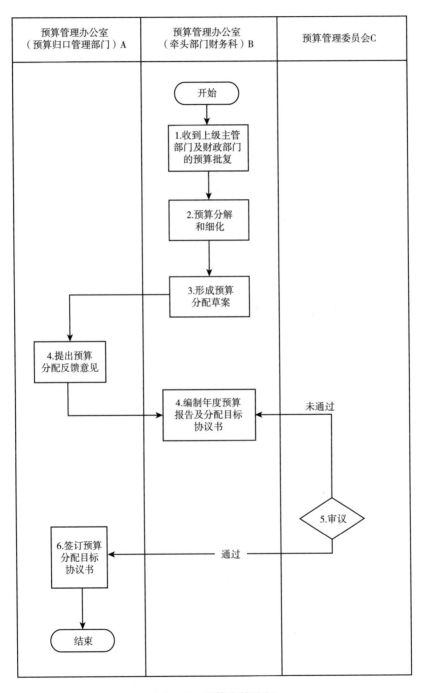

图5-5 预算审批流程

4.预算审批流程关键节点简要说明（见表5-5）

表5-5　　　　　　　　　　预算审批流程关键节点简要说明

关键节点	简要说明
B	（1）收到上级主管部门及财政部门的基本及专项预算批复 （2）根据预算归口管理部门、预算科目、设定的预算指标进行分解及细化预算批复 （3）形成预算分配草案 （4）根据预算归口管理部门反馈意见，编制年度预算报告及预算分配协议书
A	（1）提出预算分配反馈意见 （2）签订预算分配协议书
C	预算管理委员会审议年度预算报告及年度预算分配目标协议书

（三）预算执行

1.基本支出预算执行

（1）业务概述。

基本支出预算执行是指经法定程序审查和批准的预算的具体实施过程。医院预算经过指标分解，核准下达至各预算归口管理部门后，各预算归口管理部门根据下达的预算安排支出，确保预算有效执行。预算管理办公室通过信息化系统，对各预算科目进行管控。预算归口管理部门及各审批责任人，通过审批系统对预算支出的合理性、规范性、科学性进行控制。

所有支出预算按照授权审批的原则，实行预算范围内授权审批，预算范围外"一事一议"院务会审批决策的原则，杜绝预算执行过程中违规行为的发生。

（2）业务流程描述。

①年度预算下达后，预算管理办公室负责将预算项目、预算金额、预算归口管理部门等信息维护进预算管理系统和OA支出审批系统，实施信息化管控。

②支出预算经办人根据年度预算批复情况申请预算资金使用，在OA支出审批系统中，提出预算资金使用申请后，上传原始凭证，需先经申请部门负责人、申请部门分管院长审批、再经预算归口管理部门负责人、财务负责人、预算归口管理部门分管院长审批（授权决策审批）、超出分管院长授权范围的需经总会计师审核后，院长审批（授权决策审批），审批完成后，经办人将所有

材料送达财务稽核人员稽核。

③通过OA支出审批系统，实时反馈预算项目、预算明细、预算金额、在途资金、剩余预算数、本次执行数等信息；财务稽核人员审核线上及线下票据的一致性、复核审批过程是否合规，稽核未通过的退回重审，稽核通过的交于出纳报销或付款。

④办理完毕的报销单信息传输至预算管理系统，并生成预算费用报销单及会计凭证，同时在预算执行分析表中按预算归口分类统计所有预算项目执行金额和执行率。

（3）流程图（见图5-6）。

（4）基本支出预算流程关键节点简要说明（见表5-6）。

表 5-6　　　　　　　　基本支出预算流程关键节点简要说明

关键节点	简要说明
A	（1）各科室/职能部门提出预算执行申请 （2）预算执行申请经各科室/职能部门负责人审核
B	部门分管院长审核
C	预算归口管理部门经济管理员、预算归口管理部门负责人审核
D	（1）财务科报销会计审核 （2）财务负责人审核
E	超过审批权限经总会计师审核
F	总会计师审核通过并报院长审批后，在财政支付平台上进行资金支付申请

2.专项支出预算执行

（1）业务概述。

专项支出预算执行是指经法定程序审查和批准的专项预算，在预算主管部门规定的程序及医院专项支出执行制度指导下具体实施的过程。专项支出预算执行控制是为维护医院预算管理的严肃性，确保财政资金安全，杜绝预算执行过程中违规行为而采取管控措施的过程。

专项预算执行应遵循《中华人民共和国政府采购法》《政府采购集中采购目录》《招投标法》以及医院"三重一大"相关制度，医院应加强项目执行进度管理，努力提高项目绩效，提高资金使用效率。

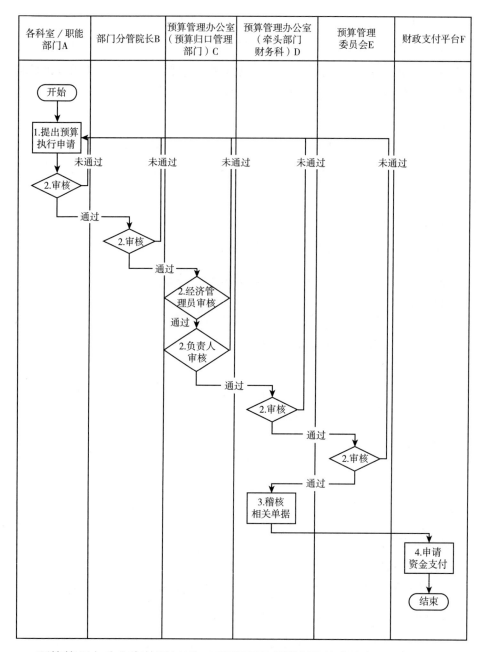

预算管理办公室审核通过后，不需要通过预算管理委员会了。

图5-6 基本支出预算执行流程

（2）业务流程描述。

①年度预算批复后，预算管理办公室将项目预算编号、项目名称、预算金额、预算归口管理部门等信息维护进预算管理系统，并通知项目预算归口执行部门，启动项目预算执行。

②项目预算归口执行部门，根据项目性质进行分类，非政府采购项目，项目归口执行部门应根据专项批复要求及相关文件，按文件及合同文本履行。属于政府采购项目的，严格根据政府采购相关规定履行政府采购及招标流程，具体注意事项如下：

（a）项目预算归口执行部门对进口设备采购项目，应根据预算主管部门统一安排申请进口论证，上报论证材料，取得同意进口采购意见批复材料；

（b）进口论证完毕的项目及不涉及进口采购事项的项目，由预算归口管理部门在政府采购平台中录入采购信息申请政府采购编号；

（c）获取政府采购编号后，项目执行部门在主管部门专项管理平台中录入项目信息，进行采购需求申请审批；

（d）获得财政采购批复告知单后，预算归口管理部门应根据批复单区分线上或线下两种形式执行采购，在政府采购平台中启动项目招标，委托政府采购中心（有资质的中介机构）进行招标，确认中标单位；

（e）根据招标结果，项目执行部门与中标单位签订项目执行合同，严格按照合同约定执行。

③项目支出发生时，预算归口管理部门根据项目执行进度，在OA专项支出审批系统中上传相关原始凭证，提出预算资金执行申请，完成预算专项支出审批并交出纳办理付款手续。

④政府采购项目资金支付后，预算归口管理部门应在预算级主管部门专项预算管理模块中上传项目合同文本、招投标材料、付款凭证、原始发票等执行材料，经单位财务部门复核后，提交预算主管部门委托会计师事务所审计，审计通过后拨付医院垫付的项目资金，完成项目执行。

⑤办理完毕的项目预算支出信息由OA审批系统传输至预算管理系统专项预算模块后，系统将按预算归口分类统计所有预算项目的执行金额和执行率。

（3）流程图（见图5-7）。

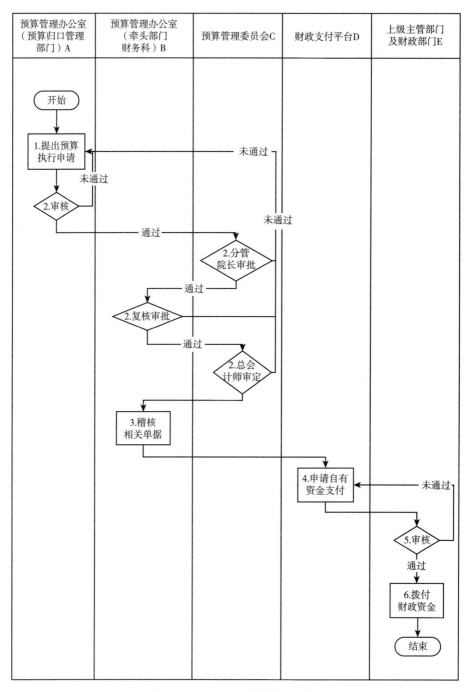

图5-7 专项支出预算执行流程

（4）专项支出预算执行流程关键节点简要说明（见表5-7）。

表 5-7　　　　　　专项支出预算执行流程关键节点简要说明

关键节点	简要说明
A	（1）预算归口管理部门提出预算执行申请 （2）预算执行申请经预算责任科室负责人审核确认
C	（1）部门分管院长审核 （2）总会计师进行审定
B	（1）财务科复核审批 （2）总会计师审定通过后（超过规定审批权限的还需院长审批），财务科对相关单据进行稽核
D	（1）稽核通过后，在财政支付平台上进行自有资金支付申请
E	（1）上级主管部门及财政部门的对自有资金支付申请的合规性进行审核 （2）上级主管部门及财政部门的对自有资金支付申请的合规性进行审核

（四）预算分析与反馈

1.业务概述

预算分析和反馈是全面预算管理体系的重要环节，是保障预算有效执行的过程管理，主要是通过对不同期间预算执行偏差数据进行分析，跟踪预算执行效率指标，揭示预算执行中存在的问题及其产生的原因，采取有效措施控制预算执行进度，全面、真实反映医院预算的执行情况，并为实施预算考核和奖惩提供依据。

预算分析与反馈分三个层面：首先，预算归口管理部门通过OA支出审批系统，实时了解分管预算科目支出预算执行进度，按照年度计划合理调控；其次，预算管理办公室监控每月预算执行情况，每季度对整体预算执行率、归口管理部门预算执行率、科目预算执行率等数据进行汇总，与历年数据进行比较，重点分析偏差较大的项目，反馈给归口预算管理部门，并形成书面报告上报预算管理委员会；最后，预算管理委员会对预算执行实施总体管控，指导预算归口管理部门分析业务情况，对偏离项目及异常情况给出说明，并采取控制改进措施，纠正预算执行偏差。

2.业务流程描述

（1）预算归口管理部门内部分析管控。

预算支出审批系统在审批流程中能够根据预算管理系统反馈的预算数及执行数据，实时反馈支出科目总预算、已执行预算、在途预算、预算余额等信息，预算归口管理部门在审批过程中实时关注执行进度，严格按照年度计划控制预算执行进度。

（2）预算管理办公室整体预算分析反馈。

预算管理系统实时统计OA支出审批系统传输过来的预算执行信息，计算各项目执行率，预算管理办公室应及时关注系统反馈的各类预算执行率指标，了解预算执行进度，月度、季度统计汇总预算项目及预算归口管理部门预算执行情况，向预算归口管理部门反馈预算执行中存在的异常情况；调查异常原因并督促归口管理部门采取管控措施。

（3）预算管理委员会分析管控。

每季度预算管理会议后，预算管理办公室对预算执行情况形成分析报告，上报预算管理委员会；预算管理委员会对存在的问题进行讨论，指导预算管控措施的落实，预算管理办公室持续监控预算执行状况，在下一季度预算执行汇报中反馈管控效果。

3.流程图（见图5-8）

4.预算分析与反馈流程关键节点简要说明（见表5-8）

表5-8　　　　　　　　预算分析与反馈流程关键节点简要说明

关键节点	简要说明
B	（1）财务科每季度和年度结完账后一个星期内统计预算项目及预算归口管理部门执行情况并将结果报条线分管领导 （2）预算归口管理部门根据预算执行表提出改进措施并接受持续监督 （3）财务科将预算项目分析报告上报上级主管部门
C	部门分管领导审批预算项目分析报告及预算归口管理部门预算执行表
A	（1）财务科将预算归口管理部门预算执行表反馈给各预算归口管理部门 （2）预算归口管理部门接受持续监督

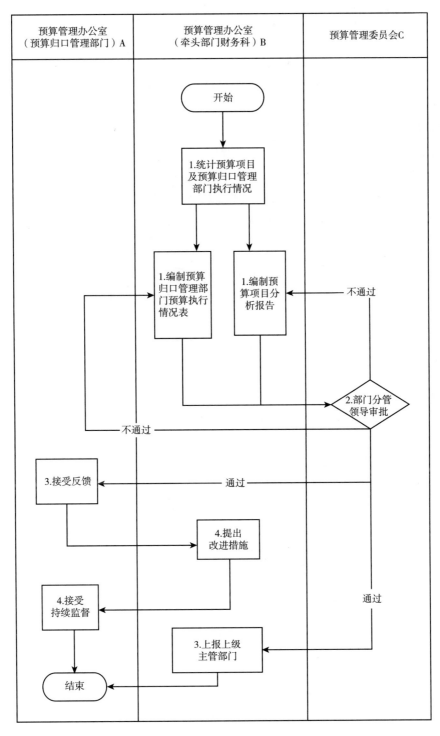

图5-8　预算分析与反馈流程

（五）预算调整

1. 业务概述

预算调整是指当政策因素或医院运营环境发生变化，预算出现较大偏差，原有预算不能满足医院发展需求时所进行的预算修改。经过批准的年度预算，原则上不予调整，确因政策性因素或特殊原因需进行预算调整，应上报预算主管部门审核，经财政部门审批后方可调整。预算调整包括预算追加、预算调减和原预算内部调整。

2. 业务流程描述

（1）预算归口管理部门提出书面预算调整申请，说明调整理由、提出预算调整的初步方案。

（2）预算管理办公室汇总各预算归口管理部门的调整申请，组织进行论证，根据政策性因素或特殊情况进行预算影响测算，编制医院预算调整报告，提交预算管理委员会审议。

（3）预算管理委员会对预算调整报告进行讨论，并提出审核意见，必要时对预算调整事项作深入的调查研究和论证。预算管理办公室将审核通过的调整报告上报预算主管部门审批。

（4）收到预算主管部门经财政部门审批同意的预算调整批复后，预算管理办公室根据批复意见，调整年度预算，更新预算管理系统年度预算控制数据，启动调整预算执行。

3. 流程图（见图5-9）

4. 预算调整流程关键节点简要说明（见表5-9）

表5-9　　　　　　　　　预算调整流程关键节点简要说明

关键节点	简要说明
A	（1）预算归口管理部门提出预算增减调整申请 （2）预算归口管理部门负责人审核 （3）预算归口管理部门执行调整后的预算
B	预算归口管理部门分管副院长审核
C	（1）财务科审核 （2）上级主管部门及财政部门给予明确批复意见后，财务科调整预算
D	预算管理委员会进行审批，审批后上报上级主管部门审核及财政部门审批
E	上级主管部门审核及财政部门审批

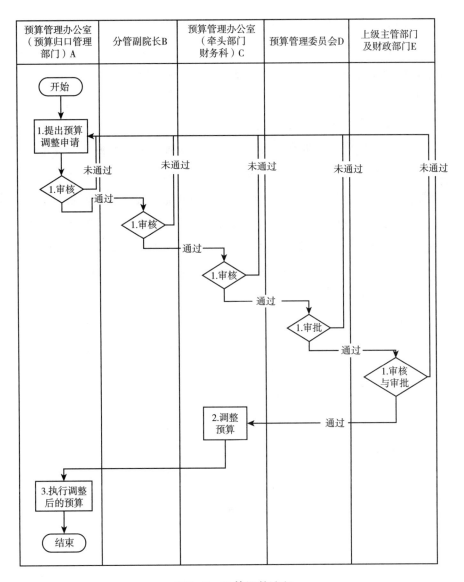

图5-9　预算调整流程

（六）决算

1.业务概述

财务决算是指年度终了医院根据财务预算及日常会计核算资料等编制的年度财务决算报表和报告。财务决算可以综合反映医院各项资金管理情况、财务状况以及财务管理水平。只有做好财务决算工作，才能将前一年度经济运营活动进行全面的汇总和反映，从而为下一年度的经济运营工作安排及决策提供真实的数据和有效的参考信息，解决预算中存在的问题，提高对预算管理的监督力度和执行力度，为医院加强财务监督和内部控制提供保障。

2.业务流程描述

（1）做好年度关账和数据统计工作。

决算报表中的许多数据都来源于会计信息系统，因此财务部门首先应在日常会计核算中把好原始凭证的审核关和凭证录入的复核关，并做好财务部门与业务部门的每月数据核对工作，在核对无误的情况下做好月度关账工作，并做好单位与上级主管部门的每月数据的对账工作，以保障数据的准确及一致。每年第四季度，财务部门应根据年度预算及工作计划，督促相关业务部门做好年度预算执行工作。在月度报表数据的基础上，做好年度关账及数据统计工作。

（2）参加决算工作会议。

根据上级部门关于启动决算工作的通知，医院财务部门派相关人员参加上级部门组织的决算工作会议，对相关人员进行培训，确保及时了解决算报表的编制要求和全面掌握决算报表编制所需的相关资料。

（3）编制决算工作报表及报告。

上级部门下发财政对账单并下发决算工作要求。财务部门决算编制人员应下载决算工作软件，并保证软件的可操作性。根据年度关账汇总的当年数据及上级主管部门的决算工作要求，在决算系统内编制各项决算报表，编制人员应当严格按照上级主管部门规定的格式、内容和时限编制决算报表和报告。

主要决算编报体系：（a）基础数据表，反映医院收支预算执行结果、资产负债、人员机构、资产配置使用以及事业发展成效等信息；（b）填报说明，对基础数据表编报相关情况的说明，包括医院基本情况、数据审核情况、年度主要收支指标增减变动情况以及重大事项或特殊事项影响决算数据的情况说明等；（c）分析评价表，通过设定的表样和自动提数功能，对决算主要指标进行分析比较，揭示医院在预算编制、预算执行、会计核算和财务管理等方面的情况和问题；（d）分析报告，根据分析评价表中反映的问题和收支增减变动情况进行分析，重点分析医院预算执行情况、资金使用情况、财务状况以及医院主要业务和财务工作开展情况等。

除做好决算工作报表外，财务部门还应根据上级主管部门的要求提供其他决算相关报告，如年度财务分析报告、年度成本核算与分析报告等。财务部门还应向医院职代会提供医院预决算报告，接受职工代表监督及意见反馈。

（4）做好对账及决算审核工作。

编制人员需核对当年收到的财政拨款与财政部门提供的对账单进行核对，核对一致并在决算报表的财政拨款收入中反映。编制完成后，财务部门应安排专人进行全审，审核人员应当汇总与决算相关的各类资料重点审核：

①决算报表的内容是否完整，有无缺表、少表、漏填指标等问题。

②决算报表数据是否真实、准确，与会计账簿的相关数据是否一致，与上级主管部门的医院内部各部门提供的对账数据是否相符。

③计算是否正确，决算报表数据是否符合报表间、报表内各项目间的逻辑关系，决算报表数据的计算是否正确。

审核工作完成后，审核人员要进行签字确认。针对审核中发现的问题，财务部门要组织进行集中研究，分析查找产生问题的原因，并及时报告预算管理委员会，以便于进一步提高决算编报质量和工作效率。完成全审工作后，编制人员将决算报表报送医院财务负责人审核、总会计师审核、单位法人审核，并加盖财务负责人章、法人印章、单位公章。财务部门将审核完成的决算报表及报告提交至上级主管部门。

（5）接受决算会审反馈意见并正式提交决算资料及归档。

上级主管部门对决算报表及报告进行会审，医院财务部门根据上级主管部门的会审意见，对决算报表及报告进行修订，修订后正式提交，若无意见则无须修订。编制人员需按医院制度，对年度决算会议培训资料、年度决算会议文件精神、决算编制过程资料、决算全审和会审意见资料、决算报表及报告终稿进行归档保存。

（6）接受审计监督并整改。

每年决算结束，接受上级主管部门委派的审计事务所对医院经济运营数据进行审计，提供所需要的审计材料，对审计中提出的问题进行沟通解答，接受审计提出的整改要求并改进。

（7）决算数据分析和运用。

医院编制决算的目的不仅在于反映医院的预算执行情况，更重要的是提供可供分析的数据。医院应通过加强决算分析工作，考核内部各部门的预算执行情况、资金和实物资产的使用情况、为履行职能所占用和耗费资源的情况，针对存在的问题提出改进建议，真正建立起决算与预算有效衔接、相互反映、相互促进的机制，从而进一步提升单位的内部管理水平，提高财政资金使用效益。

3. 流程图（见图5-10）

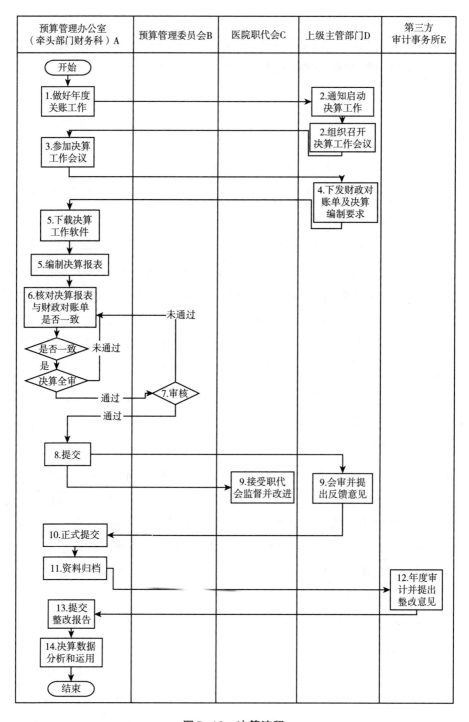

图5-10 决算流程

4.决算流程关键节点简要说明（见表5-10）

表 5-10　　　　　　　　　　　决算流程关键节点简要说明

关键节点	简要说明
A	财务部门做好年度关账工作 参与上级主管部门组织的决算工作会议 决算编制人员做好年度决算编制工作 财务相关人员做好年度预算、财务分析及成本核算工作 审核人员做好决算编制报表及报告审核工作 财务部门负责人审核所有上报报表及报告审批工作 根据上级单位的会审意见，进行修订（无意见不用修订），修订后正式提交 财务部门对相关资料进行归档保存 做好整改报告并提交第三方审计 加强决算数据分析及运用
B	预算管理委员会部门分管领导审批
C	职代会审核医院预决算报告，监督并提出改进意见
D	上级主管部门通知启动决算工作，并组织相关单位召开决算工作会议 上级主管部门下发财政对账单，并下发决算工作要求 上级主管部门会审医院决算报表，并给予医院决算报表反馈意见
E	第三方审计事务所对医院进行年度审计并提出整改意见

（七）预算考核

1.业务概述

预算考核是对预算执行情况的考核评价，以预算编制内容为基础，以预算执行者为考核对象，以预算指标为考核标准，通过预算执行结果与预算指标的比较分析，落实责任、评价业绩，实施奖惩。预算考核对于发挥预算约束与激励功能、增强预算刚性、强化预算执行、确保预算目标实现具有重要作用。通过预算目标的细化分解与激励措施的付诸实施，达到提升医院预算管理效率的目的。预算考核结果应作为以后年度预算安排以及预算绩效奖惩的重要依据。

2.业务流程描述

（1）预算编制考核。

预算管理委员会根据制定的预算编制绩效考评标准对预算编制各环节责任科室及个人进行考评，考核内容包括：预算编制过程中业务部门经济管理员提交预算申报材料的完整性、及时性、合理性；预算归口管理部门提交的预算编制报告的合理性、完整性、及时性、论证材料的充分性；预算管理办公室预算汇总材料编制的合规性，预算报告的合理性。预算管理办公室根据考评分数，落实绩效奖惩。

（2）季度预算执行考核。

预算管理办公室对预算归口管理部门季度预算执行情况进行统计汇总，将预算执行数与预算指标进行对比分析，根据制定的预算绩效考核评分的定性及定量标准对预算归口管理部门进行考评，主要考评内容包括预算项目执行率指标、预算管控工作量指标、政府采购完成进度等，考评结果上报医院绩效部门，纳入季度预算考核奖惩。

（3）年度预算执行考核。

预算管理办公室对预算归口管理部门年度预算执行情况进行统计汇总，预算管理委员会根据年度预算绩效考评的定性及定量标准，对预算归口管理部门的经济管理人员、预算归口管理部门负责人、预算管理办公室进行业绩评价、落实绩效奖惩。

3.流程图（见图5-11）
4.预算考核流程关键节点简要说明（见表5-11）

表 5-11　　　　　　　　　　预算考核流程关键节点简要说明

关键节点	简要说明
C	（1）财务科制定/更新各相关组织预算管理考核方案，并报预算管理委员会部门分管领导审批 （2）财务科根据各科室/职能部门、预算归口管理部门预算编制相关资料进行预算编制程序考核，并将考核结果上报预算管理委员会 （3）财务科每季度对各预算归口管理部门预算执行情况实施考核，并将相关结果与被考核组织进行沟通，沟通完成后，将最终考核结果上报预算管理委员会 （4）财务科对各预算组织执行年度考核，并将相关结果与被考核组织进行沟通，沟通完成后，将最终考核结果上报预算管理委员会 （5）财务科及时将预算编制考核结果、季度考核结果、年度考核结果反馈至绩效管理相关部门
D	（1）预算管理委员会部门分管领导审批 （2）预算管理委员会部门分管领导审批预算编制程序考核结果 （3）预算管理委员会部门分管领导审批季度预算执行情况考核结果 （4）预算管理委员会部门分管领导审批年度预算执行情况考核结果
B	（1）预算归口管理部门执行预算编制与审批程序 （2）各预算归口管理部门执行归口预算
A	（1）各科室/职能部门执行预算编制与审批程序

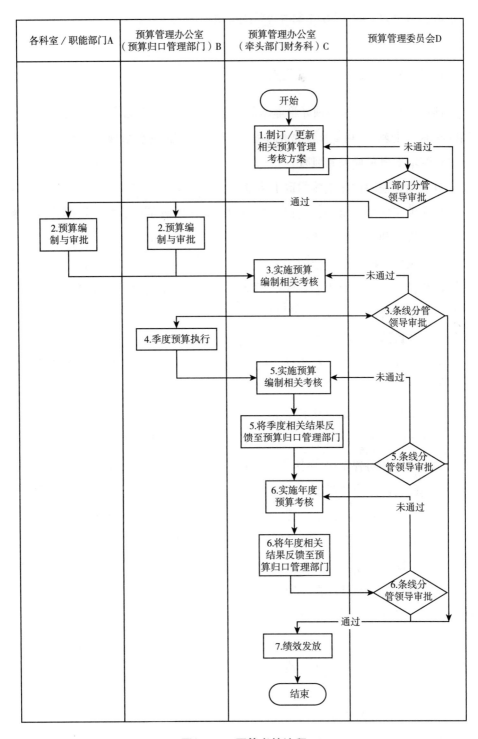

图5-11 预算考核流程

四、公立医院预算业务主要风险点

（一）预算编制的主要风险点

预算编制环节是医院预算管理体系的起点，是将医院发展规划转化为一个周期内详细、可操作、可量化预算的过程。该环节的风险主要表现在以下几个方面。

1.基本支出预算编制风险

（1）预算编制责任主体职责不清晰。

预算编制应全员参与，若以财务部门或某个管理部门为主，可能导致预算管理责、权、利不匹配，预算编制不合理。

（2）预算目标设定不合理。

预算目标在设立时不够科学、不够完整，可能无法发挥预算管理、资源配置在实现发展战略、绩效考核等方面的作用。

（3）预算编制程序不够规范，整体信息沟通不畅。

可能导致预算缺乏科学论证，资源配置不合理，导致预算无法达到既定的发展目标。

（4）预算内容涵盖项目不完整。

预算编制范围和项目单一，预算项目不够细化，内容不具体，没有充分的研究和论证，可能导致预算执行不全面，部分必要的项目执行得不到资源支持，影响发展目标的实现。

（5）预算数据缺乏科学论证。

预算编制依据不充分，随意性较大，缺乏科学论证将导致资源浪费。

（6）预算编制方法不科学。

预算项目之间通常存在一定的勾稽关系，各预算项目之间缺乏联动，将导致预算编制不合理，与实际脱节，缺乏可行性。

（7）预算编制上报不及时。

年度预算都有计划时间，预算上报不及时将影响后续论证时间，预算编制效率下降。

2.专项预算编制风险

除与基本预算编制有相同风险点外，专项预算还有如下风险点：

（1）专项预算编制缺乏充分的可行性论证。

预算归口管理部门对业务部门上报的专项预算，未综合考虑病人需求量、投入产出绩效情况、使用频率与效率等，未充分给予可行性论证的时间，从而导致医院专项预算绩效评价不高，可能形成资源浪费。

（2）专项预算绩效目标和指标设置不合理。

业务部门、预算归口管理部门对绩效知识了解不够，缺乏系统的培训，在填报专项预算绩效目标和指标时，未充分考虑专项预算自身的特点，未充分考虑专项预算申报计划达到的预期，从而导致绩效目标和指标设置不合理，专项预算执行时缺乏科学的考核依据，绩效目标和指标设置形同虚设，项目论证结果产生偏差。

（3）专项预算排序不合理。

由于财政资金统筹安排，对于医院来说，项目预算应按照重要性、紧迫性进行排序，并有意向临床项目倾斜。排序不合理将导致医院年度重点项目无法及时得到资源支持，影响整体发展规划实现。

（二）预算审批的主要风险点

1.预算审批岗位设置不合理

不相容岗位未分离，各预算编制环节的预算申报岗位与预算审批岗位未分离，从而导致预算审批可能出现批复项目和金额不合理，可能存在舞弊行为的发生。

2.预算审批岗位职责不清晰

预算审批岗位职责不清晰，越权审批、缺项审批造成审批不规范、不完整和不科学，最终降低管理效率，从而可能导致重大差错、舞弊和欺诈行为的出现。

3.预算下达不及时或信息有误

医院预算下达不及时或传递错误的信息等，影响甚至制约预算归口管理部门下一环节预算工作的顺利施行，或导致预算考核工作无据可查。

4.预算责任体系缺失或不健全

可能导致预算责任无法落实，使预算缺乏强制性与严肃性。

5.预算指标分解批复下达不合理

未建立科学的预算指标体系，可能导致预算指标分解不客观、不具体；分配不合理，将导致各预算归口管理部门资源分配不均，给预算执行科室带来压力，影响工作开展效率，最终导致预算目标难以实现。

（三）预算执行的主要风险点

1.基本支出预算执行

（1）授权审批不明确或执行不到位。

可能产生越权审批或缺项审批现象，导致预算执行产生随意性，造成资源浪费。

（2）审批的权限和程序混乱。

经办人员审批流程烦琐，从而降低预算执行效率。

（3）预算执行信息反馈不畅。

预算管理人员无法及时了解执行现状，无法获取执行信息，导致预算执行缓慢或者超预算现象产生。

（4）预算执行缺乏有效监督。

超预算事项及预算外事项的发生会影响预算执行力，阻碍预算目标顺利实现。

（5）预算执行后没有及时统计、反馈和报告。

不能给医院管理层提供明确的信息，预算管理者无法及时分析预算的执行情况，不能有效发挥预算的监控职能。

2.专项支出预算执行

（1）政府采购执行不规范，执行效率低。

预算经办人员对政府采购相关概念不了解，执行流程不清楚，往往导致在向预算主管部门申请采购需求时填报的信息不正确，以至退回重新修改，影响专项预算采购进度；采购流程不规范，不符合规定可能导致采购流程无法正常进行，或项目审计不合格，致使项目资金拨付被拒，造成医院资金及名誉损失。

（2）项目招标执行不规范。

专项执行过程中，对于进口论证、采购需求上报、委托招标、合同签订等一系列操作有明确要求，预算经办人员对招标要求及流程不熟悉，可能导致招标过程不合规、应委托招标的项目未履行招标流程、同合同标的补充合同超原合同10%以上等问题，最终导致项目执行不合规，存在舞弊风险。

（3）非政府采购财政专项资金执行监管缺失。

非政府采购专项资金往往由项目管理部门自行执行，项目执行制度不健全，监督不到位，将导致项目执行不及时，执行进度缓慢，无法通过审计。

（4）项目绩效跟踪不及时，资金使用效率较低。

专项预算在编制时都具有明确的绩效指标，项目执行完成后，绩效追踪不及时，或绩效追踪流于形式，将可能导致项目运行缺乏管理，设备闲置或未有效规范使用，导致财政绩效指标不达标，资金使用效率低下，形成资源浪费。

（四）预算分析与反馈的主要风险点

1.预算分析和反馈不够及时

预算归口管理部门及预算管理人员无法及时了解预算执行状况，不能及时发现预算执行中存在的问题，导致没有及时采取管控措施，存在年度预算执行失控风险。

2.预算分析不够全面和深入

预算分析时未能对项目进行细化拆分、分析到末级科目，导致预算分析较为宽泛，没有发现执行偏差或不能查明预算执行偏离或异常情况的原因，导致预算归口管理部门没有及时采取管控措施，存在预算管控失效的风险。

3.未采取有效管控措施

预算归口管理部门是预算最主要的执行和管理部门，由于预算管理人员缺乏经验，未能履行管理职责，不能及时跟进预算执行进度，对预算偏差视而不见或未能及时查明偏差及异常情况的真正原因，或者未能及时采取有效管控措施，将导致预算分析及反馈不能达到预算控制的效果。

（五）预算调整的主要风险点

1.预算调整方案不合理、缺乏严格控制

预算归口管理部门对预算调整管理不严谨，预算调整金额未充分论证，调整理由不充分，从而影响预算约束力，存在预算执行不严谨，随意调整的风险。

2.预算调整审批不规范

预算审批岗位设置不合理，预算调整申请与审核岗位未分离，存在审批舞弊风险；预算审批职责不明确，存在越权审批或审批不当的风险；审批申报不及时，导致审批事项无法及时得到批复，影响预算项目发展目标的实现。

3.预算调整事项论证不全面

对政策性因素或影响医院运营的特殊因素未能进行充分的论证和分析，影响调查不够全面，导致预算调整金额不能完全满足业务发展需求，将导致预算调整不符合实际情况，调整后的预算执行仍旧不可控。

（六）决算的主要风险点

1.决算内容不完整不准确

决算内容不完整不准确，主要是指稽核人员未按单位制度稽核原始凭证，从而导致出纳或会计人员记录和处理原始凭证不当；出纳管理和记录现金和银行存款不规范，导致提供给会计人员的原始凭证和数据不完整不准确；会计未根据出纳及业务部门流转过来的原始凭证完整和准确核算医院经济业务；在月度和年度关账时，复核人员和总账人员未完整和准确核对科目之间的关联性，导致漏记或者错记会计科目；成本会计核算成本的方法不科学，导致预算人员管理预算的方向不能完全反映医院的核心业务；预算人员预算管理不当，导致预算安排不合理，导致提供给决算的基础信息不完整不准确，从而导致绩效方案不能有效激励员工实现医院工作计划和预算；预决算账表不符，为了保持整体收支预算平衡，虚列数据，从而使预算编制结果与实际情况脱节，造成预算与决算情况无法对应，出现决算账表不符的情况；以上所有信息记录不完整不准确，从而导致决算内容无法真实、有效反映医院经济运营状况，医院决算报告不完整不准确。

2.决算形式和程序不规范

决算形式不规范，是指记录决算信息的决算报表及报告不规范，不能完整并直接地提供医院及上级主管部门决策所需的信息。决策程序不规范是指决算报告编制完成后未按审批权限执行审批及审议程序，导致单位决算报告数据不真实；单位决算报告未按上级单位要求的时点上报，导致单位决算程序不规范。

3.不够重视决算工作

我国医院普遍存在"重预算、轻决算"的现象，财务决算工作往往得不到重视，存在着很多不规范和不科学的地方。医院一定要认识到财务决算的重要性，提高财务决算工作的效率。只有做好财务决算工作，才能将前一年度经济运营活动进行全面地汇总和反映。

4.轻视决算数据分析和运用

大多数医院的决算工作还停留在决算数据的填报上，未进一步对决算数据进行分析和有效运用，未真正建立起决算与预算有效衔接、相互反映、相互促进的机制，未对提高医院经济运营状况和医院战略规划提供有利的参考信息。

5.决算报表不利于决算审计

决算报表往往反映的是医院预算总体合并之后的数据，这类数据过于笼统，报表使用人无法通过报表来了解医院的各类实际预算情况和收支情况，缺乏精细化的决算报表，使得报表使用者难以准确把握单位的财务状况。同时，也使得决算审计人员难以通过决算报表来了解被审医院的各项资产、收入、支出等财务信息。笼统化的信息对决算审计缺乏有效的参考价值，给决算审计带来诸多不便。

6.决算审计内部控制作用缺失

长期以来，审计所发挥的作用在于事后审查与提出审计整改意见，以事后监督为主。而实际上审计的作用应在于提前控制或规避事业单位中已经存在或可能存在的风险。决算重审计轻事前控制的情况较重。决算审计应该从新的视角出发，发挥决算审计加强医院预算控制职能和监督财政资金的作用。

（七）预算考核的主要风险点

1.预算考核指标体系不健全

考核指标的设定不完整，未充分涵盖所有预算管控过程；未充分考虑预算管理过程中所有关键控制点；考核指标设置太多，考核效率较低。

2.预算考核指标的选择缺乏合理性和相关性

考核指标的设定偏离了医院业务发展的规律和趋势，考核指标的制定不切合实际，未考虑到考核措施能否得到有效执行，这些因素都直接影响预算考核效果和预算管理目标的实现。

3.预算考核指标的选择缺乏绩效性

预算考核指标设置要求太高，导致考核人员无法完成，达不到激励效果；或者绩效考核指标否设置太宽松以至于被考核对象能轻易完成绩效指标，预算管控能力很难进一步提升。

4.预算评价机制不完善，缺乏有效奖惩手段

奖惩方式选择不合理，未能有效激励被考核对象，从而被考核对象未能有效执行和落实预算指标，预算管理目标难以实现。

5.缺乏预算考核监督机制

由于预算考核中涉及奖惩措施，缺乏公开透明的监督机制，可能会有不公平、不合理、不公正的现象产生。

五、公立医院预算业务控制措施

（一）预算编制的控制措施

1.基本支出预算编制

（1）建立预算管理体系。

建立由预算管理委员会、预算管理办公室、预算监督部门组成的医院三级预算管理体系，明确各层级的预算编制责任、岗位职责，保障预算编制全院参与。

（2）科学设定预算科目、将预算目标合理细化分解。

预算管理部门根据医院发展战略和年度工作计划设定预算目标。所有预算资源都要围绕发展目标实现来统筹规划。预算编制应设定涵盖医院所有支出的预算科目，将发展目标按照条线细化到项目，明确各项目责任部门，并与所有预算执行科室签订预算目标责任书。进而将项目支持需求量化，细化到季度、月度。预算管理办公室要定期对相关报告进行汇总、分析和考核，提供反馈意见指导全院的预算执行工作，保证预算规划方向正确。

（3）按照上下结合、分级编制、逐级汇报的程序编制预算。

充分发挥经济管理员的作用，调研科室发展需求，通过规范化的编制程序、合理科学的论证，制定符合医院发展需求的预算。加强各组织层级之间的联系，公立医院进行预算的编制与执行会涉及大量的信息，各个科室与部门应

及时提交真实可靠的信息，过程中需要大量的人力、物力，更需要所有科室及职能部门的配合。医院领导应下达管理办法，充分将各个科室之间联系起来，尤其是所有科室均要与财务科保持联系，以便财务科更明晰地了解整个医院的预算管理过程，进而汇总后上报给预算委员会。

（4）加强预算数据论证，强化预算依据和基础控制。

预算编制前应进行充分的调研，对预算需求进行论证，夯实预算依据。

（5）合理选择预算编制方法。

医院应根据不同预算项目的特点和要求，因地制宜地选用不同的预算编制方法，并注意各种预算方法的结合使用，要重视预算项目之间的勾稽关系，应制定所有预算项目勾稽关系的基础文档，确保预算编制有理有据科学合理。

收入预算可以采用增量预算法进行编制，支出预算按照与业务量的关系分为固定类、变动类和酌量类支出，分别采用增量预算法、弹性预算法和零基预算法进行编制。

（6）制订预算编制计划，按计划时间节点完成预算编制。

医院应当根据预算主管部门要求及自身情况等制定适宜的预算编制计划，确定合理的预算编制时间节点，按照计划完成预算编制工作。

（7）加强预算编制绩效考核。

将预算编制及时性、完整性、科学性等纳入预算考核，激发预算编制人员工作积极性。

2.专项预算编制

（1）建立专项预算申报可行性论证制度。

通过制度明确项目可行性论证的内容，评定方法，评定人员等内容，通过竞争机制，对项目可行性进行院内公开论证，优化医院资源的分配，同时论证方法需根据专项申报要求的转变而实时更新。

（2）建立专项预算绩效考核制度。

专项预算考核应包括专项预算编制绩效考核内容、根据专项大类分别给出绩效目标及指标，专项预算申报前对相关人员进行绩效知识培训，从而使得专项预算编制有考核、专项预算绩效目标及指标设置合理科学。

（3）建立专项预算管理制度。

该制度应明确专项预算申报、编制及执行过程应遵循的制度、流程，各相关人员应遵循的职责及注意事项，系统性梳理和规范专项预算编制过程。

（4）加强专项预算编制内部审核监督。

内部审核监督过程中应对可行性论证资料及论证程序进行复核，督促各项制度有效执行。

（二）预算审批的控制措施

1.按照内控规范指引合理设置审批岗位

明确不相容岗位相分离，预算审批岗位不得与预算编制、预算执行等岗位设置同一人员，保证预算审批公正性。

2.明确预算审批岗位职责

明确预算审批岗位的岗位职责，包括审批内容、注意事项、审批流程等，加强预算培训，做到审批内容完整，审批过程合理科学，从而保证审批尽职，审批结果有效。审批注意事项包括：注意预算编制假设或编制依据是否与医院发展战略一致，预算编制的内容是否完整，预算指标的计算方法或确定原则是否与医院预算制度规定的原则和方法吻合。

3.制定科学合理的预算分配方法

预算指标分解需考虑医院总体经营目标、上年度预算执行情况、预算归口管理部门的需求、预算支出标准是否合理等；指标划分应客观、具体，尽量涵盖医院各部门和关键领域；分配预算标准应当是通过努力可以达到的，指标应合理可控；从而做到每笔预算金额都得到合理的分配，医院资源得到优化配置。

4.提高预算管理委员会及预算管理办公室的责任意识

全面预算一经审议批准，即应以协议书形式下达各预算归口管理部门，并监督各预算归口管理部门与预算分管院长签字确认，确保预算分配的严肃性、准确性和时效性，使其在医院内部拥有强制约束力。

（三）预算执行的控制措施

1.基本支出预算执行

（1）建设信息化预算管理系统。

建立预算审批授权制度，并将授权审批制度、审批权限及审批程序流程化、表单化、信息化，同时建设预算项目管理及预算归口管理部门经济管理员管理模块，及时维护更新后台信息，通过系统信息化控制防止预算执行随意、越权审批、重复审批、审批程序混乱等问题。

（2）严格执行"三重一大"制度。

对于大额资金项目、工程项目、对外投融资等重大预算项目，实行"三重一大"管理，实行严格的监控，对超预算或预算外事项建立规范的"一事一议"审议制度和程序。

（3）建立预算执行实时监控与预警机制。

在预算管理系统中搭建预算统计及分析模块，及时统计和分析OA系统传输过来的预算执行信息，在预算管理系统中建立预算预警机制，指标要科学，范围要合理，预警要及时，采用信息化技术来控制和监督预算计划的执行，提高预算执行水平。

（4）建立有效的预算反馈报告体系。

预算管理办公室应发挥沟通协调作用，及时掌握预算执行情况，保证预算执行环节中的信息能得到有效沟通，做好季度预算执行分析、向预算归口管理部门反馈差异和影响、定期向预算管理委员会报告预算进度；预算归口管理部门根据反馈信息及时纠偏，对于出现偏差较大的项目，及时查明原因，提出改进措施和建议，向预算管理办公室报告；预算管理委员会定期召开预算工作会议，对执行中存在的重大问题或重大项目进行讨论，对预算外或超预算项目进行决策，促进医院全面预算目标的实现。

（5）加强支出审批控制。

设置财务稽核岗，在资金支付发生之前，严格审核支出项目审批流程的完整性，审核报销单、原始凭证及审批权限是否符合医院授权审批制度、财务报销制度及相关项目报销标准，制止不符合预算规定的行为发生。

2.专项支出预算执行

（1）建立政府采购管理制度。

明确政府采购申请流程、委托招标流程、支付流程和注意事项等，加强业务培训，明确政府采购过程中相关岗位职责及相关审批权限，指导经办人员合法合规履行政府采购。

（2）建立专项预算管理制度。

通过制度明确专项预算批复后，各类项目的采购方式的种类及用途、委托机构的种类及作用、采购过程及相应注意事项，相关人员职责，从而使得预算执行人员对专项预算采购过程全面了解，从而使得专项预算采购过程合规合法更有效率。

（3）建设信息化的专项预算管理系统。

通过系统固化专项执行程序，对项目预算进行管控，并根据项目执行进度及绩效指标，提升项目执行效率。

（四）预算分析与反馈的控制措施

1.建立预算执行情况分析制度

通过制度建设明确预算执行分析要求，预算管理办公室应及时统计预算执行情况，借助信息化手段，确保预算归口管理部门多渠道了解预算执行状况，同时确保异常情况及时被管理者了解。督促预算归口管理部门有效履行预算管控职责，真正发挥预算分析及反馈的作用。

2.规范预算分析流程

预算管理部门应加强预算分析能力培养，明确预算分析对象（预算项目和预算归口管理部门执行进度），明确分析期间（月度、季度、年度），明确分析方法（对比分析法、差异分析法、定量分析法和定性分析法等）。分析时需要进行重要性甄别，首先选定对预算目标有重要影响的关键驱动因素指标进行分析，界定差异分解程度，充分收集有关财务、业务、市场、技术、政策、法律等内部和外部的信息资料，为预算差异分析提供依据，保证分析结果客观、合理。

3.针对预算执行差异实施改进措施

针对具体的执行偏差，应有差异化、针对性的解决方案，明确责任部门、具体到责任人；结合奖惩机制，充分发挥医院内部的主观能动性，调动积极性；由于政策性因素或客观不可控因素造成的预算执行偏差，通过预算管理委员会讨论，积极争取各方资源支持。

（五）预算调整的控制措施

1.规范预算调整范围

下达执行的年度财务预算，一般不予调整。只有医院预算在执行过程中由于市场环境、业务条件、政策法规等发生重大变化，致使财务预算的编制基础不成立，或者将导致财务预算执行结果产生重大偏差的，才允许申请预算调整。

2.规范预算调整材料

预算归口管理部门应根据因市场环境、业务条件、政策法规等发生的重大变化，进行全面的调研，充实调整理由，对调整项目、调整金额的提供依据，对调整前后的预算数进行对比分析。同时要防范因为相关责任部门规避考核、奖惩责任而随意要求调整预算的情况出现。

3.规范预算调整审批程序

预算管理办公室应对调整理由进行全面复核，根据医院整体运行情况进行评估，提出调整建议。预算管理委员会应对预算调整方案的事由、项目、金额、对比分析等进行审核，同时加强与预算主管部门的汇报沟通，积极争取财政资金支持。若涉及重大的经济事项，需要走"三重一大"程序审批后执行。

（六）决算的控制措施

1.加强会计核算和关账工作

制定会计核算和关账工作制度并建立工作流程图，会计人员和复核人员严格按照工作流程规定进行会计核算和复核会计凭证，总账人员严格按照工作流程规定进行关账工作，核对会计人员记录的会计科目信息，核对业务部门提供的报表数据，核对上级部门提供的财务数据，以确保月度和年度关账工作完整和准确，从而保障决算数据的可靠性。

2.细化决算报表，完善报表内容

决算报表的笼统性无法充分发挥报表的作用。因此，建议医院的决算报表设置更加细化和全面，使得预算执行细节、财务收支细节等能够在决算报表中被清晰地反映出来。同时，在决算报表的构成中，还应该涵盖单位的人员结构、人员学历层次、岗位情况、职务与职称及收入等详细信息，以及增加预算与决算差异成因分析项，让报表使用者能够清晰地了解医院的构成情况和财务情况，进而更加准确地把握医院的整体情况和预算执行情况，以便于上级主管部门的工作计划和政策制定。

3.建立决算编报和审批程序

决算相关人员积极参加上级主管部门安排的决算启动和培训会议，严格按照会议和培训精神，进行年度决算编报工作，以确保上报的决算信息真实可靠。医院应建立决算编报程序，以确保决算人员在编报时，能全面联系总账、相关业务部门、上级主管部门等决算所需信息提供人员，并完整和准确记录决算所需所有信息，保障决算数据的完整可靠。医院应建立决算报表和报告的审核和审批程序，使得决算信息得到复核和审核，确保决算的精确可靠、决算程序的规范。

4.提高医院决算的重视程度

医院一定要认识到财务决算的重要性，提高财务决算工作的效率。医院一定要认识到只有做好财务决算工作，才能将前一年度经济运营活动进行全面的汇总和反映。医院一定要认识到只有做好决算工作，才能为下一年度经济运营活动安排和战略规划提供有利的数据和信息保障。只有医院提高了对决算的重视度，才能使得决算工作起到决策参考作用。

5.加强决算数据分析和运用

决算数据分析流程一般包括：收集数据资料、确定差异、分析原因、提出措施、反馈报告等。数据资料包括财务数据和非财务数据，分析方法包括定量分析和定性分析法。医院通过比较分析法确定当年的预算执行结果与预算目标的差异后，应当采用比率分析法、因素分析法等方法分析预算指标的完成程度和偏离预算的原因，通过定性分析法对差异原因进行深入分析，找出造成预决算差异的关键问题和原因，落实责任部门和责任人，并将分析结果报告给预算管理委员会、反馈费职代会、各预算业务管理执行机构，便于督促各业务部门自觉提高预算执行的规范性、有效性，维护预算的权威性、约束力。同时，还可以运用趋势分析法进行历史数据比对，找出财务收支的变化规律和趋势，重点分析各项支出安排是否合理、项目支出是否达到了既定的效果，为以后年度的预算编制提供重要参考依据。

6.加强内外审计，强化内部控制职能

应重新定义内部审计职能，将审计的事后评价与提出整改意见职能调整为事前控制与风险规避职能，内部审计人员应该从预算编制环节，全程跟踪预算的全链条程序，并在预算执行过程中合理给予专业性意见，保障预算执行的高效性。应积极引入外部注册会计师审计制度，制定完善的注册会计师审计体

系，规定注册会计师进入审计项目的人数、时间和相关职业守则等，确保注册会计师以充分的专业性和独立性保障审计结果的权威性。充分发挥外部审计的监督与控制职能，内外审计的控制情况，均需要权威部门对审计结果的整改情况进行权力约束，监督审计结果被切实执行。

（七）预算考核的控制措施

1.科学设计预算考核指标体系

定性与定量相结合，综合考虑预算执行的各个关键环节。注意指标选择应考虑以下几个方面：

（1）全面性：预算考核指标应涵盖所有预算控制过程，涵盖与预算控制过程相关的关键内容。

（2）相关性：预算考核指标应与预算管理目标切实相关。

（3）合理性：指标设置需合理，要充分考虑能否有效执行和落实。

（4）针对性：预算考核指标设置需符合当年预算管理重点，需对症下药，从而提升预算管控能力。

（5）绩效性：预算考核指标设置应考虑被考核对象的实际能力和情况，不能太难实现也不能太易实现。

（6）定性定量结合性：在选择预算考核指标时，既要选择定性指标，也要选择定量指标。

2.建立公开透明的奖惩监督机制

为确保预算奖惩措施的公平、公正、合理，医院应当建立公开透明的奖惩监督机制，合理制定奖惩措施，确保奖惩有效。

（八）预算管理业务信息化系统控制措施

1.传统手工预算管理的缺陷

传统手工预算管理，通常使用excel电子表格作为预算申报、编制、统计及分析工具，以手工签审作为预算审批方式，操作简单、表格处理和计算能力强，在医院预算编制工作中得到广泛使用。但是随着预算管理作用不断提升和医院精细化管理要求的不断提高，传统手工预算编制和管理的缺陷越来越突出。例如：

（1）预算管理工作量大、效率低。

在预算编制申报过程中，科室预算申报表从科室填写、层层审核，到财务数据统计、分类、汇总、反馈，预算申报过程中需经过多次试算，手工统计管理不仅工作量大、效率低；同时容易因人为因素导致预算统计及分析表格被修改或破坏，最终难以保障预算数据的逻辑和准确性。

（2）难以实现各部门的数据共享与实时监控。

预算管理需要医院各部门之间的协调和沟通，然而手工的预算管理模式，使得各部门之间缺少一个共享的数据平台，无法及时、准确地获取预算执行数据，从而难以实现预算过程的实时动态监控，无法为医院管理层及时准确地提供预算执行预判信息。同时，由于预算管理过程中，数据获取的滞后性和不可直视性使得各部门缺少预算管理的参与感，不能有效积极地参与到预算管理过程中。

（3）难以满足预算精细化管理要求。

传统手工预算管理模式下，各部门间通过电子表格、邮件、电话等联系，沟通协调效率不高，更无法实现与其他管理系统的互通。现代医院精细化管理要求医院各系统无缝衔接，数据共享，实现内控指引下的HRP全平台管理，传统预算管理模式的改革势在必行。

2.预算控制信息化建设的意义

（1）实现报销信息化审批，提高工作效率。

原有报销审批需多岗位手工签审，效率低下，原始单据容易遗失，通过OA办公平台实现电子信息化审批，经办人只需将财务原始单据拍照上传至OA办公平台，平台可以实时查询该笔报销单流转过程，减少中途往返并节约审批时间，提高工作效率，并留有审批痕迹便于日后查询。

（2）实现管理系统整合，提升医院管理水平。

预算控制信息化建设可以帮助医院建立一种新的管理机制，通过梳理原有管理系统，如账务系统、物资管理系统、资产管理系统、HIS业务系统、科研管理平台、OA办公平台等，通过信息软件接口将所有管理系统对接在一起，自动生成相应的会计凭证，确保财务核算信息质量。根据管理需求，可以进一步改进和整合原有工作流程，实现医院内部管理系统的相互改善和促进，提供易于使用的管理模型和分析模块，提升医院管理水平。

（3）实现控制过程监控，加强医院内控管理。

预算控制信息化建设可以实时更新预算执行信息，协助预算管理部门实现对预算的实时监控。预算事前控制环节涵盖合同审批、培训审批、资产或物质申购、差旅费标准审核等审批流程；事中报销审批环节可以关联相应事前控制流程，便于实时做出决策；事后控制环节可以通过账务对接直接关联之前的事中审批环节信息，从而做到事前、事中及事后控制相衔接。预算控制的流程化、一体化特点使医院在进行内控体制设计的时候可以进行整体考虑和安排，系统应用提高了控制措施之间的关联性和有效性，提升内控管理效率。

3.预算管控信息化建设前期准备

预算管控信息化建设在设计实施之前，应当充分了解医院现有预算管理体系，包括组织构架、部门职责、支出审批制度、预算管理内控流程、其他相关管理系统信息化建设情况等，此外还需要调研同行包括跨行业单位预算信息化管控情况，结合医院实际情况，对预算业务流程进行梳理与提炼，建设符合医院自身情况和特点的预算信息化管控体系。

（1）梳理预算管理组织架构。

预算管理组织构架清晰，职责明确是预算系统有序运行的基础和保障，预算信息化建设首先要明确预算管控主体，对医院预算管理决策层、管理层、监督层及各个预算执行业务部门的权责进行梳理，有助于在系统建设过程中识别各类人员的操作管理权限，识别不相容岗位，保障预算内控执行有效。

（2）梳理预算管理内控流程。

预算信息化建设主要手段就是将各类预算制度在流程化、表单化的基础上，通过信息管控程序将各类预算表单信息化，通过系统管控，与医院HIS、物流、资产等管理系统融合衔接，实现数据共享，提升数据的准确性和运行管控效率，预算内控流程的梳理是预算系统建设的前提。根据预算性质的不同，预算业务内控流程包括基本预算内控流程和专项预算内控流程。根据资金来源的不同，预算支出内控流程包括行政预算支出内控流程、课题项目支出预算内控流程、借款支出内控流程等。在预算系统建设过程中，设计人员不但需要了解预算编制流转过程中涉及哪些审批人员，流转涉及哪些环节，还需要了解基本预算和专项预算编制、审批及入账有哪些区别（如图5-12、图5-13、图5-14所示）。

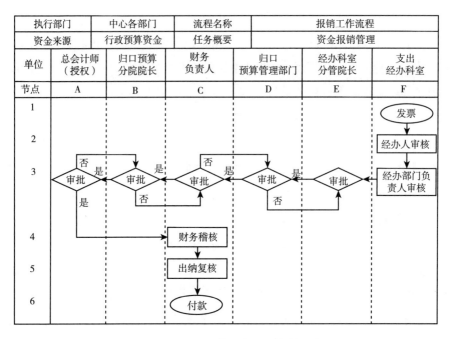

图5-12　行政预算支出审批内控流程

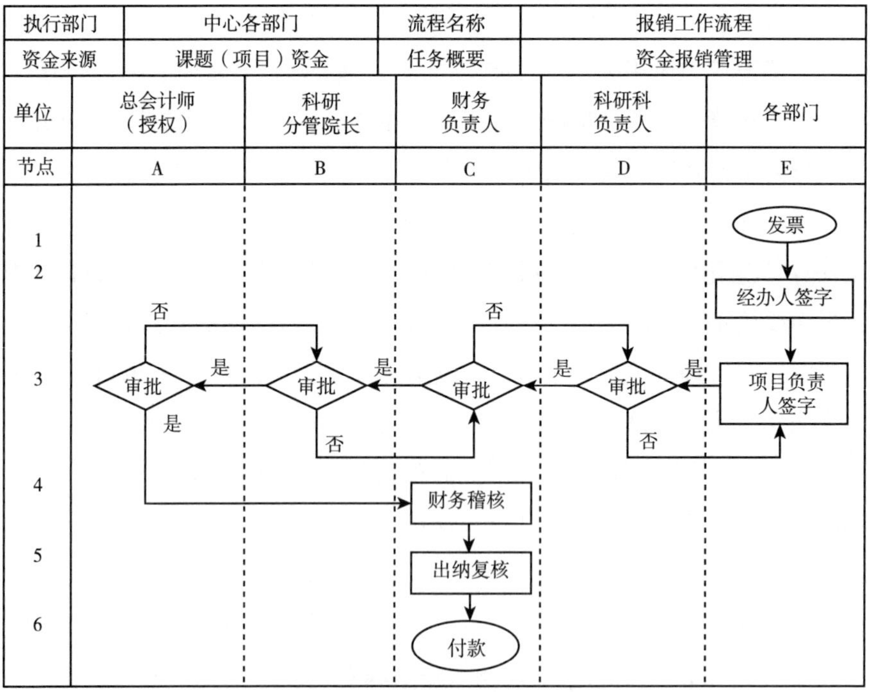

图5-13　课题（项目）支出审批内控流程

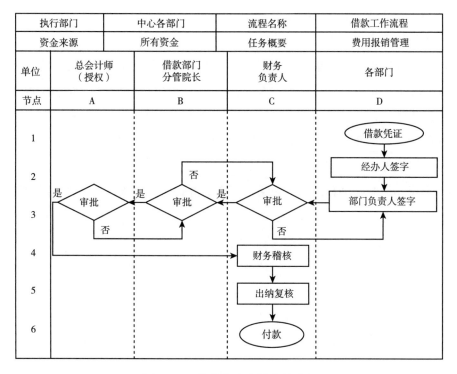

图5-14　借款支出审批内控流程

（3）梳理医院现有相关管理系统。

预算信息化系统建设必须融入医院整体信息化体系，才能发挥最大的运行效率，实现资源共享，在系统设计之初，就应梳理医院目前现有的管理系统之间的衔接关系，包括账务核算系统、成本核算系统、HIS收入核算系统、物资管理系统、资产管理系统、OA廉洁风险防控平台等经济管理系统及科研管理系统等，统筹考虑接口方案，才能最大限度提高系统运行效率（见图5-15）。

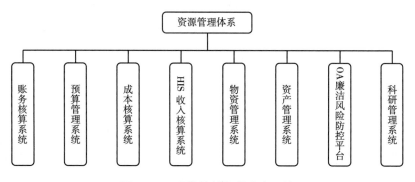

图5-15　预算管控相关共享系统

（4）考察同行信息化系统。

①调研目的。

了解同行或跨行业单位预算管控信息化体系，借鉴同行成熟运行系统的框架逻辑、支出审批制度和流程、系统管控方式、系统整合方案、运行中存在的问题及弊端等，整合这些信息，结合自身预算管理特点，总结经验，为设计符合医院特色预算管控信息化系统建设方案提供参考。

②调研方法。

采用实地调研法和问卷调查法相结合的方式。实地调研是一种比较灵活的非全面调查方法，根据调查目的和任务，通过对调查对象的初步分析，有意识地选出若干有代表性的同类型医院，实地走访，通过与预算管理人员、系统实施人员及预算执行人员访谈，了解系统运行涉及的问题及关键控制点，为实施方案设计提供参考。对于内部预算系统需求可以通过会议访谈和问卷调查的方式，收集预算执行者的需求和建议，为完善方案提供思路。

（5）形成信息化建设初步框架。

通过预算系统建设调研和访问，预算信息化系统框架主要包括预算事前、事中、事后控制三大模块：

①预算事前控制模块。

预算事前控制模块主要负责对预算支出发生前的管控，包括基本预算编制流程、专项预算编制流程、合同审批流程、培训申请流程、各类支出标准审核流程（如差旅费、出国费、汇率换算）、物资（固定资产）申请流程等。

②预算事中控制模块。

预算事中控制模块主要负责对预算执行过程的管控，包括支出审批授权系统、人员经费支出审批系统、公用经费支出审批系统、科研（项目）支出审批系统、专项支出审批系统、物资及固定资产采购支出审批系统、药品支出审批系统、其他往来项目支出审批系统。

③预算事后控制模块。

预算事后控制系统主要负责对预算执行数据的统计反馈、账务核算系统的对接，主要包括预算分析系统、支出审批项目凭证转化系统。

预算内部控制目的是"未病先防"，通过制衡机制、流程再造和信息化手段在医院日常预算管控中发挥作用，对预算执行事前、事中、事后共同控制，提升预算管控效率。

4.预算管控信息化系统事前控制模块

（1）基本预算申报模块。

基本预算申报模式，主要用于预算申报控制，将基本预算申报审批流程信息化，一方面，可以缩短审批时间，提高审批效率；另一方面，可以保留历史预算申报信息，供预算管理人员执行查阅，在预算执行或调整时，预算管理委员会也可以随时查阅信息作决策参考。

基本预算申报模块主要控制流程：科室经济管理员填写申报材料——科室负责人审核——分管院长审批——预算管理办公室汇总、分类，反馈预算归口管理部门——预算归口管理部门审核调整填报归口预算申报材料——预算管理办公室汇总形成总体预算报告——预算管理委员会审议——预算管理办公室上报"一上"预算——预算管理办公室根据"一下"批复调整"二上"预算——预算管理委员会审议——预算管理办公室上报"二上"预算——预算管理办公室根据"二下"批复启动预算执行。

（2）财政专项预算申报模块。

财政专项一般由大修项目、设备购置项目、信息化项目及其他项目组成，由于专项执行主体主要是预算归口管理部门，涉及政府采购、公开招标等专业程序，原则上按照医院纳入五年发展规划项目库的项目有序安排资金，为了保障项目执行合规有效，单独开发专项预算申报模块，有利于重大项目管理及执行监控及绩效跟踪分析。

专项预算申报模块主要控制流程：业务部门申请——归口预算管理部门审核论证——归口预算管理部门填报相关申报材料——预算管理办公室汇总审核——预算管理委员会审议——预算管理办公室上报"一上"预算——预算管理办公室根据"一下"批复调整"二上"预算——预算管理委员会审议——预算管理办公室上报"二上"预算——预算管理办公室根据"二下"批复启动预算执行。

（3）合同签审模块。

经济合同审批管理是医院预算事前管控的重要组成部分，一方面，通过经济合同信息化审批有利于防范相关法律和业务风险，另一方面，经济合同的签订，具有法律意义，必然导致预算支出的后续执行，事前的审核对预算管控意义重大。医院经济合同按照性质可分为采购合同、基建合同、科研合同、服务合同及其他合同，根据合同种类及管理部门的不同，应分别设置相应合同审批流程。

合同签审的主要控制流程：申请人填写合同信息上传合同文本——科室负责人审核——业务主管部门审核——申请方分管院长审核——经办部门负责人审核——经办方分管院长审核——财务负责人审核——内审负责人审核——总会计师审核——纪委书记审核——法人审批。

（4）培训申请审批模块。

培训申请审批是指对培训前培训人员、培训时间、培训内容的审批，是培训经费事前控制的必要手段，经审批纳入年度预算的才能进行事后报销，包括行政资金及科教资金培训审批。

培训申请审批控制流程：培训人填写培训申请信息——科主任审批——业务分管院长审批——主管部门审批——教育/科研等预算管理部门审批——预算分管院长审批。

（5）支出标准审批流程模块。

支出标准审核，主要是对于国家、医院对特定的支出项目有明确支出标准的进行报销前的额度审核，主要包括差旅费、培训费、出国费等。支出审批过程中，对于有支出标准要求的项目，系统可直接关联标准审批流程，能够有效保障预算支出标准在实际执行中有效管控，杜绝超标准支出现象的发生。

标准审批模块控制流程：申请人填写相关资料上传附件——财务经办人员根据文件核定标准并确认。

（6）物资申购审批流程模块。

物资申购审批流程，主要是为了提高物资采购工作效率，为物资预算归口管理部门安排预算、执行预算、调整预算等提供信息，有助于采购部门进行预算规划和管控。医院物资包括低值耗材、卫生材料、检验试剂、药品、低值仪器设备、专用设备、一般设备等，医院根据物资种类不同，分别设计专用耗材、试剂耗材、危险品、应急及特殊物资、常规药品、应急药品、低值仪器设备、行政经费固定资产、科教项目固定资产申请及报废流程。

非固定资产物资申购审批模块主要控制流程：申请人填写提交采购申请——科主任审核——业务分管院长审核——采购部门负责人审核——采购部门分管院长审核。

固定资产申购审批模块主要控制流程：申请人填写提交采购申请——科主任审核——业务分管院长审核——采购部门负责人审核——财务负责人审核——采购部门分管院长审核——总会计师审核（授权范围内）——单位负责人审批。

5.预算管控信息化系统事中控制模块

预算管控事中控制模块，主要是通过预算执行过程审批，对预算支出事项的支出审批进行控制，按照医院支出授权进行系统审批人、审批权限、审批科目的设置，实现对所有行政预算支出、科教经费、往来经费的支出审批。

（1）支出审批授权系统。

支出审批授权系统是预算执行过程中预算审批管控的基础，审批权限、审批范围的合理合规设置是整个预算管理合规有效的前提。支出审批授权系统按照医院《支出审批授权制度》对各个预算支出项目设置不同的审批人、审批额度，并根据授权书中内容的变更在系统中及时更新授权内容。

（2）人员经费支出预算审批流程。

人员经费涉及基本工资、薪级工资、岗位津贴、奖金等80余个预算项目，涉及人力资源部、绩效办等多个预算归口管理部门，账务处理涉及多贷多借，较一般的审批接口更为复杂，一般作为单独系统进行开发，通过上传工资薪酬报表数据，系统自动读取的形式执行。审批人员读取表内包含人员经费支出预算及相应账务处理所需要的账务处理科目、预算归口管理部门、摘要、税务处理、预算额度等信息，进行支出审核，财务对原始凭证与信息化平台信息进行稽核。

（3）公用经费预算审批流程。

日常公用经费审批流程主要是指除采购部门批量出入库采购的物资外的其他公用经费审批，包括办公费、印刷费、水电能耗、维修、培训、差旅、出国等。支出预算审批流程根据预算归口管理部门的不同设置相应的科目管理模块，通过与账务系统对接，将与支出审批事项有关的所有科目及预算信息导入数据平台，并在数据平台中维护各科目相对应的预算归口管理部门、预算分管院长及权限金额，通过数据平台权限设置实现审批管控。

（4）科研（项目）支出审批流程。

科研经费也是医院经济管控的重要内容。预算管理系统通过与科管系统的对接，通过科研项目编号将账务核算系统与科管系统匹配对应，从科管系统获取项目预算、负责人等信息，通过设置审批环节，赋予审批权限对科研经费实现预算审批管控。一般经办人发起流程，项目负责人、科研科负责人、财务科负责人、科研分管院长审批，对于需委托采购部门执行的支出，提交物资管理部门及采购业务分管院长审批，最终总会计师根据授权进行决策审批。

（5）财政专项支出审批流程。

财政专项作为重点管控的预算执行内容，设置独立的审批模块。预算管理部门根据预算批复，在系统中维护项目编号、预算金额，保证获得批复的项目才能在系统中发起执行审批。一般审批流程由预算归口管理部门发起，经由预算归口管理部门负责人、财务负责人、预算分管院长、总会计师审批，保证财政资金合理合规使用。

（6）物资及固定资产采购入库支出审批流程。

物资及固定资产作为采购部门批量采购支出事项，考虑与物资管理系统、固定资产管理系统的对接，设置独立的审批流程。从物资及固定资产系统获取采购明细信息（包括供应商、入库类型、入库日期、金额等），一般由预算归口管理部门发起、经由预算归口管理部门负责人、财务负责人审核，最终由预算分管院长授权决策审批。

（7）药品入库支出审批流程。

药品采购事项采购金额大，涉及供应商较多，考虑与药品管理系统对接，设置独立的审批系统，从药品管理系统中获取当月药品采购信息，包括供应商、入库时间、金额等，由药品采购经办人发起申请，经药剂科主任、财务负责人审核，最终由业务分管院长授权决策审批。

（8）其他往来项目支出审批流程。

其他往来支出审批流程主要职工借款、提取后的福利费支出、其他应付应收款等往来项目支出审批，该模块与账务系统对接，将与支出审批事项有关科目及预算信息导入预算数据平台，并在预算数据平台中维护各科目相对应的预算归口管理部门、预算分管院长及权限金额、预算归口管理部门相对应的经济管理员，实现支出审批。

6.预算管控信息化系统事后控制模块

预算事后管控模块功能主要是对预算执行数据进行统计分析，实时反馈预算执行进度，揭示预算执行过程中可能存在的问题，为医院预算管控提供信息，同时对已执行的预算与财务核算系统进行对接，通过科目设置实现凭证自动转换，通过系统资源共享，提升账务核算效率。

（1）预算分析管控模块。

预算分析模块主要是对预算执行数据进行分析，通过记录预算执行数据，设置各类自定义报表，实时反映医院整体预算执行率、各个支出科目预算执行率以及各归口预算管理部门预算执行率，为预算管控提供信息，同时为预算考核提供数据支持。预算分析模块的建立，不但可以提高预算管理工作效率，而且对预算业务计划、实施、调整等有很大的参考意义。

（2）财务凭证接口模块。

预算管理系统与账务核算系统的对接，目的就是实现凭证自动转化，实现系统数据共享，提升工作效率。根据账务入账规则及审批流程的不同，该模块主要分为三种形式：

①系统读取附件信息生成凭证。

这种模式主要运用于人员经费审批，人员经费审批流程经过财务稽核后，由出纳办理人员在审批系统内选择支付银行信息，账务系统读取附件表格中的科目、金额等信息，生成财务凭证信息。

②通过与其他信息系统设置接口生成凭证。

这种模式主要运用于门诊收入、住院收入核算（与HIS系统对接）、物资采购入库凭证（与物流系统对接）、固定资产采购入库凭证（与固定资产对接）、药品入库凭证（与药品核算系统对接）。这类凭证按照支出审批系统，审批通过的数据，从相应管理系统中调取接口，生成凭证，批量的数据处理，大大减少凭证编制人员工作量，财务人员以审核为主，有效提高工作效率。

③系统读取支出审批流程反馈的数据信息生成凭证。

除了以上两种方式以外，系统还可以根据支出审批系统传输的科目、金额、预算归口管理部门等信息，在财务稽核人员审核通过、出纳人员在审批流程之后选择付款方式，完成凭证生成。

财务凭证接口模块在账务系统中保留所有预算系统推送信息及状态，每一笔凭证都可以在账务系统中追溯审批情况，在提高账务人员工作效率的同时，也提高账务核算的准确性，有助于会计质量的提升。

（九）预算绩效评价控制措施

1.预算绩效评价概念

预算绩效管理是指在预算管理中融入绩效理念和要求，将绩效目标管理、绩效跟踪监控管理、绩效评价及结果应用管理纳入预算编制、执行、监督的全过程，以提高财政资金使用效益的一系列管理活动。

绩效评价是全过程预算绩效管理的重要手段。预算绩效管理主体根据设定的绩效目标，运用科学、合理的绩效评价指标、评价标准和评价方法，对财政支出的经济性、效率性和效益性进行客观、公正的评价。

2.预算绩效评价原则

（1）相关性原则。

应当与绩效目标有直接的联系，能够恰当地反映目标的实现程度。

（2）重要性原则。

应当优先使用最具评价对象代表性、最能反映评价要求的核心指标。

（3）可比性原则。

对同类评价对象要设定共性的绩效评价指标，以便于评价标准的规范和评价结果相互比较。

（4）系统性原则。

应当将定量指标与定性指标相结合，定量指标应量化，定性指标可衡量，系统反映财政支出所产生的社会效益、经济效益、环境效益和可持续影响等。

（5）经济性原则。

应当通俗易懂、简便易行，数据的获得应当考虑现实条件和可操作性，符合成本效益原则。

3.预算绩效评价方法

绩效评价方法主要采用成本效益分析法、比较法、因素分析法、最低成本法、公众评判法等。根据评价对象的具体情况，可以采用一种或多种方法进行绩效评价。绩效评价方法主要包括：

（1）成本效益分析法。

是指将一定时期内的支出与效益进行对比分析以评价绩效目标实现程度。它适用于成本、效益都能准确计量的项目绩效评价。

（2）比较法。

是指通过对绩效目标与实施效果、历史与当期情况、不同部门和地区同类支出的比较，综合分析绩效目标实现程度。

（3）因素分析法。

是指通过综合分析影响绩效目标实现、实施效果的内外因素，评价绩效目标实现程度。

（4）最低成本法。

是指对效益确定却不易计量的多个同类对象的实施成本进行比较，评价绩效目标实现程度。

（5）公众评判法。

是指通过专家评估、公众问卷及抽样调查等对财政支出效果进行评判，评价绩效目标实现程度。

（6）其他评价方法。

是指可以通过其他方法，或者多种方法相结合。

4.预算绩效评价指标

绩效评价指标是依据细化量化的绩效目标而形成的衡量绩效目标实现程度的考核工具。财政部门负责制定《财政项目支出绩效评价共性指标框架》规范绩效评价指标及分值。评价指标包括项目决策、项目管理和项目绩效三方面。实施评价时，按照定性指标可衡量、定量指标应量化的要求，依据评价项目特点和评价工作需要，在绩效评价三级指标的基础上，对评价指标逐级分解和细化。

预算主管部门负责制定本行业分类项目支出绩效评价指标，以适用于本部门、本行业的项目绩效评价需要。预算主管部门应当通过已实施的绩效目标评审、绩效跟踪和绩效评价情况，分析研究并逐步建立符合本部门、本行业特点的分类项目绩效评价指标体系，经财政部门确认后纳入预算绩效管理信息系统进行管理。

5.预算绩效评价报告

评价方完成绩效评价任务后要撰写《财政项目支出绩效评价报告》，绩效评价报告应当依据充分、真实完整、数据准确、分析透彻、逻辑清晰、客观公正。预算绩效评价报告主要包括以下内容：

（1）项目基本情况。

包括：项目名称、项目起止日期、项目主要内容、涉及范围、项目资金投入安排情况。

（2）绩效目标的核对和确定情况。

包括：项目绩效目标设定情况、项目绩效目标核对和确定情况。

（3）项目组织实施情况。

包括：项目组织情况、项目管理情况、项目组织实施的实际情况与目标的差异情况说明。

（4）项目绩效情况。

包括：项目产出目标、效果目标的实现情况；从经济性、效率性、效益性和公正性等方面进行项目绩效情况分析；项目实际绩效与目标的差异情况，以及对差异原因的详细说明。

（5）问题、纠偏措施和建议。

包括：主要问题、改进措施、纠偏情况、有关建议。

（6）其他需要说明的问题。

绩效评价报告应由评价组织方组织专家进行评审。重点评审报告格式是否规范、绩效评价工作方案确定内容和要求是否得到落实、引用数据是否真实合理、揭示的问题是否客观公正、提出的改进措施是否有针对性和可操作性等。

6.预算绩效评价整改

评价工作完成后，被评价医院应根据评价组织方反馈的评价结果和整改建议，及时研究制定整改措施，积极落实评价结果应用的各项要求，切实改进预算管理和项目管理，并将整改情况向评价组织方行文报告。

7.预算绩效评价运用

医院应重视预算绩效评价结果运用，将预算绩效评价管理作为全面预算管理体系的重要部分进行管控，绩效评价结果是对医院预算执行效率的重要评估指标，也是预算主管部门对医院预算资金评估安排的重要参考。医院应建立评价结果与预算安排、考核相结合制度。对预算绩效评价结果优秀的，可给予适当表彰和奖励，在下年度安排预算时优先考虑；对于无正当理由未达到预期绩效目标，以及对绩效评价意见未实施整改的预算归口管理部门，在安排预算时应从紧考虑，提升预算执行效率。

第六章

公立医院收支管理业务控制

一、公立医院收支业务概述

公立医院的收支业务与货币资金的流转密切相关，作为现代医院运营管理中的核心业务之一，其对医院的发展建设具有重要的意义，也是内部控制管控的重点。

建立健全公立医院收支内部控制制度，加强对公立医院收支业务的有效控制和监督，可以有效地预防跑冒滴漏、支出失控，使各项收支得以完整地反映实际情况，可以有效地防范乱收费、支出随意等行为的发生，这对提高公立医院的社会效益、经济效益，以及增强医院在医疗市场中的竞争力都有着重要的意义和作用。

（一）公立医院的收入管理业务

1.收入定义

根据2010年12月31日，财政部、卫生部发布的《医院财务制度》的规定，收入是指医院开展医疗服务及其他活动依法取得的非偿还性资金。包括医疗收入、财政补助收入、科教项目收入和其他收入。

2.收入业务的构成

收入是医院经济活动的前提，是经济利益的流入。按照医院收入来源及财务会计核算分类，收入可分为：

（1）医疗收入，即医院开展医疗服务活动取得的收入，包括门诊收入和住院收入。门诊收入是指为门诊病人提供医疗服务所取得的收入，包括挂号收入、诊察收入、检查收入、化验收入、治疗收入、手术收入、卫生材料收入、药品收入、药事服务费收入、其他门诊收入等。住院收入是指为住院病人提供医疗服务所取得的收入，包括床位收入、诊察收入、检查收入、化验收入、治疗收入、手术收入、护理收入、卫生材料收入、药品收入、药事服务费收入、其他住院收入等。

（2）财政补助收入，即医院按部门预算隶属关系从同级财政部门取得的各类财政补助收入，包括基本支出补助收入和项目支出补助收入。基本支出补助收入是指由财政部门拨入的符合国家规定的离退休人员经费、政策性亏损补贴等经常性补助收入，项目支出补助收入是指由财政部门拨入的主要用于基本建设和设备购置、重点学科发展、承担政府指定公共卫生任务等专项补助收入。

（3）科教项目收入，即医院取得的除财政补助收入外专门用于科研、教学项目的补助收入。

（4）其他收入，即医院取得的除医疗收入、财政补助收入、科教项目收入以外的其他收入，包括培训收入、食堂收入、投资收益、财产物资盘盈收入、捐赠收入、确实无法支付的应付款项等。

3.收入管理业务重点控制内容

公立医院收入控制是指为了保证收入业务活动的有效进行，保证收入的合法、合规、安全和完整，防止和及时发现并纠正错误与舞弊，确保公立医院收入控制目标的实现，采用一系列具有控制职能的方法、措施和程序，进行有效的组织、制约的关系，并予以系统化、规范化，从而形成的一套严密控制管理体系的管理制度。公立医院收入控制应重点关注以下方面：

（1）收入是否实现归口管理。

（2）收入是否按照权责发生制及时入账。

（3）是否按照规定及时向财务部门提供收入的有关凭证。

（4）是否按照规定保管和使用印章和票据等。

（5）是否执行收入审查核对制度。

（6）是否严格执行退费管理。

（二）公立医院的支出管理业务

1.支出定义

公立医院支出是指为开展医疗服务及其他业务活动过程中发生的资产、资金耗费和损失，包括医疗支出、财政项目补助支出、科教项目支出、管理费用和其他支出。

支出是公立医院预算执行的重要组成部分，也是政府采购业务、建设项目管理、合同管理的重要环节。

2.支出业务的构成

医院的支出可分为：

（1）医疗支出，即医院在开展医疗服务及其辅助活动过程中发生的支出，包括人员经费、耗用的药品及卫生材料支出、计提的固定资产折旧、无形资产摊销、提取医疗风险基金和其他费用，不包括财政补助收入和科教项目收入形成的固定资产折旧和无形资产摊销。

其中，人员经费包括基本工资、绩效工资（津贴补贴、奖金）、社会保障缴费、住房公积金等。其他费用包括办公费、印刷费、水费、电费、邮电费、取暖费、物业管理费、差旅费、会议费、培训费等。

（2）财政项目补助支出，即医院利用财政补助收入安排的项目支出。

（3）科教项目支出，即医院利用科教项目收入开展科研、教学活动发生的支出。

（4）管理费用，即医院行政及后勤管理部门为组织、管理医疗和科研、教学业务活动所发生的各项费用，包括医院行政及后勤管理部门发生的人员经费、耗用的材料成本、计提的固定资产折旧、无形资产费用以及医院统一管理的离退休经费、坏账损失、印花税、房产税、车船使用税、利息支出和其他公用经费，不包括计入科教项目、基本建设项目支出的管理费用。

（5）其他支出，即医院上述项目以外的支出，包括出租固定资产的折旧及维修费、食堂支出、罚没支出、捐赠支出、财产物资盘亏和毁损损失等。

3.支出业务管理重点控制内容

公立医院支出控制是对所有支出的整个活动过程的控制，既有相对独立性，又贯穿整个医院经济业务活动等控制的全过程之中，并且处于管理控制的重要地位。公立医院支出控制应重点关注以下方面：

（1）是否按照规定审核各类票据的真实性、合法性。

（2）是否存在使用虚假票据套取资金的情形。

（3）是否符合预算，审批手续是否齐全。

（三）公立医院收支管理业务控制的原则

1.合法性

通过收支业务控制体系的建立，规范收支流程的管控，保证公立医院收支业务活动符合有关法律、政策及规章制度的规定。

2.真实性

健全的收支控制，可以保证医院各项收支能够正确记录、核算，相关财务信息能够真实可靠披露。

3.完整性

完善的收支控制，可以保证收支及时记录，且均登记入账，登记入账的各项收支确已办理相关手续，做到无隐匿收入、虚增支出等现象。

4.准确性

科学合理的收支控制，可以保证收支核算分类准确，明细账、总账能够正确地反映，防范财务收支舞弊行为，提高财务分析、决策的有用性。

（四）公立医院收支管理业务控制的主要方法

1.收入业务控制的主要方法

（1）不相容岗位分离控制。

科学合理的设置收入业务岗位，明确相关岗位的职责权限，实施相应的分离措施，形成相互制约、监督的工作机制。不相容岗位相互分离是岗位控制的核心内容，医院应当根据各项经济活动的流程和特点，合理设置收入业务内部控制的关键岗位，收入业务发生与收款业务职能、价格管理与价格执行、收入票据使用与审核保管职能、收入票据保管与出纳职能、收入退款与审批等不相容职岗位相分离，形成制衡机制。

（2）归口管理控制。

归口管理是基于岗位控制和授权审批控制的前提下，明确医院收入业务的归口管理部门的控制方法。它是建立在权责对等的基础上的统一管理，通过对分散在各部门的经济活动进行统一的管理和监控，防止出现经济资源的流失和财务信息失真的风险。例如，医院财务部门归口管理收入业务，财务部门应及时掌握各项收入的情况，确保各项收费符合有关法律、政策及规章制度的规定，确保各项收入应收尽收，及时入账并进行会计核算，严禁设立账外账。另外，需要说明的是医院各项收入业务归口管理，并不是说医院所有的收入都由财务部门统一收取，而是在权责对等的前提下，由财务部门作为牵头部门对收入业务进行监管。

（3）业务流程控制。

医疗收入流程控制的重点内容是门诊收入和住院结算收入的流程控制。控制的关键点包括收入提供、收入确认、价格管理、票据管理、退费管理、报告管理和核对管理等。

（4）会计核算控制。

医院所确认的各项业务收支，应当以权责发生制为基础，即凡是应属本期的收入和费用，不管本期是否收到或支付款项，均应作为本期的收入和费用处理，反之，凡不属于本期的收入和费用，即使款项在本期收到或支付，也不应作为本期的收入和费用处理。通过按照权责发生制的基础及遵循收支配比的原则确认收支，保证核算的真实、准确，确定收入统一结账时间，正确确认收入。建立有关收入报告制度，门诊收费处每日编制收入日报表，住院结算处每日编制在院病人医疗款及住院预交金日报表，执行科室每日编制科室收入日报表，财会部门每月每日编制汇总收入日报表、按月编制收入明细报表。

（5）预算控制。

预算是根据医院预定期内的发展规划和经营目标，按一定的程序编制并批准的对财务资源和经营资源运用的年度计划。编制收入预算，确保公立医院一切收入统一纳入预算管理。不得擅自坐收坐支现金，不得私设"小金库"及账外账。

（6）审核控制。

门诊收费处和住院结算处现金限制非财务人员接触，印章妥善保管。加强收入票据管理，建立收入票据登记簿，加强对收入票据的审核，审核人员审核收入票据存根与收入报表是否相符，审核收入日报表与计算机数据库数据源是否相符，审核收入日报表与科室核算收入日报表是否相符，审核财务会计记账收入与收入日报表及科室核算收入是否相符，确保收入的安全、完整。

（7）票据控制。

医院的收入票据应使用财政部门统一监制和印制的门诊、住院收费票据或税务发票，由医院票据专管员统一向财政部门领用，实行电子医药收费票据的应按财政部门规定要求办理。加强对收入票据的管理与控制，保证收入票据的安全与完整，防止因票据管理不善而造成医院国有资产流失。收入票据的关键控制点包括：财务或税务部门统一管理收费票据或发票；明确票据管理岗位责任制；明确票据的购买、印制、批准、验收、领取、核销、归档等管理流程。

2.支出业务控制的主要方法

（1）不相容岗位分离控制。

合理划分责任单位，确定责任中心，各责任中心在其权责范围内负责相应支出的管理和控制；确保经办支出业务人员与审批人员岗位相分离、经办支出业务人员与付款业务人员岗位相分离、经办支出业务人员与审核人员岗位相分离、支出审核与办理结算岗位相分离。

（2）授权批准控制。

实行收支授权审批控制，重要的一点是要明确医院经济活动中各岗位办理业务的权限范围、审批流程及相关责任，并通过明晰的权责规避风险。如通过授权审批控制，明确支出审批授权，一切支出均须事先申请，通过支出审批流程，明确支出审批人员，规定审批权限，超越授权范围的审批业务，经办人员有权拒绝办理，一切支出不能由一个人办理业务的全过程。针对医院"三重一大"业务，即与经济活动相关的重大决策、重大事项、重要人事任免及大额资金使用，还应建立集体决策制度，保证决策的科学性。

（3）支出预算控制。

公立医院一切支出统一纳入预算管理，全面、细化预算支出，编制支出预算计划，确定支出标准，经审核批准后严格执行。通过编制支出预算，确保医院一切支出统一纳入预算管理，建立一个"预算编制有目标、预算执行有监控、预算完成有评价、评价结果有反馈、反馈结果有应用"的预算绩效管理机制，规范和制约医院的经济行为活动。强化预算控制对医院经济活动的预算约束，使预算管理贯穿医院经济活动的全过程。

（4）支出核算控制。

建立科学的支出核算体系，健全支出业务凭证流转手续。按照医院会计制度正确地进行支出核算，按照政府会计制度进行费用提取和摊销，保证核算的真实性和准确性，准确及时编制支出财务报告，保证信息的正确披露。

（5）支出审核控制。

建立公立医院支出审核制度，加强支出审核控制，一切支出必须经审核无误后，方可办理结算。

（6）支出分析控制。

加强经济运行分析是发挥财务工作效能，体现财务价值的重要手段，通过建立定期的支出分析制度，按照归口管理、分级管理的原则进行分析，评价支出的执行情况、支出结构、使用效果差异原因等，及时掌握增减原因，并建立财务预警机制和应对预案，寻求降低成本的途径。

（7）成本核算控制。

公立医院大部分支出可以归集到相应的成本对象，采取定额成本、标准成本、作业成本、科室责任成本等方法加强核算与管理，加强成本的核算控制，减少收入的流失，降低医疗成本，对于控制支出具有重要的作用和意义，提高医院在医疗市场的竞争力。

（五）公立医院收支管理业务控制的相关法律法规

1.《事业单位财务规则》（财政部令第68号）

2.《事业单位会计准则》（财政部令第72号）

3.《行政事业单位内部控制规范（试行）》（财会〔2012〕21号）

4.《财政部国家发展和改革委员会监察部审计署关于加强中央部门和单位行政事业性收费等收入"收支两条线"管理的通知》（教财厅〔2003〕1号）

5.《关于印发政府收支分类改革方案的通知》（财预〔2006〕13号）

6.《关于深化收支两条线改革进一步加强财政管理意见》（国办发〔2001〕93号）

7.《行政事业单位资金往来结算票据使用管理暂行办法》（财综〔2010〕1号）

8.《医院财务制度》（财社〔2010〕306号）

9.《医院会计制度》（财会〔2010〕27号）

10.《医院机构财务会计内部控制规定（试行）》（卫规财发〔2006〕227号）

11.《关于公立医院开展网络支付业务的指导意见》（国卫办财务发〔2018〕23号）

12.《关于印发医疗机构内部价格行为管理规定的通知》（国卫财务发〔2019〕64号）

二、公立医院收支管理业务控制目标

前文对收支业务控制的目的从合法性、真实性、完整性、正确性的角度进行了概括，本节内容重点从微观层面探讨收支业务控制所要实现的目标。

内部控制的目标是医院建立和实施内部控制所要达到目的的基础，目的的最终实现有赖于许多具体行为活动目标的实现，目标的内涵贯穿各个具体目标之中。合理保证经济活动合法合规是公立医院内部控制的基本目标。积极应对公立医院综合改革政策，健全公立医院收入内部控制制度，加强公立医院收入内部控制，促使公立医院积极合理组织收入，有效预防跑冒滴漏，保证收入、支出的合法合规，确保各项收支全面纳入单位预算，实行统一核算与管理，使各项收支得以全面反映。

公立医院通过制定制度、实施措施和执行程序，合理保证医院的经济活动在法律法规允许的范围内进行，符合有关预算管理、财政国库管理、资产管理、建设项目管理、会计管理等方面的法律法规和相关规定，避免违法违规行为的发生。

（一）收入管理业务控制目标

1.保证公立医院医疗收入业务活动符合有关法律、法规及规章制度，严格执行政府价格政策，防止多收、乱收、少收或漏收。建立健全收入、价格、票据、退费、医疗预收款等与收入相关的管理制度；根据不相容岗位相互分离的原则，合理设置岗位；加强收入的归口管理，医院全部收入都要纳入财务部门统一核算和管理。

2.保证登记入账的医疗收入确已存在或者已经发生，所有收入的确认必须真实，不能提前或推迟确认收入以及任意虚列隐瞒收入，保证医疗收入及时足额收取，并及时记录，且均已登记入账，登记入账的医疗收入确已办理相关手续，无隐匿收入或收入流失现象，特别是针对门诊、住院收入要加强结算起止时间的控制。保证医疗收入核算分类正确，保证医疗收入正确地记入明细账，并经正确地汇总、核算，并且在会计报表上正确地披露。

3.保证对自助终端设备、微信、支付宝、APP等第三方支付通道数据进行授权加密管理，杜绝各种未经授权而人为修改收费系统数据行为的发生。

4.严格执行国家物价政策和国家制定的医疗服务项目收费标准，不得对收费项目进行拆分或张冠李戴地乱收费、多收费。

5.健全票据管理制度，对单位所使用的票据进行全面的梳理、分类，归口管理，明确规定票据领购、保管、使用、销毁和监督责任，保证公立医院对票据、印章的全过程管控，对收费专用章统一备案管理，使用、交接情况仔细记录，保证票据的管理符合国家票据相关法规。

6.严格退费审批流程管理，各项退费手续做到相互制衡，退费应通过信息管理手段进行，包括退费申请、审核与审批等环节，确保退费流程及程序透明可控。在执行退费时，退费申请部门注明退费事由，退费相关凭证妥善保存并归档，同时财务部门加强退费单据的审核。保证退费业务真实、准确，确保收入退费按照规定的程序办理，严防不合规退费或借退费之名贪污。

7.加强对应收在院病人款、应收医疗款、预收医疗款等科目的会计核算控制，及时与医疗保险机构对账、结算。严格门诊、住院病人欠费管理，努力做好欠费的催缴工作，降低坏账的发生。

（二）支出管理业务控制目标

公立医院支出控制应实行统一领导，集中管理，分管领导或总会计师负责单位的财务支出控制工作，公立医院法人代表对支出控制的建立和有效实施负责，财会部门具体负责支出控制的落实。公立医院建立健全完善的内部控制体系，并得以良好地执行，不仅会对控制支出、防范风险起到较大的作用，而且也会促使医院整体效益的提高，具体达到以下几个目标：

1.建立健全支出管理制度，根据不相容岗位相互分离的原则，合理设置支出业务相关岗位，做到各岗位相互制约和监督。

2.医院各项支出活动符合国家相关法律法规的要求，严格控制标准和范围，严格按照医院财务会计制度的规定确认、核算，保证登记入账的支出确已存在或者已经发生，所有费用核算正确，支出真实可靠。保证支出及时记录，且均已登记入账，登记入账的支出确已办理相关手续，无虚增支出或转移支出现象。

3.保证各项支出的发生均在预算控制内，支出由各归口管理部门按年度预算严格执行，财务部门核准用款计划。

4.加强对支出审批流程的控制和监督，相关审批人根据授权权限、范围审批各项支出，严禁越权审批或办理未经审批的支出。严格执行重大支出集体决策制度和责任追究制度。

5.加强对支出的审核控制，各项支出凭证必须合法、合规，专项资金拨款必须专款专用，会计核算科目使用规范准确，及时编制支出凭证，保证核算的及时性、正确性、真实性、合法性、完整性。

6.科学合理的支出内部控制，可以保证费用核算分类正确，成本核算正确，保证支出正确地记入明细账，并经正确地汇总、核算，并且在会计报表上正确地披露。

7.降低医院成本费用支出，提高运营效益，为日后进行正确的核算、分析、决策等工作及医院各项支出的精细化管理奠定基础。

三、公立医院收支管理业务流程与关键控制环节

（一）收入业务流程与关键控制环节

1.门诊收入流程

（1）流程图（见图6-1）。

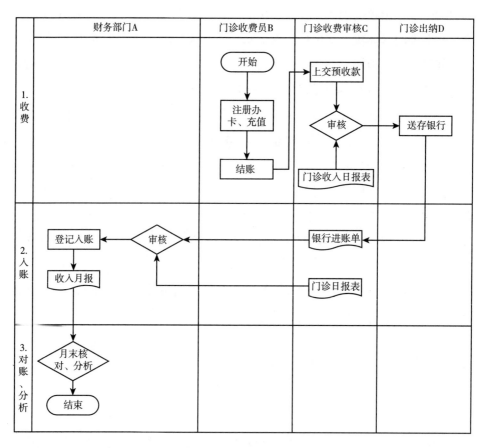

图6-1　门诊收入流程

（2）业务流程关键节点说明（见表6-1）。

表6-1　　　　　　　　　门诊收入流程关键节点描述

关键节点	流程描述
B1	门诊收费员为病人办理注册、充值手续，并定期办理结账，上交预收款
C1	门诊收费审核人员对上交的预收款进行审核，并编制门诊收入日报表
D1	门诊出纳将审核无误的预收款送存银行
C2	门诊收费审核人员将送存银行的预收款项的银行进账单以及门诊日报表一并报送财务部门
A2	财务部门对银行进账单、门诊日报表进行审核，审核无误后，登记入账，并编制收入月报
A3	财务部门月末对收入进行核对、分析

2.住院收入流程

（1）流程图（见图6-2）。

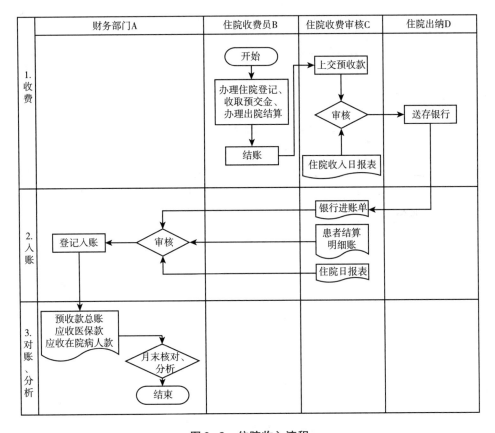

图6-2　住院收入流程

（2）业务流程关键节点说明（见表6-2）。

表6-2　　　　　　　　　住院收入流程关键节点描述

关键节点	流程描述
B1	住院收费员为病人办理住院登记、收取预收款、出院结算手续，并定期办理结账，上交预收款
C1	住院收费审核人员对上交的预收款进行审核，并编制住院收入日报表
D1	住院出纳将审核无误的预收款送存银行
C2	住院收费审核人员将送存银行的预收款项的银行进账单、患者结算明细账以及住院日报表一并报送财务部门
A2	财务部门对银行进账单、患者结算明细账以及住院日报表进行审核，审核无误后，登记入账
A3	财务部门核对预收款总账、应收医保款以及应收在院病人款，并于月末对收入进行核对、分析

3.退费业务流程

（1）流程图（见图6-3）。

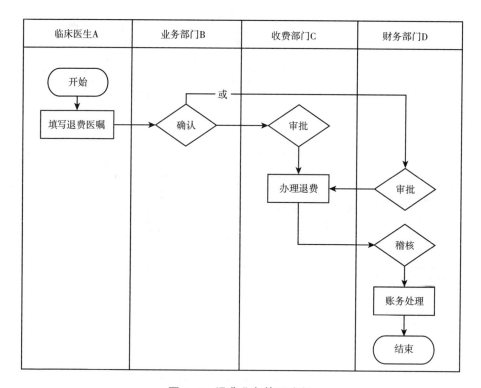

图6-3　退费业务管理流程

（2）业务流程关键节点说明（见表6-3）。

表 6-3　　　　　　　　　退费业务管理流程关键节点描述

关键节点	流程描述
A	临床医生填写退费医嘱
B	相关业务部门审核确认临床医生递交的退费医嘱
C	（1）收费部门对退费医嘱进行审批 （2）收费部门根据审批通过的退费医嘱办理退费
D	（1）财务部门对相关业务部门审核确认的临床医生递交的退费医嘱进行审批 （2）财务部门对退费医嘱进行稽核 （3）稽核无误后，进行相应的账务处理

（二）支出业务流程与关键控制环节

支出是指医院在经营活动过程中所发生的各项费用，是经济利益的流出，一切支出需按照事前提出申请、逐级审批、财务审核、付款结算流程进行管理。支出总流程包括五个阶段，即事前审核、事前审批、借款管理、费用报销管理、会计核算。

1.支出业务流程

（1）流程图（见图6-4）。

（2）业务流程关键节点说明（见表6-4）。

表 6-4　　　　　　　　　支出业务流程关键节点描述

关键节点	流程描述
A1	各个业务科室根据支出计划情况，提出支出申请，业务科室负责人进行审核
B2	财务预算人员审核支出事项是否在预算内
C2	财务会计人员对支出事项进行审批
D2	主管院长对支出事项进行审批
E2	总会计师对≤a元的支出事项进行审批
F2	院长/书记对>a元的支出事项进行审批
A3	业务科室按照审批结果执行支出事项
C3	对于需要办理借款的支出事项，财务会计为其办理借款手续
C4	按照费用报销手续执行报销
C5	财务会计需要对实际的支出进行对应的账户处理，登记入账

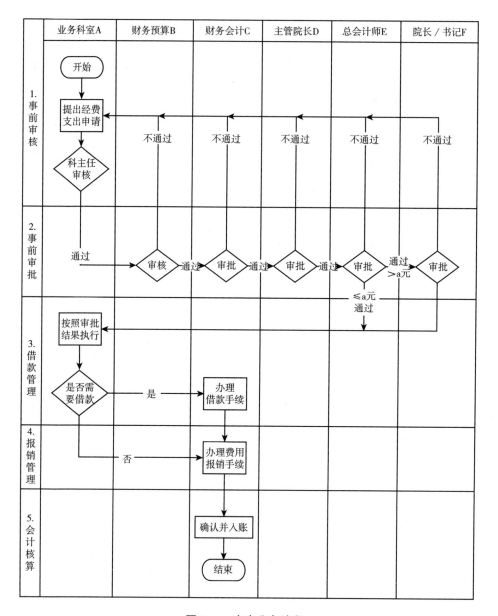

图6-4 支出业务流程

2.借款管理流程

借款管理阶段包括提出借款申请、借款审批、借款办理、借款支付和备用金管理。

（1）流程图（见图6-5）。

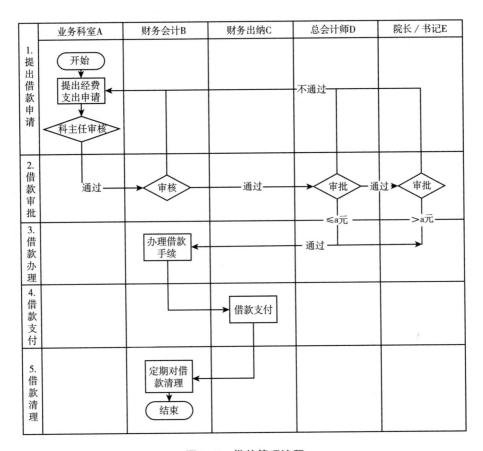

图6-5　借款管理流程

（2）业务流程关键节点说明（见表6-5）。

表 6-5　　　　　　　　　　借款管理流程关键节点描述

关键节点	流程描述
A1	业务科室需要提出经费支出借款申请，由科室主任审核
B2	财务会计对借款事项进行审核
D2	总会计师对金额≤a元的借款事项进行审核
E2	院长/书记对金额＞a元的借款事项进行审核
B3	财务会计为申请人办理借款手续
C4	财务出纳支付借款
B5	财务会计定期对借款进行清理核对

3.费用报销流程

费用报销阶段包括费用报销申请、报销审批、办理报销手续和费用支付。

（1）流程图（见图6-6）。

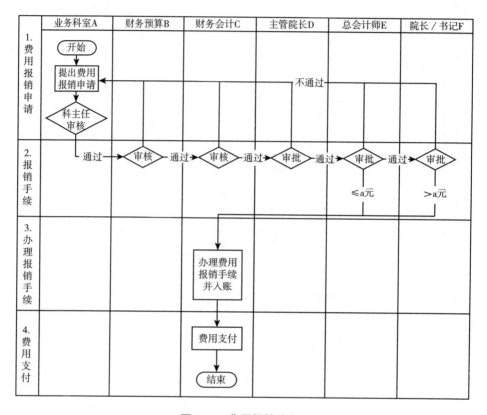

图6-6　费用报销流程

（2）业务流程关键节点说明（见表6-6）。

表6-6　　　　　　　　　　　　费用报销流程关键节点描述

关键节点	流程描述
A1	业务科室经办人员提出费用报销申请，并由科室主任进行审核
B2	财务预算对报销申请进行审核
C2	财务会计对报销申请进行审核
D2	主管院长对报销申请进行审批
E2	总会计师对金额≤a元的事项进行审批
F2	总会计师对金额＞a元的事项进行审批
C3	财务会计办理费用报销并记账处理
C4	将报销费用支付给申请人

（三）债权业务流程与关键控制环节

1.债权业务流程图（见图6-7）

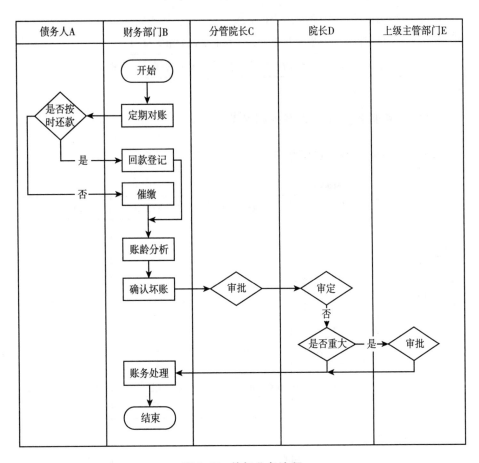

图6-7　债权业务流程

2.业务流程关键节点说明（见表6-7）

表 6-7　　　　　　　　债权业务流程关键节点描述

关键节点	流程描述
B	（1）财务部门定期对账 （2）财务部门对能按时还款的款项进行登记 （3）财务部门应由专人催缴应收款项 （4）财务部门应对应收项进行账龄分析，并按照一定的比例确认坏账 （5）财务部门按照规定进行账务处理

续表

关键节点	流程描述
A	确认债务人是否能够按时还款，若可以，则告知财务部门，由其对应收款项进行登记；若不可以，则由财务部门专人催缴应收款项
C	分管院长对确认的坏账进行审批
D	院长对确认的坏账进行审批，并判定是否为重大事项
E	对于确认的坏账，性质重大的应报送上级主管部门进行审批

（四）债务业务流程与关键控制环节

1.债务业务流程图（见图6-8）

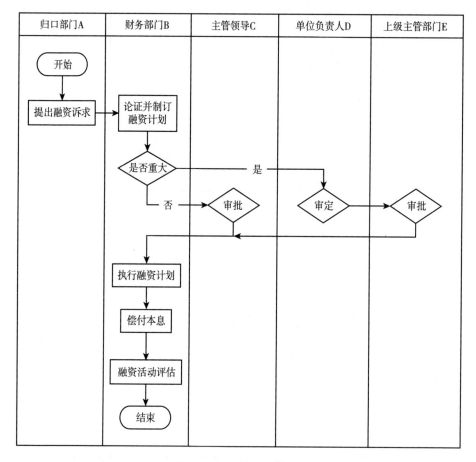

图6-8　债务业务流程

2.业务流程关键节点说明（见表6-8）

表 6-8　　　　　　　　　门诊收入流程关键节点描述

关键节点	流程描述
A	债务归口管理部门根据实际需求提出融资诉求
B	（1）财务部门讨论并制订融资计划，并判定是否为重大的融资事项 （2）财务部门执行融资计划 （3）财务部门定期偿付本息 （4）财务部门在融资项目结束后，对融资活动进行评估
C	单位负责人对重大的融资事项进行审定
D	主管领导审批非重大的融资事项
E	上级主管部门对重大的融资事项进行审批

四、公立医院收支管理业务主要风险点

（一）收入管理业务主要风险点

1.收入相关制度不健全，收入业务相关岗位设置不合理，不相容岗位未实现相互分离，导致错误或舞弊的风险。

2.收费未按物价部门的收费许可规定的收费项目和标准收取，存在违规收取的风险。

3.收费票据、印章管理松散，存在收入资金流失的风险。票据是否做到连号使用，无跳号使用的现象，是否保证领用的票据号码与计算机流水号码一致，票据核销时，作废票据各联是否齐全，是否做到归口管理；印章是否做到分开专人管理并留有使用记录。

4.退费管理没有明确规定退费过程中涉及的各个岗位的职责和权限，导致责任不清，权限含糊，人员舞弊、欺诈或虚报等行为导致虚假退费，造成资产流失，无法做到相互牵制和监督。

5.收入收取业务分散在各个业务科室，不及时结账上缴所收款项而致使大量现金滞留个人手中周转，财务部门缺乏统一的管理和监控，缺乏定期对收款情况进行抽查并进行对比分析，对收费员结账时间缺乏控制，导致收入金额不

实、应收未收的情形时有发生。

6.存在私设"小金库"等违规问题。医院收入由财务部门统一组织收取并入账，严禁单位和个人违规擅自收费，严禁私设"小金库"和账外账。

7.第三方支付收费系统未经授权可以人为修改数据记录，系统内控不严存在安全隐患，造成医院损失及财务风险。

8.未按规定程序或未经授权、审批办理退费，造成不合规退费或借退费之名贪污收入，造成收入流失风险。

例：1996年1月至1999年12月中国医学科学院肿瘤医院石某某案

原中国医学科学院肿瘤医院住院部主任石某某，利用职权从1996年1月至1999年12月重复冒用曾经在肿瘤医院住院的病人姓名或杜撰病人姓名，虚报冒领病人出院退款1081笔，侵吞公款920万元人民币。其中：由其一人掌握和支配，擅自将病人住院预交的377万元不入账；经其手的千万元票据都是假单据。

9.信息不对称造成的漏记风险

通常，公立医院后台计价设置在固定时间点，对个别科室的危重症患者，医生随时都会开出转科或出院通知，当护士为患者办理出科和出院、抢救治疗中涉及的检查、检验、治疗等特殊急诊项目时，电脑系统都无法自动计算费用，这种情况可能会出现费用漏记情况。再加上计算机系统计价功能存在记录后期不记录初期费用缺陷，长期性医嘱在患者进入科室当日不会自动跳账，所以各个科室当班护士在办理转科和出院时需要从患者计价单据中补充一天的住院诊查费、床位费、护理费、静脉输液费等多个项目费用，但护士因审核缺乏严谨性会出现重复计价操作或自身疏忽较易存在遗漏现象。

此外，公立医院均运用计算机软件管理住院患者所有费用，其中医生登录电脑系统下达医嘱后再将其传入护士站电脑系统当中，护士经转抄医嘱、校对医嘱、保存等一系列操作后由医院后台电脑系统自动计算费用。护士在上述操作中除了要审核医生医嘱正确性，还要认真核对检查和药物计价项目与属性是否存在错误，部分医院科室人员少且工作量大，不同班次护士要单独完成医嘱审核，其中工作经验少的护士对账目导入工作还较为生疏，甚至不清楚计价项目或没有及时删除不应计价的项目，以至于出现多计价现象，或未正确导入应计价项目，出现费用漏记现象。

（二）支出管理业务主要风险点

1.支出相关制度不健全，岗位设置不合理，不相容岗位未实现相互分离，管理混乱，无效配置，导致错误或舞弊的风险。

2.支出不符合国家有关财经法规制度，存在虚报支出款项，导致医院资产流失。

3.支出不在预算控制指标范围内，出现不合理支出，或与预算不符，存在超预算风险。

4.支出事项未经过适当的事前申请、审核和审批，或未对申请进行有效控制，支出范围及开支标准不符合相关规定，可能导致预算执行不力甚至发生支出业务违法违规的风险，医院的无效支出过多，致使医院将会出现资源浪费的情况。

5.借款支出办理不规范，支出资金使用效率低下，浪费现象严重。

6.报销单据审核不严格，存在使用虚假票据套取资金等风险。

例：2003年轰动一时的大同市第五人民医院汽车案中，院长的专职司机王某通过不实凭证报销，钻医院财务的空子，短短两年间，一辆主要在本地行驶的轿车支出高达667666.30元："维修"车辆费496700元、车辆"燃油"费59613.3元、餐饮招待费111353元。

（三）债权管理业务主要风险点

1.造成坏账的风险

坏账损失风险是公立医院开展医疗服务过程中，由于应收和预付款项管理不善以及对账、催款、结算工作办理不及时等原因，不能收回应收账款、其他应收款和预付款项等而造成的资产流失风险。

2.造成呆账的风险

呆账风险是指公立医院开展医疗服务过程中，形成的债务方已过偿付期限，经催讨尚不能收回，长期处于呆滞状态，未能及时进行清账，或因对方不还而收不回来的财物，有可能成为坏账的应收款项或预付款项等，造成的潜在资产流失的风险。

3.降低资金使用效率的风险

应收和预付款项是公立医院流动资产的重要组成部分，具有较强流动性和变现能力，若因债权控制管理不善，将造成资金往来未能及时结清，影响公立医院资金正常周转或使用效率低下的风险。

（四）债务管理业务主要风险点

1.未经充分论证或者未经集体决策，擅自对外举借大额债务，可能导致不能按期还本付息、医院利益受损的风险。

2.债务管理和管控不严，债务的具体情况不清，没有做好还本付息的相关安排，可能导致医院利益受损或者财务风险。

3.债务没有按照国家统一的医院会计制度的规定纳入单位的会计核算，形成了账外债务，可能导致医院利益受损或者财务风险。

（五）内部价格行为管理主要风险点

1.公立医院缺乏专门的组织机构对其内部价格行为进行管理。

2.公立医院缺乏价格调价、公示等方面的管理制度。

3.公立医院内部价格行为管理信息化不足。

五、公立医院收支管理业务控制措施

（一）收入管理业务控制措施

1.建立健全收入管理制度、岗位职责，明确收入岗位权责

建立健全与收入相关的管理制度，建立基于不相容岗位分离为原则的岗位责任制，对加强收入各岗位的相互制约和监督，保证收入的合法、安全和完整，具有重要的意义。

（1）建立健全收入管理制度。

建立科学、严密的医院财务内部控制制度是安全、有效的财务管理的基础。公立医院应当建立健全收入管理制度，保证收入的合法、安全和完整。公立医院应当梳理本单位的各项收入，根据《医院财务制度》《医院会计制度》

《医疗机构财务会计内部控制规定（试行）》等国家有关规章制度，结合本院实际，建立健全收入内部管理制度。收入内部管理制度应当包括门诊收入管理制度、住院收入管理制度、财政补助收入管理制度、科教项目收入管理制度、其他收入管理制度、应收医疗款管理制度、医院退费管理制度、价格管理制度、票据管理制度、严禁设立"小金库"管理制度、收入分析管理制度等。制度具体业务内容应涵盖：

收入业务的归口管理部门、收入业务的管理岗位及其职责权限、各类收入业务的工作流程、审批权限和责任划分、票据和印章的保管责任与领用程序、与收入业务相关的对账和检查责任等。

（2）合理设置收入业务岗位。

公立医院应当合理设置岗位，明确相关岗位的职责权限，健全医院收入岗位责任制度，确保收款、会计核算等不相容岗位相互分离。同时确保提供服务与收取费用；价格管理与价格执行；票据保管与票据使用；办理退费与退费审批；收入稽核与收入经办等不相容岗位相互分离、制约和监督。

医院在设计岗位时，首先应确定哪些岗位是不相容的，要明确规定各个部门和岗位的职责权限，如出纳人员不得兼管稽核、档案、保管、收入、费用、债务登记等；审批人员不得记账；银行的印鉴不得由一个人保管等。使不相容岗位和职务之间能够相互监督、相互制约，形成有效的制衡机制。同时对重要岗位定期轮换的工作也是十分必要的。岗位轮换的主要作用在于：通过换岗工作的交接暴露了工作中存在的问题，加强了监督，促进工作质量提高。

与收入相关岗位有门诊、住院收费岗位、结算岗位、门诊、住院收费汇总复核岗位、收入核算岗位、出纳岗位、欠费催缴岗位、价格管理岗位、票据管理岗位、票据复核岗位等。

2.制定收入管理业务流程

公立医院应明确收入、价格、票据、退费管理等环节的控制要求，重点控制门诊收费收入、住院结算收入。加强流程控制，防范收入流失，确保收入的全过程得到有效控制。

（1）门诊收入流程控制。

①加强门诊沉淀资金的控制。

全国大多数公立医院的就诊模式是预付制，即来医院就医的病人注册办理医院的就诊卡后，先向就诊卡账户预充值然后再就诊的模式。这种方式会导致医院门诊有大量的沉淀资金，如何加强对沉淀资金的控制，保护病人的就诊账户资金的安全，是门诊收入控制的一项重要内容。

（a）明确补办卡流程，凡是因就诊卡遗失、消磁等原因需要补办新的就诊卡时，补卡人必须携带有关证件及复印件到门诊窗口办理，由门诊审核会计每日审核补办卡手续是否规范，避免因工作人员擅自补办他人就诊卡，获取不正当利益的行为。

（b）加强退款的控制，退款是指病人就诊完毕后，需要退出就诊卡内资金余额的款项。加强门诊退款流程管理，严禁不按规定程序办理退款，门诊审核会计每日终了要将当日退款票据进行审核。

②门诊预收款及时稽核。

严格遵守货币资金管理规定，做到日清日结，当日收款全部交存银行。审核人员依据HIS系统生成的现金收入日报表，核对各收费员上交的预收款金额。核对一致后，每日终了。根据汇总的日报表将除备用金外的预收款项交存银行。

预收款除了现金核对外，还应核对支票、POS收入，汇总结账单支票收入合计与支票金额核对，POS机结账单合计与HIS结账单POS收入核对，同时定期与银行POS对账单及时核对。

③加强收费票据的管理。

设置专门工作人员加强对收费票据的管理及使用情况进行全面管理，保证票据的使用均得到详细记录。建立票据登记簿，详细登记票据的领用、交回、核销情况，审核领用的票据号码与HIS系统流水号码一致，是否连号使用，作废票据、冲销票据的手续是否齐全。

④门诊收入及时核算。

会计室根据门诊上报的日报表进行验证，验证预交金实际收款（收款减退款）、应收医保款（医保支付）、预交金支付（通过就诊卡进行的医疗扣费即门诊收入）、预交金余额之间的勾稽关系是否正确，验证预交金支付与门诊收入报表收入是否一致，核对无误，及时入账。月底，会计室与门诊收费处负责每月核对月报表与当月日报表收入总和进行核对。

⑤加强内部监督。

财务、审计部门不定期对零钱备用金进行抽查。明确零钱备用金的管理责任，设置现金会计加强对收费处所涉及的相关现金进行严格管理和控制，保证收费处现金的安全。禁止其他人接触备用金以及收入现金。会计室应设立工作人员实施零钱备用金检查工作。首先，对收费处现金会计处当日零钱备用金、收入现金进行检查。其次，再对当日在岗工作人员的备用金进行检查，核对当日收入总额。最后，加强内部审计监督机制建立。内部审计为内部控制系统中一个存在特殊性的重要组成部分，其对内部控制制度有效性的提升具有重要意义。在医疗机构的内部控制系统中，内部审计主要对医院收费制度、收费流程进行监督，检查医院会计资料的真实性和准确性，评价医院内部控制实施状况，并对其提出合理建议。

（2）住院收入流程控制。

①加强结算日报表的控制。

加强对收费员每日结账日报表中预交金（现金、支票、POS刷卡等）的审核控制，每日终了，住院处审核会计将当日各结算员的日报表中收取、出院结算退回的预交金及出院结算费用进行审核。对照HIS系统中预交金明细账、出院结算明细账与汇总表核对无误后，将预交现金上交银行。对以网银转账、支票、微信及支付宝等缴费方式收取的预交金，审核会计将汇总日报中的网银转账、支票的收入及通过微信及支付宝缴纳的金额与会计室出纳核对。对以POS方式收取的预交金，核对POS结账单与日报表POS收入是否一致，次日和银行报送的POS对账单明细账进行核对。

②加强对住院预交金、结算发票的管理。

根据日报表中预交金票据、发票的使用起止编号核对其存根联，对作废、退费票据、冲销票据核对手续是否规范、票据是否完整，核对无误后，归档上报档案会计。

③加强住院收入的核算控制。

每日终了，住院处会计根据收费员个人日报表，汇总日报表编制住院结算费用勾稽关系表，分别对当日收取的住院预交金、医保统筹、住院结算费用等相互间关系相互验证，建立当日在院病人明细账、当日出院结算病人明细账、预交金明细账、医保统筹明细账，上报财务部门及时核算确认收入。编制欠费监控表，对于欠费病人及时通过各种联系方式进行催缴结算，因医疗纠纷、绿色通道等原因产生的欠费，及时上报财务主管领导。

3.收入业务实施归口管理

公立医院的各项收入应当由财会部门归口管理并进行会计核算，严禁设立账外账。业务部门应当在涉及收入的合同协议签订后及时将合同等有关材料提交财会部门作为账务处理依据，确保各项收入应收尽收，及时入账。财会部门应当定期检查收入金额是否与合同约定相符；对应收未收项目应当查明情况，明确责任主体，落实催收责任。主要业务内容包括：

（1）明确收入内部管理制度和流程。

（2）全面掌握本单位各业务科室的收费项目。

（3）要求各业务科室在涉及收入的合同协议签订后及时将合同等有关材料提交财务部门作为账务处理的依据。

（4）对收入业务进行会计核算，及时、完整地记录、反映单位的收入业务。

（5）加强对收入业务的分析和对账工作，对收入收取情况的合理性进行分析。

（6）加强对收入业务的核查，包括定期检查收入款项是否及时、足额缴存到规定银行账户，收入金额是否与合同约定相符，对应收未收项目应当查明情况并落实催收责任。

4.收入必须符合国家有关法律法规和政策规定

医院取得的各项收入必须符合国家物价政策，并开具统一规定的票据。向患者收取医疗预收款时要出具公立医院统一的票据，并及时结账。财务部门要加强医疗预收款的审核、对账和监管。医疗预收款结算必须提供相关的原始资料。收据遗失必须提供有关证明，并按审批权限履行报批手续。

（1）严格执行国家收费政策及标准。

公立医院的医疗服务价格由政府制定收费标准，单位无权自行定价，医院要严格执行物价的政策和标准，依法组织收入。不得通过项目分解、巧立名目等方式进行违规收费。医院新开展的技术、新增的医疗收费项目，应报单位有关部门进行准入审批，经物价管理岗位审核后，上报上级物价主管部门，经批准后执行。

（2）完善物价公示及查询制度。

通过电子触摸屏、电子显示屏、公示栏、价目表、APP、网站等公示医疗服务价格、常用药品和主要医用耗材价格。通过自助缴费系统为病人提供费用清单查询服务，价格变动时，应及时变更相应的公示内容。

对住院的患者每日由护士发放住院费用一日清单或提供住院患者一日清单费用查询机制。患者出院时，医嘱护士要对患者住院期间发生的每一笔费用进行复核。住院费用核实无误后，点击审核出院。患者在住院结算处办理费用结算手续时，向患者提供住院总费用清单及发票。

（3）加强价格监督管理工作。

医院成立价格监督领导小组，定期或不定期对收费科室进行监督检查，检查是否有对医疗收费自定收费项目、超标准收费、重复收费和漏收费现象，不允许科室以任何形式的分解收费和比照项目等乱收费行为。接受患者价格咨询和费用查询，如实提供价格或费用信息，及时处理患者对违规收费的投诉。

5.加强对票据和印章的管控

医院应当建立健全票据管理和印章管理制度。财政票据、发票等各类票据的申领、启用、核销、销毁均应履行规定手续。应当按照规定设置票据专管员，建立票据台账，做好票据的保管和序时登记工作。票据应当按照顺序号使用，不得拆本使用，做好废旧票据管理。负责保管票据的人员要配备单独的保险柜等保管设备，并做到人走柜锁。医院不得违反规定转让、出借、代开、买卖财政票据、发票等票据，不得擅自扩大票据适用范围。明确收费印章的使用原则，加强收费印章存放控制和交接管理。

（1）收入票据的归口管理。

医院各类收入票据由财务部门统一管理，其他任何部门均无收入票据管理权。医院的票据主要包括：医院内部收款票据（门诊、住院预交金票据等）、门诊结算票据、住院结算票据、行政事业单位资金往来结算票据等。财务部门应设置票据专管员，建立票据台账，做好票据的保管和登记工作。

（2）收入票据的购买、入库、登记、使用管理。

医院购买行政事业性往来票据，须由财务部门专人向财政局票据管理中心领购票据；医院单位内部收款票据，由财务部门根据单位业务需要，提供票据种类、格式、数量等内容要求，报经院领导批准，由相关科室办理。

购置的票据到货后，财务部门负责对票据的种类、质量、数量、编号连续性等进行验收，及时办理验收入库。票据专职人员根据票据购置日期、类别、规格、数量、起止号等信息，建立登记簿并登记入册。

票据管理员按类别设明细账的同时，再根据类别按使用人员设领、销、存分户账，及时记录使用人员所领用收据的种类、数量、号码和领用日期，并由领用人员签名确认，同时票据管理员按票据的起讫号在HIS系统中办理出库，并保证领用的票据号码与HIS收费系统流水号码一致，以便于检查、监督和管理。

（3）建立票据核销机制，确保票据核销规范有序。

票据管理员审核票据的连续性，作废票据各联是否齐全，存根有无缺号，手续是否齐全等内容，将审核无误的收费票据登记核销，在账簿上注明缴销日期和号码，并按分户账的领销存报表与各使用人核对，定期抽查，确保账实相符。

（4）非出纳和收费岗位的收费人员不得领用各类收费票据。各类收费票据仅限出纳和收费人员领用、使用，其他人员无权接触。

（5）加强对带有日期的印章管理，防止变更开具收据日期，保证收据日期、印章日期与实际收入日期一致。

6.加强对收入的分析

医院应定期组织对收入进行分析，定期不定期分析收入变化情况，通过分析收入的结构变化，与去年同期收入增减变动及预算收入执行情况，认真进行因素分析，找出影响收入变动的原因，提出应对措施和建议，充分发挥财务工作效能，体现财务管理价值。

7.严格设账

（1）医院建立住院病人费用分户账制度，设置预收医疗款、住院病人医药费明细账。

（2）预收医疗款明细账按单位或个人设置，定期与总账进行核对。住院病人医药费明细账按在院病人设置，定期与总账进行核对，于病人出院时打印并审核，年度终了，按尚未办理结算的住院病人累计医药费打印，并与信息部门的相关数据核对。

（3）预收医疗款、住院病人医药费管理流程（见图6-9）。

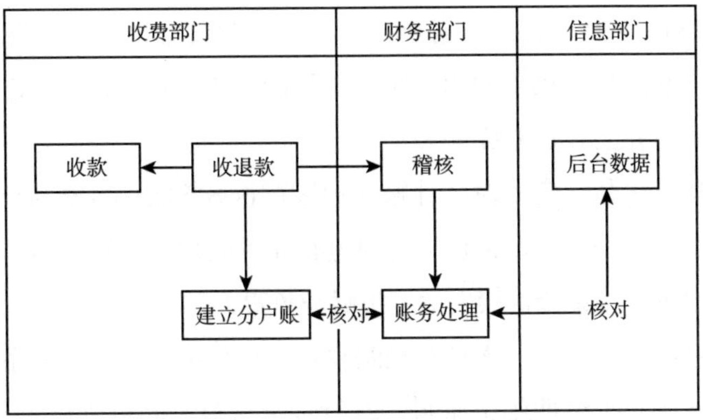

图6-9　预收医疗款、住院病人医药费管理流程

8.建立健全收入审查核对制度

医院要及时审查核对各项收入与票据存根。医疗收入的审查核对包括门诊、住院医疗收入基础数据真实性、准确性，其中涉及各类报表、票据（含红字冲销、作废、退费的票据）、资金［包括现金、转账支票、社保卡结算、POS缴费、自助终端设备缴费和第三方支付（微信、支付宝、ApplePay、APP等）］等，并重点审查核对所领用票据款项缴存情况。

严格遵守权责发生制原则，加强结账起止时间控制。统一规定门诊收入、住院收入、科室收入、财务部门入账收入的每日、每月结账起止时间，及时准确核算收入，确保收入的真实、完整。

重点应加强：

（1）POS刷卡环节控制。

①收费人员：当日收款结束后汇总合计POS单计算出刷卡总金额并加上所收现金，与医院信息系统结账单应交款核对相符后上交。

②稽核人员：医院财务部门设专人稽核收费员上交的POS刷卡单。稽核人员主要对POS机刷出的消费单与银联提供的商户交易已收清单进行对账，复核POS机刷卡单合计数是否正确，是否有持卡人签名。

③出纳人员：逐日将刷卡银行提供的商户POS转账凭证上的到账金额与医院收费信息系统POS刷卡结算报表的合计数进行核对，同时根据银行提供的商

户明细对账单上每笔交易金额与银行POS签购单的银行存根联上的金额逐笔核对，发现不符，及时查明原因。

④收费票据专管人员：逐笔登记、勾销收费员上报的票据存根及票据号码，核销中如有发现作废、冲销、跳号的门诊、住院收费票据，应及时查明原因，做好记录，并上报财务负责人。

⑤会计核算人员：定期对会计账面的银行POS签购单金额与出纳POS签购单账上金额进行一一核对，无误后及时进行账务处理；发现有差错的，应查明原因并做好记录，差错金额较大的上报财务负责人。

⑥医院系统对账平台：逐日对医院收费信息系统、医院财务系统收款明细账与银行POS商户平台明细记录自动进行逐一核对，同时进行人工抽查核对，以保证账账相符。

⑦警惕信用卡套现：首先，持卡人要求刷信用卡金额较大的情况要严加控制，并向持卡人说明POS机刷信用卡的财经纪律。其次，对于持卡人刷信用卡金额大于其医药费的部分不能退还其现金（原路返还）。

（2）第三方支付（包括微信、支付宝、健康通等）控制。

①重点加强科室收入核对工作。

（a）科室收入与科室工作量统计抽查核对。

（b）医嘱、报告单、医学图像与收费清单等核对。

②POS机或自助机刷卡管理流程控制（见图6-10）。

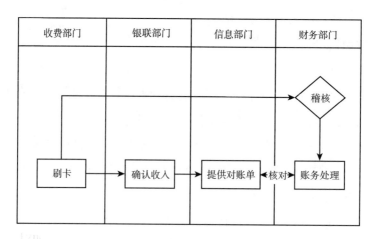

图6-10　POS机或自助机刷卡管理流程

③医院计算机信息系统或者人工逐一核对医嘱单、检查治疗报告单（图像）和患者费用清单的内容、项目数量和项目金额等。费用总额经核对无误后，由医院收费人员向患者执行微信、支付宝等第三方支付收费操作或患者在医院微信公众号、医院APP、自助终端设备等自行交纳。

④收费人员：每日收入结账结束生成收费现金日报表，汇总合计第三方支付方式计算出第三方支付总金额并加上当日所收现金与退出现金差额，与医院收费信息系统结算报表应交款项核对一致，并将应交现金全额上交银行收款员。

⑤收费审核人员：医院财务部门指定专人为收费审核人员，逐日稽核收费员上交的微信、支付宝等第三方支付的报表金额。审核人员负责核对医院HIS系统的收入结算日报表与第三方平台管理端提供的到账汇总通知金额一致，银行收款回单与医院HIS系统的收入结算日报表一致，第三方支付平台提供的到账通知汇总数与银行收款回单金额一致。

⑥收费票据专管人员：逐笔登记、勾销收费员上报的票据存根及票据号，核销门诊、住院收费票据时如有发现作废、冲销、跳号的，应及时查明原因，做好记录，并上报财务负责人。

⑦会计核算人员：定期对会计账面的第三方支付金额与出纳人员第三方支付账上金额进行一一核对，无误后及时进行账务处理，若发现有差错的，应查明原因，做好记录及时处理，金额差错较大的上报财务负责人。

⑧医院第三方支付平台对账系统：逐日对医院收费信息系统、医院财务收款明细账与第三方支付平台管理端口明细记录自动进行一一核对，同时辅以人工手段抽查核对，以保证数据相符，避免异常差错数据。

9.建立退费管理制度

医院要严格退费更正管理，各项退费更正必须提供有效凭证，包括交费凭据、相关科室的退费凭证和更正通知书、审批意见等。核对原始凭证和原始记录，严格审批权限，完备审批手续。对发生减免事项的必须由被授权部门负责人审核，报医院领导批准后，由财务部门负责办理。具体要求如下：

（1）明确退费手续。

规范退费流程，加强退费单据的管理是防范退费漏洞的前提。在退费的过程中，退费单据的审批人及部门间应做到相互监督和岗位分离。如对于药品退费，先由开单医生开出退药处方，门诊药房收到药品，在处方上签字确认药品已经入库，再经由退费审核人（门诊部或医务科）签字后，方可办理；对于检查、化验等退费，相关医技扣费科室经办人签字，科室负责人审核，再经由退费审核人（门诊部或医务科）签字后方可办理退费手续。上述各种退费，金额较大或情况特殊的，需经财务负责人、分管领导审批后方可办理退款手续。凡手续不全者一律不准退费，这样既可规范会计手续，又可增加各科室之间的相互监督。

（2）明确授权审批权限。

明确相关人员的退费职责及签字权限，各环节经手人要严格审核退费的真实性及合理性，确认无误后签字认可。

（3）加强退费凭证的审查核对、分析。

收费处负责人要根据HIS系统退费报表逐日逐笔审核退费，审核是否存在收费员漏交退费收据情况，每笔退费所附的退费单据是否齐全，相关单据的医生、科室负责人及患者签字完整性。财务、审计部门不定期进行抽查，通过HIS系统中输入相关收据号，核对收据的日期、金额等是否正确。

相关管理部门应定期对退费金额及退费项目进行统计分析，通过统计分析病人退费的原因，对于退费金额和退费频率过高的当事人或科室，应及时反馈给科室，激励科室找出应对措施来减少退费，同时发现虚假、不合理退费时，立刻查明原因进行追查，对相关人员追究责任，严肃处理，必要时移交司法机关。

（4）强化信息系统控制。

在开展网络支付信息化系统建设时要遵循国家网络安全法和国家卫生健康委有关要求和技术标准，要处理好数据安全、内外系统互联之间的关系，确保医院信息系统与支付平台数据传输安全稳定，内部信息系统与外部网络连接通畅。医院要制订和完善相应的信息化管理制度及具体操作规范，合理设置各岗位操作权限。信息技术人员不得修改原始数据，确保数据真实性。医院应当结合实际情况建立网络支付故障应急机制，具备必要的灾难恢复处理能力，保障数据完整性。

建立健全药品、检查、治疗等各项执行确认系统，保证与医生工作站及收费系统的数据交互使用，使相关检查、治疗执行或取药后电脑自动控制各部门不能随便办理相关退费，减少退费中可能存在的风险。

10.规范费用审核信息录入

公立医院住院收费处应与临床医护科室、医技检查科室、检验科、药房、计算机信息中心以及其他相关科室等紧密沟通和协调，及时发现费用审核中存在问题并总结原因，各方协力解决。在此过程中还要及时记录出现的错误和疑问并定期汇总后将结果反馈到各个科室，最后制定科学合理的解决策略，有效规范费用审核。与此同时，公立医院住院收费处需规范各项工作流程，保证费用信息能及时输入到医院系统当中。护士在医师开具医嘱后就应及时转抄和校对，之后根据医院制定的计价标准计算费用，在工作中发现疑问后要及时询问护士，如果医嘱发生变化则需要认真核查相应的计价项目是否处于停止状态，避免出现持续计价现象。

11.提高相关工作人员综合素质与责任意识

无论公立医院住院收费处还是护士站护士在工作中都要和患者直接接触，其工作能力和综合水平高低关系到医患和谐程度以及患者对医院的评价。首先针对护士站护士需做好业务培训工作，经验丰富的护士可带领刚入职的护士做好录入工作，尤其随着经济水平大幅度提升，医疗卫生事业在此背景下也实现蓬勃发展，不断更新的医疗技术和业务也在无形中调整医院住院收费标准和项目，每个病区护士长和主班治疗护士需及时学习和了解全新的规章制度、收费标准以及费用录入要求。定期对刚入职和低年资护士进行培训并在此基础上细化各个计价项目费用流程，严格督促刚入职和低年资护士动手录入操作，最大限度保证患者住院期间各项费用无错误录入。其次，针对住院收费处工作人员同样需要定期开展住院收费标准和项目培训，加强对出院费用审核中发现的问题进行定期总结，及时反馈给相关科室及时纠正；加强对审核过程中相对专业的医护收费标准的系统理论学习，做到细致准确。

（二）支出管理业务的控制措施

1.建立健全支出管理制度

公立医院应当建立健全支出内部管理制度，确定单位经济活动的各项支出标准，明确支出报销流程，按照规定办理支出事项。同时建立总的支出业务管理制度和各类支出业务的实施细则，明确支出报销流程。

建立健全支出管理制度是落实和贯彻支出内部控制的前提和保证，通过制度去梳理医院支出流程，评估风险点，提出应对措施，保证支出的合法、合规、真实和完整。支出的管理制度应包括支出相关岗位责任制度、支出的预算管理制度、支出的申请、审批、审核、核算、结算分析等制度。主要要求有：

（1）厘清支出的内容构成、确定归口部门。

（2）明确开支范围、开支标准及所涉及的表单和票据。

（3）厘清支出事前申请、审核审批程序、借款和报销业务流程。

（4）明确审核审批权限、程序和责任。

（5）明确与支出业务相关的对账和检查责任。

（6）支出事项的开支标准。

（7）支出业务事项所涉及的表单和票据。

2.合理设置支出岗位

公立医院应当按照支出业务的类型和不相容岗位分离的原则，合理设置支出业务相关岗位及岗位的职责权限，确保支出岗位的相互制约和监督。确保支出申请与审批、付款审批与付款执行、支出审核与付款结算、支出经办与核算等不相容岗位相互分离、制约和监督。实行职能分工控制，所有的支出均纳入预算管理，各岗位根据预算对支出的流程进行审批，每一个环节确保程序规范、制衡，最后对支出形成考核分析，找出不足，完善支出的控制，从而形成一个闭环的管理流程。

3.加强支出的合规性、合法性控制

（1）各项支出要符合国家有关财经法规制度。

支出标准由内部标准和外部标准。内部标准是指医院可以在国家或者地方性法规允许的范围内，根据单位实际情况制定标准。外部标准是指单位必须遵照国家或地方性法规规定的标准执行，不得自行调整。公立医院的各项支出要严格执行国家有关财经法规制度，做到各项支出符合国家规定的标准和范围，不得随意扩大开支范围和提高开支标准。同时，医院应根据各项支出事项，梳理各项支出的相关国家法规或地方法规，形成医院各项开支的依据。

（2）严格按照医院财务会计制度确认、核算支出。

根据医院会计制度要求，其核算基础是以权责发生制为主，只是涉及财政项目补助支出、科教项目支出所发生的相关业务采用收付实现制核算。在支出确认时还应遵循配比原则，即发生的支出应当与其相关收入相配比，收入的实现是以物资的消耗为代价的。如卫生材料收入实现时，其已被消耗，应当在确认收入当期确认卫生材料支出，保证在某个会计期间确认医疗收入时，应当同时确认与之相关的医疗业务成本。如果一项支出的发生会在未来若干个会计期间带来经济利益，那么支出就应当按合理的分摊方法，分期确认费用，如固定资产、大额设备维修等。

为保证核算的及时性、真实性和完整性，除了及时编制记账凭证外，还应提高对经济业务事项的科学判断能力，划清医疗业务支出与专项支出，医疗支出与经营性支出，当期费用与未来各期费用等界限明确，提高会计核算的质量，为支出分析奠定基础。

4.健全支出审批流程控制

公立医院应当加强支出审批控制。健全支出的申请、审批、审核、支付等管理制度，明确支出审批人员的权限、责任和相关控制措施。审批人应当在授权范围内审批，不得越权审批，严禁无审批支出。同时要建立重大经济事项集体决策与责任追究制度，医院重大经济事项的支出，应组织专家进行可行性论证，并实行集体决策和审批，必要时应召开职工代表大会审议通过。

强化对审批流程的控制和监督，对于防止越权审批，防范无审批支出，对支出审批规范化、流程化、标准化具有重要的意义和作用。完善的支出流程在设计时应在谨慎和效率之间寻找平衡，用最合理的流程完成最有效率的管理。

（1）支出的申请。

支出的申请是公立医院一切支出的起点，支出预算反映了预算年度内医院的资金支出规模和资金使用方向，预算具有法定效力，贯穿于医院各项业务活动事前、事中和事后的全过程。医院的每一项支出都应有相应预算的支撑，支出预算为支出的内部控制建立起了第一道屏障。在日常的工作中，支出申请科室应根据业务需要结合预算指标，提出支出申请，经审核通过后再去具体开展相关业务。

公立医院应当在发生相关支出之前应当履行支出事前申请程序，为提高效率，支出事项的申请流程可以镶嵌在医院办公信息系统中，从而实现内部控制的"关口前移"和"信息系统控制"。支出的申请是否经过审核通过决定了此项业务事项是否开展的第一步，业务事项发生后或在资金支付时，才会有后面的支出审批、支出审核、付款事项的发生。

（2）支出的审批。

为保证支出的合理性、合法性，在支出审批环节应明确支出内部审批权限、审批程序及其职责，审批人必须在授权范围内审批，不得越权审批。

医院具有支出审批权的岗位主要包括部门负责人、分管领导、财务部门负责人、总会计师、院长等。在保证对支出的真实性、完整性、合规性、合法性负责的前提下，各审批相关负责人可以根据内部授权额度进行审批。额度授权审批可以根据医院规模的大小，确定额度权限，目的是在风险可控的情况下，提高办事效率。同时，医院应建立重大支出集体决策制度和责任追究制度，对于超过规定额度的，应集体决策，防止个人独断专行和违法乱纪行为的发生。如单笔支出金额在一定额度（如叁仟元）的支出事项，财务负责人审批；单笔支出金额在一定额度（如叁仟元至伍万元）的支出事项，分管领导、总会计师审批；单笔支出金额在一定额度（如伍万元至拾万元）的支出事项，分管领导、总会计师出具审核意见，院长审批；单笔支出金额在一定额度（如拾万元）以上的支出事项，由院长办公会审议通过（见图6-11）。

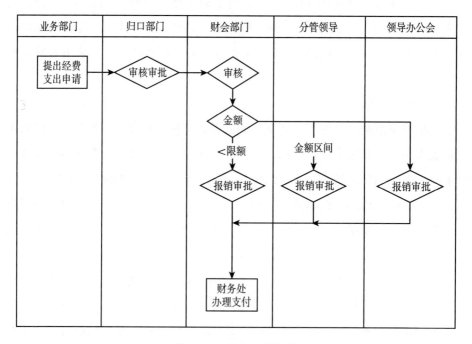

图6-11　业务支出流程

例如：

①因公临时出国经费报销流程：经办人持经法定代表人批准的出国（境）任务批件或出国学习工作协议书、因公临时出国（境）任务和预算审批意见表、省人民政府外事办公室护照复印件、发票、车票等到财务科填写差旅费报销单，经财务科审核人员审核，交财务科长审核签字，按规定的分级审批权限报分管人事、财务领导审批，经法定代表人批准后，交出纳办理付款手续。

②公务接待费报销流程：经办人按规定的接待标准、人数、时间等填写公务接待审批单，经科室负责人签字后报分管副院长、法定代表人审批后方可接待。接待结束一周内，经办人持审批单和票据到财务科填写转账付款凭单（或现金付款凭单），经财务科审核人员审核，交财务科长审核签字，按规定的分级审批权限报分管财务副院长审批，法定代表人批准后，交出纳办理付款手续。

（3）支出的审核。

建立支出审核制度，加强医院支出的审核控制，重点审核单据来源是否合法，单据是否齐全，使用是否准确，内容是否真实、完整，是否符合预算，审批流程是否规范，审批手续是否齐全。支出凭证应当附反映支出明细内容的原始单据，并由经办人员签字或盖章，超出规定标准的支出事项应由经办人员说明原因并附审批依据，确保与经济业务事项相符。医院经办部门和人员必须对支出内容的真实性负责。

支出审核应当全面审核与支出业务事项相关的各类单据，包括发票、支出事项申请、表单等。例如，审核报销的发票必须是由税务和财政部门监制的正式发票或收据，发票或收据上项目填写必须齐全，印章规范；工程项目结算付款审核须有工程进度报告、工程项目完工验收单等；设备购置结算付款须有设备验收单、出入库单、合同书等。

5.加强支付控制

公立医院应当加强支付控制。明确报销业务流程，按照规定办理资金支付手续。签发的支付凭证应当进行登记。使用公务卡结算的，应当按照公务卡使用和管理有关规定办理业务。重点加强控制的三个环节：

（1）借款管理。

员工因公出差、零星小额采购或者临时接待任务等情况可能需借取现金，在这种情况下，应按照内部管理制度的规定办理借款手续。借款人办理借款要填写借款单据，注明借款事由、借款金额、所对应的预算项目以及预计报账日期等内容，并附上与借款事项相关的事前审批单据，如公务接待审批单、出差审批单等，经本部门负责人审批后，提报给单位财务负责人进行复核，复核通过后，出纳人员办理借款手续。借款应当及时归还，业务事项完成后，应及时取得票据，去财务办理报销手续，因超过约定时间不还者，按挪用公款处理，财务人员应当从借款人工资中扣还。

（2）报销管理。

经济业务事项的经办人员办理报销费用时，应当按照要求填写报销申请，确保要素齐全、内容真实完整。有经办人签字后，提交部门负责人确认，经财务部门审核无误后按照支出审批权限进行审批，核算会计对支出事项进行确认、记账，出纳人员按照记账凭证办理支付手续。

（3）资金支付。

作为支出付款的最后一个环节，医院应对资金支出严格把关，不得由一人办理资金支付业务的全过程。对一切审批手续不完备的资金使用事项，都有权且必须拒绝办理。

6.加强对支出业务归档控制

公立医院应当加强支出的核算和归档控制。由财务部门根据支出凭证及时准确登记账簿；与支出业务相关的合同等材料应当提交财务部门作为账务处理的依据。公立医院支出业务的文档资料和电子资料等档案，应按会计档案管理规定，及时移交档案管理部门保管。

7.加强对支出业务的分析控制

建立定期分析、考核控制，加强医院成本费用支出标准及定额和定耗指标执行情况的分析、评价、考核，建立相应的绩效激励体系，将成本控制指标（药占比、每百元医疗收入消耗的卫生材料等）纳入科室绩效考核体系，充分发挥绩效考核的成本控制作用。

公立医院应当定期分析支出情况，通过编制支出业务分析报告为单位领导的管理决策提供信息支持，发现异常情况的应及时采取有效措施。

8.加强项目资金管理控制

公立医院应当按照要求定期向财政部门、主管部门（或举办单位）报送项目资金使用情况，并按规定定期对项目资金结余结存进行清理；项目完成后应报送项目资金支出决算和使用效果的书面报告，接受财政部门、主管部门（或举办单位）的检查验收。

9.加强成本控制

《医院财务制度》第二十七条规定，成本管理的目的是全面、真实、准确地反映医院成本信息，强化成本意识，降低医疗成本，提高医院绩效，增强医院在医疗市场中的竞争力。其意义是通过成本的分析反映医院成本消耗的现状，对成本变动的规律有个全方位的认知以寻求控制成本的途径，为医院的相关决策和经营提供参考。

（1）建立健全成本管理体系，加强成本核算。

按照统一领导、分级管理的原则，建立健全由医院负责人、总会计师、财务部门、各职能部门、为主体的成本管理组织，明确工作职责，合理划分成本核算单元，按临床、医技、医辅、行政后勤等划分不同种类、不同层次的成本中心，确定及规范业务流程，整合医疗信息系统，确保以医院成本控制为基础的经济与运营管理体系高效运行。

医院应当严格控制运行成本，切实减少单位水电、纸张、耗材、绿化、保洁、运送、维修、运行维护等各方面的支出，并切实加强对会议费、差旅费、培训费、因公临时出国经费、公务接待费、公务用车等经费管理。

成本核算制度应符合医院会计制度的规定，不得随意改变成本费用的确认标准或计量方法，不得虚列、多列费用。

医院负责人对成本费用核算的合法性、真实性及经营效果负完全责任，同时具有成本核算与管理的最高权力。组织和领导各职能部门和科室建立各级成本管理责任制，督促并检查有关成本指标分解及下达实施管理的工作，定期组织检查成本执行情况，针对薄弱环节，采取有效措施，改进管理。

总会计师协助单位负责人组织领导成本核算管理工作，具有除法人之外的最高领导权。具体组织本单位执行国家有关财经法律、法规，参与医院重要经济项目分析与决策。组织各部门、科室健全成本核算机制，编制成本核算计划，控制成本支出，开展预测和分析工作，对医院成本核算管理负直接责任。定期检查成本管理计划执行情况，组织开展成本分析考核和评价工作，协调各部门、科室在成本管理工作中的关系。

财务部门是医院成本核算管理的执行部门，具体制定医院的成本管理制度，参与制订消耗定额及成本开支标准，参与制定内部价格。汇总医院的成本计划、编制成本预算，并负责将成本费用指标分解落实到各部门、科室。编制成本报表，及时反映经营成果，开展成本分析评价，提出改进成本管理的建议。

各职能部门负责有关科室的成本核算、管理、分析和考核工作，对下达的各项成本计划指标全面负责。做好本部门内部的成本核算管理工作，制定各项成本定额、标准，健全各项成本管理制度，对有关科室和本部门成本控制指标负责。考核评价各科室及本部门成本指标执行情况，分析成本管理环节存在的问题，提出改进意见和措施。

（2）加强成本费用控制。

医院应当在保证医疗质量和安全的前提下，按照经济性、因地制宜及全员参与的原则，制定成本费用控制标准，利用有效的管理方法和措施，按预定成本定额、成本计划和成本费用开支标准，对成本形成的全过程进行控制，努力实现成本最优化目标。

成本费用控制的主要方法是标准成本法和定额成本法。通过制定的成本标准，与实际成本进行对比分析，找出差异原因及影响因素；定额成本法是通过制定合理的消耗定额，比较实际成本与定额成本的差异，分析产生差异的原因。具体控制措施：

预算控制，医院应当以成本数据为依据，以科室预算为基础，编制和严格执行预算，将全部成本纳入管理范围，对各项经济活动进行统筹安排和全面控制，严格控制成本费用开支的数量、金额、用途。

资源消耗控制，制定成本费用的开支范围、标准和费用支出的申请、审核、审批、支付程序，严格控制各项费用的开支。根据费用预算和经济业务的性质，按照授权审批制度所规定的权限，对支出申请进行审核、审批。

加强耗材成本控制，降低卫生材料成本、药品成本，加强医院卫生材料、药品购进、领用等环节的控制。通过药占比、每百元医疗收入消耗的卫生材料等指标进行控制。对各科室不可收费材料进行定额管理，对后勤物资、办公等材料实行定额、定量控制。将耗材成本控制指标纳入各科室绩效考核，对于定额管理的耗材超出部分可直接从绩效奖励金中直接扣除，节约部分按比例奖励，加大绩效考核力度。

（三）债权管理业务的控制措施

1.加强债权发生范围和额度控制，大额债权必须要有保全措施。

2.建立健全应收款项、预付款项和备用金的催收、清理制度。

公立医院应建立清欠核对报告制度，定期清理债权，并指定专人进行债权账龄分析，采取函证、对账等形式加强催收管理和会计核算，定期将债权情况编制报表向单位领导报告。

3.建立健全病人预交住院金、应收在院病人医药费、医疗欠费管理控制制度。

①每日审核住院结算凭证、住院结算日报表，并与住院病人医药费明细账核对。

②每日核对门诊和住院病人预交金，做到计算机机内数据与财务部门账面数据相符，并做好核对记录。

③加强应收医疗款的控制与管理。健全催收款机制，欠费核销按规定报批。

④定期与医保部门对账，确保医院账面数与医保部门账面数据相等。

（四）债务管理业务的控制措施

根据国家规定可以举借债务的单位应当建立健全债务内部管理制度，明确债务管理岗位的职责权限，不得由一人办理债务业务的全过程。大额债务的举借和偿还属于重大经济事项，应当进行充分论证，并由单位领导班子集体研究决定：

1.建立健全债务内部管理制度

（1）债务业务的归口管理部门。

（2）债务业务的管理岗位及其职责权限。

（3）债务业务的工作流程、审批权限和责任划分。

（4）债务合同协议的订立、履行、登记等程序。

（5）大额债务的认定标准。

（6）与债务业务相关的对账和检查责任。

2.合理设置债务业务岗位

确保举债申请与审批、债务业务经办与会计核算、债务业务经办与债务对账检查等不相容岗位相互分离，不得由一人办理债务业务全过程。

3.对举借债务进行充分论证

举借债务之前，对债务业务进行评估和论证，恰当选择举债方式，编制债务融资和偿债方案，对于大额债务，还应当由单位领导班子集体研究决定。同时要充分考虑资产总额及构成、还款能力、对公立医院可持续发展的影响等因素，严格控制借债规模。主要有：

一是进行方案的战略性评估；

二是进行方案的经济性评估；

三是进行方案的风险评估。

4.加强对债务业务的审批控制

公立医院债务的举借与偿还严格执行审批程序，大额债务的举借和偿还属于重大经济事项，应当在充分论证的基础上，由单位领导班子集体研究决定，按照国家规定需要向上级主管部门和同级财政部门报批的，还应当履行严格的报批程序。同时债务的发生必须以协议、合同、凭证或有关文件为依据，必须履行审批程序，不经批准，不得办理。及时进行债务清偿，编制债务账龄分析报告。

5.加强债务的日常管理

（1）严格按照规定的用途使用债务资金。

（2）做好债务的会计核算和档案管理工作。

（3）加强对债务的对账和检查控制。

（4）及时评价债务业务活动。

（五）内部价格行为管理的控制措施

1.组织机构

（1）公立医院应当建立由公立医院分管领导、医务管理部门、价格管理部门、临床科室和医药物资采购等部门组成的公立医院价格管理体系，科学管理、合理监控医疗服务成本，提升价格管理质量。

（2）公立医院应当设立价格管理委员会，委员会成员应当由公立医院分管领导、价格管理部门由财务、医务、护理、医保、信息、药事、物资管理、医技、质控、设备、纪检监察等职能科室负责人组成，负责全院价格管理工作的领导、组织和决策。

公立医院价格管理委员会的主要职能：一是认真贯彻有关医药价格政策、法规，实现规范化、科学化、制度化管理；二是研究制订公立医院内部的价格管理制度、业务流程、考评指标及奖惩标准，并负责组织实施；三是对公立医院价格的申报、调整、公示、执行、核查、考核、评价等全过程进行组织实施和管理；四是适时召开价格管理工作会议，根据相关部门工作部署指导、协调有关工作进展，对公立医院价格管理进行调控。

公立医院价格管理部门（或专职医疗服务价格工作人员）的主要职能（或职责）：一是树立法治观念，依据和遵照《中华人民共和国价格法》及相关法律法规及政策，依法进行价格管理工作，熟练掌握价格管理各项政策，把握标准、严格执行和操作；二是对公立医院价格行为进行内部管理，熟悉各价格项目内涵，组织协调并参与相关部门对医疗服务项目成本进行科学合理测算，提出改进管理、降本增效的建议和措施；三是参与药品、医疗设备、医用耗材的招标采购和价格谈判以及新技术、新疗法在进入公立医院前的收费论证审核；四是参与医保基金支付项目和病种的价格谈判工作；五是对公立医院新增医疗服务价格项目、新增病种（含疾病诊断相关分组，以下简称DRG）等进行成本测算和价格审核，提出价格建议，并按照规定程序报批，对既有项目价格调整进行报批；六是对已立项的实行市场调节价的医疗服务价格项目和公立医院制剂等进行成本测算，提请价格管理委员会讨论确定后执行并进行监管；七是严格贯彻执行医药价格政策法规，并依据政府医疗服务价格政策变动，及时调整公立医院价格管理系统的价格（含公示价格）标准；八是指导临床、医技科室正确执行医药价格政策；九是定期对门（急）诊、住院患者费用等进行检查，并将检查结果反馈科室，及时纠正不规范收费行为；十是接待医疗服务价格管理方面的咨询，处理医疗服务价格相关投诉，针对有效投诉撰写投诉分析报告并提出整改意见；十一是定期调研并组织相关业务科室讨论公立医院价格管理存在的实际问题，并提出建议；十二是对兼职医疗服务价格工作人员进行价格政策（业务）指导、培训；十三是配合相关部门开展医疗服务价格检查；十四是完成主管部门交办的各种医疗服务成本及价格相关调查和统计工作，为调整医疗服务价格政策提供真实、可靠的数据；十五是做好其他涉及价格管理相关事宜。

兼职医疗服务价格工作人员的主要职责：一是接受医疗服务价格知识培训，熟悉医疗服务价格政策法规，宣传贯彻本机构价格管理制度；二是配合本机构价格管理部门接受相关部门的医疗服务价格检查；三是提出价格管理工作建议，对本科室拟开展的新增医疗服务价格项目和拟淘汰的医疗服务价格项目，向本机构价格管理部门提出申请，并提供基础资料；四是协助本机构价格管理部门，做好本科室医疗服务价格管理、公示及医疗服务价格政策解释工作；五是协助本机构价格管理部门，处理本科室的医疗服务价格咨询与投诉；六是负责本科室内部价格行为的自查自纠工作，及时纠正不规范收费行为，建立内部检查的长效机制；七是接受本机构价格管理部门的定期考核。

专职医疗服务价格工作人员的基本要求：一是能够正确理解、掌握和执行医疗服务价格政策，并依法开展价格管理工作；二是掌握基本的医疗服务价格管理相关知识，了解卫生、财会、经济、管理等相关业务知识，熟悉业务科室开展的医疗服务价格项目内涵及主要成本构成；三是有良好的沟通和协调能力，能够妥善处理机构内部价格管理方面的咨询与投诉；四是工作中能够坚持原则，按照医疗服务价格管理有关规定，做好价格政策宣传与解释，指导临床、医技科室正确执行医疗服务价格政策，并检查各科室执行情况，对公立医院不规范收费行为予以纠正；五是具备初级及以上职称，并每年接受行业专业化培训。

2.管理制度

（1）公立医院要建立医疗服务成本测算和成本控制管理制度，在不断完善公立医院和科室成本核算的基础上，建立健全医疗服务项目的成本测算制度。公立医院要密切监测医疗服务成本和收入结构变化，主动向相关部门提出调整医疗服务价格的意见建议。

按照医疗服务项目、药品、医用耗材价格管理的有关规定，在确保医疗质量的前提下，构建成本控制的科学管理机制，通过事前控制、现场控制及反馈控制等环节，科学规范收费行为。

（2）公立医院要建立医疗服务价格调价管理制度，确保严格执行医疗服务价格政策，建立顺畅的调价通知流程，及时调整或通知相关部门调整医疗服务价格。

（3）公立医院要建立新增医疗服务价格项目管理制度，按照《医疗技术临床应用管理办法》（国家卫生健康委令第1号）及其他相关管理规范的规定，坚持新增医疗服务价格项目以技术准入（许可）为先的原则，进行新增医疗服务价格项目立项和价格申报。规范新增医疗服务价格项目内部审核流程。新增医疗服务价格项目经公立医院价格管理委员会审核论证后，报省级卫生健康行政部门按照医疗服务价格项目技术规范进行规范确认后，方可申报价格。

（4）公立医院要建立价格公示制度。公立医院可采用机构官网、电子触摸屏、电子显示屏、公示栏、公示牌、价目表等方式，在服务场所显著位置公示常用医疗服务项目、药品、医用耗材的价格，保障患者的查询权和知情权；价格发生变动时，要及时调整公示内容。要在服务场所显著位置公布本单位价格咨询、投诉电话。

（5）公立医院应当建立费用清单（含电子清单）制度，以多种形式向患者提供医疗服务、药品、医用耗材等费用清单（病种、DRG除外），并在患者需要时提供打印服务。费用清单主要内容应当包括医疗服务项目、药品、医用耗材的名称和编码、单价、计价单位、使用日期、数量、金额等。

（6）公立医院应当建立医疗服务价格自查制度。价格管理部门每月按照出入院人数的一定比例随机抽取在院、出院病历和费用清单进行检查并做好记录。及时纠正不规范收费行为，提出整改建议并向有关科室及人员通报并纳入月（季）绩效考核管理。

（7）公立医院应当建立价格投诉管理制度，实行首问负责制。接待投诉的人员应当记录投诉的内容、办理结果、整改措施及落实情况。对于上级部门转给公立医院的有效投诉信，应当有办结报告和整改措施。

（8）公立医院应当建立价格管理奖惩制度，奖罚分明，并将价格管理工作纳入公立医院年度目标考核，作为科室绩效考核的重要指标。

（9）公立医院应当建立医疗服务价格政策文件档案管理制度，对有关医疗服务价格政策的文件专卷保存。对医疗服务价格管理过程中的基础数据、专家意见、相关建议、内部讨论的会议纪要等基础资料，要做到记录完整、专卷保存。

3.信息化管理

（1）公立医院应当建立健全价格管理信息化制度，明确相关部门和岗位的职责与权限，确保软件系统操作与维护数据的准确性、完整性、规范性与安全性。

（2）公立医院进行医疗服务价格调整时，系统必须有调整记录。要加强对数据处理过程中修改权限与修改痕迹的控制。

（3）公立医院应当加强医疗服务价格电子信息档案管理，包括电子文件的存储、备份及保管。

第七章

公立医院采购管理业务控制

近些年来医院采购物料的种类和范围快速增长，任何采购方面的节约或浪费都会对医院总成本产生很大影响。采购的影响绝不仅存在于成本方面，采购与供应的及时可靠，所提供物料的适用性（如质量、规格、型号、保质期等），都对医院整体效率和效益产生极大的影响。采购管理的重点是控制采购成本，协调好各种存货的数量及其资金占有比例的情况，确定经济订购量及合理的存货储备，以最低的存货成本维持正常的医疗运营活动。

一、公立医院采购业务概述

（一）公立医院采购业务

1.采购的概念

采购是指以合同方式有偿取得货物、工程和服务的行为，包括购买、租赁、委托、雇佣等。采购是医院开展日常工作的重要业务，既是一个单位"实物流"的重要组成部分，同时又与"资金流"密切相关。根据2002年6月国家颁布的《中华人民共和国政府采购法》和2014年12月31日的《中华人民共和国政府采购法实施条例》规定，对于医院的采购则是指其使用财政性资金采购依法的集中采购目录以内的或者采购限额标准以上的货物、工程和服务的行为。

采购业务的内部控制是指根据国家的采购法律、法规、规章、制度的规定，结合采购业务管理的特点和要求而制定的，旨在规范采购管理活动，体现采购"公开、公平、公正、诚信"原则的制度和办法。所以，按照"先预算，后计划，再采购"的工作原则，建设完善的采购业务内控制度，明确各参与部门和人员在采购业务中的责任，是控制采购成本，节约资金，防止舞弊行为，提高采购质量和效益的有效措施。

2.采购供应的外部环境

近年来药价虚高一直是影响民生的一个大问题，其背后隐藏的暗箱操作、行贿受贿等违法违纪问题突出。多年的以药养医机制，使得医院、医生、药品企业之间形成了固有的利益链。公立医院医药价格综合改革取消了药品加成，医院与企业间的利润被压缩，让利于患者。但是，医院最终的药品处方权、使用医疗器械的决定权还是在医生手里。由于医患双方在专业知识占有上存在差异，患者往往处于被动，在利益的驱动下，药品、器械回扣现象屡禁不止，已严重影响了医院的声誉，增加了患者的就医负担，降低了患者的就医感受。因此医院应做好内部监管，通过事前、事中、事后的内部控制来规范医院的采购行为。

在对采购供应作出分析判断前，医疗机构应充分考虑以下因素：

（1）国家和主管部门的调控政策、招投标政策、基本药物政府集中采购政策情况等。

（2）掌握市场信息，对供应商及供应渠道进行分析评价。采购相关人员要熟悉生产厂家和销售模式，通过规范的选择程序和规则，确定一个良好的供应商作为战略合作伙伴，与医院共担风险。

（3）对初进医院的新药品、新器械，了解供应商的推销方式、价格等，必要时对其生产、成本、出厂价格进行调查。

3.加强采购管理业务控制的意义

（1）降低医院财务风险。

在市场经济体制中普遍存在着各式各样的风险。在经济活动中，医院作为一个市场主体自始至终都伴随着各式各样的风险。要想在一定程度上规避和防范医院采购过程中的风险，就要对医院的物资采购过程中的每个环节进行严格的把关。通过对物资采购价格的货比三家，和对大额采购公开招标，可以有效降低医院的财务风险，对于建立规范、有序的供货渠道和合理安排采购的数量和时间非常有益，并且与医院财务资金链中的多个环节有直接关系。加强医院物资采购的全部过程监督与控制，可以使医院的运行保证平稳有序，并且对提高物资管理工作的透明度及医院的综合管理水平作用很大。

（2）降低医疗运行成本和运行风险，提高运行效益。

通过加强对物资采购程序的管理，可以在保证医院物资质量、满足各方面需求的同时，降低物资的采购价格。由于医院是救死扶伤的地方，因此质量才是重中之重。合理的控制措施不仅可以使医院的医疗运行成本得到控制，还可以让患者得到实惠，对提高医院经济效益有重要作用。

（3）遏制医院采购中的腐败与不正之风。

通过加强对物资采购管理，可以使医院采购流程更加清晰规范，各部门的职责更加明确。完善医院的物资采购制度的同时，可以使采购工作信息变得更加公开透明，评审结果更加公正，减少了来自医院上层的压力与干预，使供应商之间的竞争更加公平，也加大了物资采购人员的信心与责任，有利于遏制腐败现象和不正之风在医院物资采购管理的出现，使物资采购渠道得到了净化。由于医院直接对接基层人民，透明的业务流程会提高人民对政府公办医院的信任。

（二）公立医院采购物资的主要内容与特点

医院采购的物料主要有医疗设备、信息设备、药品、试剂、医疗器械与耗材、办公用品等。因医疗设备等资产管理在其他章节有专门讨论，本章采购对象主要是针对物资存货。

1.医院存货的内容和分类

医院存货是医院为开展医疗服务活动及辅助活动而储存的物品。主要分为：

（1）药品。

药品作为一种特殊商品，是医院开展诊断、治疗疾病不可缺少的物质基础，它关系到人的生命安全，所以医院药品的流入、流出都应建有比一般商品更加严格的管理控制制度。

（2）卫生耗材。

卫生耗材是医院保证医疗需要而储备的医用材料，是指临床和医技科室在业务活动中，一次性消耗的物品。例如，纱布、药棉、胶布、绷带、X光胶片、显影粉等。具体包括以下四类：

①普通医用耗材：消耗很频繁，价值相对较低（单价＜500元），如一次性使用无菌医用材料，一次性使用护理材料等消耗型医用材料。包括：一次性注射器、医用棉球、医用胶布、纱布块、手术刀片、采血针、缝合线、医用棉签、心电图纸等。

②高值医用耗材：是指对安全性有严格要求、直接作用于人体、严格控制

生产使用的消耗型医用材料和价值相对较高（单价＞500元）的消耗型医用材料，包括：植入、介入类材料、内镜下一次性材料、骨科材料、人工器官等。

③诊断试剂耗材：是指体内诊断试剂和体外诊断试剂，除用于诊断皮内用的体内诊断试剂等外，大部分为体外诊断试剂。包括：临床生化试剂、免疫诊断试剂、分子诊断试剂等。

④其他特殊用途耗材：如胶片、氧气罩、头颈网罩等。

卫生材料分为可收费材料和不可收费材料。对特殊医用材料有专门的价格管理办法。特殊医用材料主要是指医院按照规定目录向患者提供使用与其治疗项目相对应的一次性卫生材料、植入介入性材料等。但是可以在基本治疗项目价格之外另行收费。

（3）低值易耗品。医院的低值易耗品，是指在医疗服务过程中，经二次以上重复使用仍然保持其实物形态，其单位价值又低于固定资产标准，或使用期限较短且易于损坏的物品。如手术器械、听诊器、血压器、手推运输车等。

（4）其他材料。其他材料是指医院为保证医疗工作的正常进行，而购置库存的除低值易耗品、卫生材料以外的其他需用的物品，一般为办公用品、印刷品、五金电料、燃料、维修材料及其他用品类。

（5）在加工物资。在加工物资是指医院自制或委托外单位加工的各种药品、卫生材料等物资的实际成本。

在医院实际工作中，对药品和卫生材料仅有一级库管理不能满足需要。对于药品，医院要实行分级管理，药事委员会是药品管理的最高决策与监督机构，药学部（药剂科）是药品的实物管理部门，负责药品采购计划、药品验收入库，药品的合理使用及日常管理。下设药库、门诊药房、住院药房等，分别管理所管药品的出入及使用。

对于卫生耗材，由于其种类繁多，库存及使用管理复杂，根据一级库的出库记录，只能反映出临床科室的总消耗，管理者不能对各科室领用、消耗进行全程跟踪和了解，也不能将卫生材料、医用器械等消耗与每位患者使用相对应，可能导致消耗材料被多计费或不计费、被私自带出使用、重新入库等违规事项出现。因此，对卫生耗材需要实施分级管理，即设一级库、二级库，实行动态管理。一级库的功能主要是各种耗材的购入、保管、领出管理，即购买的卫生耗材必须办理验收、入库手续，统一存放于此。各临床科室、辅助医疗科室、行政管理科室在医院材料一级库房领用材料后，通过形成的二级库存，控制医疗耗材、试剂的跑冒滴漏现象。

2.采购业务的特点

（1）品种繁多、数量大、涉及面广，采购物品无规律性。

①后勤物资的采购金额小、需求量大的物资达近千种，质量、价格、数量都很难掌握。临床、非临床科室都会覆盖到，所涉及的物品与内容繁杂琐碎，互相之间的管理协调较为困难。

②涉及的科室较多，包括药剂科、设备科、总务科、医务科、办公室、财务科、检验科、党办、纪检等。需求各有不同，各部门都可以采购。

（2）采购的方式及来源丰富，招标形式多样化，来源渠道复杂。

①根据《中华人民共和国政府采购法实施条例》规定：政府采购按照可集中性、执行主体、采购方式等分类。按照采购项目的可集中性，政府采购可以分为集中采购和分散采购。按照采购执行主体不同，政府采购可以分为自行采购和代理采购。按照采购方式分类，可分为公开招标、邀请中标、竞争性谈判、单一来源采购和询价、国务院政府采购监督管理部门认定的其他采购方式。

②招标方式上以政府主导的区域性集中采购为主，其次是自行采购。政府采购主要是医疗设备和政府采购目录内规定品种以及采购金额内货物，既有全国全省招标，也有地市招标，又有医院自行招标等。根据政府采购法的规定，有需要执行政府采购政策等特殊情况的，经设区的市级以上人民政府财政部门批准，可以依法采用公开招标以外的采购方式。

③采购实施平台不仅有省监管平台还有市级监管平台，各地医院在实施政府采购时不仅需要遵从省级采购目录还要遵从市级采购目录。集中采购目录包括集中采购机构采购项目和部门集中采购项目。技术、服务等标准统一，医院普遍使用的项目，列为集中采购机构采购项目；医院本部门、本系统基于业务需要有特殊要求，可以统一采购的项目，列为部门集中采购项目。

（3）采购时间突发性强、不易确定，临时需要的急用物品较多，临时任务较多，医院物资采购保障的数量、金额与抗击自然灾害、处理突发事件、市场供需矛盾、诊治患者的数量、原材料价格波动等因素息息相关。

（4）医院采购所依据的法律以及规章制度不仅有《中华人民共和国政府采

购法》《中华人民共和国政府采购法实施条例》《中华人民共和国招投标法实施条例》等，还有各地出台的机关事业单位采购实施条例。需结合各地方特点和医院工作需要进行有效的实施。

（三）公立医院采购管理的主要方式

按照《中华人民共和国招标投标法》《政府采购管理暂行办法》等法规文件的规定，采购的主要方式有国际招标、政府采购、部门集中采购和自行采购等方式。具体分类如下：

1. 按采购机制分有集中采购、分散采购、混合采购

（1）集中采购。

集中采购包括集中采购机构采购和部门集中采购：①集中采购机构采购是指各单位将《集采目录》内的项目委托集中采购机构（中央国家机关政府采购中心）代理采购的行为。集中采购机构采购项目，必须委托集中采购机构采购，不得自行采购或委托社会代理机构采购。集中采购机构采购实施形式主要有批量集中采购、协议供货、定点采购等。对纳入批量集中采购范围的品目，各单位应当在"计划管理系统"中填报批量集中采购计划，确保品目名称、配置标准、采购数量、配送地点和最终用户联系方式等内容准确完整。对已纳入批量集中采购范围，但因时间紧急或零星特殊采购不能通过批量集中采购的品目，各单位应当正式行文逐级上报主管部门及财政部门，经同意后方可通过协议供货方式采购。②部门集中采购是指国家卫生健康委员会组织的本部门列入《集采目录》内的部门集中采购项目的采购活动。部门集中采购管理办法另行制订。

（2）分散采购。

分散采购是指各单位将采购限额标准以上的未列入《集采目录》的项目自行采购或者委托采购代理机构（包括社会代理机构和集中采购机构）代理采购的行为。

（3）混合采购。

混合采购指部分需求由一个部门统一集中采购，部分采购由需求单位自己进行。严格而言，混合采购并不是一种独立的采购模式，它同时具备集中采购和分散采购的特点。

2.按采购活动分招标采购、议价采购、比价采购及单一来源采购

（1）招标采购。

招标采购是指公立医院作为招标方，事先提出采购的条件和要求，邀请众多供应商参加投标，然后由公立医院按照规定的程序和标准一次性地从中择优选择交易对象，并与提出最有利条件的投标方签订协议的过程。整个过程要求公开、公正和择优。招标采购是政府采购最通用的方法之一。招标采购可分为竞争性采购和限制性招标采购。它们的基本的做法是差不多的，其主要的区别是招标的范围不同，一个是向整个社会公开招标，另一个是在选定的若干个供应商中招标，除此以外，其他在原理上都是相同的。一个完整的竞争性招标采购过程由供应商调查和选择、招标、投标、开标、评标、决标、合同授予等阶段组成。

（2）议价采购。

议价采购是指由买卖双方直接讨价还价实现交易的一种采购行为。议价采购一般不进行开标，仅向固定的供应商直接采购。

（3）比价采购。

比价采购是指采购人员请数家厂商提供价格后，从中加以比价之后，决定厂商进行采购事项。

3.在对药品与高值耗材的集中采购中，可采取的采购方式有

（1）公开招标采购。

对于采购目录中有两家及以上企业参与的竞争性产品，采用公开招标方式采购，量价挂钩、招采合一、综合评价，分别进行综合评审和价格谈判。

（2）独家产品采购。

对于采购目录中独家参与的药品和高值耗材，需经综合评审后，由主管行政部门组织与通过评审的企业进行价格谈判。

（3）邀请招标和询价采购。

对临床急需、采购有困难的药品与高值耗材，可采取邀请招标和询价采购方式采购。

（4）备案采购。

为了鼓励技术创新和技术进步，促使新技术、新产品尽快应用于临床，对集中采购后新研制的不在采购目录中的植入类高值耗材等，可以进行备案采购。

高值耗材通常是相对普通低值耗材而言，一般指分属专科使用、直接作用于人体、对安全性有严格要求，且价值相对较高不宜存放的医用耗材。而且有相当部分是植入材料，一旦出现质量问题，极易引起医疗纠纷。所以加强对高值耗材采购管理是医院的重要责任。

新医药综合价格改革实行以来，国家出台了多项政策意见，加强对药品与高值医用耗材的管理。具体政策有：2015年国务院出台《关于完善公立医院药品集中采购工作的指导意见》（国办发〔2015〕7号文），明确以省（区、市）为单位的网上药品集中采购方向，实行一个平台、上下联动、公开透明、分类采购，采取招生产企业、招采合一、量价挂钩、双信封制、全程监控等措施。分类采购主要针对药品供应采取招标采购、谈判采购、医院直接采购、定点生产、特殊药品采购等不同方式。

《关于加强医疗机构高值医用耗材临床应用管理的意见》，明确提出严格高值医用耗材采购管理。公立医疗机构在严格执行国家高值医用耗材集中采购有关规定，通过采购平台采购中标的高值医用耗材。医疗机构要根据国家耗材编码规则，逐步建立机构内高值医用耗材统一标识码，加强二级库存管理，完善入库、使用登记，保证高值耗材从购置、入库、领用、使用全过程信息的可追溯性。禁止生产企业向临床科室直接配送高值医用耗材。

各级卫生行政部门及其他相关部门通过采购平台提供的网上监管系统，对采购双方的购销行为实行实时监控，对医疗机构采购药品和高值医用耗材的品种、数量、价格、使用和生产经营企业供货、配送情况进行动态监管。定期或不定期现场检查分析医疗机构实际采购、使用和回款情况，并与网上采购情况进行对比分析。

医疗机构通过采购平台采购中标的药品与高值耗材，要与生产经营企业签署《医疗卫生机构医药产品廉洁购销合同》。根据本单位的临床需求制作采购订单，不得采购中标目录外的药品与高值耗材，不得与企业订立背离合同实质性内容的其他协议，牟取不正当利益。

（四）公立医院采购管理业务控制的相关法律法规

1.《中华人民共和国政府采购法》

2.《中华人民共和国采购法实施条例》

3.《中华人民共和国招投标法实施条例》

4.《政府采购供应商投诉处理办法》

5.《政府采购非招标采购方式管理办法》

6.《政府采购资金财政直接拨付管理暂行办法》（财库〔2001〕21号）

7.《集中采购机构监督考核管理办法》（财库〔2003〕120号）

8.《政府采购管理暂行办法》

9.《关于完善公立医院药品集中采购工作的指导意见》（国办发〔2015〕7号文）

10.《政府采购信息公告管理办法》

11.《政府采购货物和服务招标投标管理办法》

12.《国家卫生健康委员会政府采购管理暂行办法》（国卫财务发〔2018〕17号）

13.《国家组织药品集中采购和使用试点方案》（国办发〔2019〕2号）

14.《关于印发医疗机构医用耗材管理办法（试行）的通知》（国卫医发〔2019〕43号）

二、公立医院采购管理业务控制目标

（一）医院物资存货管理原则

药品和医用耗材等物资是医院流动资产的重要组成部分，约占医院流动资金的50%以上，并且是医院开展医疗业务活动，用于治疗疾病的特殊物资。储备成本较高，而药品、卫生材料收支在医院业务收支中占有相当大的比重。对物资的管理就是按照资产属性，从对计划、采购、使用进行全过程管理。应遵循如下管理原则：①先批准后采购原则；②审批、采购和验收分开的原则；③及时供应，效益优先的原则；④院内调剂优先，防止重复购置。

做好采购供应工作，是医院正常运行的重要保证；是保证医疗质量的重要环节；是控制成本的重要手段；是医院和资源市场的关系接口；可以促使医院合理使用与配置卫生资源。

1.依法采购原则

政府、部门采购对于医院的采购业务，无论遵从何种采购方式，必须按照政府采购法以及部门采购法的规定进行合法采购。我国对政府采购法业务法律法规建设始于1996年财政部着力探索国内外通行的支出管理制度。2000年1月，中央纪委将政府采购制度列为廉政建设的重要措施之一，标志着我国从制度层面加强对政府采购业务的管理和约束。因此单位需严格执行政府采购法律、法规及制度，提高采购工作的规范性和科学性。

2.价廉物美原则

基于行政事业单位内部控制的采购方式，政府采购法规定采购应遵循低价优先、物美价廉原则。即在满足需求的情况下，加强采购过程中对质量的监督，加强价格评审管理。

为保护消费者的合法权益促进医院的健康发展，政府以及医院应当在各采购方式中加强对供应商资质的审查，除需审查必要的营业资质外，更应严格审查其药品生产许可证、药品经营许可证、质量标准、检验报告书等文件。

需要采用综合评分法确定最终供应商。医院合理合法选择采购方式的同时对于采购过程中的报价，需要专业人士进行价格比对，并选取物优价廉的产品。

3.以耗定量原则

由于储存成本直接影响采购成本，尤其特殊药品需要特殊储存条件，储存过程中会增加成本。采购中心或各采购科室在编制采购预算时需要比对上年物资耗用总量，计算每日耗用量，根据资金周转率、储存成本、物料需求计划等综合计算最经济的采购量，同时需合理预计下年使用量及突发状况，从而制订采购计划。

4.成本效益原则

在实行内部控制时要保持适当的比例，在内部控制的综合成本与经济效益之间，以最低的成本取得最好的效果，当所产生的效益小于控制成本时，这个内部控制的成本是得不偿失且不可取的。

(二) 采购管理业务控制目标

采购是经营管理中的薄弱环节，最容易滋生"暗箱操作"、以权谋私、弄虚作假、舍低求贵、以次充好、收受回扣等风险；同时最易"跑、冒、滴、漏"，积压浪费。因此，通过对采购与付款全过程监控，对促进合理采购、满足医院医疗服务需要、防范采购风险具有重要的意义。根据医院服务对象的特殊性，对采购业务的控制目标可定为：（1）保证采购业务合规合法；（2）保证采购业务及时、有效、可靠。因为采购的药品、试剂、医疗器械、医用设备等直接用于病人的检查、治疗，质次价高的物资将影响病人的生命安全，加重病人的看病负担。（3）在保证物资质量的前提下，降低采购成本，防范采购风险，保障医院资金的安全。

1. 医院采购管理组织体系控制目标

（1）建立健全医院采购内部管理制度，明确医院采购业务管理机构和相关岗位的设置及其职责权限、医院采购业务的工作流程、与医院采购业务相关的审核责任和审批权限、与医院采购业务相关的检查责任等，确保医院采购管理工作有章可循、有据可依、使医院采购管理规范有序。

（2）合理设置采购业务管理机构，构建合理的医院采购管理组织体系，包括医院采购业务管理部门和医院采购监督机构等，明确各个机构和部门的职能，充分发挥各个部门的作用。

（3）按照牵制和效率的原则合理设置医院采购业务岗位，建立医院采购业务岗位责任制，明确医院采购授权审批权限和岗位职责，确保医院采购需求制定与内部审批、招标文件准备与复核、合同签订与验收、验收与保管等不相容岗位相互分离。

（4）建立部门间沟通协调机制，确保医院采购的信息、采购部门之间沟通协调顺畅，提高医院采购水平，保障医院采购管理工作有效开展。

2. 医院采购预算与计划控制目标

（1）明确医院采购预算和计划编制的工作流程和要求，确保医院采购预算和计划编制符合国家相关法律法规。

（2）对医院采购预算和采购计划进行充分审核，确保医院采购预算和计划符合本单位的实际需求，进而保证医院采购预算编制具有科学性、合理性。

3. 医院采购实施控制目标

（1）采购需求科学合理。单位对采购标的的市场技术、服务水平等进行的详细的市场调查，价格测算合理，采购需要合法合规，内容完整、明确。

（2）医院采购申请内部审核严格，包括申请部门的内部审核和医院采购部门的审核，能够确保医院采购项目符合采购计划、在预算指标额度之内、价格公允等，实现防范采购舞弊等问题。

（3）根据医院采购需求和市场条件选择合理的采购方式，确保内部没有瞒报、分拆项目，提高采购效率。

（4）规范医院采购代理机构的选用程序，选择合理的采购代理机构，确保采购代理机构合法合规。

（5）规范医院采购程序，确保整个采购过程中，每一个环节（如供应商资格审查、评标过程等）都操作规范，完整执行选择的采购方式，提高采购质量。

4.医院采购招投标控制目标

（1）选择恰当的招标采购方式，规范医院采购招标、投标、开标、评标和中标流程，确保各个流程符合国家法律法规和相关政策，避免医院被提起诉讼或者受到处罚，保证医院正常业务活动的开展。

（2）规范招标采购的实施过程，防止因人为故意导致的招标失败、流标等，规范相关人员的行为，保证招标采购公平、公正，以合理的价格达成，予以防止舞弊和腐败现象。

5.医院采购合同控制目标

（1）医院采购合同签订合法合规、按程序及时备案。

（2）合同履行过程管理严格，合同变更、中止或终止符合相关规定，保证国家利益和社会公共利益不受损害。

6.医院采购验收控制目标

（1）医院采购验收标准明确，采购验收规范，确保采购的物品符合采购需求，医院采购达到预期效用。

（2）严格办理采购验收手续，确保出具的采购验收报告真实有效，确保验收报告对每一项技术、服务、安全标准的履约情况进行了验证，妥善处理和解决验收中的异常情况，及时解决相关问题，确保医院采购实现预期目标。

（3）加强医院采购货物、工程、服务的财务监督，依据发票原件做好资产登记和财务会计核算，确保国有资产的安全完整，防止国有资产流失。

7.医院采购资金支付控制目标

（1）资金支付符合相关法律法规的规定，资金支付业务真实、合法。

（2）资金支付申请程序合规、附件齐全，并经过适当的审核和授权批准，提高采购业务的真实性、合法性、防止欺诈和舞弊行为。

（3）采购业务会计处理及时、会计信息登记准确完整。

8.医院采购信息化管理控制目标

（1）医院采购信息管理合法合规。按照规定需要公开的医院采购信息，规范医院采购信息公开流程，选择合规的医院采购信息公布媒介和渠道，确保医院采购信息发布及时、完整、准确，实现医院采购信息全流程公开透明，确保医院采购信息被公众及时知晓，接受公众监督。

（2）按照国家相关法律法规妥善保管医院采购文件，规范医院采购业务记录的要求，定期对医院采购信息进行统计分析，并在内部进行通报，促进医院采购逐渐完善。

（3）规范医院采购信息的安全保密管理，防止商业秘密外泄，防止相关方利益受到损害。

9.医院采购监督控制目标

（1）由独立的监督主体按规定程序开展医院采购的监督检查，监督检查人员有严格的纪律约束，按照统一标准主动介入全程监督，并对检查结果负责。

（2）规范医院采购过程中的质疑与投诉管理体制，及时处理问题，把监督落实在事前、事中、事后。

（3）定期对采购结果进行评价，以效率、效果、价格等为着力点进一步健全采购结果绩效评价工作机制，构建可量化的评价指标体系，积极引入第三方评价机构对采购项目进行综合、客观评价，善于发现问题并及时进行整改，确保政府采购活动顺利开展。

三、公立医院采购管理业务流程与关键控制环节

（一）采购管理业务流程现状

当前，医院采用药品、医用耗材采用公开招标采购的办法。将所需要的药

品、材料数量、规格等信息发给各个供应商，供应商可以对每种药品耗材提供厂家的供应价，由医院选择报价最低的厂家进行供应。具体的流程是：院长会同相关采购负责人根据药品、材料目录和申购单联系多家供应商洽谈价格、质量等相关事宜，最后选择药品生产厂家相同、质优价廉的供应商供货，或者生产厂家不同，但质量可靠，价格较低的供应商供货。同时与供应商签订质量保证协议和药品供应协议，协议要交药剂科、药库和财务科各一份，以便验收和结账时备查。目前医院药品采购实行责任人负责制，院长为决策人，对采购药品的品种、数量、质量、价格作决策，并全权负责；财务负责人为审核监督人，有权对院长决策实施过程管理监督；药品负责人为药剂科长，耗材负责人为设备科长，按院长做出的决策进行采购，对药品的数量、种类、质量、价格负全部责任；纪检审计部门为采购监督人，随时跟踪抽查采购价格、质量。各职能部门的具体权责分工如下：

（1）物资采购部门（药剂科、设备科）：根据我国相关法规政策的规定，负责医院药品和医疗用品的采购、查收、储藏等工作；监管药品采购计划是否符合医院的要求，采购部门负责人对物资采购计划进行初步审核，接着分别由分管副院长和院长审核，最终通过后实施采购，采购计划应参考药库和临床科室的需求量；负责物资整个流转环节的管理和监督，保证药品、医用耗材在医院的良好运作；记录药品、医用耗材流通环节产生的明细报表，负责与财务科进行相关的对账工作；月末做好药品、医用耗材的检查工作，记录科室药品、医用耗材的使用量，及时向上级反映用量情况，为下阶段的采购做好准备，监督采购人员物资采购行为，防止违规采购。

（2）库房（药库）：药品购回后交库管员验收入库，库管员按院长决策的供货商核对票据按实收数量填制入库单，尤其要核对供货方、药品规格、生产厂家、药品效期；库管员要验收药品质量与价格，有特殊品种不能确定质量的，可通知相关使用科室人员前来确定，不符合质量要求，质次价高的可以不签收；行使物资安全查收，对提供药品、卫生耗材不准时、不安全的厂家即时向医院高层报告，监管厂家的不良行为，保证采购有序进行；仓库内购买与出库的物资要做到详细无误、按时进入仓库，在物资出库时做好登记，包括来向、去向、数量、保质期、仓储量等与此相关的资料。

（3）财务科：其职责内容是药品、卫生耗材采购账目的审核及记录，依据医院的药品、卫生耗材采购目录，对所需采购药品、卫生耗材的数量、品名、价格等进行审核，并根据临床使用购置计划来审核本期入库药品数，最后对合格的财务手续进行整理入账，编制财务报表和采购费用支付计划。

（二）采购管理业务的流程划分及涉及的会计项目

采购业务主要是医院外购物资并支付款项等相关活动。一般将采购与付款循环按照业务处理流程划分为请购、订购、验收、储存、退货和折让、付款凭单、负债记账、付款等控制环节。涉及的会计报表项目包括应付账款、应付票据、预付账款、其他应付款等。针对每一个控制环节，都要有相应的控制要点，影响的会计科目有"库存物资"科目，按照库存物资的类别，设置"药品""卫生材料""低值易耗品""其他材料"一级明细科目。"药品"一级明细科目下设置"药库""药房"两个二级明细科目，按西药、中成药、中草药设置三级明细科目，进行明细核算。

（三）采购管理业务流程目录

医院应在梳理采购活动管理制度和业务流程现状的基础上，根据内部控制的要求，编制采购业务流程目录：

一级流程：采购业务

二级流程：

（1）购买　　　　　　　　　　　（2）付款

三级流程：

（1）采购需求　　　　　　　　　（1）采购付款

（2）采购计划　　　　　　　　　（2）预付账款

（3）采购请示与审批　　　　　　（3）付款审批

（4）选择供应商　　　　　　　　（4）会计系统

（5）采购方式

（6）采购价格

（7）采购合同

（8）采购验收

（四）采购业务流程图

1.总体采购业务流程（见图7-1）

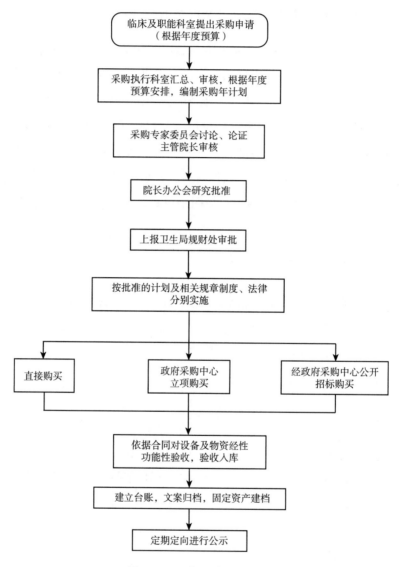

图7-1　总体采购业务流程

2.具体业务流程

（1）请购审批业务流程。

①请购审批业务流程图（见图7-2）。

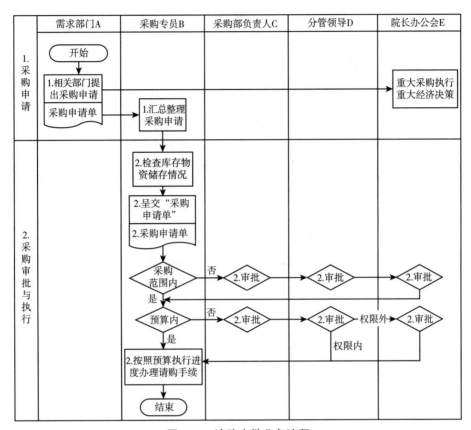

图7-2　请购审批业务流程

②请购审批业务流程关键节点简要说明（见表7-1）。

表 7-1　　　　　　　　　请购审批业务流程关键节点简要说明

节点	流程描述
A1	各业务部门根据医院相关规定及实际需求提出采购申请。请购人员应根据库存量基准、用料预算及库存情况填写"采购申请单"，需要说明请购物资的名称、数量、需求日期、质量要求以及预算金额等内容
B1	采购专员汇总整理采购申请
B2	（1）采购部核查采购药品及物资的库存情况，检查该项请购是否合理合规 （2）如果采购专员认为采购申请合理，则根据所掌握的市场价格，在"采购申请单"上填写采购金额后呈交相关领导审批 （3）如果采购事项在申请范围之外的，或者采购事项在申请范围之内但实际采购金额超出预算的，按规定先追加预算；在采购预算之内的，采购部按照预算执行进度办理请购手续 （4）采购专员按照审批后的"采购申请单"进行采购

续表

节点	流程描述
C2	（1）采购部负责人对不属于采购范围内的采购事项进行审批 （2）采购部负责人对超出预算的采购事项进行审批
D2	（1）分管领导对不属于采购范围内的采购事项进行审批 （2）分管领导对超出预算的采购事项根据权限进行审批
E2	（1）院长办公会对不属于采购范围内的采购事项进行审批 （2）院长办公会对超出预算的采购事项进行审批

（2）采购业务招标流程。

①采购业务招标流程图（见图7-3）。

②采购业务招标流程关键节点简要说明（见表7-2）。

表 7-2　　　　　　　　采购业务招标流程关键节点简要说明

节点	流程描述
C1	（1）对需要进行招标的采购业务，采购部准备采购招标文件，编制《采购招标书》，报采购部负责人审核，重大采购项目按照"重大经济活动"进行可行性研究和论证 （2）采购部发布招标信息，包括招标方式、招标项目（含名称、用途、规格、质量要求及数量或规模）、履行合同期限与地点、投标保证金、投标截止时间及投标书投递地点、开标的时间与地点、对投标单位的资质要求以及其他必要的内容
A1	供应商索取资格审查文件
C2	（1）采购部收到供应商的资格审查文件后，对供应商资质、信誉等方面进行审查 （2）采购部通过审查供应商各方面指标确定合格的供应商 （3）采购部向合格的供应商发售标书，供应商填写完毕后递交到采购部
C3	（1）采购部对供应商的投标书进行初步审核，淘汰明显不符合要求的供应商 （2）最终中标者经采购委员会审核确认后，由采购部相关人员宣布中标单位
D3	（1）采购部负责人按医院规定，从专家库中筛选专家，组成专家组，对筛选通过的投标书进行论证，选出最终的中标者 （2）采购部负责人代表招标方签订《采购合同》
E3	最终中标者经采购委员会审核确认

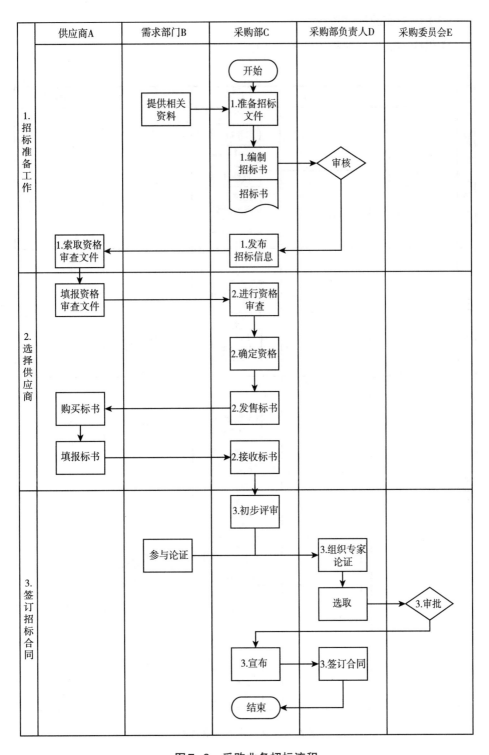

图7-3 采购业务招标流程

（3）供应商的评选流程。

①供应商的评选流程（见图7-4）。

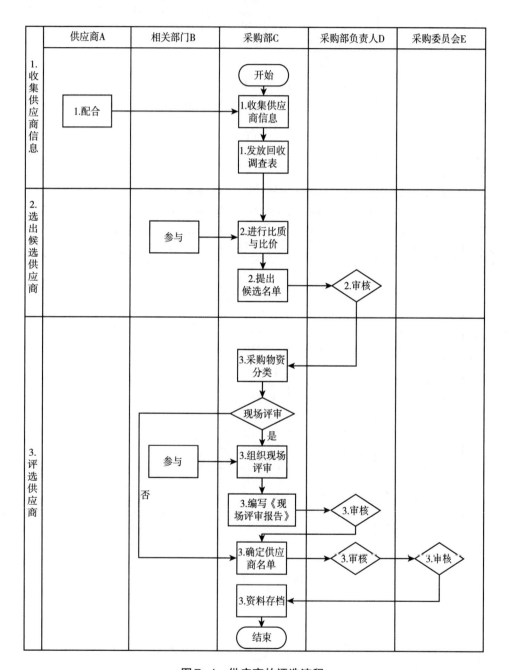

图7-4　供应商的评选流程

②供应商的评选流程关键节点简要说明（见表7-3）。

表 7-3　　　　　　　　　供应商的评选流程关键节点简要说明

节点	流程描述
C1	采购部通过不同途径，如面谈、调查问卷等收集供应商信息，主要包括供应商信誉、供货能力等方面的信息
A1	供应商配合采购部收集供应商信息
C2	（1）采购部和使用部门依据收集到的供应商信息，参照医院比质、比价采购制度等相关文件，对供应商进行比质与比价 （2）采购部根据比质与比价结果，参照供应商选定标准，提出候选供应商名单，报采购部负责人审核
D2	采购部负责人审核比质与比价结果
C3	（1）采购部通过采购物资的分类，根据实际需要，判断是否需要组织现场评审。需要进行现场评审的，采购部组织现场评审，由专家组进行评选；对无须现场评审的药品采购，按照政府采购规定执行 （2）现场评审后，采购部汇总评价结果，并编写《现场评审报告》 （3）根据专家组评选结果，确定供应商名单，并报采购部负责人审核、采购委员会审批 （4）供应商资料存档
D3	（1）采购部负责人审核《现场评审报告》 （2）采购部负责人审核供应商名单
E3	采购委员会审核供应商名单

（4）外购库存物资验收流程。

①外购库存物资验收流程图（见图7-5）。

②外购库存物资验收流程关键节点简要说明（见表7-4）。

表 7-4　　　　　　　　外购库存物资验收流程关键节点简要说明

节点	流程描述
A	（1）供应商按时发货 （2）供应商进行退换货
B	相关部门据库存物资验收管理制度，参照货物的实际特点检验货物，并出具《质量检验报告》，如存在问题，及时报给物资管理员；无问题，则办理入库手续

续表

节点	流程描述
C	（1）物资管理员接到货物后，按照采购订单上的内容——进行核对，核对完毕后，清点货物的数量，数量无误后通知相关部门进行质量检验 （2）与供应商就具体问题协商后，进行退换货处理 （3）验收合格的货物，直接由物资管理部门办理入库手续
D	财务科根据权限审批货物质量问题解决方案
E	院长根据权限审批货物质量问题解决方案

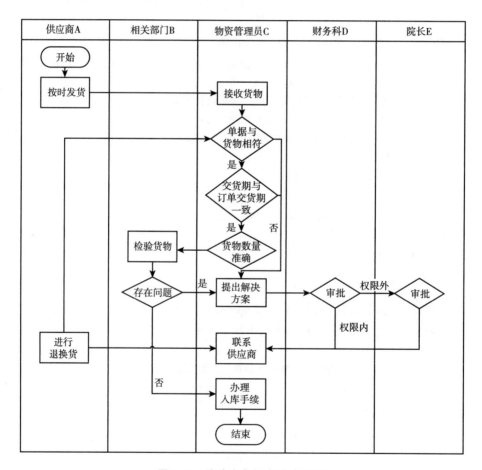

图7-5 外购库存物资验收流程

（5）库存物资存放管理流程。

①库存物资存放管理流程图（见图7-6）。

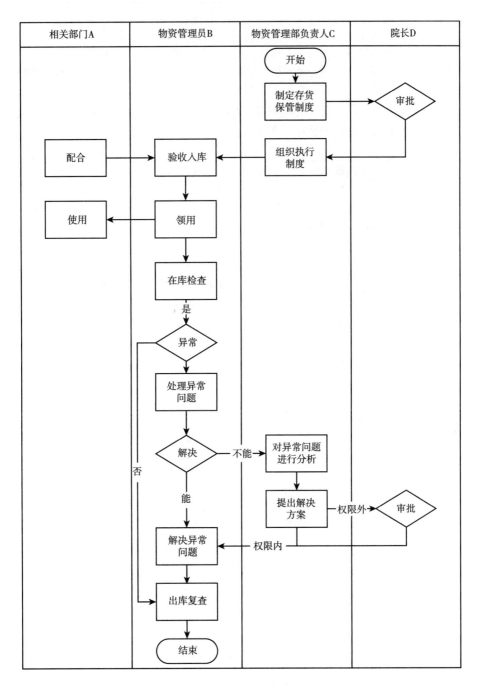

图7-6　库存物资存放管理流程

②库存物资存放管理流程关键节点简要说明（见表7-5）。

表7-5　　　　　　　库存物资存放管理流程关键节点简要说明

节点	流程描述
C	（1）物资管理部门负责人制定库存物资保管制度，报请院长审批后执行 （2）物资管理部门负责人根据分析结果提出解决方案，在权限范围内的直接交由物资管理员进行处理，需院长审批的方案，经院长审批后交物资管理员处理 （3）根据分析结果，调整库存盈亏处理，填写"库存调整表"交院长审批
D	（1）院长审批库存物资保管制度 （2）院长审批异常问题解决方案
B	（1）物资管理员在相关部门的协助下，对库存物资进行验收入库，根据库存物资的属性、分别存放，建立库存物资明细账，详细登记库存物资类别、编号、名称、规格型号、数量、计量单位等内容，并定期与财务科就库存物资品种、数量、金额等进行核对 （2）建立库存物资领用制度，领用按规定程序审批 （3）物资管理员要定期或不定期做好库存物资的在库检查工作 （4）物资管理员在库存物资在库检查中发现异常情况应及时处理，对不能解决的问题要及时报请物资管理部门负责人进行处理
A	相关部门配合物资管理员办理验收入库

（6）药品采购流程。

①药品采购流程图（见图7-7）。

②药品采购流程关键节点简要说明（见表7-6）。

表7-6　　　　　　　药品采购流程关键节点简要说明

关键节点	简要说明
D1	药事管理委员会根据采购需求编制药品基本采购目录
A1	药库根据药品基本采购目录提出采购申请，交给药库汇总
B1	药库汇总采购需求，编制药品采购计划并交由药库负责人审核，审核通过后交由药剂科审核，否则返回药库重新编写药品采购计划
C1	药剂科对药品采购计划进行审核，审核通过后组织采购，否则返回药库
C2	药剂科根据药品采购计划组织采购
E2	药剂科进入政府采购平台进行采购，确定供应商
C2	药剂科选择政府采购目录内合作的供应商，进入合同管理流程

续表

关键节点	简要说明
B3/C3	药剂科督促供应商配送药品并组织验收，药库与药剂科一起验收药品，验收合格的按规定入库，验收不合格的则退回供应商重新配送。将完成采购入库的货物价款报财经部支付，进入支出业务流程

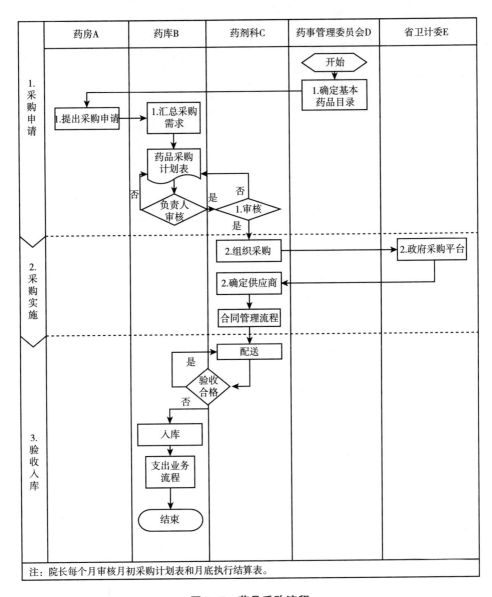

注：院长每个月审核月初采购计划表和月底执行结算表。

图7-7　药品采购流程

（7）试剂采购流程。

①试剂采购流程图（见图7-8）。

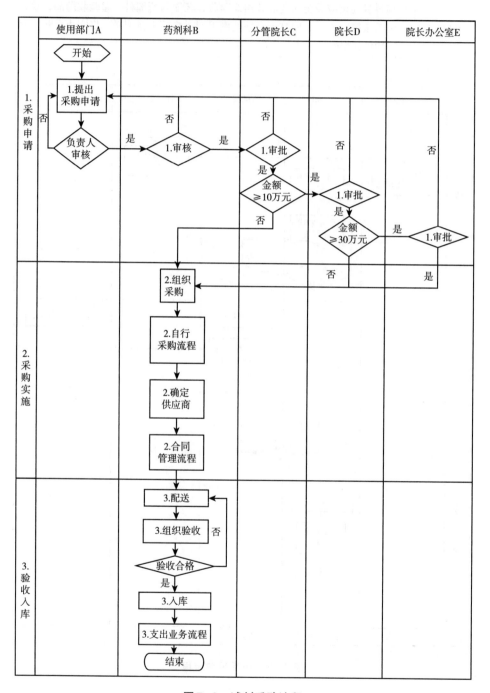

图7-8 试剂采购流程

②试剂采购流程关键节点简要说明（见表7-7）。

表 7-7 试剂采购流程关键节点简要说明

节点	流程描述
A1	使用部门根据科室需求向设备科（"械"字号试剂）或药剂科（"药"字号试剂）提出采购申请，并交由使用部门负责人审核，审核通过后交由设备科或药剂科审核，否则返回使用部门
B1	设备科或药剂科对采购申请进行审核，审核通过后交由检验检测试剂工作小组或相应的工作小组审批，否则返回使用部门
C1	若是检验试剂则由检验检测试剂工作小组对采购申请进行审批，审批通过后由设备科或药剂科组织采购，金额超过分管院审批权限的还需要由院长审批，否则返回使用部门
D1	院长对采购申请进行审批，审批通过后由设备科或药剂科组织采购，采购金额超过院长审批权限的还需要经院长办公室或党委会审批，否则返回使用部门
E1	院长办公室或党委会对采购申请讨论通过后由设备科或药剂科组织采购，否则返回使用部门
B2	设备科或药剂科根据采购申请组织采购，进入采购流程，确定供应商，进入合同管理流程
B3	设备科或药剂科督促供应商配送试剂并组织验收，验收合格的按规定入库，否则退回供应商重新配送。将完成采购入库的货物价款报财务部支付，进入支出业务流程

（8）医用耗材采购流程。

①医用耗材采购流程图（见图7-9）。

②医用耗材采购流程关键节点简要说明（见表7-8）。

表 7-8 医用耗材采购流程关键节点简要说明

节点	流程描述
A1	使用部门根据本院需求向设备科提出采购申请
B1	设备科根据采购申请汇总耗材采购需求并编制采购计划，交由耗材管理委员会审批
C1	耗材管理委员会对设备科编制的采购计划进行审批，审批通过则交由设备科组织采购，否则返回设备科
B2	设备科根据审批通过的采购计划组织采购，金额≥20万元的项目进入政府采购平台，进行政府采购，否则进入自行采购流程，确定供应商，进入合同管理流程
D2	设备科进入政府采购平台，确定供应商，进入合同管理流程
B3	设备科督促供应商配送耗材并组织验收，验收合格的按规定入库，否则退回供应商重新配送。将完成采购入库的货物价款报财经部支付，进入支出业务流程

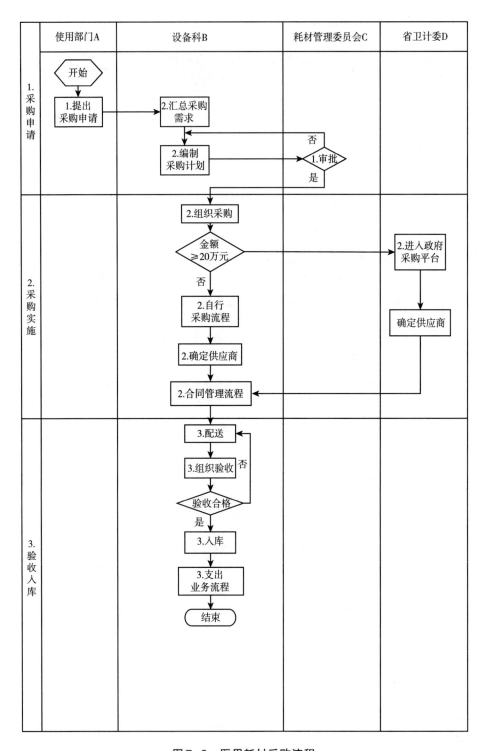

图7-9　医用耗材采购流程

（9）设备/软件采购流程。

①设备/软件采购流程图（见图7-10）。

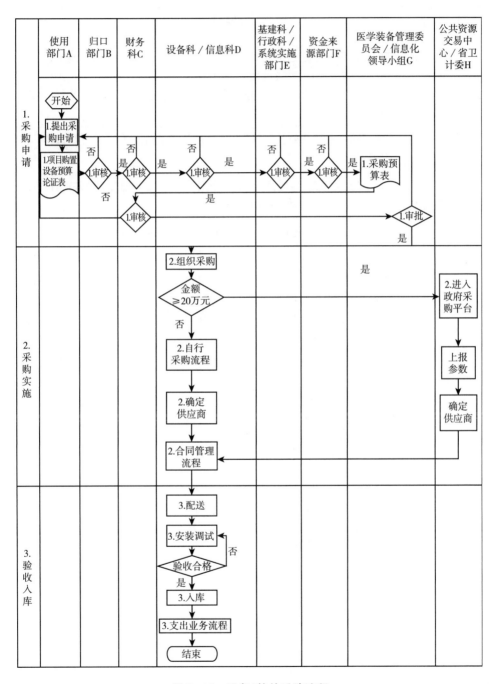

图7-10 设备/软件采购流程

②设备/软件采购流程关键节点简要说明（见表7-9）。

表7-9　　　　　　　　　设备/软件采购流程关键节点简要说明

节点	流程描述
A1	使用部门根据本院设备使用情况提出采购需求申请，形成项目购置预算论证表
B1	归口部门对项目购置论证表签署审核意见，审核通过后交由财务科审核，否则返回使用部门
C1	财务科对采购项目成本效益进行分析，审核通过交由设备科/信息科审核，否则返回使用部门
D1	设备科/信息科对采购项目的技术可行性进行分析，审核通过交由基建科/行政科/系统实施部门审核，否则返回使用部门
E1	基建科/行政科/系统实施部门对安装条件提出审核意见，审核通过交由资金来源部门审核，否则返回使用部门
F1	资金来源部门对资金来源提出说明并提出审核意见，审核通过交由医学装备委员会/信息化领导小组形成采购预算表，否则返回使用部门
G1	医学装备委员会/信息化领导小组汇总编制年度采购预算表，并交由财务科审核
C1	财务科对采购预算表进行审核，审核通过交由医学装备委员会/信息化领导小组审批，否则返回使用部门
D2	设备科组织采购，对采购金额≥20万元的项目进入政府采购平台进行政府采购，否则进入自行采购流程，确定供应商，进入合同管理流程
H2	设备科进入政府采购平台进行政府采购，上报设备参数，确定供应商，进入合同管理流程
D3	设备科负责督促供应商的设备/软件配送工作，厂方进行设备/软件安装调试，由设备科/信息科进行验收，验收合格的按规定入库或投入使用，进入支出业务流程，否则退回厂方重新配送

（10）后勤物资采购流程。

①后勤物资采购流程图（见图7-11）。

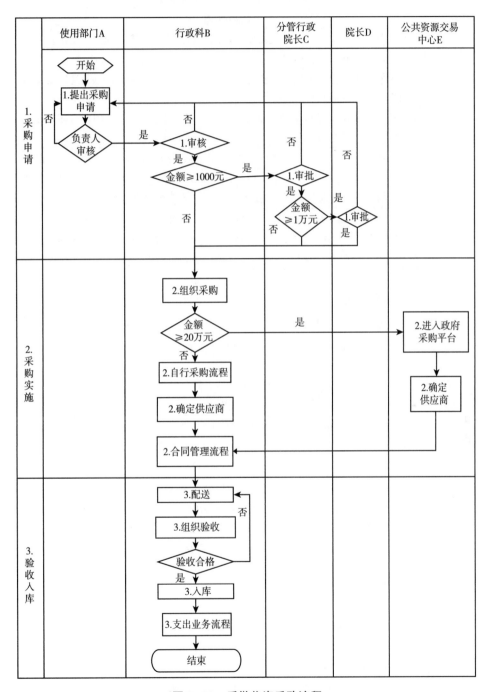

图7-11 后勤物资采购流程

②后勤物资采购流程关键节点简要说明（见表7-10）。

表7-10 后勤物资采购流程关键节点简要说明

节点	流程描述
A1	使用部门每月提出采购申请并交由使用部门负责人审核，审核通过后交由行政科进行审核，否则返回使用部门
B1	行政科对采购申请进行审核，审核通过后，对于金额≥1000元的项目还需要交由分管院长审批，否则返回使用部门
C1	分管院长对采购申请进行审批，审批通过后，对于金额≥1万元的项目还需要交由院长审批，否则返回使用部门
D1	分管院长对采购申请进行审批，审批通过后交由行政科组织采购，否则返回使用部门
B2	行政科组织后勤物资采购，对于金额≥20万元的项目进入政府采购平台进行政府采购，否则进入自行采购流程，确定供应商，进入合同管理流程
E2	行政科进入政府采购平台进行政府采购，确定供应商，进入合同管理流程
B3	行政科督促供应商配送后勤物资并组织验收，验收合格的按规定入库，否则退回供应商重新配送。将完成采购入库的货物价款报财经部支付，进入支出业务流程

（11）自行采购流程。

①自行采购流程图（见图7-12）。

②自行采购流程关键节点简要说明（见表7-11）。

表7-11 自行采购流程关键节点简要说明

节点	流程描述
A	采购部门对于可以在网上商城采购的项目在网上商城采购，否则对金额进行判定，金额≥10万元组织招标否则进行询价
B	需要组织招标时，业务部门向归口部门提出招标申请
C	归口部门审批招标申请，审批通过后报分管院长审批，否则退回业务部门
E	分管业务院长对归口部门审批通过的招标申请进行审批，审批通过后由归口部门对招标的基本情况进行调研论证，否则退回业务部门
C	归口部门对招标的基本情况进行调研，并编写调研情况说明并制定招标文件，交由审计部审核
D	审计部对招标文件进行审核，审核通过则由归口部门发布招标信息，否则返回归口部门
C	归口部门发布招标公告，接受标书，组织评标，拟定中标人建议名单
E	分管院长要对归口部门拟定的中标人建议名单进行审批，审批通过则确定了中标人，否则返回归口部门
C	归口部门确定中标人后进行公示，并发送中标通知书

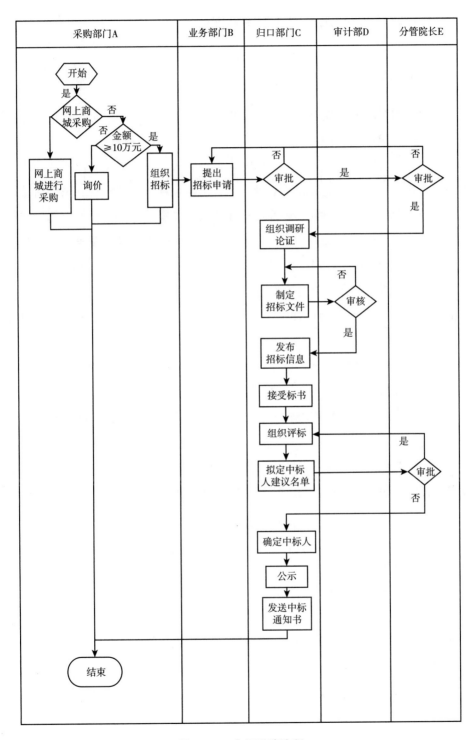

图7-12 自行采购流程

四、公立医院采购管理业务主要风险点

（一）采购环节主要关注风险

医院应对采购业务现有流程进行梳理，对可能存在的风险进行评估，并设计采购业务风险评价表。

1.医院是否按照《中华人民共和国政府采购法》以及相关法律法规的规定加强对采购业务的控制。是否建立健全包括采购预算与计划管理、采购活动管理、验收与合同管理、质疑投诉答复管理和内部监督检查等方面的内部管理制度。对未纳入《中华人民共和国政府采购法》适用范围的采购业务，医院是否参照政府采购业务制定相应的内部管理制度。

2.医院是否指定专人负责收集、整理、归档并及时更新与采购业务有关的政策制度文件，定期开展培训，确保办理采购业务的人员及时全面掌握相关规定。

3.医院是否建立采购业务管理岗位责任制，明确相关部门和岗位的职责权限，确保采购需求制定与内部审批、询价与确定供应商、招标文件准备与复核、合同签订与验收、采购验收与会计记录、付款审批与付款执行等不相容岗位相互分离。

4.医院是否结合《医疗机构内部控制规范》的要求和实际情况，对采购业务制定管理流程，找出存在的风险，并对风险提出应对措施。

（二）政府采购管理组织体系主要风险点

1.机构设置风险

（1）医院未根据《中华人民共和国政府采购法》建立内部配套的医院采购规章制度和流程，可能导致采购业务没有严格按照法律法规执行，采购环节有漏洞，致使医院采购存在较大的随意性和不规范性。

（2）未设置医院采购管理机构或未明确管理机构职能，单位领导和工作人员对采购认识肤浅，将医院采购看作单纯的购买活动，没认识到规范的医院采购对推动市场竞争、促进企业发展的作用。

2.关键岗位风险

（1）医院采购专业化人才匮乏，没有专门的医院采购岗位设置，或医院采购岗位职责分工不明确，可能导致医院采购活动中产生的问题处理不及时、责任不清晰，影响采购的效果。

（2）未按照牵制和效率的原则合理设置医院采购业务岗位，未明确医院采购授权审批权限和岗位职责，未有效做到医院采购需求制定与内部审批、招标文件准备与复核、合同签订与验收、验收与保管等不相容岗位的相互分离。

（三）政府采购实施主要风险点

1.采购项目预算、计划及审批风险

（1）医院采购计划编制不合理。在医院采购行为中不注重前期预算的重要性；超出预算范围，将资金尚未落实的医院采购进行计划编制；同一季度内对统一采购品目安排两次或者两次以上的采购计划，蓄意规避公开招标。

（2）采购申请未经授权或超越授权审批，可能导致采购物资不符合单位需求或者超预算采购，采购成本失控，影响医院正常业务活动的开展。

2.供应商选择风险

（1）招标机构人员组成不合理。存在招标代理机构业绩符合要求，但项目小组成员经验不足、专业配备不完整，造成招标周期长、清单及招标文件编制有缺陷等问题，可能导致招标质量不高，影响采购项目管理，甚至造成投资失控。

（2）医院采购招标程序不规范。招标过程中涉及的公告文件（如资格预审公告、招标文件）内容不详细，未能说明招标信息；或者在制定技术规格要求时有针对性、倾向性，在技术规格中规定了某些特定的技术指标，从而排斥了一些潜在投标人，导致招标范围缩小、缺乏竞争力。

（3）供应商资质方面：①忽视对供应商的资格审查，未调查其是否具有主体资格和履约能力；②供应商不具备特定资质；③医院与不具备资质、代理权或越权代理的供应商签订合同，导致合同无效或发生潜在风险；④医院对供应商的履约能力评价不当，供应商没有恰当履行合同中约定义务，如交货的物资质量不合格、延期交付等。

供应商为争取中标，采取低价竞标的投标方法，一旦中标后，寄希望于合同变更迫使招标人增加投资；或者在后期合同履行期间偷工减料、粗制滥造，导致医院采购质量低下，甚至需要做大量善后工作。

3.合同风险

（1）合同签订没有经过适当授权审批，对合同对方主体资格、资信调查、履约能力未进行认真审查导致合同签订有漏洞，可能导致合同纠纷，给医院造成经济损失。

（2）采购合同履行过程中，监控不到位，合同对方可能未能全面、适当地履行合同义务；或者因为中标人未经采购人同意擅自对合同进行分包，履约责任不清晰，可能会给单位带来经济损失。

（3）采购合同履行过程中因形势变更致使合同的基础丧失或动摇，导致合同需要进行变更或者解除；合同的变更或者解除不符合程序，采购人对供应商的违法行为缺乏了解，没有实施有效监督，导致单位经济利益受损。

（4）合同签订不规范。部分公立医院没有固定的采购合同范本，合同签订把关不严，签订行为不规范，制度不健全，容易造成合同金额与招标结果不一致或者大小写不一致，合同金额没有明确是否包含税金、运费、安装费、培训费等问题。

（5）采购合同档案保存不当。部分公立医院档案不存档容易造成采购合同丢失或相关文件缺失，或者没有按照相关管理规定，设备尚未报废，其采购合同等档案已经先行销毁，给后期设备使用中调用合同造成麻烦。

（四）政府采购验收主要风险点

1.医院采购活动中，存在较明显的重采购阶段、轻合同履行的情况。采购人验收流于形式，没有按照采购项目验收标准进行验收。

2.验收手续办理不合规。未及时入库，没有对证明文件进行必要的、专业性的检查，采购验收书内容缺失，未及时备案存档。

3.采购验收问题处理不当。有的供应商合同履行与投标承诺不一致，采购物资存在以次充好、降低标准等问题，采购人或由于专业能力无法发现或为谋取私利默认了该行为，由此可能导致账实不符、采购物资损失，也影响了医院采购的公开、公平和公正。

4.对采购验收监管不力。医院故意推迟验收时间，和供应商串通谋取不正当利益，如要求供应商提供假发票、减少货物数量或者降低服务标准等。

（五）政府采购资金支付主要风险点

1.采购资金支付申请不合规，缺乏必要的审核，存在申请文件不全、发票作假等现象，在不满足支付条件下进行支付，给单位造成资金损失；对于满足支付条件的，资金支付不及时，或者延迟支付，抑或付款方式不恰当，带来资金风险。

2.缺乏有效的财务控制，会计记录未能全面真实反映单位采购过程的资金流和实物流，会计账面数据与采购合同进度、库存记录不同，可能导致单位采购业务账实不符，单位经济利益遭受损失。

（六）政府采购信息管理主要风险点

1.医院信息公布不规范。

（1）仅公布部分采购项目信息，信息公布主体不明确，信息公告内容不真实，缺乏准确性和可靠性，存在虚假或误导性陈述。

（2）信息发布渠道不统一。未在政府制定的媒体上公开信息，或者其他政府采购信息网而未在中国医院采购网上发布，导致发布渠道狭窄单一，不利于采购当事人获取信息。

（3）医院采购信息公开流程不规范。未在医院采购特定阶段公布相关信息，公布时间滞后，未能使信息公开达到应有目的。

2.缺乏对采购信息进行分类统计。未完善采购支出管理报告制度，不能为领导决策提供足够的信息支撑。

3.未妥善记录和保管医院采购文件。资料存在遗失或泄露，文件未到达保管期限即私自销毁。

4.工作人员未经许可向无关或相关人员透漏采购消息，导致涉及商业秘密的医院采购信息泄露，使供应商权益受损。

（七）政府采购监督主要风险点

1.没有设立独立的物资采购监督部门对医院医用物资采购活动进行统一管理和监督，医院的医用物资采购任务仍主要依靠药剂科、设备科直接完成。

2.公立医院的纪检监察部门虽然参与医用物资采购的监管工作，但往往只是参加招标会议见证医用物资的招投标过程，而对应该列入招标范围的采购项目是否履行了招标流程、医用物资采购招标后的合同审签以及药品耗材使用动态监控等环节的监督和管理却十分有限。

3.公立医院的内部审计部门虽然开展了物资采购审计业务，但也仅对采购发票履行签字手续，对采购制度和采购流程的执行情况监管不到位，没有充分发挥其在医用物资采购管理中的监督作用，无法保证医用物资采购内部控制的有效性。

五、公立医院采购管理业务控制措施

（一）政府采购管理组织体系的控制措施

1.建立健全政府采购内部管理制度

医院采购内部管理制度涉及医院采购预算和计划、医院采购需求确定、招标管理、采购验收管理、质疑处理等方面。应主要明确医院采购业务管理机构和相关岗位的设置及其职责权限、医院采购业务的工作流程、与医院采购业务相关的审核责任和审批权限、与医院采购业务相关的检查责任等。

（1）采购业务控制制度。

制度是基础，采购业务内部控制可以从岗位职责、管理制度、业务流程、业务表单、管理方案多维度展开。

采购管理内部控制制度，包括预算、计划、供应商选择、采购、验收、付款等业务环节。重点制定以下制度《医院指标采购管理办法》《医院供应商管理办法》《医院进口产品采购管理办法》《医院药品采购管理办法》《医院医用耗材采购管理办法》等。

（2）岗位责任分离制度。

为确保医院采购的药品、医用耗材等物资能够满足医疗服务和正常运营，采购成本合理，物资及时入库、正常出库，所有申请审批、采购、验收、发出、调配和付款等方面必须岗位职责明确，并实行严格的分离制度。

（3）授权审批制度。

医院应按照自身实际及分工管理要求，明确涉及采购业务的人员权限。只有经过授权的人员才能提出采购申请。采购申请应经过医院各管理层在职权范围内批准，以防止采购部门购进过量或不必要的药品、医用物资。

（4）验收检查制度。

由独立于采购人员之外的其他人员对物资请购单、审批单、购货合同、发票、随货同行单进行检查核对，手续齐备后，办理入库手续。确保所购药品、医用耗材确为临床所需要。

（5）安全管理制度。

对于医院涉及采购业务的合同、会计资料安全完整，以及实物保管要制定安全管理制度，以防止实物丢失，资料缺失无法对舞弊行为进行有效控制。

（6）业务信息化管理制度。

信息化管理专业性强，完善制度以消除控制盲点，可提高采购业务的规范性。

2.科学合理设置采购机构

为规避采购业务中的风险，对其实施有效的控制，首先医院要建立健全的采购业务组织架构，同时设置与之相匹配的授权审批程序，授权业务对象与金额要与其自身的权限职责保持一致。

严禁由同一部门或同一人办理药品及库存物资业务的全过程。应当将采购付款过程中的申请、批准、执行、审核、记录等不相容职务相分离，明确相关部门和岗位的职责权限。相互分离的职务主要包括：①采购预算的编制与审批；②采购预算的审批与执行；③请购与审批；④询价与确定供应商；⑤合同签订与审核；⑥采购与验收、保管；⑦采购、验收、保管与会计记账；⑧付款审批、付款执行与会计记录。

一般而言，医院的采购管理组织体系包括医院采购业务管理部门和医院采购监督机构。

（1）医院采购业务管理部门是指对医院采购业务决策、实施等进行管理的部门。

（2）医院采购监督机构是指医院对采购业务进行监督的部门，通常为内部审计部门。按照医院采购决策、执行和监督相互分离的原则，医院内部应当成立采购监督部门。

3.合理安排采购岗位人员

医院内部应当明确相关岗位的职责权限，确保医院采购需求与内部审批、招标文件准备与复核、合同签订与验收、验收与保管等不相容岗位的分离。需把握两个原则：

（1）牵制原则。确保每项经济业务都要经过两名或两名以上工作人员处理，真正做到相互牵制。

（2）效率原则。分离应体现在不相容岗位之间，而不是所有岗位都分离。如果受到人员编制的限制而无法完全实现不相容岗位相互分离，可以结合本医院实际采取提高透明度、加强检查监督等方法进行替代控制。

不相容职责分布表如表7-12所示：

表 7-12　　　　　　　　　　不相容职责分布表

岗位职责	申请	审批	执行	验收	记录	付款
申请		×	×	×	×	×
审批	×		×	×	×	×
执行	×	×		×	×	×
验收	×	×	×		×	×
记录	×	×	×	×		×
付款	×	×	×	×	×	

注：× 表示职责不相容。

医院采购业务涉及的关键岗位主要有采购负责人岗位、采购专员岗位、招标采购岗位、合同管理岗位、会计核算岗位等。各岗位工作人员应具有综合的业务素质。除了加强政策法规和财务管理等知识的学习外，还要掌握一些药学及医学方面的知识，能够主动判断医用耗材的临床适用性，使管理更为规范。针对各岗位管理重点，设计岗位职责如下：

（1）采购负责人岗位职责。

制定采购部门规章制度和工作流程；

编制年度采购预算和采购计划；

参与商定对供应商的付款条件，提出参考意见；

药品、卫生材料、设备等价格分析、市场行情分析；

审核购货合同和采购订单；

在授权范围内签订购货合同；

办理大宗物资及重要物资的采购；

组织进行合格供应商的选择和评审工作；

维护与供应商的关系，争取优势资源。

（2）采购专员岗位职责。

进行市场调查，填写询价比价单；

负责起草购货合同和填制采购订单；

分析产品市场，有效寻找订单产品，并及时进行采购；

提出采购付款申请；

实施采购、办理退换货事宜；

对采购产品进行有效管理，整理供应商信息，逐步形成供应商体系；

建立、更新与维护供应商档案；

参与对供应商质量、交货情况等的评价；

反馈产品和市场信息，协定产品价格；

（3）招标采购岗位职责。

负责医院的招标采购工作；

认真执行国家有关招标、投标的政策、法规；

按照医院制定的招标采购管理规定开展招标管理工作；

履行职责，遵守纪律，严守秘密，廉洁自律；

客观、公开、公正、公平、诚信地参与评审工作；

明确提出个人意见并对所提意见承担责任；

与招标项目或与投标人有利害关系的应主动回避；

利用电子商务手段进行网上招标工作，建立和完善招标档案管理；

（4）合同管理岗位职责。

建立合同管理体系，审核医院合同管理制度及流程；

负责规范优化合同业务流程，协调处理合同业务事项；

制定并监督执行合同风险防范措施；

审核医院的合同台账；

审核医院的合同格式；

审核各部门的合同文本，有效降低合同风险；

参与重大合同谈判及医院招标工作；

审核有关合同纠纷的法律诉讼文件；

监督医院合同的签订及履行情况；

组织合同履行完毕后的总结、评价工作。

由于内部控制是由人来操作，设计再完善的内部控制制度也难以防止串通舞弊或管理人员舞弊。因此，应实施采购人员定期轮换制度，防止采购人员长期处于同一个岗位而滋生舞弊的风险。

（二）政府采购实施的控制措施

1.采购预算、计划与审批控制

采购项目事前要进行可行性论证，按照预算审批管理规定执行，重大采购项目严格按照"重大经济事项决策"的管理规定执行，即严格执行采购"预算"控制及"重大经济事项"控制。

组建医院采购委员会，统一负责重大采购活动的审批，建立专家库，负责采购项目的招标谈判，采取部门推荐与自荐相结合的形式评选专家，每个项目专家组按规定筛选，项目主管职能部门不得参与具体评标谈判议价事宜，实行回避制，如编制技术文件的专家不得参加评标；开标、评标、询价、谈判议价过程要有专职记录员认真做好记录，便于责任追究。

明确政府采购和自主采购的范围，政府拨入的专款，法律法规对相关的采购项目有规定必须采用政府集中采购方式或者公开招投标采购方式的，应严格按照政府采购流程执行，药品按有关规定进行集中招标采购，对于医院自筹资金且法律法规未予以明确规定的采购项目，可以按照单位内部采购制度执行。采购纳入政府集中采购目录的采购项目，或采购预算金额达到了政府采购限额标准的项目，必须委托政府采购中心采购。

药品、医用物资及设备的采购，由药库、临床科室提出采购申请，填写《采购申请审批单》，详细描述采购药品、耗材、设备等的名称、数量、规格等内容，相关人员编制采购计划，报送药剂科或设备科审核，必要时需要药事管理委员会或医学装备管理委员会评定。

2.合理选择供应商

各采购科室组织招标小组编制招标文件，分管院长、主管院长对招标文件进行审核（审批）。招标文件中的用户需求描述须准确、规范，合同条款须合法、合理、无漏洞，必须规定并标明实质性要求和条件，并监督开标、评标全过程。任何人不得以公开或暗示的方式指定中标方。

严格限定招标人员结构，参与招标的小组成员中除了保证有专业知识外，还应保证招标人员所属的各个专业齐全、经验丰富、执业操守优良。

标底编制需保密，招标公告必须在指定的报纸杂志、信息网络或者其他媒介中发布。

加强供应过程中的跟踪审计，督促供应商履行合同。加强医院内部法律建设，必要时采取法律诉讼手段。合理选择采购代理机构。

3.规范采购合同

（1）规范医院采购合同签订与备案过程、确保采购合同签订合法合规。

（2）加强采购合同履行的过程管理。规范采购合同的变更程序。有过错的一方需承担赔偿责任，双方都有责任，应当承担相应责任。变更中加强审批程序的执行。

（3）制定规范的采购合同模板。合同模板的制定务必相关部门共同参与，招标管理部门、财务部门、审计部门、监察部门、医院办公室及主管院领导集思广益，最后由医院法律顾问进行合规审核。最终的合同模板格式应具有通用性，包含当事人的名称和住所（地址），采购项目的名称、品牌、产地、型号、规格、采购数量、采购单价、采购总价（是否含税费、运费等）、详细配置清单、供货期、履行合同的相关要求，付款方式（包含质保金预留情况），售后承诺等合同基本内容；详细的还包含高值备件消耗品（耗材）价格、易损件价格；总体要求条理清晰、条款齐全、语言规范、权责分明、无空白条款、时效上具有可追溯性。

（4）重视采购合同档案管理。采购合同签订完，编号后，由医院办公室负责纸质版合同的归档保存。正式合同应扫描电子存储。此外，当发生合同变更或解除时，相关会签部门应当对此进行审核，所变更合同务必交医院办公室档案管理员统一归档，确保档案一致性。

合同档案应该加强信息化管理，方便使用者查阅。档案还应参照《医疗卫生机构医学装备管理办法》（卫规财发〔2011〕24号）第三十一条"医疗卫生机构应当健全医学装备档案管理制度，按照集中统一管理的原则，做到档案齐全、账目明晰、完整准确。档案保管期限至医学装备报废为止。国家有特殊要求的，从其规定"和《中华人民共和国政府采购法》第四十二条"采购人、采购代理机构对政府采购项目每项采购活动的采购文件应当妥善保存，不得伪造、变造、隐匿或者销毁。采购文件的保存期限为从采购结束之日起至少保存15年。采购文件包括采购活动记录、采购预算、招标文件、投标文件、评标标准、评估报告、定标文件同文本、验收证明、质疑答复、投诉处理决定及其他有关文件、资料"的规定保管。

4.进行绩效评价

公立医院的采购工作也可以进行绩效评价，用以促进采购工作的质量。从采购前期的预算编制到预算审核等所有过程都设置相应的考核标准，并且严格对这些工作进行公平的评价和考核。做到采购工作的全面考核，才可以激发采购人员的工作积极性，也能发现采购工作的不足之处，完善采购工作。

（三）政府采购验收的控制措施

各采购科室牵头，药库、临床科室参与，对供应商履约结果进行验收，设备的验收需要设备管理（技术专家）科室、临床使用科室、供应商三方共同验收，确认货物、服务是否符合合同要求。验收的内容包括品名、产地、厂家、规格型号、参数、数量、单价、质量、有效期等，确保物资入库验收资料齐全，合同约定、随货同行联和实物一致。制定明确的验收标准，加大验收力度。

严格办理采购验收手续，规范出具采购验收书。参与验收工作的人员应于验收工作完成后在验收书上签署验收意见。妥善处理验收中发现的异常情况，及时解决相关问题。如出现问题应验收时当面提出，要求供货商进行处理。

政府采购资金支付控制。严格办理采购资金支付手续，规范采购资金支付相关要求。严格审核申请表权限、采购合同、验收书、发票等真实性。规范采购会计核算要求，加强会计系统控制。

采购货款的支付应由采购部门根据到货验收情况，连同采购发票、随货同行联和采购合同等资料填制付款通知书，经采购部门负责人、分管院领导审核签字后送财务科，财务科再根据医院资金安排、合同约定等办理采购货款的支付手续，确保财务入账手续齐全、兑付依据完备、与合同约定相符。

（四）高值耗材、药品采购的控制措施

对于药品及高值耗材，医疗机构在国家相关集中招标采购的政策要求下，要有针对性地制定内部控制制度与措施。

1.高值耗材的内部控制

（1）高值耗材品种繁多，材质多样，规格型号复杂，专业性强。其中很多耗材只能根据患者手术中的实际情况才可确定材料的型号及规格，具有反向物流的特点。依据其使用特点，实行先使用（零库存或科室二级库存、手术跟台等方式）后入库（临床使用后将发票、领用单送设备科耗材仓库做账）的管理方式。虽然先使用后入库的反物流方式增加了供货商的送货次数，但可有效发挥资金效能，减轻医院的资金压力和降低库房的管理难度。（传统的供应模式是采购——库存——发放，造成大量资金积压，增加了库房的管理难度。）

（2）为了保护患者的利益，维护医院的权益，为医患纠纷提供有效的法律依据，医院要求临床填写高值耗材的使用明细清单。清单上须有耗材的名称、使用数量、规格及型号、手术日期、病人姓名、供货商的签名等，同时要求厂（商）提供病人已使用的高值耗材（如封堵器、PS球囊、颅骨锁、漏斗胸矫形系统、钢板、螺钉等）的条形码或序列编号，贴在明细清单上并保存。耗材库管理人员必须凭耗材发票、临床请领单和已用的高值耗材明细清单，方可进行入库、出库。缺少一项或高值耗材明细清单上无签名、未贴条形码或序列编号的应及时采取补救措施纠正，否则不予以付款，并追查当事人的责任。

（3）充分利用信息化手段加强高值医用耗材临床应用管理。信息系统包括高值医用耗材院内统一标识码管理；耗材一级库、二级库，出入库和领用登记管理；医师高值医用耗材领用权限和高值耗材出库人员资格管理；高值医用耗材使用金额、使用率等的统计分析；高值医用耗材临床应用动态监测、评估和预警。

（4）医院成立高值耗材专家委员会，并建立相关专业门类的临床学术专家库，对临床需要使用的高值卫生耗材进行论证评估，通过后方可进入采购

流程。

高值卫生耗材的引进原则上需通过卫生材料专家委员会成员及临床学术专家库成员集体研究决定。

卫生耗材供应责任部门负责全院高值耗材购入手续、保管、发放等工作。负责查验供货商的各种资质和产品质量；严格执行产品进院的现场验货规定，杜绝不合格产品进入医院；严格执行审核定价。

（5）严格医用高值耗材的申请。

根据高值耗材的特点，将医用高值耗材分为通用高值耗材、跟台高值耗材两类，前者如吻合器、人工晶体等；后者如人工关节类材料等根据术中选型确认的高值耗材。

①通用性高值耗材的申请：实行手术室、介入手术室二级库房管理，二级库房预存一定数量，临床科室使用时到手术室、介入手术室请领，手术室、介入手术室根据业务情况批量申请。

②跟台高值耗材的申请：跟台高值耗材的申请可以直接由使用科室申请，一般在手术确定前2~5天申请，急诊可直接实施紧急采购。

（6）高值医用耗材的采购程序。

①高值医用耗材的采购须通过政府建立的非营利性集中采购工作平台采购，集中采购入围目录内的高值医用耗材。

②按照《中华人民共和国合同法》的规定与医用耗材生产企业或被授权的经营企业签订购销合同，明确品种、规格、数量、价格、回款时间、履约方式、违约责任等。

③医院原则上不得购买集中采购入围品种外的高值医用耗材，有特殊需要的，须经集中采购管理机构审批同意。

（7）医院高值医用耗材的验收和储存制度。

①医院应当建立医用耗材验收制度，由验收人员验收合格后方可入库。

验收人员应当熟练掌握医用耗材验收有关要求，严格进行验收操作，并真实、完整、准确地进行验收记录。

验收人员应当重点对医用耗材是否符合遴选规定、质量情况、效期情况等进行查验，不符合遴选规定以及无质量合格证明、过期、失效或者淘汰的医用耗材不得验收入库。

②使用后的医用耗材进货查验记录应当保存至使用终止后2年。未使用的医用耗材进货查验记录应当保存至规定使用期限结束后2年。植入性医用耗材进货查验记录应当永久保存。购入Ⅲ级医用耗材的原始资料应当妥善保存，确保信息可追溯。

③医院应当设置相对独立的医用耗材储存库房，配备相应的设备设施，制订相应管理制度，定期对库存医用耗材进行养护与质量检查，确保医用耗材安全有效储存。对库存医用耗材的定期养护与质量检查情况应当做好记录。

④医用耗材需冷链管理的，应当严格落实冷链管理要求，并确定专人负责验收、储存和发放工作，确保各环节温度可追溯。

⑤医院应当建立医用耗材定期盘点制度。由医用耗材管理部门指定专人，定期对库存医用耗材进行盘点，做到账物相符、账账相符。

（8）医院高值医用耗材的控制制度。

①严格执行价格主管部门规定的价格政策，按照有关规定对主要的高值医用耗材的购买价、销售价、生产厂商和经销商等信息进行公示。

②加强内部管理，对高值医用耗材的采购、储存和使用全过程进行规范管理。

③使用植入性耗材的病人，科室要建立真实、完整的使用记录。

④科室使用高值医用耗材应建立详细的使用记录。医生需向病人介绍使用材料的作用、产地、价格等详细资料，由主管医生填写一次性医用材料领用申请单，一式三联，经患者签字确认，科主任同意后交卫生材料管理办公室，按相关程序购入。科室要建立登记本，记录患者姓名、产品名称、规格、型号、使用数量、灭菌批号、产品标识等必要的产品跟踪信息，使产品具有可追溯性。

⑤质量跟踪记录应归入患者病历档案进行管理。

⑥不良事件监测和报告制度，定期进行考核评价，发现问题及时整改。

（9）医院高值医用耗材的信息化建设制度。

①医院应当逐步建立医用耗材信息化管理制度和系统。医院耗材管理信息系统应当与医院其他相关信息系统整合，做到信息互联互通。医院耗材管理信息系统应当覆盖医用耗材遴选、采购、验收、入库、储存、盘点、申领、出库、临床使用、质量安全事件报告、不良反应监测、重点监控、超常预警、点

评等各环节，实现每一件医用耗材的全生命周期可溯源。

②医用耗材管理部门应当在医用耗材验收入库时，将有关信息录入信息系统。信息内容至少包括医用耗材的级别、风险类别、注册证类别、医用耗材类别、用途、功能、材质、规格、型号、销售厂商、价格、生产批号、生产日期、消毒灭菌日期等。

（10）医院高值医用耗材的监督管理制度。

①医院医用耗材管理应当严格落实医疗卫生领域行风管理有关规定，做到廉洁使用。不得将医用耗材购用情况作为科室、人员经济分配的依据，不得在医用耗材购用工作中牟取不正当经济利益。

对违反相关规定的医院和相关人员，卫生健康行政部门、中医药主管部门应当根据情节轻重，给予相应处罚和处理。

②医院应当落实院务公开有关规定，将主要医用耗材纳入主动公开范围，公开品牌品规、供应企业以及价格等有关信息。

③医院应当广泛开展行风评议活动，加大对医用耗材管理过程中存在的违反"九不准"规定等行为的查处力度，对问题严重的医院依法追究相关领导责任。

④医院应当按照国家有关规定收取医用耗材使用相关费用，不得违规收取国家规定医用耗材收费项目之外的费用。

⑤医院和相关人员不得接受与采购医用耗材挂钩的资助，不准违规私自使用未经正规采购程序采购的医用耗材。

⑥医院应当加强本单位信息系统中医用耗材相关统计功能管理，严格统计权限和审批程序。严禁开展商业目的的医用耗材相关信息统计，或为医用耗材营销人员统计提供便利。

⑦医院应当加强对本机构医用耗材的管理工作，定期检查相关制度的落实情况。

⑧卫生健康行政部门、中医药主管部门的工作人员依法对医院医用耗材管理工作进行监督检查时，应当出示证件。被检查的医院应当予以配合，如实反映情况，提供必要的资料，不得拒绝、阻碍、隐瞒。

2.药品采购内部控制

作为医院特殊商品的药品，医院要在药品的进、销、存等各环节，建立内部控制制度。

（1）正确制订采购计划，合理确定采购批量，要根据临床需要和上月用量合理安排采购计划。确定安全储备存量，实行储备定额计划控制。加强采购量的控制与监督，确定经济采购量。批量采购由采购部门、归口管理部门、财务部门、审计监督部门、药事委员会和使用部门联合参与，确保采购过程公开透明，降低采购成本。

（2）采购的药品入库，要建立严格的验收入库手续，仓库保管员按照采购计划验收，验收的内容应有供应单位、药品品名、单位、规格、数量、购进价、金额、生产厂家、批号、有效期、发票号等，在"药品验收登记本"上填写，同时填写入库单，入库单一般应一式四联，第一联会计记账，第二联财务结账，第三联财务对账，第四联仓库保管查存。药品出库由药房和使用科室填写请领单，经会计确认记账，凭出库记账领用。药品退库要写明原因并填写退库记录，严格审查手续。

（3）实施定期盘存制度。实行计算机管理，按数量、金额进行核对。对重点药品包括毒、麻、精神类、贵重药品等应单独建账，加强管理。

（4）加强药品价格管理。严格执行国家物价政策，遇价格调整要及时清点，按实存药品调价。在账物核对无误情况下，进行微机调整，并把盈亏情况表连同调价文件复印件，报送相关领导审批后，再报送财务部门调整账目。

（5）实施定期对账制度。要建立健全定期对账制度。药品会计定期与保管的实物账和财务科的总金额账核对，保证实物与药品明细账及财务总账一致。要建立药房处方销售额与收费处收入核对制度。药房每日按规定的结账时间结账，按现收和记账分别统计药品销售数额，并填制药品销售收入日报表，并与收费处药品收入核对是否相符，如不相符应查明原因。只有加强药房处方金额与收费金额相核对，才能保证药品销售额的准确无误。防止私拿私换药品。

（6）重视药品财务报表分析。对药品的管理，不能只停留在出库、入库等的核算管理，还应对药品报表进行分析，一般有去年同期同比销售增长情况分析、单张处方收入情况分析、每门诊人次分析、每床日药品收费、每出院人次药品收入等。通过指标分析，可及时发现异常变动情况，寻找变动原因，保障资产安全。

（五）政府采购信息管理的控制措施

按规定公开医院采购信息，及时发布医院采购信息公告。规范采购信息的安全保密管理。涉及商业秘密的采购信息不公开。签订保密协议。妥善保管医院采购文件，规范医院采购业务记录的要求。

（六）政府采购监督机制的控制措施

公立医院通过强化内部监督管理机制可以保证医用物资采购内部控制管理工作的有效实施。内部审计、纪检监察部门作为公立医院医用物资采购的监督管理部门，应全程参与内部控制制度和流程的制定和执行，对医用物资采购活动涉及的各个环节实施全程监督管理，切实发挥其内部监督的职能作用。

1.纪检监察部门的监督职责

纪检监察部门应充分发挥纪检监察在物资采购管理中的监督职能，监督医院物资采购部门严格执行招标管理办法，全程参与医用物资采购的监督。在医用物资采购前要检查应列入招标范围的采购项目是否都履行了招标流程；招标文件的制定是否符合招标法的相关要求，是否严格地执行招标程序；专家的抽取是否符合规定的程序，投标的企业是否达到规定的数量；投标文件是否密封，采购合同是否与招标文件的要求相符等。同时还要对药品和高值医用耗材的使用情况进行动态监控，确保医用物资采购流程执行到位，规范合理使用，有效地遏制医药购销领域的不正之风。

2.内部部门的监督职责

内部审计在公立医院内部控制体系中占据着重要的地位，并在医用物资采购管理中起着不可替代的作用。内部审计要重点关注物资采购部门是否有恰当的职责分工，各不相容岗位职责是否分离，是否建立了采购审批制度，制度的执行是否有效，检查纳入招标范围的品种是否严格地执行政府集中招标采购，采购的价格是否与中标目录价格相符；对未纳入招标范围的医用物资采购项目，是否经过询价和议价程序；对批量或大宗的医用物资采购项目是否经过招标程序选择供应商和确定采购价格是否与招标或议价确定的价格一致。同时，内部审计还要加强对采购合同签订和执行过程的审计监督，审查采购合同的条款是否与招标文件一致，是否符合合同法的相关要求，合同金额是否与中标金额一致；建立台账登记采购合同货款的支付情况，监督采购合同的执行。随着骨科、颅脑外科和心脏介入等高值医用耗材在临床的使用，内部审计应将内部控制的触角延伸，对医用物资使用过程进行监控，检查医用耗材使用与收费是否与医保政策规定的要求相符，使用数量是否与收费数量相符，避免错收和漏收，确保耗材费用真实、合理。

3.构建问责机制

公立医院还可以通过问责制的建立，明确医用物资采购部门和人员的管理职责，增强其内部控制意识；建立物资采购管理绩效考核机制，将管理绩效与科室和个人评优、评先以及个人晋升相结合，以此推动公立医院医用物资采购管理内部控制制度的有效执行，提升医用物资采购管理内部控制的有效性。

第八章

公立医院资产管理业务控制

一、公立医院资产管理控制概述

（一）公立医院资产的概念及特征

1.公立医院资产的概念

公立医院资产是指由公立医院过去的经济业务或者事项形成的，由其控制的，预期能够产生服务潜力或者带来经济利益流入的经济资源[①]。其中，服务潜力是指公立医院利用资产提供公共产品和服务以履行其职能的潜在能力。经济利益流入表现为现金及现金等价物的流入，或者现金及现金等价物流出的减少。

此外，除了符合上述规定的资产定义的经济资源外，同时满足以下两个条件，也可确认为资产。这两个条件包括：

（1）与该经济资源相关的服务潜力很可能实现或者经济利益很可能流入公立医院。

（2）该经济资源的成本或者价值能够可靠地计量。

公立医院资产同时是公立医院占有、使用和控制的，依法确认为国家所有、能以货币计量的各种经济资源的总称，包括公立医院用财政资金形成的资产、科教资金形成的资产、国家调拨给公立医院的资产、公立医院按照国家规定组织收入形成的资产，以及接受捐赠和其他经法律确认为国家所有的资产。

公立医院资产还是公立医院运行并开展医疗业务活动必须具备的物质条件，包括货币资金、房屋及建筑物、医疗设备、药品、卫生材料、办公设备

[①] 2015 年 10 月 23 日，财政部《政府会计准则——基本准则》。

等，还包括不具有物质形态，但有助于医院生存和发展的专利权、土地使用权等无形资产。

2.公立医院资产的特征

（1）公立医院资产是由过去的交易或事项形成的。

公立医院资产是指现有的资产，而不是未来的资产，是由医院通过以前的经济运行所形成，过去的交易或事项所产生的结果，预期未来交易或事项将要产生的结果不能作为公立医院的资产来确认。如医院向病人提供医疗服务而形成的应收医疗款、医院用自有资金、财政资金或科教资金等购买的医疗设备等，都形成公立医院的资产；而公立医院预算在未来某个时点将要购买的设备等，因其交易或事项尚未发生，不能作为公立医院的资产。

（2）公立医院资产是其占有、使用或控制的。

一般情况下，拥有一项资产的所有权作为确认为医院资产的依据。例如，公立医院用自有资金购置的一台CT机，医院有权运用此台设备为病人提供医疗服务，从事医疗活动，对该资产拥有实际经营控制权，享有该设备的占有权和使用权，以及由此带来的经济利益，并承担其相应的风险。而有些情况，医院虽然对某项特殊方式形成的资产不拥有所有权，但实际上能够拥有该使用权或控制权的，也应确认为公立医院的资产，例如公立医院融资租入的固定资产就应确认为公立医院的资产。

（3）公立医院资产能以货币计量。

公立医院的各类资产，如房屋、设备、药品、卫生材料等，其实物形态各不相同，其计量方式也多种多样，如数量、容积、重量、剂量等。但为了管理和核算等需要，需要有一种统一的计量方式以满足需求，那就是用货币这个一般等价物来计量各种各类资产的价值。因此，货币计量是会计核算的一个基本前提。如果一项经济资源不能用货币来计量，就不能确认和计量该资产的价值，进而这种经济资源就不能确认为公立医院的资产。

（4）公立医院资产能预期给医院带来社会效益或经济效益。

公立医院是不以营利为目的具有公益性的卫生事业单位，此特征决定公立医院的资产更多追求的是社会效益和经济效益的统一；其资产注重对医疗资源的合理配置与有效使用，用较低的医疗费用向社会提供比较优质的医疗服务，以满足人民群众对医疗服务的需求，充分体现社会公益性。

（二）公立医院资产分类及其定义

根据我国现行医院财务制度，公立医院资产按照流动性，分为流动资产和非流动资产。流动资产是指预计在一年内（含一年）耗用或者可以变现的资产，包括货币资金、短期投资、应收及预付款项、存货等。非流动资产是指流动资产以外的资产，包括固定资产、在建工程、无形资产、长期投资、公共基础设施、政府储备资产、文物文化资产、保障性住房和自然资源资产等。具体的公立医院资产形式多样，在医疗活动中发挥的作用也各不相同。

1.按照资产的价值形态分类

按照公立医院资产的价值形态，公立医院资产主要可分为流动资产、固定资产、无形资产和对外投资。

（1）流动资产。

公立医院流动资产是指可以在一年内（含一年）变现或耗用的资产，包括货币资金、短期投资、应收及预付款项、存货等。其中：货币资金分为库存现金、银行存款、零余额账户用款额度和其他货币资金（银行本票、银行汇票、信用卡存款等）；短期投资是指能够随时变现、持有时间不超过一年的有价证券及其他投资，分为债券投资和股权投资；应收及预付款项是指医院在开展业务活动和其他活动过程中形成的各项债权，分为应收医疗款、预付账款、财政应返还额度和其他应收款；存货是指医院为开展医疗服务及其他活动而储存的低值易耗品、卫生材料、药品、其他材料、在加工物资等。

（2）固定资产。

现行《医院财务制度》中，公立医院固定资产是指单位价值在1000元及以上（其中专业设备单位价值在1500元及以上），使用年限在一年以上（不含一年），在使用过程中基本保持原有物质形态的资产。另外，单位价值未达到规定标准，但耐用时间在一年以上（不含一年）的大批同类物资，也应作为公立医院固定资产管理。

根据《政府会计准则第3号——固定资产》，公立医院固定资产是指公立医院为满足自身开展业务活动或其他活动需要而控制的，使用年限超过一年（不含一年）、单位价值在规定标准以上，并在使用过程中基本保持原有物质形态的资产，一般包括房屋及构筑物、专用设备、通用设备等。单位价值虽未达到规定标准，但是使用年限超过一年（不含一年）的大批同类物资，如图书、家具、用具、装具等，应当确认为固定资产。

公立医院作为社会卫生服务体系的重要组成部分，其自身是一个复杂的运行体系，蕴含着医疗设备的先进性、医疗服务行为的先进性和管理手段的现代化等。公立医院固定资产是医院的一项劳动资料或劳动手段，在医院运营过程中发挥着不可替代的作用，为医院医疗活动提供连续服务，其具有价值较高的特点，一般包括房屋及建筑物、专用设备、一般设备和其他固定资产等。公立医院作为集教学、科研、医疗于一体的医院，其图书也占有重要的地位，公立医院图书作为其他固定资产，加强实物管理，但不计提折旧。此外，公立医院还拥有着众多应用软件，对于应用软件，如果是构成相关硬件不可缺少的组成部分，应将该软件价值包括在所属硬件价值中，一并作为固定资产来核算；如果其不构成相关硬件不可缺少的组成部分，应将该软件作为无形资产核算。

公立医院固定资产种类繁多，根据不同的分类标准，可以分为不同的类别。选择适当的分类标准将固定资产分类满足经营管理的需要。公立医院固定资产按以下几种标准分类：

①按使用部门分类。

公立医院固定资产按照使用部门分类，分为临床服务用固定资产、医疗技术用固定资产、医疗辅助用固定资产和行政后勤用固定资产。

②按使用情况分类。

公立医院固定资产按照使用情况分类，分为在用固定资产、未使用固定资产和不需用固定资产。值得说明的是，公立医院由于季节性或大修理等原因，暂停使用的固定资产仍属于医院在用固定资产；公立医院经营性租赁出租给其他单位使用的固定资产和内部替换使用的固定资产也属于在用固定资产。

公立医院固定资产按照使用情况分类，有利于促使医院的固定资产合理配置、购置决策，可以反映医院固定资产使用情况及其比例关系，便于分析固定资产的使用效率、挖掘其内在使用潜力。

③按自然属性分类。

公立医院固定资产按照自然属性分类，分为房屋和建筑物、专用设备、一般设备和其他固定资产。

公立医院固定资产按自然属性分类通俗易懂、一目了然、容易辨别，便于医院全员参与固定资产管理。因此，实际工作中，公立医院固定资产大多采用按自然属性分类为主，其他标准分类相结合的管理方式。

④按资金来源分类。

公立医院中尤其是三甲公立医院，大多肩负着医疗、教学、科研等多种社会职能，因此公立医院资金来源分为财政资金、科教资金、其他资金等，对应的，其固定资产按资金来源分为财政资金形成的固定资金、科教项目形成的固定资产和其他资金形成的固定资产。

（3）无形资产。

根据《政府会计准则第4号——无形资产》，公立医院无形资产是指公立医院控制的没有实物形态的可辨认非货币性资产。资产满足下列条件之一的，符合无形资产定义中的可辨认性标准：①能够从政府会计主体中分离或者划分出来，并能单独或者与相关合同、资产或负债一起，用于出售、转移、授予许可、租赁或者交换。②源自合同性权利或其他法定权利，无论这些权利是否可以从政府会计主体或其他权利和义务中转移或者分离。如专利权、商标权、著作权、土地使用权、非专利技术、商誉等。公立医院作为社会卫生服务体系的重要组成部分，其自身是一个复杂的运行体系，蕴含着医疗设备的先进性、管理手段的现代化、医疗服务行为的先进性等，公立医院的应用软件林立。对于应用软件，如果是构成相关硬件不可缺少的组成部分，应将该软件价值包括在所属硬件价值中，一并作为固定资产来核算；如果其不构成相关硬件不可缺少的组成部分，应将该软件作为无形资产核算。

（4）对外投资。

根据《政府会计准则第2号——投资》，投资是指公立医院按规定以货币资金、实物资产、无形资产等方式形成的债权或股权投资。投资分为短期投资和长期投资。

①短期投资，是指公立医院取得的持有时间不超过1年（含1年）的投资，医院将暂时闲余不用的资金购买各种能够随时变现、持有时间不超过一年的有价证券。其特点主要有：具备相当高的资金流通性，随时可以变现；一般不超过一个正常营业周期或不超过一年的时间，与长期投资相比，短期投资的收益和风险一般较小。

②长期投资，是指公立医院取得的除短期投资以外的债权和股权性质的投

资，医院为获取更大利益，投放时间在1年以上的投资。其特点主要有：流动性和变现能力差；其形式有货币、实物和无形资产；具有经营管理权或一定股份；收益与风险都较大。

根据《事业单位国有资产管理暂行办法》《中央级事业单位国有资产管理暂行办法》《事业单位财务规则》《医院财务制度》《医院会计制度》等相关法律法规，公立医院应在保证正常运转和事业发展的前提下严格控制对外投资，投资范围仅限于医疗服务相关领域。医院不得使用财政拨款、财政拨款结余对外投资，不得从事股票、期货、基金、企业债券等投资。

由于医院是公益性事业单位，对外投资只是其经济活动的辅助内容，因此制度规定医院原则上不得进行营利性投资，非营利性投资范围也仅限于医疗服务相关领域，主要是购买国家债券及投资医疗相关行业。严禁使用医院的资金以个人名义对外投资。医院对外投资必须经过主管部门或财政部门批准，必须符合国家政策，财政性资金、上级补助维持单位正常运转、完成事业任务的资产禁止对外投资。结合本单位实际情况，在保证正常业务开展的情况下，对投资项目要进行充分的可行性分析论证，领导集体决策。医院以无形资产对外投资的，必须按照国家有关规定进行资产评估，确认其价值。

2.按具体会计科目分类

根据医院会计制度（2010），公立医院的资产详细分类如表8-1所示。

表 8-1　　　　　　　　　　公立医院资产分类

资产类别		科目编码	科目名称
流动资产	货币资金	1001	库存现金
		1002	银行存款
		1003	零余额账户用款额度
		1004	其他货币资金
		1201	财政应返还额度
	短期投资	1101	短期投资
	应收及预付款项	1211	应收在院病人医疗款
		1212	应收医疗款
		1215	其他应收款
		1221	坏账准备
		1231	预付账款

续表

资产类别		科目编码	科目名称
流动资产	存货	1301	库存物资
		1302	在加工物资
	待摊费用	1401	待摊费用
非流动资产	长期投资	1501	长期投资
	固定资产	1601	固定资产原值
		1602	累计折旧
		1621	固定资产净值
	在建工程	1611	在建工程
	无形资产	1701	无形资产原值
		1702	累计摊销
	长期待摊费用	1801	长期待摊费用
其他资产		1901	待处理财产损溢

综合《政府会计准则——基本准则》《行政事业单位内部控制规范（试行）》《医疗机构财务会计内部控制规定（试行）》，本书主要从流动资产、固定资产、无形资产和对外投资四个方面来阐述公立医院资产管理内部控制。

（三）公立医院资产管理特点及内容

1.公立医院资产管理特点

由于公立医院的特殊性，其有医疗、教学、科研等多方面工作任务，公立医院资产是完成公立医院各项工作任务、使医院能够正常运转的物质基础，其管理特点有：

（1）资产种类、品种繁多，数量大，金额高，涉及面广。

为了医院医疗业务的正常运行，尤其是满足临床医疗需求，医院需要备有上千种药品、卫生材料，而且有迅速周转、循环的需求，因此对医院存货的管理提出了高要求，尤其是对存货的内部控制管理要求更高。为了提高医院的医疗诊断水平和竞争力，医院需要购置多种高端医疗设备，不少大型设备需要进口采购，而医疗设备的价值高、金额大、运行成本高。此外，医院运行过程中还需要大量的办公设备、耗材，涉及面广、数量大，在具体使用的过程中存在多个部门协同合作的情况，对于固定资产的使用也会存在一定的交叉。

（2）公立医院资产的业务服务对象主要是患者，所使用的药品、卫生材料尤其是高值耗材等资产质量的好坏、用法用量等都关系到患者的生命安全。

（3）公立医院资产的管理难度大。

公立医院固定资产的品类繁多、运营需求量大、金额大，因此占用资金量大、回收周期长、购置风险大，其管理要求高；存货要求周转快、质量好，管理要求也高。

2.公立医院资产管理内容

根据《行政事业单位国有资产管理暂行办法》，行政事业单位国有资产管理的主要内容有资产配置、资产使用、资产处置、资产收益管理、产权登记管理、产权纠纷处理、资产清查核实、资产评估、资产报告、资产信息化管理、绩效评价和监督检查等。公立医院是国家事业单位的重要组成部分，其资产管理的内容大体同上，但因其行业特殊性，其具体的内容又有所不同，其中几项主要的内容描述如下：

（1）资产配置。

首先，公立医院资产配置要严格执行法律、法规及有关规定，与医院履行职能相适应。例如，公立医院大型医疗设备必须有相应的配置证才能购买，否则就是违法违规。其次，公立医院资产配置要科学合理、优化资产结构，大型医疗设备购置论证尤为重要，大型医疗设备预期社会效益、经济效益分析也必不可少，但实际工作中，能够做到的甚少，盲目购买问题不容忽视。最后，在公立医院资产调配工作是实现优化资产配置、节约资源的一项重要工作手段和方法。从实际需要出发，从严控制，合理配备是公立医院资产配置的基本原则。

（2）资产使用。

公立医院资产品类多，其中存货周转快，固定资产比重大，因此，要建立健全资产使用制度，规范资产使用范围。首先，要定期对资产进行清查盘点，做到家底清楚、账、卡、物相符，防止国有资产流失和漏洞；其次，卫生材料、药品等存货的质量安全尤为重要，关系到患者的生命安全，加强这些存货的管理，不出差错、纰漏，多环节的核查稽核是必要的程序；最后，医疗设备是医院开展医疗工作的必备工具，其使用中的维护和保养是医疗设备的正常使用和延长寿命的必要手段。总之，在资产使用中，要物尽其用，减少浪费。

（3）资产处置。

公立医院资产处置是对其占有、使用的资产，进行产权转让或注销产权的行为。出资方式包括无偿调拨（划转）、对外捐赠、出售、出让、转让、置换、报废报损、货币性资产损失核销等。

公立医院资产处置由其资产管理部门会同财务部门、技术部门审核鉴定，并由有资质的外部机构进行鉴证、评估等，按照规定报送审批；按照公开、公正、公平的原则，通过拍卖、招投标、协议等合法合规的方式进行实物处置；处置的变价收入等按照"收支两条线"处理。

（四）公立医院资产管理控制框架和原则

1.公立医院资产管理控制框架

根据公立医院资产管理的实际情况和《行政事业单位内部控制规范（试行）》，我们将公立医院资产管理控制分为资产管理体系控制、流动资产控制、固定资产控制、无形资产控制、对外投资控制（见图8-1）。

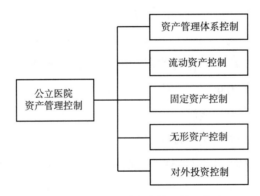

图8-1　公立医院资产管理控制框架

2.公立医院资产管理控制原则

（1）全面性原则。

公立医院资产遍布医院的各个角落，是医院开展医疗、科研、教学、管理等工作不可缺少的物质基础。因此，公立医院资产管理要讲求管理和内部控制的全面性，包括全方位、全过程、全员参与。

（2）重要性原则。

公立医院资产种类繁多，管理难度大，在讲求全面性原则的基础上，要将资产的重要业务流程和关键控制点作为资产管理和内部控制的重点，做到突出重点，监控一般。

（3）分类管理原则。

根据《行政事业单位内部控制规范（试行）》规定，公立医院应当对资产实行分类管理，建立健全资产内部管理制度。

（4）资产管理与医院预算管理、财务管理相结合及实物管理与价值管理相结合的原则。

（5）创新资产管理模式原则。

自2009年国家医疗体制改革以来，公立医院改革一直是医疗体制改革的重要内容之一。公立医院改革的主要内容包括：医院管理体制、运行机制和监管机制的改革以及补偿机制改革。创新资产管理模式是实现公立医院现代化管理的重要内容之一。需要说明的是，信息化是创新资产管理模式的主要手段和基础。另外，创新资产管理是一个动态的模式，要与时俱进，紧跟医改的步伐，为公立医院实现现代化管理增砖添瓦。

（五）公立医院资产管理控制的相关法律法规依据

近年来，我国相继出台了一系列关于公立医院国有资产管理的相关政策法规，各地方政府以及行业主管部门也结合本行业实际出台了各自的资产管理制度。其中，全国性的、比较具有代表性的规章制度主要包括：

1.《政府会计准则——基本准则》

2.《政府会计准则第1号——存货》《政府会计准则第2号——投资》《政府会计准则第3号——固定资产》和《政府会计准则第4号——无形资产》（财会〔2016〕12号）、《政府会计准则第5号——公共基础设施》（财会〔2017〕11号）、《政府会计准则第6号——政府储备物资》（财会〔2017〕23号）

3.《中华人民共和国现金管理暂行条例》（1988年9月8日中华人民共和国国务院令第12号发布，根据2011年1月8日《国务院关于修改和废止部分行政法规的决定》修订）

4.《现金管理暂行条例实施细则》

5.《事业单位国有资产管理暂行办法》

6.《事业单位财务规则》

7.《人民币银行结算账户管理办法》（中国人民银行令〔2003〕5号）

8.《中央预算单位银行账户管理暂行办法》（财库〔2002〕48号）

9.《〈中央预算单位银行账户管理暂行办法〉补充规定》（财库〔2006〕96号）

10.《中央行政事业单位国有资产管理暂行办法》（国管资〔2009〕167号）

11.《预算外资金管理实施办法》（财综〔1996〕104号）

12.《行政事业单位国有资产管理信息系统管理规程》（财办〔2013〕51号）

13.《财政部关于进一步规范和加强行政事业单位国有资产管理的指导意见》（财资〔2015〕90号）

14.《行政事业单位清查核实管理办法》（财资〔2016〕1号）

15.《医院财务制度》（财社〔2010〕306号）

16.《医院会计制度》（财会〔2010〕27号）

17.《事业单位及事业单位所办企业国有资产产权登记管理办法》（财教〔2012〕242号）

18.《国有资产评估管理办法》

19.《关于加强行政事业单位固定资产管理的通知》（财资〔2020〕97号）

20.《中央行政事业单位国有资产处置管理办法》（财资〔2021〕127号）

二、公立医院资产管理业务控制目标

（一）公立医院资产管理体系整体控制目标

1.根据相关法律法规，结合公立医院的实际情况，建立健全资产管理内部制度，使公立医院资产管理有章可循、有据可依。

2.合理设置岗位，明确单位资产管理的岗位职责，确保不相容岗位实现相互分离，落实资产管理主体责任，确保公立医院内部人员各司其职、各负其责。

3.建立公立医院资产管理信息系统，制定资产管理信息系统数据规范，推进各系统之间的对接，逐步实现资产管理事项的网上办理，加强数据分析及其利用，提高公立医院资产管理的信息化水平，提高资源管理效率。

4.建立公立医院资产配置标准体系，优化新增资产配置管理流程，进一步规范公立医院资产配置，并且加大资产调控力度，建立公立医院超标准配置、低效运转或者长期闲置资产的调剂机制。

5.提高公立医院资产使用管理水平，尤其体现在对外投资管理、资产出租出借、资产共享共用等方面，盘活公立医院资产，提高资产使用效率。

6.完善公立医院资产处置规范。资产评估科学合理，资产处置监督合规，杜绝暗箱操作，防止国有资产流失，确保国有资产安全。

7.规范资产收益管理，确保应缴尽缴，规范使用，防范虚报、截留、坐支和挪用收入。

8.加强资产清查核实。

（1）资产清查核实的各部门职责明确，各司其职，严格履行其职责，确保资产清查核实科学有效。

（2）根据公立医院的组织层级，合理规划资产清查程序，确保资产清查符合公立医院实际情况，资产清查报告真实有效，能够反映公立医院的资产情况。

（3）明确资产清查的具体内容，确保资产清查全面，保证针对资产清查的问题能够及时提出处理建议。

（4）资产核实管理规范，资产核实程序合法合规，管理权限明晰，确保资产安全和完整。

9.国有资产评级指标体系科学合理，评价结果有效，反映资产管理情况，为公立医院国有资产配置提供重要依据。

10.资产管理实现全过程监管，与各个部门构建联动机制，共同确保资产安全完整，防止公立医院国有资产流失。

（二）公立医院流动资产管理控制目标

公立医院流动资产包括货币资金、短期投资、应收及预付款项、存货等。虽都属于流动资产，但各自的特点及涉及的业务把控重点不同，因此其目标也有所不同，下面就货币资金、应收及预付款、存货等公立医院主要的流动资产业务控制目标分别加以陈述。

1.公立医院货币资金的控制目标

（1）确保货币资金的合法性。

公立医院的内部控制系统运行良好，能够保证其货币资金业务符合国家相关法律、法规和规定，能够确保每一笔货币资金的取得、使用及保管严格遵守财经法规、纪律，按照规定进行审批、核对和监督。

（2）确保货币资金的安全性。

一般的，由于货币资金自身的特性，是违法犯罪的主要犯罪对象，公立医院的日常业务运转会产生大量的货币资金，因此，保护货币资金的安全成为医院内部控制的重要目标之一。内部控制要确保全部的货币资金的收入、支出能够得到真实完整的记录和核算，财务部门是货币资金的监控部门，要确保货币资金保管安全、可靠。

（3）确保货币资金业务的真实、完整并核算及时。

公立医院货币资金业务涉及公立医院各项业务，因此，财务部门要按照规定做到货币资金的收、付、存数字真实，核算及时，资料完备，在会计账簿和会计报表上反映完整、准确。

2.公立医院应收及预付款的控制目标

（1）确保公立医院应收及预付款业务规模控制在正常范围内，以保证医院资产质量及运营能力。指定专人负责结算和催收工作，预防可能的意外和损失的发生。

（2）确保公立医院应收及预付业务产生的合法性和合规性。公立医院应收及预付业务均应产生于医院的正常业务运转过程中，杜绝与医院没有业务往来的单位或个人发生应收及预付业务，禁止公款私借。

（3）确保公立医院应收及预付款项日常管理、定期分析、清理及时。公立医院应建立应收、预付款项明细账或台账，做到逐笔、据实登记，发现明显不能收回款项的迹象，作出预警报告，最大限度避免坏账的发生。

（4）确保坏账准备提取的合理性和坏账损失确认的标准性。

3.公立医院存货的控制目标

（1）药品及库存物资成本低。存货成本控制是公立医院存货管理业务内部控制的重要目标。为确保公立医院业务的正常开展，需要有大量的药品、卫生材料、低值易耗品、在加工物资等存货来支撑。那么，在能够满足临床科室和管理部门运行需要的前提下，实现最低成本下的最佳库存成为存货管理控制的重要方面，包括存货成本最小化和库存物资的品种、数量最佳化，也就是找到存货收益和成本之间的平衡点。

（2）药品及库存物资供应流程顺畅、质量达标，保证临床、医技、医辅科室业务的正常运行。公立医院药品、卫生材料等大多用于病人的治疗过程中，与病人的生命安全息息相关，属特殊的商品，有严格的质量标准和时效特征。因此，严控存货的质量关，医院内部严密有效的存货供应流程，以确保药品、卫生材料使用的准确性，是存货内部控制的重要目标之一。

（3）药品及库存物资管理制度严格、流程合理、关键岗位人员尽责。设计合理的药品及库存物资管理流程，严格药品及库存物资的管理制度，明确关键岗位人员管理职责，保证药品及库存物资的安全，减少药品及库存物资的浪费。

（三）公立医院固定资产管理控制目标

1.规范实物资产管理

资产管理岗位和归口管理岗位设置合理，岗位职责明确，不相容岗位相互分离，建立实物资产授权审批制度，确保实物资产安全完整。

2.合理配置各种各类固定资产

固定资产在医院资产总额中占有很大的比重，是医院开展业务活动的基础，对单位的经营效率、效果的影响重大。因此，合理地配置医院固定资产，防止盲目、不合规购置，是公立医院固定资产管理内部控制目标之一。

医疗设备是医院固定资产的重要组成部分，它具有技术含量高、价值大、使用时间长但更新快的特性，公立医院医疗设备的合理配置，是医院重要经济决策，尤其是价值高、高端医疗设备的购置，要有充分的市场调查，了解区域配置情况，进行充分的可行性论证，开展大型医疗设备预期效益分析等，以实现医院医疗设备的合理配置目标。

公立医院办公设备也是医院固定资产的重要组成部分，它具有价值小、数量多，应用广泛、技术含量低等特点。公立医院办公设备要有合理的配置标准，避免超标、超数量配备，注重办公设备共享服务，减少资源浪费。

3.加强实物资产取得和验收管理

拟购置资产与医院的发展需要相适应，从严控制，科学合理，严格执行法律、法规和有关规章制度，及时依法依规报批；请购申请填写详细，审核程序严格；规范资产验收，确保实物资产数量、质量符合使用要求。

4.加强对实物资产日常使用的监管

（1）实物资产内部领用规范，领用理由充分，用途合理，领用经过相关审核，防止公立医院实物资产被随意领用。

（2）提倡实物资产的共享共用。医疗设备具有技术含量高、价值大、使用时间长但更新快的特性，实现有关资产的共享共用，可以节约资源、提高使用效率、减少浪费。例如，彩色超声仪、心电图仪等多数临床科室通用的医疗设备，就应实现它的共享共用。

（3）公立医院要建立健全三账一卡制度，实行大型医疗设备责任制，设有专门人员负责固定资产盘点工作。实物资产保管坚持"谁使用谁保管"的原则，确保账实相符。落实保管责任，保障实物资产正常使用；编制实物资产目录，建立实物资产卡片和登记簿，如实反映单位实物资产状况，便于及时调用、查询等，做到账、实、卡相符。

（4）加强实物资产的维修和保养。日常维修和大修流程规范，保障实物资产的正常使用，提高实物资产使用寿命，防止资金管理舞弊和不恰当修理造成固定资产功能损失。

（5）通过出租、出借等方式，合理配置和有效利用闲置资产，避免实物资产闲置或浪费，促进实物资产使用效率的提高。

5.合理保证资产安全和使用有效。医院应加强固定资产管理，防止丢失、毁损、营私舞弊、公物私用等，确保固定资产的安全、完整。

6.资产处置经过适当审批，资产处置方式合理，处置过程合法合规，处置价格经过恰当评估，防止国有资产流失。

（四）公立医院无形资产管理业务控制目标

公立医院集医疗、科研、教学于一体，因此，有许多专利权、版权、著作权、非专利技术、应用软件等无形资产，其管理业务的内部控制同样也很重要。

1.规范无形资产管理。资产管理岗位和归口管理岗位设置合理，岗位职责明确，不相容岗位相互分离，建立了无形资产授权审批制度，确保无形资产安全完整。专利权、著作权、非专利技术的应用是受法律保护的，属于公立医院的知识产权别人不能随意使用、单位人员不能泄密等。无形资产带有一定的时效性，如新技术、新疗法的推广应用，应力争在时效期内发挥其最大的作用。

2.无形资产投资项目经过周密系统的分析和研究，编制无形资产投资预算，实现集体决策和审批，确保无形资产投资科学、合理，防止决策失误；选择合理的无形资产取得方式，建立相应的请购和审批制度，规范取得过程；针对不同的取得方式，加强验收管理，确保无形资产符合使用要求。

3.加强无形资产权益保护，规范无形资产日常保全管理，妥善保管相关文件资料，做好保密管理工作，确保无形资产的安全和完整；加强无形资产定期评估和及时更新，合理止损，推动自主创新和技术升级。

4.无形资产处置合法合规，处置方式合理，处置价格经过恰当评估，确保资产处置合规合法，防止国有资产流失。

5.根据无形资产的特性，按照国家相关规定，做好无形资产会计核算工作，正确计算无形资产的成本，合理摊销，保证无形资产账目真实、准确和完整。

（五）公立医院对外投资管理控制目标

1.规范对外投资管理。资产管理岗位和归口管理岗位设置合理，岗位职责明确，不相容岗位相互分离，建立了对外授权审批制度，确保投出资产安全完整。

2.明确对外投资的相关规定，确保单位对外投资活动符合国家有关法律、法规、政策的贯彻落实，降低投资风险。

3.建立投资决策控制机制，明确投资意向提出、可行性研究、集体论证以及投资审批的程序，建立投资决策责任追究制度，确保投资选择的科学性、合理性，降低决策失误，提高投资的经济效益。

4.医院的投资项目建议书和可行性研究报告的内容真实可靠，并要及时、合理进行对外投资的相关会计处理，正确确认对外投资的计价、投资收益的确认，保证医院财务信息的真实。

5.加强对外投资项目管理。

（1）投资项目的实施应明确责任、严格管理，机构的设置和人员配置应当科学合理。

（2）投资计划详细，严格按照计划确定的项目、进度、时间、金额和方式投出资产；需要签订合同的，确保合同签订合法合规。

（3）对投资项目实施了追踪管理，能够及时、全面、准确地记录对外投资的价值变动和投资收益情况。

（4）加强对外投资文件的管理，健全对外投资的相关权属证明的保管制度，保障对外投资资产的安全和完整。

（5）对外投资账务处理规范，定期对账，确保对外投资业务记录的正确性，能够反映对外投资的真实价值。

（6）投资处置的方式和程序应当明确规范，与投资处置有关的资料和凭证应当真实完整。

6.建立投资监督评价控制机制，明确单位对外投资检查重点，对对外投资进行总体评价，及时发现缺陷并提出改进建议，确保单位对外投资内部控制进一步完善。

三、公立医院资产管理业务控制流程与关键控制环节

（一）公立医院货币资金管理业务

货币资金是流动资产中最活跃的一部分，包括现金、银行存款、零余额账户用款额度和其他货币资金（银行本票、银行汇票、信用卡存款等）及各种存款。本章货币资金业务流程主要包括货币资金支出业务、公务卡业务、银行账户的开立与变更业务、现金盘点业务、银行对账业务、印章使用业务。

1.货币资金支付

（1）货币资金支付业务流程图（见图8-2）。

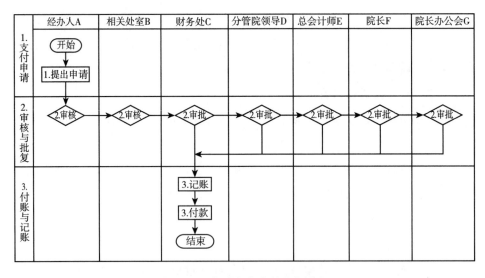

图8-2　货币资金支付业务流程

（2）货币资金支付业务关键节点说明（见表8-2）。

表 8-2　　　　　　　　　　货币资金支付业务流程关键节点说明

关键节点	简要说明
A1	业务处室经办人员填写《支出审批单》，对于符合规定的支付申请提交处室负责人审批。资金支付申请中应当注明款项的用途、金额、预算、限额、支付方式等内容，并附有效合同或相关证明
A2	处室负责人应当根据货币资金授权批准权限的规定审批。对不符合规定的货币资金支付申请，审批人将《支出审批单》返还经办人员
B2	相关处室（课题）负责人审核《支出审批单》，对不符合规定的货币资金支付申请，审批人将《支出审批单》返还经办人员
C2	对资金支付申请应当实行分级授权审批制度 财务处审核岗应当根据货币资金授权批准权限的规定，对业务处室提交的资金支付申请进行审核。审核内容包括货币资金支付申请的批准程序是否正确、手续及相关单证是否齐备、金额计算是否准确、支付方式是否妥当等。审核通过在上面签字或签章确认，传递给财务负责人审批；不通过则退回给经办人员 财务负责人对审核岗转来的《支出审批单》进行审批，审批内容包括货币资金支付申请的批准程序是否正确、手续及相关单证是否齐备、金额计算是否准确、支付方式是否妥当等。审批完成后，财务负责人签字或签章确认，提交出纳履行支付手续。超过授权金额的支付申请需要提交单位分管院领导进行审批
D2	单位分管院领导对资金支付申请进行审批。重点审批支付申请的范围、权限、程序是否正确，手续及相关单据是否齐全、金额计算是否准确、支付方式、支付单位是否妥当等。如果通过审批，签字盖章后，将单据交付财务处记账、支付；如果不通过审批，注明原因后将单据交付财务处负责人
E2	总会计师对"三公"经费中的公务接待费支出及规定金额以上的资金支出进行审签
F2	院长按照资金用途和审批权限对资金支付申请进行审批
G2	院长办公会对"三重一大"或者限定金额以上资金支出进行集中决策审批
C3	出纳岗收取已履行各项审批手续的资金支付申请，按规定方式支付资金。开具收据由经办人员签字确认，将收据或银行回单交会计记账，同时登记现金或银行存款日记账

2.印章使用业务流程

（1）印章使用业务流程图（见图8-3）。

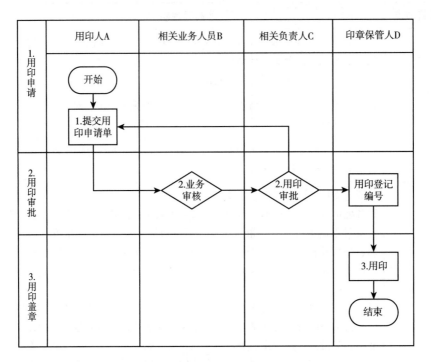

图8-3 印章使用业务流程

（2）印章使用业务关键节点说明（见表8-3）。

表8-3　　　　　　　　　　　印章使用业务关键节点说明

关键节点	简要说明
A1	用印人填写印章使用申请，详细说明使用印章的理由、起止时间、用印个数、印章类型、印章材质、印章枚数、申请人等相关信息
B2	印章使用申请单经有关领导审批后，连同需用印盖章的文件一同交予印章保管人盖章
C2	印章保管人要仔细审核印章使用申请单的事项和相关负责人员的批示，若认为不符合相关规定，可拒绝盖章。印章保管人在使用印章前，应填写印章使用登记簿，说明印章使用事由、使用对象、盖章时间等并由申请人签字确认
C3	印章保管人确认符合用印手续，登记后方可盖章。如确因特殊原因须有其他工作人员代为用章，必须有单位指定人员在场监督。单位财务方面的印章原则上不允许带出，确需带出单位使用，必须填写印章使用申请单并说明事由，经单位领导批准后方可带出，由两人共同使用

3.公务卡管理业务流程

（1）公务卡申请业务流程。

①公务卡申请业务流程图（见图8-4）。

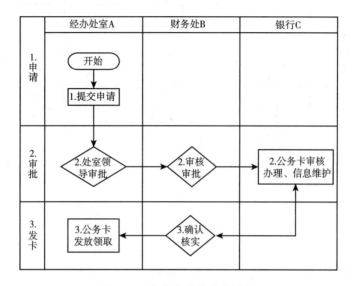

图8-4　公务卡申请业务流程

②公务卡申请业务关键节点说明（见表8-4）。

表 8-4　公务卡申请业务关键节点说明

关键节点	简要说明
A1	处室职工因办理公务需要开立公务卡的，由本人提出申请，填写《公务卡申请表》，详细说明开立公务卡的理由，报处室负责人审批后报财务处审批，申请人需配合填写银行相关表格
A2	处室负责人审批处室职工提交的公务卡申请，审批通过后提交财务处审批
B2	财务处出纳审核公务卡申请表时填写是否准确完整，审核通过后提交财务负责人审批
C2	银行根据出纳提交的公务卡办理申请单办理公务卡的开立事宜。公务卡办成功后，经财务处确认核实，由发卡行将持卡人姓名、卡号等信息统一录入公务卡支持系统管理，并将相关信息传输至国库集中支付系统，财务处再次确认后，实现国库集中支付系统中相应公务卡信息维护管理
B3	出纳核实银行开立的公务卡开卡人、卡号等信息，确认无误后通知开卡行维护公务卡开立信息并通知申请人领取公务卡
A3	公务卡申请人收到出纳通知后到财务处登记领取公务卡

（2）公务卡支付、报销业务流程。

①公务卡支付、报销业务流程图（见图8-5）。

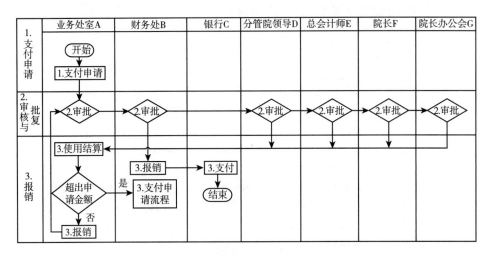

图8-5　公务卡支付、报销业务流程

②公务卡支付、报销业务关键节点说明（见表8-5）。

表8-5　　　　　　　　　　**公务卡支付、报销业务关键节点说明**

关键节点	简要说明
A1	处室经办人按照本单位行政经费及事业经费支出管理相关规定，使用公务卡支付公务支出资金时，要事先填写资金申请表，提交处室负责人、财务处负责人以及相关权限人审批
A2	处室负责人审批处室经办人提交的公务卡资金支付申请单
B2	①财务处审批资金支付申请，确认从零余额账户列支且取得领导及相关权限人批准后，方可以使用公务卡结算 ②财务处出纳员根据持卡人提供的姓名（卡号）、交易日期和消费金额等信息，登录国库集中支付系统，查询核对持卡人公务消费的真实性，审核确认后提交财务负责人审批
D2、E2、F2、G2	①分管院领导、总会计师、院长、院长办公会根据审批权限审批公务卡资金支付申请 ②分管院领导、总会计师、院长、院长办公会根据审批权限审批公务卡资金报销申请
A3	持卡人办理公务卡消费支出报销业务时，若实际发生金额未超出资金申请表核定的金额，持卡人直接填写《公务卡费用报销单》并经本部门负责人审核签字后，连同《资金申请表》一同上报财务处，若实际发生的支出超过《资金申请表》核定的金额，持卡人必须补办资金申请程序后，方可填写《公务卡费用报销单》履行后续报销程序

续表

关键节点	简要说明
B3	经批准符合报销规定的公务卡消费支出，由财务人员按照以下规定办理报销还款手续同时登记账簿： ①通过国库集中支付系统，编制"还款明细表"，生成"还款汇总表"，并以电子文档形式将"还款汇总表"及"还款明细表"分别提交本单位授权支付代理银行和发卡行 ②签发财政授权支付指令，附加盖单位财务公章的"还款汇总表"，通知代理银行向指定的公务卡还款 ③"还款汇总表"电子信息和纸质信息必须确保一致。财务处提交代理银行的"还款汇总表"须从国库集中支付系统直接打印，不得使用另行编辑或下载修改的"还款汇总表" ④财务人员填写公务卡还款的财政授权支付指令时，财政授权支付指令"收款人"一栏统一填写持卡人所在单位名称，"用途"一栏填写"公务卡还款"，预算科目按功能分类科目填写
C3	银行根据支付指令向指定的公务卡还款

4.银行账户管理业务流程

（1）银行账户开立与变更业务流程。

①银行账户开立与变更业务流程图（见图8-6）。

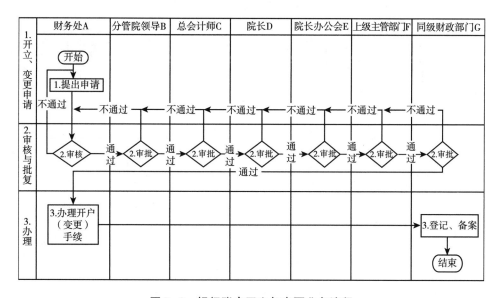

图8-6　银行账户开立与变更业务流程

②银行账户开立与变更业务关键节点说明（见表8-6）。

表8-6　　　　　　　　银行账户开立与变更业务关键节点说明

关键节点	简要说明
A1	财务处根据工作需要，提出开立（变更）银行账户的书面申请，由财务处负责人审核后，报分管院领导审批
A2	财务处负责人审核处室经办人提交的银行账户开立（变更）申请
B2、C2、D2、E2	分管院领导、总会计师、院长、院长办公会根据"三重一大"审批流程审批银行账户开立（变更）申请
F2	银行账户开立（变更）申请经医院审批通过，财务处出纳负责依据经批准的开户（变更）申请填写《行政事业单位银行账户开立（变更）申请表》后报医院主管部门审批
G2	医院主管部门审批通过后报同级财政部门审批
A3	医院收到财政局专员办有关开户（变更）的批复文件及《开立（变更）银行账户通知书》后，赴开户银行办理开户（变更）手续
G3	开立（变更）手续办理后，出纳员持开户银行出具的《开立（变更）银行账户回执》到财政局专员办登记，同时办理预留银行印鉴手续

（2）银行账户撤销业务流程。

①银行账户撤销业务流程图（见图8-7）。

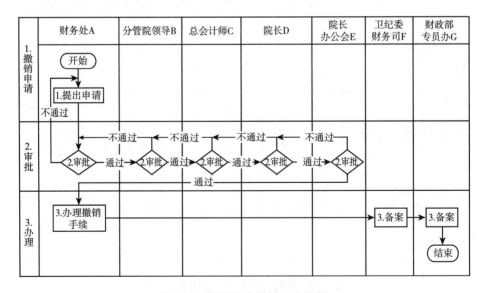

图8-7　银行账户撤销业务流程

②银行账户撤销业务关键节点说明（见表8-7）。

表 8-7　　　　　　　　银行账户撤销业务关键节点说明

关键节点	简要说明
A1	财务处根据工作需要，提出银行账户撤销的书面申请，提交财务处负责人审批
A2	财务处负责人审批处室经办人提交的银行账户撤销申请
B2、C2、D2、E2	分管院领导、总会计师、院长、院长办公会根据"三重一大"审批流程审批银行账户撤销申请
A3	申请审批通过后，出纳员向开户银行提出销户申请，填写银行统一制发的《撤销银行账户申请表》，凭医院的批准文件履行单位内部签章手续后，提交开户银行办理销户
F3、G3	银行销户手续完成后，出纳员将销户情况报卫计委财务司和财政局专员办备案

（二）公立医院应收及预付款项管理业务

1.公立医院应收及预付款项管理业务流程图（见图8-8）

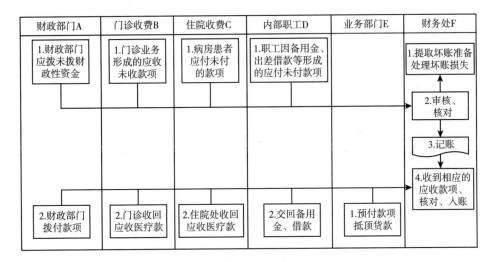

图8-8　应收及预付款项管理业务流程

2.公立医院应收及预付款项管理业务关键节点说明（见表8-8）

表 8-8　　　　　　　　应收及预付款项管理业务关键节点说明

关键节点	简要说明
A1、A2	财政部门应拨未拨给医院的财政性资金、收到财政部门应拨未拨给医院的财政性资金

续表

关键节点	简要说明
B1、B2	医院门诊业务形成的应收未收医疗款项、收到医院门诊业务形成的应收未收医疗款项
C1、C2	医院住院业务形成的应收未收医疗款项、收到医院住院业务形成的应收未收医疗款项
D1、D2	医院职工因备用金、出差借款等形成的应收医院款项，医院职工归还备用金及出差借款等
E1	业务发生形成医院预付的业务款项，医院收到相应物资或服务冲销预付款；或者用预付款项冲抵货款
F2	财务处对因上述业务形成的医院各种应收及预付款项进行审核、核对、记账
F3	财务处对因上述业务形成的医院各种应收及预付款项进行记账
F1	财务处根据规定对医院的各种应收款项提取坏账准备、处理坏账损失
F4	财务处根据上述业务收回应收款项及冲销预付款项进行审核、核对、记账

（三）存货管理业务

1.药品管理业务

药品管理控制将在第十三章专门进行论述，在此不再赘述。

2.卫生材料管理业务流程

（1）卫生材料管理业务流程图（见图8-9）。

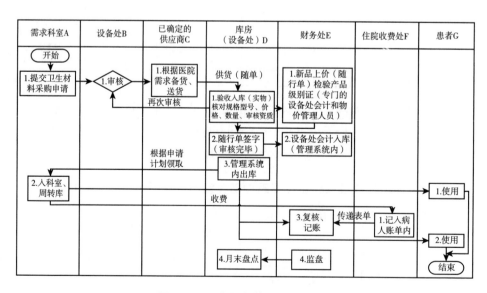

图8-9　卫生材料管理业务流程

（2）卫生材料管理业务关键节点说明（见表8-9）。

表 8-9　　　　　　　　　卫生材料管理业务关键节点说明

关键节点	简要说明
A1	使用科室根据需求向设备处提交卫生材料采购计划
B1	设备处派专人负责卫生材料采购计划的汇总、审核，按规定签字确认
C1	供货商根据医院需求计划备货、送货
D1、D2	设备处库房对C1.B1进行复核并收集新品上架所需资料
E1、E2	财务处根据D1.D2进行新品上架及物资入库
D3	设备处库房根据使用科室需求负责卫生材料出库
A2、G1	使用科室根据A1领取卫生材料供患者使用
F1	住院收费处对住院患者使用的卫生材料收费
E3	财务处对住院收费处上报的卫生材料收入进行复核、记账
G1	对于住院患者使用特殊卫生材料由设备处库房直接给患者使用，转F1
D4、E4	月末根据盘点单，设备会计会同设备处库房进行卫生材料盘点

（四）公立医院固定资产管理

医院的固定资产是医院赖以生存的主要物质基础，也是医院开展医疗、科研等各项活动的重要资源。公立医院固定资产管理一般包括固定资产取得和配置、固定资产使用维护、固定资产处置三个阶段，具体可以细分为资产预算、请购、采购、验收、领用、维修保养、出售、报废等环节，如图8-10所示。

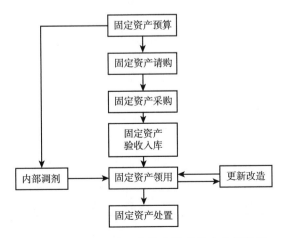

图8-10　公立医院固定资产管理基本业务流程

1.固定资产预算及请购业务流程

（1）固定资产预算及请购业务流程图（见图8-11）。

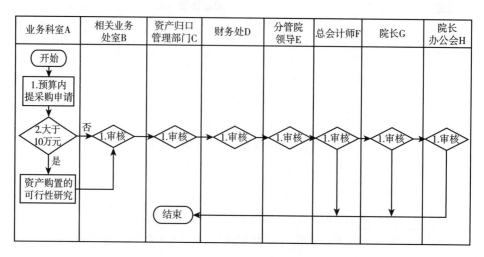

图8-11 固定资产预算及请购业务流程

（2）固定资产预算及请购业务关键节点说明（见表8-10）。

表8-10 固定资产预算及请购业务关键节点说明

关键节点	简要说明
A1	各业务科室根据实际需要在预算内提出资产采购申请，提交给相关业务处室进行业务审批
A2	对于资产采购超过10万元的项目要进行可行性研究和分析论证；论证完成后，业务部门制定资产购建计划、资产购建预算执行申请给分管业务的处室负责人审核
B1	相关处室负责人对资产采购项目进行业务审核。器材处负责医疗器械、设备、卫生材料等的审核；后勤管理处负责房屋及建筑物、办公家具、电器设备、被服装具、交通工具、通信设备、日杂用品、专项物资等的审核；动力和基建处负责在建工程、动力设备等的审核；药学部负责各种医用药品及试剂等的审核
C1	资产归口管理部门对资产采购项目的库存情况进行相关审核
D1	财务处负责人对资产采购项目的预算及资金来源进行相关审核
E1、F1、G1、H1	分管院领导、总会计师、院长、院长办公会在权限内审批经分管业务单位领导、资产归口管理部门、财务处审核的资产购建预算执行申请

2.固定资产采购及验收业务流程

（1）固定资产采购及验收业务流程图（见图8-12）。

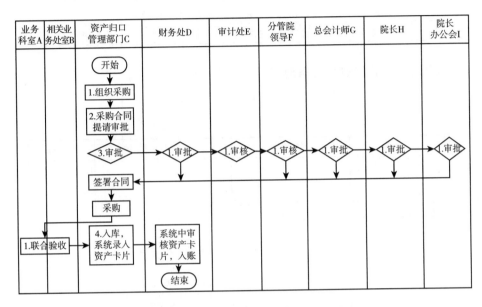

图8-12 固定资产采购及验收业务流程

（2）固定资产采购及验收业务关键节点说明（见表8-11）。

表8-11　　　　固定资产采购及验收业务关键节点说明

关键节点	简要说明
C1、C2	资产归口管理部门根据已批准的采购计划和采购预算执行申请，组织实物资产的采购，与供应商草拟总金额1万元（含）以上的固定资产采购合同并提请部门负责人审批
C3	部门负责人审批5万元以下合同，审批通过后提交财务处审批；合同审批通过后组织采购实施
D1	财务处负责人审批合同金额、付款时间、付款方式等信息
E1	审计处对合同金额5万元（含）以上的合同进行审核
F1	分管院领导审批合同金额5万元（含）以上30万元以下的合同，审核合同金额30万元（含）以上的合同
G1	总会计师对采购合同进行审批
H1	院长审批合同金额30万元（含）以上50万元以下的合同，审核合同金额50万元以上的合同
I1	院长办公会对合同金额50万元（含）以上的合同进行集体审议
A1、B1	固定资产采购申请业务处室和固定资产业务审批处室联合验收采购到货的固定资产

续表

关键节点	简要说明
C4	固定资产通过验收后，资产管理员在系统中生成固定资产卡片提交财务处审核，登记台账，并定期和业务部门核对资产使用情况
D2	资产会计审核资产管理员在系统中生成的固定资产卡片，进行相关会计处理

3.固定资产内部领用业务流程

（1）固定资产内部领用业务流程图（见图8-13）。

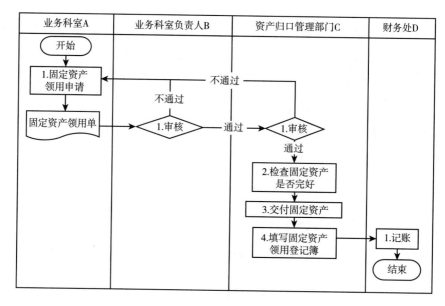

图8-13　固定资产内部领用业务流程

（2）固定资产领用业务关键节点说明（见表8-12）。

表8-12　　　　　　固定资产领用业务关键节点说明

关键节点	简要说明
A1	业务科室填写固定资产领用申请单，提交业务科室负责人审核
B1、B2、B3、B4	业务科室负责人审核资产领用申请，审核通过提交资产归口管理部门审核，审核不通过驳回给业务科室申请人
C1	资产归口管理部门审核资产领用申请单，检查固定资产完好，办理领用手续，交付固定资产，填写固定资产领用登记簿报财务处进行会计处理
D1	财务处根据资产归口管理部门提交的固定资产领用登记簿进行会计处理

4.固定资产维修保养流程

（1）固定资产维修保养流程图（见图8-14）。

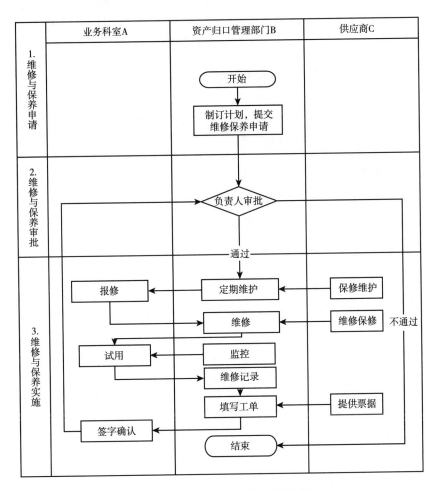

图8-14　固定资产维修保养流程

（2）固定资产维修保养关键节点说明（见表8-13）。

表8-13　固定资产维修保养关键节点说明

关键节点	简要说明
B1	资产归口管理部门资产管理人员根据资产属性制定预维护计划提交部门负责人审批
B2	资产归口管理部门负责人对维护申请进行审批

续表

关键节点	简要说明
B3	资产归口管理部门资产维护接口人根据预先制订的计划对资产进行预维护 接到报修后要及时进行修复工作，有些故障由接口人联系供应商（设备厂家或第三方维修商）进行维修；对购买了保修的设备，接口人要立即通知供应商进行维修 对修复的设备进行记录，归入设备的维修档案 填写工单
A3	使用科室在发现故障后，及时报修，资产维护监控人在维护资产时发现问题后要通知使用科室正式报修 使用科室试用修复后的设备；资产归口管理部门监控设备试用 使用科室负责人在工单上签字确认
C3	供应商按合同规定对设备进行维护 供应商提供维修发票，如供应商有维修记录则一并提供

5. 固定资产报废流程

（1）固定资产报废业务（见图8-15）。

图中"卫生部规财司"建议根据审批分别报经卫生主管部门及同级财政部门审批。

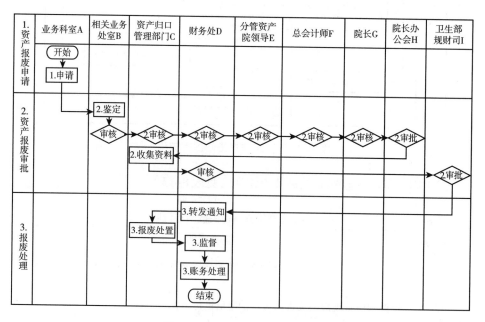

图8-15 固定资产报废流程

（2）固定资产报废业务关键节点说明（见表8-14）。

表 8-14　　　　　　　实物资产报废业务关键节点说明

关键节点	简要说明
A1	业务科室提出资产报废申请，提交相关业务部门进行技术鉴定
B2	相关业务处室派专业技术人员进行技术鉴定，出具鉴定意见及处置建议
C2	①资产归口管理部门负责人审核资产报废的技术处置建议 ②院长办公会审批通过资产报废申请，资产归口管理部门收集相关资料（审批齐全的资产报废申请、报废清单、固定资产卡片、固定资产原始发票复印件等相关资料）提交财务处审核
D2	①财务处负责人审核资产报废的申请 ②财务处负责人审核资产报废处置相关审批资料，审核无误后上报（具体申报审核审批权限按当地相关规定要求执行）审批
E2、F2、G2	分管资产院领导、总会计师、院长审核资产报废的技术处置建议
H2	院长办公会审批资产报废的处置意见
I2	卫生主管部门、同级财政部门审批上报的固定资产报废处理意见
C3	资产归口管理部门根据上级卫生主管部门及同级财政部门批复进行固定资产处置
D3	①财务处将上级卫生主管部门或同级财政部门批复同意的结果转发给资产归口管理部门 ②财务处、审计处及纪检部门联合监督固定资产的处置过程 ③财务处进行相关账务处理

6.固定资产盘点流程

（1）固定资产盘点业务流程图（见图8-16）。

（2）固定资产盘点业务关键节点说明（见表8-15）。

表 8-15　　　　　　　固定资产盘点业务关键节点说明

关键节点	简要说明
C1	财务处牵头，跟资产归口管理部门沟通制订资产盘点方案
B2、C2	财务处、资产归口管理部门负责人审核资产盘点方案
D2、E2、F2、G2	分管资产院领导、总会计师、院长审批资产盘点方案，院长办公会审议资产盘点方案
C3	①财务处下达资产办公会审议通过的资产盘点通知 ②财务处资产会计根据盘点结果进行相关账务处理

续表

关键节点	简要说明
A3	各业务科室收到资产盘点通知后，先进行资产自查
B3、C3	①资产归口管理部门、财务处联合盘点各科室资产 ②资产归口管理部门、财务处对盘点结果进行整理，出具资产盘点分析报告
B3	如果资产盘亏则由归口管理部门牵头走资产报废业务流程
D3、E3、F3、G3	资产盘点结果及资产盘点分析报告要及时报送给分管资产院领导、总会计师、院长审批资产盘点方案，院长办公会审阅

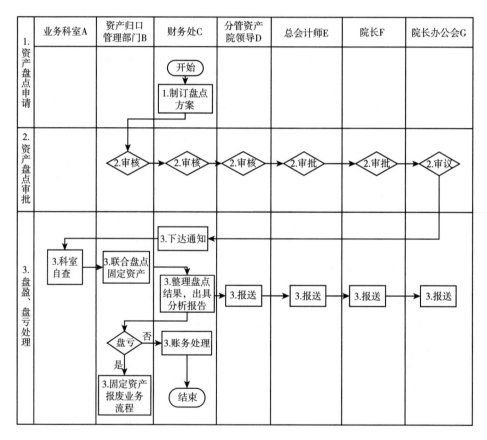

图8-16 固定资产盘点业务流程

7.固定资产清查业务

（1）固定资产清查业务流程图（见图8-17）。

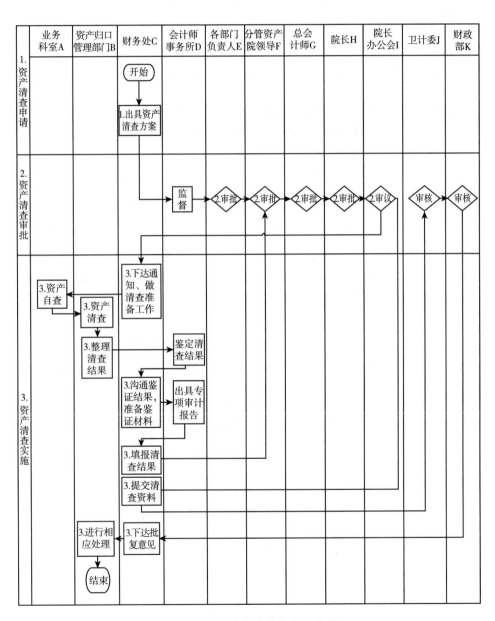

图8-17　固定资产清查业务流程

（2）固定资产清查业务关键节点说明（见表8-16）。

表 8-16　　　　　　　　　固定资产清查业务关键节点说明

关键节点	简要说明
C1	财务处根据上级工作部署资产清查，出具清查方案
E2、F2、G2、H2、I2	①分管资产院领导、总会计师、院长审批资产清查方案，院长办公会审议资产清查方案 ②分管资产院领导、总会计师、院长审批财务处提交的资产清查结果报告，院长办公会审议资产清查结果报告
C3	财务处下达资产清查通知，引入中介机构，准备和发放账页、对资产清查进行相关培训
A3	各业务科室收到资产清查通知后，先进行资产自查
B3、C3、D3	资产归口管理部门、财务处联合盘点各科室资产，会计师事务所进行全程监督
B3、C3	财务处和资产归口管理部门一起对盘点结果进行整理，提交盘点结果给会计师事务所进行鉴定
D3	①对资产清查结果进行鉴定 ②和财务处沟通后，出具专项审计报告和审计鉴证材料
C3	①和事务所沟通，组织提交鉴证相关材料 ②填报资产清查结果，提交相关资料审批 ③清查资料审批通过后，提交材料给卫计委、财政部审批 ④收到审批意见后，下达意见给资产归口管理部门
B3	资产归口管理部门根据上级批复意见对资产进行相应处理

（五）公立医院无形资产管理

1. 无形资产管理业务流程图（见图8-18）

2. 无形资产管理业务关键节点说明（见表8-17）

表 8-17　　　　　　　　　无形资产管理业务关键节点说明

关键节点	简要说明
A1	无形资产研发部门汇总研发资料、与研发相关开支收据等
D1	相关科室根据需求提出购置无形资产申请

续表

关键节点	简要说明
B1	无形资产管理部门根据科室购置申请购置无形资产
C1	无形资产管理部门将相关购置资料提交财务处审核入账
B2、B3	无形资产管理部门对研发部门提交的研发资料或购置无形资产的资料进行审核，入无形资产明细账
D2	无形资产使用科室建立卡片账对无形资产进行实物管理
B4	按年生成无形资产盘点表定期对无形资产进行盘点工作
B5	无形资产管理部门按月计提摊销无形资产并报财务处进行账务处理
C2	财务处根据无形资产管理部门提交的摊销数据做账务处理

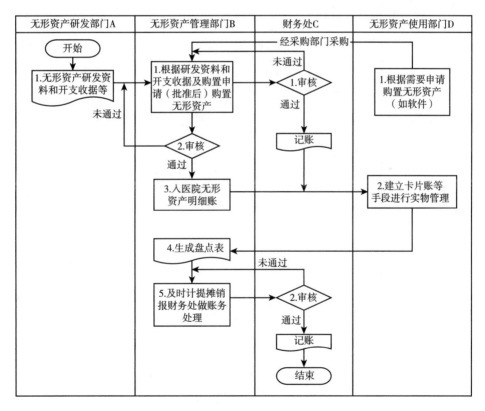

图8-18　无形资产管理业务流程

（六）公立医院对外投资管理

1. 对外投资管理业务流程图（见图8-19）

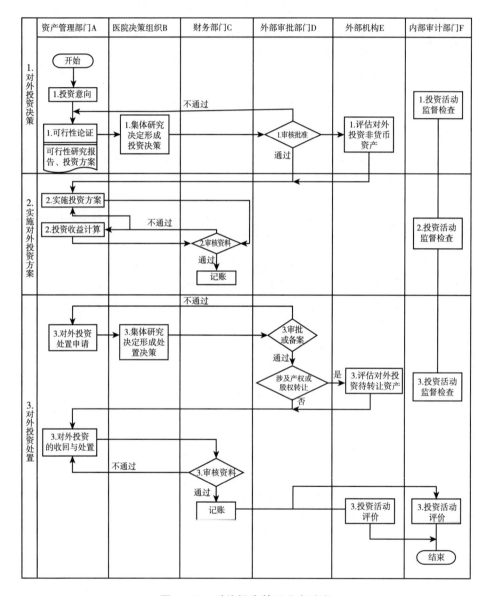

图8-19　对外投资管理业务流程

2.对外投资管理业务关键节点说明（见表8-18）

表8-18　　　　　　　　　对外投资管理业务关键节点说明

关键节点	简要说明
A1	公立医院资产管理部门要根据国家投资法律法规、国有资产管理的法规、社会需要和医院发展战略等，结合医院实际情况，合理安排资金投放结构，提出对外投资初步意向
A1	公立医院资产管理部门项目可行性研究岗位人员对投资意向或方向进行认真地可行性研究，编制对外投资可行性研究报告，并制订投资方案
B1	由公立医院决策组织集体对投资项目的可行性研究报告和投资方案进行论证，决定投资项目是否应当立项。变更投资方案的，应经过医院领导集体讨论决定
D1	公立医院资产管理部门项目可行性研究岗位人员准备有关材料，按规定程序报经主管部门或政府有关部门对投资项目进行立项审批。如所提供的资料进行审核批准不通过，公立医院应根据审批意见重新进行可行性论证或修改投资方案
E1	以非货币资产方式（如实物资产、无形资产）出资的，应当委托具有资产评估资质的社会中介机构进行评估，公立医院资产管理部门应该如实向上述机构提供有关情况和资料，并对所提供情况的客观性、真实性和合法性负责
F1	监督检查工作贯穿投资活动的始终，公立医院内部审计部门定期检查对外投资业务的管理情况，明确对外投资业务的管控重点
A2	资产管理部门项目执行岗位人员根据审批通过的投资方案，编制详细的投资计划，落实不同阶段的资金投资数量、投资具体内容及回收情况等，按程序报经有关部门批准执行，并由专门的工作小组和责任人负责执行
A2	公立医院资产管理部门项目执行岗位人员应当按对外投资收益分配方案定期进行投资收益计算，对对外投资增减变动及投资收益的实现情况等进行明细核算，及时足额收取投资收益
C2	财务部门按照会计制度的要求对已经审批通过的对外投资项目进行账务处理；对投资收益计算资料进行审核并按照规定及时进行会计处理。对外投资获取的利息、股利以及其他收益，均应纳入公立医院统一核算，严禁设置账外账
A3	对于对外投资的转让、清算和回收等处置，公立医院资产管理部门项目执行岗位人员应当全面分析投资情况，制订和提出转让、清算或回收方案
B3	公立医院决策组织对提交的投资项目处置方案进行集体论证，决定对外投资项目的最终处置方案

续表

关键节点	简要说明
D3	公立医院资产管理部门项目执行岗位人员准备有关材料，按规定程序报经主管部门或政府有关部门对投资项目处置进行报批或备案。如所提供的资料进行审核批准不通过，公立医院应根据审批意见重新修改处置方案
E3	对被投资企业产权或股权的转让，公立医院资产管理部门应当委托具有资产评估资质的评估机构评估
A3	审批通过后，公立医院资产管理部门按照主管部门和财政部门审批意见执行处置方案
C3	公立医院财务部门应当认真审核与对外投资处置有关的审批文件、会议记录、资产清算回收等相关资料，并按照规定及时进行对外投资资产处置的会计处理
E3、F3	对外投资活动完成后，公立医院内部审计部门或聘请中介机构要对投资业务进行总体评价，评价投资对象选择的合理性、技术和经济论证的充分性、出资方式选择的正确性、投资资产价值评估的准确性以及投资管理的及时性等，及时发现问题和缺陷，促进对外投资内部控制的完善

四、公立医院资产管理业务主要风险点

（一）资产管理体系需要关注的主要风险点

1.公立医院资产管理制度不健全，管理行为无法可依，无规可循，即使建立了资产管理制度，但是制度不健全，存在制度漏洞，加之监督不力，导致公立医院资产管理效率低下，国有资产流失。

2.岗位设置不合理，没有实现恰当的岗位分离，导致舞弊的出现。

3.资产信息系统管理缺乏相关规范，缺乏相关技能或技能水平较低，数据输入、输出和处理容易出现错误，而且缺乏和其他系统的衔接，不注重资产信息分析和利用，导致资产管理系统不能发挥其效用，达不到预期效果。

4.公立医院资产配置超出标准，配置数量过多，价格超出上限，未达到使用年限就另行购置替换，浪费资源；配置的资产功能和公立医院职能不相匹配，导致资源浪费或闲置。

5.公立医院资产使用风险。未按照法律法规利用占有、使用的国有资产进行对外担保，利用财政资金买卖期货、股票等，公器私用，利用国有资产牟取

私利；资产出租出借不符合规定，出租出借过程不公开、不透明，并且缺乏监管。

6.公立医院资产处置风险。公立医院资产处置时缺乏恰当评估，处置方式不公开透明，存在暗箱操作，导致国有资产被低估；资产处置缺乏监督管理，公立医院未经审批和备案就自行处置国有资产；在相关改革中资产划转、撤并衔接不紧密，交接不及时，隶属关系不清晰，导致国有资产流失；资产管理卡片中仍然存在一些待清理的闲置资产以及提足折旧却未进行报废的资产，财务部门难以清楚地掌握这些资产的实际状态和具体的去向，资产的账实相符问题仍然存在。

7.公立医院资产收益管理风险。公立医院资产收益未按照相关规定进行管理，未能及时上缴，存在隐瞒、截留、坐支和挪用。

8.公立医院资产清查核实风险。

（1）资产清查风险。

各部门清查核实职责不清，导致重复清查，浪费国家人力财力；各组织主体的资产清查程序不规范，清查内容不全面，清查具有随意性，专业性不足，清查报告内容不完全，不能如实反映公立医院资产状况和财务状况。

（2）资产核实风险。

资产核实程序不规范，各级别单位资产核实管理权限不清，资产核实申报材料不全，导致资产核实达不到预期效果。

9.对国有资产管理缺乏绩效评价，评价指标体系不科学，评级结果不全面，无法为资产配置提供有效参考。

10.缺乏对资产管理的全过程监管。很多医院未设置资产监管部门，个别医院虽设置该部门，但认为资产监管是一个部门的责任，缺乏多部门协作，导致国有资产损毁、缺失等。

（二）货币资金管理业务主要风险点

1.货币资金支付业务主要风险点

（1）货币资金管理岗位设置不合理，未明确岗位职责和权限，导致权责不清，互相推诿；不相容岗位未实现相互分离，没有形成互相制约和监督。

（2）出纳人员不具备从业资格，专业性不足，经常兼任不相容职务等。

（3）货币资金授权审批不当。审批人对货币资金授权批准的方式、权限、程序和责任及相关控制措施不明确，权力高度集中，存在越权审批。

（4）缺乏对库存现金的清查盘点或者清查盘点的关注重点不明确，导致库存现金依旧存在账款不符，出现白条抵库、私借挪用公款等现象。

（5）对货币资金疏于管理和监督，管理监督部门和单位职责不清，对银行账户缺乏动态监控，对账户的情况缺乏全面了解，无法及时发现问题并予以纠正。

（6）银行对账走过场，没有如实核对，导致存款账面金额和银行对账单余额调节表不符，或者发现不符，蓄意隐瞒，没有及时处理、改正等，出纳人员在没有复核和监督的情况下，获取银行对账单、编制余额调节表，容易造成舞弊。

（7）医院退费制度不健全，对退费事项的真实性审核不严。

（8）信息化的软件、硬件建设滞后，货币资金监督困难。

2.印章使用业务主要风险点

（1）印章管理松散，存在私刻印章、委托他人代取、代用的现象。

（2）印章使用不规范，未经专人保管，存在办理货币资金支付业务所需的全部印章交由一人保管的现象。

（3）未经批准私自加盖公章，导致经济纠纷。

3.公务卡管理业务主要风险点

（1）公务卡申领未经单位适当审核，可能造成无关人员持卡，加大单位管理成本。

（2）公务卡的使用与报销程序不严格，可能造成单位资金损失。公务卡的使用范围不明确，存在虚假消费，消费结算不及时，报销没有经过适当的审批。

（3）公务卡使用报销没有定期进行检查，公务卡使用信息没有进行全面、有效审核，导致数据使用效率低，缺乏有力监管。

（4）公务卡的使用和运行效率不高。在某些公立医院，只针对少部分人员以及科级以上工作人员开卡，有的工作人员完全不了解在公务消费中要使用特定的公务卡，有的人员虽然办理了公务卡却没有开通使用，开通的公务卡也没有投入使用，这就使得大量公务卡被注销，导致公务卡资源的浪费，另外有一部分人在意识里认同公务卡消费很便捷，却在实际应用中因为繁忙的工作和报销流程的烦琐而放弃使用。

4.银行账户管理业务主要风险点

（1）银行账户的设置、开立、变更和撤销非常随意，未经严格审批，单位大量存在违规账户，可能导致"小金库"滋生。

（2）单位银行账户设置混乱，资金存放混乱，银行账户使用不规范，擅自改变账户用途，导致资金乱存乱放，给货币资金管理和使用造成混乱，甚至导致单位"小金库"滋生。

（3）银行账户开立后未及时到财政部门备案，导致这部分账户信息缺失，加大了财政部门的财务监管难度。

（4）银行账户的年检意见未落实到位。

（三）应收及预付款项管理业务主要风险点

1.公立医院应严格控制应收及预付款项的规模，保障医院资产质量和资产运营能力。

2.公立医院应指定专人管理应收及预付款项，做好结算和催收工作，防止意外和损失的发生。对各种应收、预付账款，督促有关部门和经办人员及时办理结账和报账手续，严禁借款给与医院无结算关系的单位或个人。

3.公立医院对坏账损失的确认应持严谨的态度。预付款项如有确凿证据证明供货单位破产、撤销等无望收到所购货物，按照规定的管理权限报经批准后作为坏账损失。

4.移动支付方式的广泛应用，使游离于医院银行账户外的医院应收账款越来越多，这些资金如果不能与医院、银行准确无缝对接，就不能保证账实相符，增加这部分游离资金被盗用、挪用，甚至贪污的风险。

（四）存货管理业务主要风险点

1.公立医院药品、卫生材料的合法合规性。药品是医院开展正常医疗服务活动用于诊断、治疗疾病而储存的特殊商品，是开展医疗服务活动的重要物资保障。对药品的使用与管理严格执行《中华人民共和国药品管理法》、有关药品价格政策以及基本医疗保险制度的规定；医院的药品统一按照进价核算，外购药品价格中不应包括因采购、运输而支付的各种采购费用。

卫生材料是医院向患者提供医疗服务过程中耗费或植入人体的各种医用材料，卫生材料也是医院开展医疗服务活动的重要物资保障。随着医疗技术的快速发展，应用于临床的卫生材料骤增，在医院医疗服务活动中所用的卫生材料占医院所耗物资的比重越来越大，因此，对卫生材料的全过程管理是医院经济管理的重点内容之一，必须严格执行政府有关规定，执行国家价格政策和基本医疗保险制度的规定。医院的卫生材料统一按照进价核算，外购卫生材料中不应包括因采购、运输而支付的各种采购费用。

2.公立医院药品、卫生材料质量保证。药品和卫生材料均是医院为开展正常医疗服务活动所需的特殊商品，其质量的好坏直接关乎患者的健康甚至生命。采购过程中可能存在收受厂家贿赂的风险，没有把好质量关，可能导致采购的药品和卫生材料质量差、价格高，造成医院损失。因此，严把质量关是医院药品、卫生材料管理的重中之重。制定严格的药品和卫生材料准入制度，严密的审核手续等是保证其质量的必备手段。

3.公立医院药品、卫生材料流通过程到使用的稽查核对工作，是保证准确、及时、安全地应用药品、卫生材料的重要手段。药品供应管理可能无适当授权或审批越权，可能会出现重大差错、舞弊、欺诈等行为。药品发出、领用审批不严格，可能导致药品流失。药品出入库、台账记录不规范，可能导致量、账、物不符。各药房药师对发放药品未进行仔细核对，导致药品发放错误，从而致使患者用药错误。特殊药品发放管理不规范，发放时未进行严格的处方登记。因此，要关注药品、卫生材料流通过程中关键环节的审查、核对，尤其是应用于患者前的核对工作不容差错。

4.公立医院药品、卫生材料库存量的确定。公立医院存货库存量的大小关系到能否为医院医疗服务提供有力物质保障，存货库存量的大小也影响着存货成本。存货库存量的合理性是防止库存物资缺货、积压的重要手段，是衡量存货管理的重要指标之一。

5.公立医院药品、卫生材料保管及安全性。药品和卫生材料储存保管不到位，增加其使用风险。药品和卫生材料储存条件、有效期未得到有效监控和管理，导致物品变质。特殊药品及贵重药品盘点不及时或账册管理不规范，可能造成药品流失，给医院造成经济损失和信誉损失。财务未做到有效监盘，盘点报告缺失或缺乏真实性，可能影响医院药品的正常供应和资金安全。

（五）固定资产管理业务主要风险点

1.公立医院固定资产购置申请的审批。需要科室申请购置固定资产是否合理，大型医疗设备或金额较大的固定资产购置等是否有可行性论证，重大投资决策是否通过医院领导班子集体讨论决策。

2.公立医院固定资产的购置是否同医院预算相结合，是否能够带来社会效益和经济效益。

3.公立医院要重视固定资产的验收环节。固定资产验收时无完整的记录，未对固定资产的名称、规格、附属设备等进行详细的登记，致使固定资产账实不符。设备验收时无专业的验收人员，不能准确判断该项资产的性能，技术参数是否符合合同或招标文件的各项要求，是否影响了入库资产的真实性和可靠性。

4.公立医院固定资产在使用过程中，要建立其日常保养、维护和维修制度，确保固定资产正常使用，使其能够发挥最大的效用，做到物尽其用。固定资产定期、有效的维护、保养是保证医疗设备正常运转，提高使用效率、减少维修频率，降低维修成本的根本措施。公立医院资产使用科室将固定资产领用后忽略了固定资产的保管及日常维修维护和保养。有些资产因未得到及时的维修、保养甚至影响了医院医疗活动的正常开展。各科室随便交叉使用，未经过调剂随便更换固定资产的使用科室有可能造成医院资产的流失。有些资产长期闲置却未及时交回，使固定资产未能实现其使用效益。

5.公立医院要严格遵守有关固定资产处置的规定，制定内部处置流程并严格执行。对固定资产报废、调拨、捐赠等应组织有关部门进行技术鉴定和评估，通过严格的审核和报批手续后方可处置。

6.建立医院固定资产清查盘点制度，做好医院固定资产的清查盘点工作。按照医院制度的规定医院应当定期对固定资产进行盘点清查，至少每年盘点一次，而医院由于各种原因并未定期对固定资产进行盘点清查，或者虽然进行了盘点清查也只是财务上简单的明细账和总账的对照，并未将账卡与实物进行详尽的盘点。使医院资产管理者不能对医院固定资产的情况进行全面掌握、不清楚医院家底。

医院固定资产类别繁多，数量大，管理难度大加之医院资产报废处置制度的不完善，已过了使用年限且无使用价值及修理价值的固定资产未按照相应的程序申请报废处置，使医院库房中堆积了大量已无使用价值和修理价值的需报废的资产，占用了大量的空间，也增加了对固定资产盘点清查的难度。

（六）无形资产管理业务主要风险点

1.无形资产管理体系风险

（1）公立医院无形资产管理岗位设置不合理，职责权限不明确，未实现不相容岗位和职务相互分离，出现同一个人办理资产业务全过程，导致舞弊和贪污腐败发生。

（2）公立医院无形资产管理缺乏充分的授权审批，出现越权审批。

（3）管理机构不统一，制度建设不健全。没有明确、统一的牵头责任部门，易造成管理分散、权责不清、各自为政等情况。另外，无形资产管理不熟练、不专业，对业务流程和控制要求不明确，无法保证无形资产业务顺利开展。

（4）公立医院几乎未对无形资产信息化管理进行投入，多数医院仍采用手工管理形式，不仅差错率高，而且对无形资产的变动信息无法及时更新，不能满足公立医院精细化管理的要求。

2.无形资产取得风险

公立医院本身具有科研的能力，自行研发无形资产有一定的数量，其计价是难点和风险点。

（1）无形资产投资立项未进行周密系统的分析和研究，预算编制不合理，未经过适当审批或超越权限审批，仓促上马，浪费国有资源。

（2）无形资产外购未严格按照政府采购流程，故意规避公开招标，存在暗箱操作，导致贪污舞弊发生。

（3）无形资产验收不严格，不符合使用要求，未取得相关权利的有效证明文件，导致公立医院权益受损。

（4）无形资产确认应符合下列条件：符合无形资产的定义；产生经济效益或社会效益可能流入医院；成本能够可靠计量。医院购入的不构成相关硬件不可缺少组成部分的应用软件，应作为无形资产来管理。

3.无形资产使用保全风险

（1）缺乏严格的保密制度，保密工作不到位，可能造成公立医院无形资产被盗用、无形资产中的商业机密被泄露。

（2）未及时对无形资产的使用情况进行检查、评估，导致内含的技术未能及时升级换代，公立医院无形资产面临贬值的风险。

4.无形资产处置风险

无形资产处置不规范，处置价格不合理，不符合法律法规，可能导致公立医院资产损失，甚至引起法律纠纷。

5.无形资产会计核算风险

未严格按照国家最新的法律法规进行会计核算，无形资产初始成本确认不合规，摊销年限过长或过短，导致公立医院财务状况异常，不能如实反映公立医院资产状况。

（七）对外投资管理业务主要风险点

医院对外投资风险是指医院在进行投资时可能产生的违反有关政策的规定、投资论证不充分、投资决策程序不合理以及监督不力等造成的风险。

1.对外投资管理风险

（1）违反国家法律法规、财政规定、医院财务制度等规定。

（2）投资超出医院相关经营范围。

（3）没有合理设置对外投资管理岗位，与对外投资相关的不相容岗位未实现有效分离，导致舞弊或腐败的风险。

（4）投资业务审批权限不明确，存在未经授权就办理对外投资业务。

（5）投资业务不熟练、不专业，对投资流程和控制要求不明确，无法保证投资业务顺利开展。

（6）假借投资转移国有资产等，造成不合理、不合规和徇私舞弊现象时有发生，造成国有资产流失。

2.对外投资决策风险

（1）公立医院没有进行有效的对外投资可行性分析，投资项目通常取决于领导个人意见，不经过集体决策，不能准确把握国家投资政策以及行业发展变化的趋势，最终导致公立医院对外投资项目的利弊权衡缺失，不能做出合理的投资决策，对外投资风险增大，投资回报率不高，资产保值增值能力差。

（2）对外投资项目审批程序不合规，审批不严格，对重点审查内容缺乏审核，未建立相应的责任追究制度，或者责任追究不严格，出现问题互相推诿，导致公立医院重大决策失误频发。

3.对外投资项目的管理风险

（1）投资未按照计划严格执行，提前或延迟投资、变更投资额、改变投资方式、中止投资未经过严格审批，或者对对外投资的价值变动和投资收益情况缺乏了解。

（2）未妥善记录和保管单位对外投资权益证书，使国有资产存在流失的风险。

（3）未按规定的用途使用资金，挪用资金进行投资。

（4）对外投资账务处理按照往来账款科目核算，未设立投资明细登记簿，使公立医院对对外投资资产的价值变更缺乏了解；未及时对账，存在个人为了私利故意歪曲投资真实价值的现象。

（5）公立医院资产处置方式不恰当，转让、清算和回收过程不规范，无形资产未经过专业评估，处置价格过低，不能有效保障国有资产投资收益。

（6）对外投资管理业务缺乏有力的投资监督评价，使公立医院无法掌握投资业务的管理情况，不能及时作出恰当决策；公立医院对对外投资评价缺乏公正性，对评价结果缺乏重视，不能引以为戒。

五、公立医院资产管理业务控制措施

（一）资产管理体系主要控制措施

1.建立健全资产内部管理制度

《行政事业单位内部控制规范（试行）》第四十条第一款规定："单位应当对资产实行分类管理，建立健全资产内部管理制度。"一般来说，资产内部管理制度主要明确以下几个方面的内容：按照"谁使用、谁保管、谁负责"的原则明确资产的使用和保管责任；明确资产的配置、使用、处置的工作流程；明确对外投资的管理要求；明确对资产动态管理的要求；明确与资产管理相关的检查责任等。

此外，公立医院应当根据财政部门、主管部门的规定，结合本单位的实际情况，对货币资金、实物资产、无形资产、对外投资实行分类管理，按照各类资产的特点、管理中的关键环节和分类点，制定本单位国有资产管理的具体实施办法，并报主管部门备案，建立和完善本单位资产配置、使用、处置、收益、清查核实、绩效评价、监管等具体管理制度。

2.合理设置岗位，加强不相容岗位分离

《行政事业单位内部控制规范（试行）》第四十条第二款规定："单位应当合理设置岗位，明确相关岗位的职责权限，确保资产安全和有效使用。"

公立医院应当根据本单位的"三定"规定、单位实际情况和《行政事业单位内部控制规范（试行）》的要求，合理设置资产管理岗位，确保不相容岗位实现相互分离。与资产管理相关的不相容岗位主要包括：货币资金支付的审批和执行；货币资金的保管和收支账目的会计核算；货币资金的保管和盘点清查；货币资金的会计记录和审计监督；无形资产的研发和管理；资产配置和资产使用；资产使用和资产处置；资产配置、使用和处置的决策、执行和监督等。

3.建立健全资产信息管理系统

《行政事业单位内部控制规范（试行）》第四十四条第五款规定："建立资产信息管理系统，做好资产的统计、报告、分析工作，实现对资产的动态管理。"

根据《行政事业单位国有资产管理信息系统管理规程》（财办〔2013〕51号），资产管理信息系统是国有资产管理的信息化管理平台，包括资产卡片管理、资产配置管理、资产使用管理、资产处置管理、产权登记管理、资产评估管理、资产收益管理、资产报表管理和查询分析等功能。

（1）财政部制订统一的资产管理信息系统数据规范，负责资产管理信息系统的建立、推广和升级完善，各级地方财政部门、主管部门可以根据实际情况，组织开发符合本地方、部门、单位特点的个性化功能模块，实现与财政部资产管理信息系统的有效对接。个性化功能模块应当符合财政部制定的数据规范。已建立资产管理信息系统的部门、地方和公立医院，应当按照财政部制定的数据规范，做好已有系统与财政部资产管理信息系统的对接和数据转换工作。

（2）各级财政部门负责研究和推进资产管理信息系统与财务系统、预算系统、决算系统、政府采购系统和非税收入管理系统等的对接。各级公立医院财务管理、预算管理等部门应当对上述系统之间的衔接与核查予以协助。

（3）各级财政部门、主管部门和公立医院应当在梳理预算、决算、政府采购等业务的基础上，完善资产管理工作流程，将管理流程设置在资产管理信息系统中，并按照规定的管理权限和系统中设定的管理流程，逐步实现资产管理事项的网上办理。

（4）各级财政部门、主管部门和公立医院应当建立健全资产管理信息系统内部管理规范和岗位管理制度，落实资产管理信息系统岗位责任制和领导负责制，科学设置资产管理信息系统中经办、审核、审批和系统管理等岗位，合理安排岗位人员，加强保密管理和风险防范，确保资产管理信息系统安全稳定运行。

（5）提高信息化管理水平，堵塞网络漏洞。加强硬件管理，及时更新电脑服务器等硬件设备，防止因设备落后引起的网络卡顿、缴费失败、信息误传等扰乱统计工作准确性。不断提升防火墙的防御能力，防止病毒、黑客攻击医院HIS网络，使货币资金安全受到威胁。医院局域网内电脑禁止其他U盘插入并设置登录密码，限制未授权操作。建立软件核查系统代替庞大的手工核查工作量，减少财务人力缺乏或手工工作疏忽引起的审核错误。信息人员必须有较强的专业能力、良好的职业道德。

此外，公立医院还应当依托行政事业单位资产管理信息系统，建立健全"全面、准确、细化、动态"的行政事业单位国有资产基础数据库，加强基础数据和业务数据的分析，开展资产数据报告工作，为管理决策和编制部门预算等提供参考依据，提高资源配置的效率。

4.建立健全资产配置管理制度

资产配置是公立医院资产形成的起点，公立医院要切实把好资产"入口关"，以科学、合理地支撑公立医院履行职能为目标，建立健全资产配置标准体系，优化新增资产配置管理流程，逐步扩大新增资产配置预算范围。其中，资产配置标准是科学合理编制资产配置预算的重要依据，公立医院要根据各级财政部门制定的资产配置标准，按照其规定的各类资产的配置数量、价格上限和最低使用年限等，合理编制资产预算。

一般而言，通用资产配置标准由财政部门组织制定，专用资产配置标准由财政部门会同有关部门制定，对已制定资产配置标准的，应当结合财力情况严格按照标准配置；对没有规定资产配置标准的，应当坚持厉行节约、从严控制的原则，结合公立医院履职需要、存量资产状况和财力情况等，在充分论证的基础上，采取调剂、租赁、购置等方式进行配置，配置资产应当以公立医院履行职能和促进事业发展需要为基础，以资产功能与公立医院职能相匹配为基本条件，不得配置与公立医院履行职能无关的资产。随着改革的进一步深化，政府不断规范公立医院的资产配置，公立医院要及时关注政策法规，更新资产配置标准，合理编制资产预算。

5.建立健全资产使用管理制度

公立医院要加强资产使用管理，落实公立医院资产管理主体责任制和各项资产使用管理的规章制度，明确资产使用管理的内部流程、岗位职责和内控制度，切实提高国有资产使用效率。

具体来说，公立医院资产使用应该特别注意：

（1）公立医院对外投资必须严格履行审批程序，加强风险管控等，按照规定严格履行非货币性资产对外投资的资产评估程序。除国家或者法律另有规定外，公立医院不得利用国有资产对外担保，不得以任何形式利用占有、使用的国有资产进行对外投资，不得利用财政资金对外投资，不得买卖期货、股票，不得购买各种企业债券、各类投资基金和其他任何形式的金融衍生品或进行任何形式的金融风险投资，不得在国外贷款债务尚未清偿前利用该贷款形成的资产进行对外投资等。

（2）严格按照规定程序履行资产出租出借报批手续，合理选择招租方式，恰当确定出租价格，确保资产出租出借过程公开透明，加强各公立医院资产出租出借行为的监管，严格控制出租出借国有资产行为。

（3）探索建立公立医院资产共享共用机制，推进公立医院资产整合。建立资产共享共用与资产绩效、资产配置、单位预算挂钩的联动机制，避免资产重复配置、闲置浪费。鼓励开展"公物仓"管理，对闲置资产、临时机构（大型会议）购置资产在其工作任务完成后实行集中管理，调剂利用。可与其他兄弟医院进行某些医疗设备的资产共享，最大程度地实现固定资产的保值增值，对于可以调配使用的小型设备，科室之间要互相调配，减少资本性支出，节约医院的资金，完善资产管理体制，加强资产管理监督，推进资产管理信息化建设，提高固定资产的使用效率。

6.建立健全资产处置管理制度

公立医院要秉承公开、公平、公正的原则，严格执行国有资产处置制度，履行审批手续，进一步规范处置行为。

（1）应当按照规定程序进行资产评估，并通过拍卖、招投标等公开进场交易方式处置，资产处置完成后，及时办理产权变动并进行账务处理，在处置过程中杜绝暗箱操作，防止国有资产流失。

（2）建立资产处置监督管理机制，加大对资产处置的监管力度。主管部门根据财政部门授权审批的资产处置事项，应当及时向财政部门备案；由公立医院审批的资产处置事项，应当由主管部门及时汇总并向财政部门备案。由本级人民政府确定的重大资产处置事项，由同级财政部门按照规定程序办理。

（3）切实做好在分类推进事业单位改革、行业协会商会脱钩、培训疗养机构脱钩等重大专项改革中涉及的单位划转、撤并、改变隶属关系的资产处置工作，确保国有资产安全。

7.建立健全资产收益管理制度

国有资产收益是政府非税收收入的重要组成部分，公立医院应该按照相关规定依法上缴该部分收入，确保应缴尽缴和规范使用。各级公立医院出租、出借收入和对外投资收益，应当依据国家和本级财政部门的有关规定加强管理。

8.建立健全资产清查核实制度

资产清查核实是加强公立医院国有资产管理的重要措施，能够真实反映公立医院的资产及财务状况，保障公立医院国有资产的安全完整。

《行政事业单位内部控制规范（试行）》第四十四条第四款规定："单位应当定期清查盘点资产，确保账实相符。财会、资产管理、资产使用等部门或岗位应当定期对账，发现不符的，应当及时查明原因，并按照相关规定处理。"

财政部2016年1月印发《行政事业单位清查核实管理办法》（财资〔2016〕1号），各级政府及其财政部门、主管部门和公立医院应该根据专项工作要求或者特定经济行为需要，按照规定的政策、工作程序和方法，对公立医院进行账务清理、财产清查，依法认定各项资产损溢和资金挂账，对公立医院资产清查工作中认定的资产盘盈、资产损失和资金挂账等进行认定批复，并对资产总额进行确认。

（1）资产清查管理。

①资产清查核实职责。

在资产清查工作中，财政部门、主管部门和公立医院的具体职责分工各不相同，如表8-19所示。

表 8-19　　　　　　　　　　　　　　资产清查主要职责

资产清查核实部门	主要职责
财政部	（1）制定全国行政事业单位资产清查核实制度，并组织实施和监督检查 （2）负责中央级行政事业单位资产清查立项申请的批复（备案） （3）负责审核中央级行政事业单位资产清查结果，并汇总全国（含本级）行政事业单位资产清查结果 （4）按照规定权限审批中央级行政事业单位资产盘盈、资产损失和资金挂账等事项 （5）指导地方财政部门开展行政事业单位清查核实工作
地方各级财政部门	（1）根据国家及上级财政部门有关行政事业单位资产清查核实的规定和工作需要，制定本地区和本级行政事业单位资产清查核实规章制度，组织开展本地区和本级行政事业单位资产清查核实工作，并负责监督检查 （2）负责本级行政事业单位资产清查立项申请的批复（备案） （3）负责审核本级行政事业单位资产清查结果，并汇总本地区（含本级）行政事业单位资产清查结果，及时向上级财政部门报告工作情况 （4）按照规定权限审批本级行政事业单位资产盘盈、资产损失和资金挂账等事项 （5）指导下级财政部门开展行政事业单位清查核实工作
主管部门	（1）负责审批或者提出本部门所属公立医院的资产清查立项申请 （2）负责指导本部门所属公立医院制定资产清查实施方案，并对所属公立医院资产清查工作进行监督检查 （3）按照规定权限审核或者审批本部门所属公立医院资产盘盈、资产损失和资金挂账等事项 （4）负责审核汇总本部门所属公立医院资产清查结果，并向同级财政部门报送资产清查报告 （5）根据有关部门出具的资产核实批复文件，指导和监督本部门所属公立医院调整信息系统相关数据并进行账务处理
公立医院	（1）向主管部门提出资产清查立项申请 （2）负责制定本单位资产清查实施方案，具体组织开展资产清查工作，并向主管部门报送资产清查结果 （3）根据有关部门出具的资产核实批复文件，调整信息系统相关数据，进行账务处理，并报主管部门备案 （4）负责办理相关资产管理手续

②资产清查的程序。

组织主体不同，资产清查的程序亦不相同，具体包括：

各级政府及其财政部门组织的资产清查工作。由各级政府及其财政部门统一部署，明确清查范围、基准日等。公立医院在主管部门、同级财政部门的监督指导下明确本单位资产清查工作机构，制定资产清查工作实施方案，根据方案组织清查，必要时可委托社会中介机构对清查结果进行专项审计，并形成资产清查报告按规定逐级上报。财政部门和主管部门对报送的资产清查结果进行审核确认。

由各主管部门组织开展的资产清查工作。主管部门应当向同级财政部门提出资产清查立项申请，说明资产清查的原因，明确清查范围和基准日等内容，经同级财政部门同意立项后按照规定程序组织实施。

由公立医院组织开展的资产清查工作。公立医院应当向主管部门提出资产清查立项申请，说明资产清查的原因，明确清查范围和基准日等内容，经主管部门同意立项后，在主管部门的监督指导下明确本单位资产清查工作机构，制定实施方案，根据方案组织清查，必要时可委托依法设立的、具备与所承担工作相适应的专业人员和专业胜任能力的会计师事务所等社会中介机构对清查结果进行专项审计，并形成资产清查报告按规定逐级上报至主管部门审核确认。资产清查报告的主要内容如表8-20所示。

表8-20 资产清查报告主要内容

主要内容	内容详情
工作报告	主要反映本单位的资产清查工作基本情况和结果，应当包括本单位资产清查的基准日、范围、内容、结果，基准日资产及财务状况，对清查中发现的问题的整改措施和实施计划
清查报表	按照规定在信息系统中填报的资产清查报表及相关纸质报表
专项审计报告	社会中介机构对公立医院资产清查结果出具的经注册会计师签字的专项审计报告
证明材料	清查出的资产盘盈、资产损失和资金挂账等的相关凭证资料和具有法律效力的证明材料
其他	其他需要提供的备查材料

此外，资产清查工作专项审计费用，按照"谁委托，谁付费"的原则，由

委托方承担。涉密单位资产清查结果可由内审机构开展审计。如确需社会中介机构进行专项审计的，应当按照国家保密管理的规定做好保密工作。

③资产清查的内容。

资产清查工作内容主要包括公立医院基本情况清理、账务清理、财产清查和完善制度等。其中，公立医院基本情况清理是指对应当纳入资产清查工作范围的所属单位户数、机构及人员状况等基本情况进行全面清理；账务清理是指对公立医院的各种银行账户、各类库存现金、有价证券、各项资金往来和会计核算科目等基本账务情况进行全面核对和清理；财产清查是指对公立医院的各项资产进行全面的清理、核对和查实；完善制度是指针对资产清查工作中发现的问题，进行全面总结、认真分析，提出相应整改措施和实施计划，建立健全资产管理制度。公立医院对清查出的各种资产盘盈、损失和资金挂账应当按照资产清查要求进行分类，提出相关处理建议。

（2）资产核实管理。

①资产核实的程序。

一般而言，资产核实的程序包括：

第一步：公立医院应当依据资产清查出的资产盘盈、资产损失和资金挂账等事项，搜集整理相关证明材料，提出处理意见并逐级向主管部门提出资产核实的申请报告。各公立医院应当对所报送材料的真实性、合规性和完整性负责。

第二步：主管部门按照规定权限进行合规性和完整性审核（审批）同意后，报同级财政部门审批（备案）。

第三步：财政部门按照规定权限进行审批（备案）。

第四步：公立医院依据有关部门对资产盘盈、资产损失和资金挂账的批复，调整信息系统相关数据并进行账务处理。

第五步：财政部门、主管部门和公立医院结合清查核实中发现的问题，完善相关制度。

②资产核实的管理权限。

公立医院级别不同，资产核实的管理权限亦不相同，具体见表8–21。

表 8-21   **行政事业单位资产核实管理权限**

资产核实主体	管理权限
委属公立医院	（1）资产盘盈。公立医院应当按照财务、会计制度的有关规定确定价值，并在资产清查工作报告中予以说明，报经主管部门批准，并报财政部备案后调整有关账目 （2）资产损失。货币性资产损失核销、对外投资损失，公立医院应当逐级上报，经财政部批准后调整有关账目。房屋构筑物、土地和车辆损失，公立医院应当逐级上报，经财政部门批准后核销。其他固定资产、无形资产和存货的损失，按照现行管理制度中规定的资产处置权限进行审批 （3）资金挂账。公立医院应当逐级上报，经财政部批准后调整有关账目
地方各级公立医院	由地方各级财政部门根据实际情况自行确定

③资产核实申报材料。

根据《行政事业单位资产清查核实管理办法》（财资〔2016〕1号），公立医院的资产核实申报事项应当提交以下材料：

（a）资产损溢、资金挂账核实申请文件；

（b）信息系统生成打印的行政事业单位国有资产清查报表；

（c）信息系统生成打印的行政事业单位国有资产损溢、资金挂账核实申请表；

（d）申报处理资产盘盈、资产损失和资金挂账的专项说明，逐笔写明发生日期、损失原因、政策依据、处理方式，并分类列示；

（e）根据申报核实的事项，提供相应的具有法律效力的外部证据、社会中介机构出具的经济鉴证证明、特定事项的公立医院内部证据等证明材料。

9. 加强国有资产管理绩效评价

公立医院要对国有资产管理的绩效进行评价，科学设立评级指标体系，对管理机构、人员配置、资产管理事项、资产使用效果、信息系统建设和应用等情况进行考核评价，并将考核评价结果作为国有资产配置的重要依据。

10. 建立健全资产管理监督管理制度

各级财政部门、主管部门应当加强对公立医院资产管理全过程的监管，强化内部控制，并积极建立与公安、国土、房产、机构编制、纪检监察和审计等部门的联动机制，共同维护国有资产的安全。各级公立医院应当积极配合财政部门、主管部门的监督检查，并在公立医院内部建立和完善国有资产监督管理责任制，将资产监督、管理的责任落实到具体部门和个人。

（二）货币资金控制措施

1.建立健全货币资金管理体系

公立医院货币资金控制主要在财会部门内部进行，涉及出纳、会计、稽核、财会部门负责人、单位分管领导等岗位，此外，货币资金还包括具有收款职能的业务部门。

《行政事业单位内部控制规范（试行）》第四十一条规定："单位应当建立健全货币资金管理岗位责任制，合理设置岗位，不得由一人办理货币资金业务的全过程，确保不相容岗位相互分离。（1）出纳不得兼管稽核、会计档案保管和收入、支出、债权、债务账目的登记工作。（2）严禁一人保管收付款项所需的全部印章。财务专用章应当由专人保管，个人名章应当由本人或其授权人员保管。负责保管印章的人员要配置单独的保管设备，并做到人走柜锁。（3）按照规定应当由有关负责人签字或盖章的，应当严格履行签字或盖章手续。"为此，公立医院要结合《行政事业单位内部控制规范（试行）》和单位的实际情况，通过以下几个方面建立健全货币资金管理岗位控制机制：

（1）建立健全货币资金管理岗位责任制，明确岗位职责和权限，建立货币资金管理岗位责任制。按照不相容岗位分离原则，确保货币资金支付的审批与执行、货币资金保管与会计核算、货币资金保管与盘点清查、货币资金会计记录与审计监督、银行存款对账及银行存款余额调剂表的编制与银行存款、现金日记账登记、票据购买、保管、填写、印章保管等不相容岗位相互分离、制约和监督。不得由一人办理货币资金业务的全过程，严禁未经授权的部门或人员办理货币资金业务或直接接触货币资金。

（2）加强出纳人员的管理，确保具备会计从业资格的人员担任出纳人员，出纳不得兼管稽核、会计档案保管和收入、支出、费用、债权、债务账目的登记工作。出纳岗位不得由临时人员担任。

（3）加强印章管理。印章是明确责任、表明业务执行及完成情况的标记。公立医院要规范印章刻制程序，严禁私自刻制印章；严格印章使用过程管理，印章启用、封存或者销毁合法合规，印章使用流程规范，不可随便委托他人代取、代用印章；完善印章保管责任机制，严禁一人保管收付款项所需的全部印章，单位财务印章须由会计人员专人保管，未经授权的人员一律不得接触、使用印章，出纳不得管理印章，会计人员不得将印章转借他人，印章保管人员出现下列行为，将视情节严重程度给予行政处分，触犯刑律的将移交司法部门依法处理：（a）对印章保管不善造成丢失；（b）把关不严，用印后造成严重错误和损失等不良后果；（c）私自留存、使用应予销毁或上交的印章；（d）非法使用印章。

（4）建立货币资金授权审批机制，明确审核人的审核权限、审批人的审批权限、程序、责任和相关控制措施，规定经办人办理货币资金业务的职责范围和工作要求。审核人在授权范围内对货币资金业务进行审核，不得越权审核。重点审核原始单据是否合法、经济业务是否真实、填制是否符合制度规定，经济业务是否在预算范围内等。审批人应在授权范围内对货币资金业务进行审批，不得越权审批，涉及大额资金支付业务应按照规定集体决策审批。会计人员应严守审核审批流程，可拒绝办理越权审批、审核业务。

（5）责任追究控制。建立重大支出事项报批及责任追究制度，对违反审批规定的审批程序，实行责任追究。

2.建立健全现金管理控制机制

《行政事业单位内部控制规范（试行）》第二十七条、第三十二条都对现金控制作出了相关要求："按照《现金管理暂行条例》的规定办理现金的收支业务。不属于现金开支范围的业务应当通过银行办理转账结算。实行现金库存限额管理，超过限额的部分，必须当日送存银行并及时入账，不得坐支。""加强对现金业务的管理与控制。出纳人员每日要登记日记账、核对库存现金、编制货币资金日报表，做到日清月结。"

（1）关键控制点。

所谓关键控制点是指业务处理过程中容易出现漏洞且一旦存在差错会给单位带来巨大损失的高风险领域。关键岗位是单位内容易实施舞弊的职位，对于关键控制点和关键岗位，单位应花费更大的成本，采取更严格的控制措施，把单位的内部控制风险降到最低（后不赘述）。

现金管理控制的关键点包括制度控制、业务流程控制、安全性控制、定额备用金控制、就诊卡控制、预交金控制、更正及退费控制。

①制度控制。

公立医院要严格按照《现金管理暂行条例》的规定办理现金的收支业务。实行计算机管理的公立医院要建立计算机操作规程，明确计算机操作权限及规范范围。

②业务流程控制。

建立现金内部控制体系，包括审批、审核、收付、复核、记账、核对、清点和清查。其中，审批、核对和清查最为重要。由相关部门和主管领导对原始凭证进行审批，可以保证经济业务的真实性、合理性和合法性，这是控制的首要环节；其次由财会部门进行账账核对，可以保证现金收付和会计核算的正确性，也是及时发现错误、保证会计工作质量的主要环节；最后不定期地由清查小组对库存现金进行清查，可以保证现金的安全性、完整性。

③安全性控制。

建立现金保管安全责任制，包括现金保管地点、现金保险柜管理、现金解缴银行和由银行提款、收费人员交接班、八小时以外和节假日值班、收费环境的安全保障、防盗设施等，确保现金保管的安全。

④定额备用金控制。

建立备用金管理制度，根据业务情况分别核定物资采购等各类备用金，根据费用结算情况核定门诊和住院收费备用金，用于办理病人费用结算。

⑤就诊卡控制。

对已经执行计算机网络管理并已使用就诊卡的公立医院，要建立就诊卡管理制度，包括：就诊卡制作（加密）、专人保管、发行记录的规定，病人就诊卡丢失要先办挂失手续的规定，补卡或换卡要持有效证件并记录在案，同时建立电脑操作的权限控制。

⑥预交金控制。

建立住院预交金管理制度，包括对预交金收入、退出、结存全过程的控制。

⑦差错更正控制。

建立错账更正管理制度。错账更正要经科室负责人或指定授权人对电子数据审核、确认及签章后才能执行，应当留有备查资料如错账更正通知书，供稽查人员不定期抽查用。

⑧退费控制。

建立退费管理制度，要有交费原始收据、科室核算联，注明退费理由，明确经办人、审批人的责任。退费业务只能由退费人员办理，患者应在退费单据上签字，科室医师或药房人员已在单据上授权退费处理事项。退费人员严格审核退费单据是否齐全，项目记录是否准确，相关科室人员是否已签字确认。及时、准确地记录退费事项及款项金额，定期汇总退费记录，相关单据整理归档，上交财务部；复核信息系统记录的退费事项是否与退费人员上交的退费记录汇总一致。退费人员定期向财务部申请退费款项，每日结账后将余款上交；稽核人员定期核对所领取的退费款项余额记录是否准确。

（2）控制的设计与实施。

①门诊、住院收费的现金控制。

制度控制。主要涉及收费处工作制度、收费处各岗位职责、现金盘点及盘点记录制度、差错登记制度、交接班制度、住院预交金管理制度、在院病人应收款管理制度，根据在院病人分户账款对在院病人应收款情况进行随机抽查、动态管理、定期盘点等，保证预交金、在院病人应收款账实相符。

岗位控制。应选派有良好职业道德、熟悉财务法规制度及财会专业知识的人员担任收费处负责人，专门负责门诊、住院收费处的管理工作（包括人员考勤、排班、备用金管理、收费员现金盘点的监盘、差错登记、就诊卡控制中补卡或换卡环节的计算机授权等），监督各项规章制度的实施、协调及处理各方面的业务关系，具体落实对现金岗位的控制，以便发现问题，及时杜绝收费环节可能发生的隐患。各财务岗位要有计划地定期轮岗，以加强现金控制并有利于财务人员全面熟悉业务。

电子信息化收费系统控制。系统程序设计中对货币资金控制相关问题的处理应与手工管理一致，比如，不相容职务相分离的控制，在程序设计中表现为密码口令的控制；收入日报表、预交金或病人费用分户账的控制等，其基本格式、内容与手工状态也要一致。因而，财会人员要参与门诊、住院收费系统的设计，对不符合规范及内控要求的部分提出修改意见。制定密码口令、操作规程和注意事项以及数据输入、输出、存储、查询、数据使用等应遵守的制度，确保收费系统的安全性。

②出纳岗位的现金控制。

库存限额控制。按开户银行批准的库存限额控制库存现金余额，超过库存限额的部分要及时送存银行。节假日特别要加强对库存现金收入的监管，确保现金安全。

不得坐支。当天收入当天送存银行，不得以收入抵支出，即不得坐支，不得公款私存。

限制接触控制。非授权人员不得办理收付现金业务，业务科室擅自收取现金视同"小金库"处理。

收入控制。现金收入必须由财务部门集中管理，出纳人员要根据合法的原始凭证办理现金收入业务，出具由财政或税务部门统一印制的收款票据，保证收入及时、完整入账。

开支范围控制。按国务院颁布的《现金管理暂行条例》的规定办理现金支付业务。凡不属于现金开支范围的支出，均应通过银行进行转账结算。

日记账控制。出纳人员每天要登记现金日记账、核对库存现金、编制日报表，做到日清月结。

3.建立健全银行存款管理控制机制

《行政事业单位内部控制规范（试行）》第二十八条、第二十九条均对银行存款控制作出了要求："按照《支付结算办法》等有关规定加强银行账户的管理。严格按照规定开立账户、办理存款、取款和结算；定期检查、清理银行账户的开立及使用情况；加强对银行结算凭证的填制、传递及保管等环节的管理与控制。严禁出借银行账户。""加强银行存款对账控制。由出纳人员和编制收付凭证以外的财会人员每月必须核对一次银行账户，并编制银行存款余额调节表，对调节不符、长期未达的账项应及时向有关负责人报告。"

由于银行存款同现金一样能够转换为其他任何类型的资产，具有很强的可接受性和流动性，容易产生挪用、侵占等舞弊行为。例如：制造余额漏洞、私自提现、移"银"接"现"、公款私存、出借账户、出借转账支票、转账套现、涂改银行对账单、支票套物、人银隐现和套取利息等。除银行存款收支业务中常见的漏洞外，还有在实际操作中多种多样的舞弊手段。因此为了保证公立医院所需资金供给，正确合理地使用银行存款，保证公立医院银行存款的安全性与完整性，公立医院必须建立完善的银行存款内控防范体系，加强公立医院银行存款的管理，将银行存款管理有可能发生错误或舞弊行为的风险降低到最低限度。

（1）关键控制点。

银行存款管理的关键控制点包括制度控制、开立账户控制以及业务流程的控制。

①制度控制。

公立医院要严格按照《支付结算办法》等国家有关规定办理银行收付业务。实行计算机管理的公立医院要建立计算机操作规程，明确计算机操作权限及规范。

②开立账户控制。

根据银行《支付结算办法》的规定办理存、取款和结算业务，定期检查、清理银行账户的开立及使用情况。每个公立医院只能开立一个基本户，如因业务需要按规定的批准手续开立一般存款户或专用存款户，禁止随意开户、多头开户。

③业务流程的控制。

建立银行存款内部控制体系，包括审批、复核、结算环节、记账、对账的控制。其中审批、对账环节最为重要。由相关部门和主管领导对原始凭证进行审批，可以保证经济业务的真实性、合理性和合法性，这是控制的首要环节；利用银行对账单、银行存款日记账和总账进行核对，做到账账核对、账实核对、账表核对，以保证银行存款核算资料准确和会计处理正确，确保银行存款的真实性与完整性。设置专门的对账程序和对账稽核员，由出纳人员和编制收付款凭证以外的财会人员逐笔核对银行存款日记账和银行对账单，并编制银行存款余额调节表，调整未达账项和报告出现的错误，出纳人员要与主管会计核对银行存款和总账金额，并由稽核人员进行复核，可以保证银行存款的安全、完整。

（2）控制的设计与实施。

①银行开户控制。

加强银行账户的管理。严格按照《支付结算办法》等国家有关规定开立账户、办理存款、取款和结算；定期检查、清理银行账户的开立及使用情况，发现问题，及时处理。每个公立医院只能开立一个基本户，如因业务需要按规定的批准手续开立一般存款户或专用存款户，禁止随意开户、多头开户。

根据银行《支付结算办法》的规定，银行存款账户分为基本存款账户、一般存款账户、临时存款账户和专用存款账户。

基本存款账户是办理日常结算和现金支付的账户。一个公立医院只能在一家银行的一个营业部开设一个基本存款账户。

一般存款账户是基本存款账户以外的银行办理转、存业务的账户。可以通过该账户办理转账结算和现金缴存，但不能办理现金支取业务。一个公立医院不能在一个银行的同一网点开设账户。

临时存款账户是因临时财务活动需要开立的账户，可以通过该账户办理转账业务。

专用存款账户是基本建设资金专用存款的账户（包括自筹基本建设资金基本账户）。

②支付审批权限控制。

关于支付审批权限，目前有不少公立医院执行一支笔审批制，它强调公立医院货币资金支出必须由专人或其授权审批方可执行。从实际出发，货币资金支付业务的审批，应采取审批人与复核人（或财会部门的稽核人员）工作相互交叉和相互衔接的方式解决，对于已列入预算（计划）的开支项目明确、数额明确的支付项目，审批人可据预算和实际支付的单证予以审批，而对于财经政策或国家标准的变动等而导致审批人很难当即审批的事项，则应由财会部门的稽核人员或相关人员先行预审、复核后，再由审核人进行审批，这样的程序和分工协作，或许能使货币资金业务审批（核）更加妥当。

③支付结算控制。

严格遵守银行《支付结算办法》，加强对银行结算凭证的填制、传递及保管等环节的管理与控制。不准签发没有资金保证的票据或远期支票，套取银行信用；不准无理拒绝付款，任意占用他人资金；不允许出租、出借账户；妥善保管银行结算凭证，防止丢失、被盗等事故发生。

④日记账与余额调节表控制。

对银行存款日记账、银行对账单、银行存款余额调节表进行核对，以确保银行存款真实性与完整性。每月至少核对一次银行账户，编制银行余额调节表，调整未达账项，保证银行存款的安全和及时结算。对调节不符、长期未达的款项应及时查明原因，并向有关负责人报告。

⑤记账控制。

采取复式记账控制。出纳员根据银行存款收付记账凭证登记银行日记账；

会计人员根据收付凭证登记相关明细账；总账会计登记总分类账银行存款科目；各记账人员在记账凭证上签章。以保证银行存款收付业务的可查性，防止或发现结算弊端，保证银行存款核算信息的可靠性。

⑥核对控制。

对银行存款日记账、相关明细账和总账进行核对，以确保银行存款记录正确可靠。由稽核员每月核对银行日记账、有关明细账、总分类账是否相符，及时发现银行存款核算错误及记账失误，保证账账相符和记录正确。

⑦对账控制。

利用银行对账单、银行存款日记账和银行存款余额调节表进行核对，以确保银行存款真实性与完整性。由出纳和编制收付款凭证以外的财会人员或专职稽核人员，每月至少核对一次银行账户，并编制银行存款余额调节表，调整未达账项。核对对账单可以及时发现单位和银行记账差错，防止银行存款被盗用等非法行为的发生，保证银行存款的安全和结算及时。

4.建立健全票据管理控制机制

《医疗机构财务会计内部控制规定》第三十一条要求："加强与货币资金相关的票据的管理，明确各种票据的购买、保管、领用、背书转让、注销等环节的职责权限和程序，并专设登记簿进行记录，防止空白票据的遗失和被盗用。"

货币资金控制的各环节都涉及票据，不对票据加强管理、实施控制，将会削弱其他相关环节的控制，严重时会使其他相关环节的控制失效。最常见的票据管理漏洞有：票据丢失和被盗、购买、领用、注销手续不严、稽核不严给单位造成资金流失。这方面的案件在全国已屡见不鲜，因此，加强票据管理与控制是至关重要的。

（1）关键控制点。

包括各类票据管理制度控制、银行票据的控制、门诊及住院收费票据的控制和其他票据控制。

①建立票据管理制度。

根据《医疗机构财务会计内部控制规定》第三十一条要求，要对银行结算票据、行政事业单位收费票据、门诊及住院收费票据等各类票据的购买、保管、发放、使用、背书转让、注销、遗失处理、归档、到期销毁等环节的控制程序作出详细规定；建立票据管理岗位责任制度，对票据管理岗位的职责、权限作出明确规定。设置票据管理备查登记簿，以反映票据领、用、存及核销等情况；公立医院的票据要由财务部门统一购买、印刷与管理。

②建立票据稽核制度。

对各类票据购买、保管、发放、使用、背书转让、注销、遗失处理、归档、到期销毁等环节，进行动态管理和随机抽查，发现问题及时报告。建立票据稽核岗位责任制度，明确职责权限，明确票据稽核的内容、方法及票据传递程序，设置票据稽核备查登记簿，对稽核结果及差错等情况作必要记录。财务部门不但要将票据控制要点纳入财务稽核（票据稽核）范畴，作为稽核的日常工作重点来抓，同时还要作为财务稽核人员与内审人员不定期随机抽查的重要内容。

③银行票据控制。

银行票据包括支票、银行本票、银行汇票、商业汇票、托收承付、委托收款、汇兑票据等。银行票据的控制是对其购买、保管、领用、发放、使用、背书转让、注销、遗失处理、归档等全过程控制，采取专门方法、措施、程序等进行控制。

④门诊及住院收费票据控制。

门诊及住院收费票据包括门诊及住院医疗收费票据、预交金票据。对门诊及住院收费票据的控制就是对其对购买、保管、发放、使用、注销、归档、遗失处理和退费处理等全过程的控制，实行电子医药收费票据管理的单位按财政部及各省财政部门相关规定执行。

⑤其他票据控制。

其他票据包括行政事业单位收费票据及从税务部门根据业务需要买的收款票据、未实行电子信息化的公立医院用的内部有价票据等。其他票据的控制同样是对其购买、印刷、保管、发放、使用、注销、归档、遗失处理、退费处理和销毁等全过程的控制。

（2）控制的设计与实施。

①银行票据的控制。

不相容职务相分离控制。严格执行非财务人员限制接触的规定；银行票据的购买、保管、领用、发放和稽核等环节岗位要相互分离；空白支票与印章保管相分离及有签署权的人员不得保管银行票据的规定。

备查账控制。建立银行票据备查登记簿，按票据类别详细记录票据购入日期、起止号码；领用日期、用途、经领人签名；票据注销日期、票面金额等。

银行结算控制。公立医院要严格遵守银行结算纪律，按规定要求填制、传递及保管银行票据，每项银行票据的签发都必须经过授权签署者审批并签章。

真实性及完整性控制。禁止伪造和变造银行票据。银行票据不得更改，任何有文字或数字更改的银行票据都要作废，加盖"作废"戳记，连同存根一并注销。

支出凭据控制。银行票据支出要有经核准的原始凭证作为书面证据。妥善保管银行票据，万一遗失要登报挂失、申明作废。

②门诊及住院收费票据的控制。

票据购买或印刷控制。由财务部门统一按照上级主管部门指定的地点购买或印刷，公立医院不得私自购买或印刷收费票据。

票据领购明细账控制。设置收费票据购、领账簿，并按收费员姓名建立明细账簿，详细记录每个收费员收费票据领用日期、起止号码及注销情况，也可用电脑程序控制、自动注销，做到便于动态监控、随机抽查。

不相容职务相分离控制。票据购买和票据保管岗位相分离，票据保管与票据使用岗位相分离，票据使用与票据稽核岗位相分离。

票据领用及注销控制。根据业务量来核定收费员一次领用收费票据的数量。领取——使用——注销必须是同一个主体，不得由他人代办，并严格履行签名手续。按规定的票据使用范围发行及使用票据，即填票内容必须与票据使用范围一致，及时办理已用票据的注销手续。

日报表控制。门诊及住院收入日报表要体现已使用票据的起止号码，票据稽核岗位要及时复核已填开票据的起止号码及累计金额与日报表是否相符。如有不符要查明原因，并做好稽核记录。

票据归档、保管控制。及时办理票据归档、交接、到期报批销毁等手续。按会计档案管理规定的年限与要求保管票据。注意票据存放的安全，如通风、防潮、防蛀、防火等。

③其他票据控制。

其他票据控制要特别强调的是行政事业性收费票据所开具的内容一定要与

财政部门规定的开票范围一致，同时要按财政部门规定的注销时间、地点与要求办理票据注销。向税务部门领用的票据要办理税务登记证和发票领用证，并按规定交税和办理票据注销。其他控制办法等与医疗票据相同。

5.建立健全印章管理控制机制

《医疗机构财务会计内部控制规定》第三十条要求："加强银行预留印鉴的管理。公立医院财务专用章必须由专人保管；个人印章要由本人或授权人员保管；因特殊原因需他人暂时保管的必须有登记记录。严禁一人保管支付款项所需的全部印章。"许多不法分子往往是钻了印章管理的空子而贪污大笔钱财。因而，印章管理在内部会计控制中也是重要内容之一。

（1）关键控制点。

印章管理关键控制点具体包括印章保管控制、签字或盖章手续控制、交接手续控制、保管安全控制。

（2）控制的设计与实施。

①加强银行预留印鉴的分离管理控制。

严禁一人保管支付款项所需的全部印章。财务专用章应由专人保管，个人印章应由本人或其授权人员保管。

②印章保管存放控制。

印章保管存放应体现不相容职务分离的原则。各类印章必须专人保管、分处存放。明确印章保管岗位职责，不得擅自将自己保管的印章交由他人保管，也不得私自接受他人保管使用的印章。

③签字或盖章手续控制。

严格履行签字或盖章手续，印章保管人应在监印中严格审查，审核内容是否符合规定的业务范围和批准程序，大宗款项支付及开具财务相关证明需要盖章时要履行登记手续：记录时间、审批人、经办人、款项金额及用途等。

④交接手续控制。

严格交接手续，不得随意将印章交由他人保管。印章保管人员因出差、短期出国等而需由他人暂时保管个人印章或财务专用章的，必须予以授权并办移交手续，以备查询。临时保管人员要对经办业务进行逐笔登记。

⑤安全控制。

要注意印章存放的安全，做好防盗工作。要特别注意节假日期间、值班期间的印章管理，保证印章安全。

6.加强货币资金的核查控制

《行政事业单位内部控制规范（试行）》第四章第四十三条规定："单位应当加强货币资金的核查控制。指定不办理货币资金业务的会计人员定期和不定期抽查盘点库存现金，核对银行存款余额，抽查银行对账单、银行日记账及银行存款余额调节表，核对是否账实相符、账账相符。对调节不符、可能存在重大问题的未达账项应当及时查明原因，并按照相关规定处理。"具体来说，公立医院应该从以下两个方面来加强货币资金的核查控制。

（1）加强库存现金盘点和督查。

出纳人员应每天清点库存现金，登记库存现金日记账，做到日清月结，确保现金账面余额与库存金额相符。月末终了必须进行账目核对，确保"现金日记账"的余额应与"现金"总账的余额核对相符。

公立医院应建立现金盘点清查制度，定期不定期对库存现金进行清查盘点，重点关注：账款是否相符、有无白条抵库、有无私借挪用公款、有无账外资金等。若发现账款不符，应及时查明原因，并做相应处理。若是由一般工作失误造成的，可由公立医院相关负责人按照规定作出处理，若属于违法行为，应依法移交相关部门处理。

（2）加强与银行的对账工作。

公立医院应按开户银行和其他金融机构名称和存款种类，分别设置银行存款日记账，由出纳人员根据收付款凭证逐笔按顺序登记，每日终了结出金额。银行存款日记账和银行账户至少每月核对一次，并编制银行存款余额调节表。公立医院会计人员对银行存款余额调节表和账单进行核对，确保银行存款账面金额和银行对账单余额调节相符。

若银行存款账面余额和银行对账单余额调节不符，按以下办法处理：发生记账错误的，应上报财务部门负责人，查明原因后进行处理、改正；因收款结算凭证在单位和银行之间传递需要时间，由此造成的记账时间不同，可通过银行存款余额调节表调节相符。

需要注意的是，公立医院出纳人员不得从事银行对账单获取、银行存款余额调节表的编制等工作，如确需出纳人员办理上述工作的，可指定其他人员定期进行复核和监督。

（三）应收及预付款项控制措施

1.关键控制点

（1）制度控制。

建立健全应收在院病人医药费、应收医疗款、其他应收款等管理制度，保障应收款项、预付账款的收回。

（2）风险控制。

加强应收医疗款的控制与管理，建立健全催款机制，设置催款岗位，明确岗位职责；预付账款一般金额较大，持续一定时间，医院应采用谨慎、稳健原则，将风险降低到最小限度。

（3）会计核算控制。

财务部门应指定专人负责应收及预付款项的核算与管理工作，分户设明细账，利用电子信息化管理，随时掌握应收及预付款项的情况。

（4）定期清理控制。

对其他应收款和预付账款建立定期清理制度，每半年清理一次，核对并报告。

（5）内部报告制度。

指定工作人员对定期清理结果进行整理，提出合理化建议和有效措施并以书面报告形式向相关领导请示、汇报。

2.内部控制方法

（1）不相容职务相互分离控制。

公立医院不得由一人办理债权业务的全过程。规定不相容职务必须相互分离、相互制约：出纳人员不得兼债权的登记工作、坏账的审批与执行要相互分离、债权预算的编制与审批要相互分离、债权业务批准与执行要相互分离。

（2）授权批准控制。

公立医院重大债权债务事项必须经过领导集体研究、责任人审批、任何人无权单独作出重大债权债务事项的决策。对无预算、未经授权或越权行为，无论该行为是否给单位造成损失，都必须进行调查或追究处理。

（3）风险控制。

公立医院要树立风险意识，通过建立包括风险评估、风险分析、风险识别、风险预警等内容的风险管理系统，对债权和债务管理中可能出现的风险进行全面防范和控制。

（4）大额债权保全控制。

公立医院对大额债权必须有保全措施，以保证医院债权的安全、完整。

（四）存货控制措施

1.建立健全药品及库存物资管理体系

（1）合理设置岗位，明确职责权限。

根据《行政事业单位内部控制规范（试行）》第四十四条第一款规定："单位应当加强对实物资产和无形资产的管理，明确相关部门和岗位的职责权限，强化对配置、使用和处置等关键环节的管控。"公立医院应合理设置药品及库存物资管理岗位，明确相关部门和岗位的职责权限，确保药品及库存物资业务的不相容岗位和职务相互分离、监督和制约。一般而言，公立医院药品及库存物资业务管理的不相容岗位主要包括：药品及库存物资预算编制与审批，药品及库存物资请购与审批，药品及库存物资采购、验收与款项支付，药品及库存物资投保申请与审批，药品及库存物资处置申请与审批，药品及库存物资取得、保管与处置业务执行等。公立医院不得由同一部门或个人办理药品及库存物资的全过程业务。

（2）对药品及库存物资实施归口管理。

公立医院应当根据本单位的"三定"规定和单位的实际情况，设置资产管理部门，对药品及库存物资实施归口管理。一般来说，资产管理部门的职能包括：一是根据国家有关国有资产管理的法律法规和政策规定、单位的实际情况，制定单位资产内部管理制度；二是负责资产的产权登记、资产记录、日常保管、清查盘点、统计分析等工作，协调处理资产权属纠纷；三是提供资产增减变动和存量信息，配合财会部门和政府采购部门开展政府采购预算和计划的编制及审核工作；四是督促业务部门按照资产内部管理制度的规定使用资产，定期检查资产使用情况，确保资产得到有效利用；五是按照国家有关规定办理资产处置工作；六是负责对外投资项目的追踪管理；七是定期与财会部门等相关部门核对资产信息，确保资产安全完整。

根据《行政事业单位内部控制规范（试行）》第四十四条第二款规定，在资产实施归口管理中要重点关注：一是明确资产使用和保管责任人，落实资产使用人在资产管理中的责任，保证资产的安全与完整。二是贵重资产、危险资产、有保密等特殊要求的资产，应当指定专人保管、专人使用，并规定严格的接触限制条件和审批程序。

（3）建立健全授权审批制度。

为了确保药品及库存物资业务的授权审批，提高资产的利用效率，公立医院应制定严格的药品及库存物资授权批准制度，明确授权批准的方式、权限、程序、责任和相关控制措施，规定经办人员的职责范围和工作要求。

2.加强岗位控制

《医疗机构财务会计内部控制规定》第三十四条要求："建立健全药品及库存物资管理制度和岗位责任制。明确岗位职责、权限，确保请购与审批、询价与确定供应商、合同订立与审核、采购与验收、采购验收与会计记录、付款审批与付款执行等不相容职务相互分离，合理设置岗位，加强制约和监督。"加强岗位控制对于保证药品及库存物资的合法、安全、完整及有效使用，防止药品和库存物资的违法、违规或被盗、毁损和流失，具有重要的意义和作用。

（1）关键控制点。

不相容职务分离控制的关键控制点是明确不相容职务，合理设置岗位，形成业务流程的前后环节相互制约、相互制衡的牵制机制。

（2）控制的设计与实施。

①建立健全药品和库存物资管理制度。

包括建立健全《药品管理制度》《库存物资管理制度》《药品采购管理制度》《库存物资采购管理制度》《药品清查盘点管理制度》《库存物资清查盘点管理制度》《药品损失报废管理制度》《库存物资损失报废管理制度》等。

②建立岗位责任制。

建立药品与库存物资业务的岗位责任制，明确相关部门和岗位的职责、权限，确保对办理药品与库存物资业务岗位的制约和监督。

③不相容职务分离控制。

不相容职务相互分离包括：药品及库存物资的请购与审批应实行岗位和职务分离；药品及库存物资的询价与确定供应商应实行岗位分离；药品及库存物资的合同订立与审核应实行岗位分离；药品及库存物资的采购与验收应实行岗

位分离；药品及库存物资的采购验收与会计记录应实行岗位分离；药品及库存物资的付款审批与付款执行应实行岗位分离。

④不得由同一部门或个人办理药品和库存物资的全过程业务。

如物资的采购和核算应分属单位采购部门和财务部门分环节管理；药品和库存物资采购审核人员不得兼任采购业务；药剂科发药人员不得兼任记账工作；仓库员不得兼任会计记账工作；仓管员不得兼任检查账实是否相符工作。

3.加强业务流程控制

《医疗机构财务会计内部控制规定》第三十五条要求："制定科学规范的药品及库存物资管理流程。明确计划编制、审批、取得、验收入库、付款、仓储保管、领用发出与处置等环节的控制要求，设置相应凭证，完备请购手续、采购合同、验收证明、入库凭证、发票等文件和凭证的核对工作，确保全过程得到有效控制。"做好业务流程控制，能促使药品及库存物资业务活动符合国家政策及公立医院内部制度的要求，对于保证药品及库存物资的安全、完整及会计信息的质量，具有重要意义和作用。

（1）关键控制点。

业务流程的关键控制点包括药品及库存物资的采购计划编制、申请采购、授权批准、验收入库、采购付款、仓储保管、出库、盘点核对、处置等。

（2）控制的设计与实施。

业务流程控制应按业务发生的所有过程点或过程段进行控制设计。每一业务的起点应从预算计划开始，然后是采购验收入库，最后是出库领用处置，而将整个业务的过程点或过程段有机连接起来的或贯穿整个业务过程的是授权审批及会计监督等控制环节。药品及库存物资业务流程控制，应根据各公立医院的具体情况进行设计，贴近实际。业务流程控制在实施过程中出现偏差，应进行分析，要么对业务流程的设计进行调整，使控制更完整、更有效，要么对偏差的行为进行纠正。

①计划编制。

公立医院应在年度预算范围内编制月度申购计划；采购部门对各部门的申购计划进行汇总，并根据库存情况编制采购计划。

②审批。

采购计划报审批人审批，采购部门根据审批的采购计划进行采购。

③取得。

主要包括采购方式、采购合同、选择供应商等内容。

④验收入库。

验收部门应根据订单及采购合同对采购物资进行验收，做好验收记录，签注验收报告单，验收合格后，方可办理入库手续。

⑤付款。

财务部门根据合同、验收报告、发票、入库单等原始凭证办理付款手续。

⑥仓储保管。

仓库管理人员应做好库存物资的保管工作，做好库房防火、防水、防盗及日常库房整理等工作，仓库管理人员应设立物品数量账，并进行日常的账物盘点核对，确保库存物资的安全、完整。

⑦领用发出。

仓库管理人员应根据审批的领用单办理出库手续。

⑧盘点核对。

公立医院应完善清查盘点制度，定期或不定期对仓库进行盘点。对于高值耗材、贵重药品和毒、麻等特殊药品，库管应每天盘点。建立"进、销、存"的核对制度，明确核对人员的职责和权限。

⑨处置。

盘点过程中发现存货的盘盈、盘亏或缺损、失效等情况，要查明原因，分清责任，按规定程序进行处置报批，最后报财务部门进行账务处理。

4.加强药品及库存物资请购审批控制

《医疗机构财务会计内部控制规定》第三十六条要求："建立药品及库存物资请购审批制度。授予归口管理部门相应的请购权，明确其职责权限及相应的请购审批程序。"

公立医院应明确归口管理部门的请购权，请购权应相对集中，不能每个部门都有请购权，或有请购权的部门过多。建立统一采购机构的公立医院只有一个归口管理部门具有请购权，而按多个归口管理部门建立不同采购机构的授予多个归口管理部门请购权。只有授予采购权的归口管理部门才能进行药品及库存物资的采购，其他任何部门不得私自采购。对具有请购权的归口管理部门进行请购审批控制，明确归口管理部门的权利与责任，对于防范盲目请购、积压药品及库存物资，使请购计划更具合理、科学和实际，具有重要的意义和作用。

（1）关键控制点。

请购审批控制的主要内容是，各使用部门在领用药品及库存物资前应向归口管理部门上报申购单，归口管理部门应对所有使用部门的申购单进行汇总，并根据库存情况，填制请购单并报有请购权部门进行审批。关键控制点是申购单控制，通过申购单控制可避免申购后不领用而造成积压浪费情况的发生，又可保证不盲目采购，使申购、采购与领用合理配比，采购活动有序进行。

（2）控制的设计与实施。

归口管理部门应以使用部门的申购单为基础，并根据库存情况及实际使用量情况编制请购单，不能凭空编造。各级审批人员在审批药品和库存物资请购之前应论证库存量情况，当低于或接近库存限额时，方可签发审批书。

各公立医院应建立健全公立医院药品及库存物资采购审批制度，明确审批人对药品和库存物资的采购与付款业务的授权批准方式、权限、程序、责任和相关控制措施。明确药品和库存物资采购审批权限，明确各级有权审批机构及审批人员对药品和库存物资审批采购方式、采购数量、品种等的权限和责任。特别是对毒麻、贵重、危险品等限制接触性物资授权审批要根据公立医院实际使用情况，慎重设置授权权限，审批人不得越权审批。公立医院应结合业务开展情况，分别规定归口管理部门和管理人员不同的审批权限，重大或重要采购还应由集体研究决定，不能由一人审批。

5.加强存货采购预算控制

《医疗机构财务会计内部控制规定》第三十七条要求："加强药品及库存物资采购业务的预算管理。具有请购权的部门按照预算执行进度办理请购手续。"

药品和库存物资采购应按预算（计划）执行，维护预算的严肃性。通过预算（计划）控制，能使采购活动的控制具有可操作性，并保证药品及库存物资有计划、高效地使用和管理。

（1）关键控制点。

采购预算（计划）控制的关键点有采购预算（计划）的编制、批准、执行、分析等。其中，采购预算（计划）编制成败关键是各使用部门预算指标的细化。

（2）控制的设计与实施。

药品和库存物资采购应按预算（计划）执行。而如何使预算（计划）控制具有可操作性，关键在于采购预算编制的细化工作。细化的预算编制只有贴近实际，由使用部门提出，才具有约束力和可控性。

采购预算控制即日常计划采购控制。计划的节约是最大的节约，计划的浪费是最大的浪费。由此可见采购预算（计划）控制的重要性，且药品和库存物资的采购预算，是医疗活动的预算管理行为之一，是医院内部财务会计控制的关键一环。

采购预算编制过程是资源优化配置的过程，也是约束控制的过程，预算编制的准确性决定着预算控制的有效性。一般情况下，没有预算指标就不能采购领用，若确实属于业务开展的需要，应增补编制预算，并经授权批准后，方可办理采购。

采购预算控制应注意的几个内容：在编制采购预算时应尽量细化，使在执行采购预算时有可操作性；在采购预算执行过程中应严格预算目标，没有预算指标不予采购；对采购执行的实际情况进行分析，若原先编制采购预算的依据发生变化时，应根据实际情况进行适当调整。

对于超计划和计划外采购项目，由具有请购权的部门在对需求部门提出的申请进行审核后办理请购手续。对于新品种采购，应由使用部门提出申请，由归口管理部门集中报本单位药品审批机构审核，按规定程序审批后办理请购手续，重大金额采购或重要采购应经集体决策审批。制定例外紧急需求的特殊采购处理程序。

6.加强存货采购管理控制

《医疗机构财务会计内部控制规定》第三十八条要求："健全药品及库存物资采购管理制度。药品和库存物资由单位统一采购。对采购方式确定、供应商选择、验收程序等做出明确规定。纳入政府采购和药品集中招标采购范围的，必须按照有关规定执行。"

采购管理控制，就是对采购活动的全过程进行控制，是公立医院的药品及库存物资采购活动是否具有效率性和效益性的关键。

（1）关键控制点。

采购管理控制的关键点包括采购方式、供应商选择、供应合同控制、验收程序等内容。

（2）控制的设计与实施。

任何采购都应有预算指标、申购计划单，并经有权部门（人员）的审批。药品和库存物资采购由单位指定的采购部门统一采购，其他任何部门不得私自采购。明确相关人员的审批权限及职责范围，采购活动应严格遵守《中华人民共和国采购法》和政府采购、部门集中采购的有关规定，采购付款时应当符合《内部会计控制规范——采购与付款（试行）》以及《内部会计控制规范——货币资金（试行）》的有关规定，违反规定的，财务部门不予办理付款手续，并追究相关人员责任。

公立医院应建立健全药品及库存物资采购管理制度，明确采购计划，确定采购方式，确定供应商、采购最优价格，制定例外紧急需求的特殊采购处理程序。明示采购流程，确保采购过程透明公开，防范商业贿赂行为发生。采购过程控制主要包括采购方式控制、选择供应商控制、供应合同控制、验收程序控制等内容。

①采购方式控制。

公立医院采购应遵守《中华人民共和国采购法》《政府采购法实施细则》以及各级政府、上级主管部门制定的有关采购管理办法。根据各公立医院药品和库存物资计划采购量大小和市场供应情况，分别制定符合本单位实际的药品和库存物资采购方式制度。

属于政府采购目录并超过政府采购限额标准的采购要严格执行政府采购，属于药品集中招标采购范围的应执行药品集中招标采购。

目录外的采购，或虽属于政府采购目录但采购金额在政府采购限额标准以下的采购，属于分散采购，公立医院可以自行采购，自主选择采购方式。采购方式有公开招标、邀请招标、竞争性谈判、询价采购、定点采购等。公立医院可以根据管理要求的不同，选择适合单位实际情况的采购方式，使公立医院采购活动做到既符合国家有关法律法规，又以最有利的价格等条件采购到质量合乎要求的药品和库存物资，切实降低采购成本，提高采购效率，保证资金的使用效益（经济效益和社会效益）最大化。

②选择供应商控制。

选择诚信可靠的供应商，以最合理的价格购得价格质量合格的产品。应核实供应商的各种证照等各种资信证明（俗称"三证齐全"），并通过其他单位得到进一步证实确认。应对供应商表现分析，建立健全供应商档案，使采购部门有足够而准确的信息以进行有效的供应商管理，详细记录各供应商的供货品种、产品质量、价格、服务质量等内容。

③供应合同控制。

采购供应合同应符合《中华人民共和国合同法》的有关规定，明确有关权利义务，特别要注意质量、价格、售后服务等条款。签订的合同应经单位批准，该合同也是办理财务结算手续时重要的审核依据。所有采购业务都应被准确地记录和核准（审批），任何采购要约的发出，都应经有请购权的部门审批后，按审批权限报有审批权的领导审批后方可发出。

④验收入库程序控制。

验收入库是保证存货真实完整的根本保证，其基本流程为：查看采购计划→审批确认书→合同条款→核对实物的品种型号、规格、数量、质量、单价、金额→填制入库验收单→登记保管账。所有的药品及库存物资采购都应办理验收入库手续，杜绝一进一出不见实物的验收行为发生。特殊情况，如放射性物质等，需直接把货送到使用科室的，验收人员应到现场进行验收，办理有关手续。

7.加强存货采购量控制

《医疗机构财务会计内部控制规定》第三十九条要求："根据药品及库存物资的用量和性质，加强安全库存量与储备定额管理，根据供应情况及业务需求确定批量采购或零星采购。"

采购量控制的重要性体现在，药品及库存物资的采购量要做到既保证业务工作的正常开展，又防止积压占用资金，影响资金使用效益。一般来说，采购量决定库存量，而库存量的多少反过来影响采购量的大小。因此，为做好采购量控制，必须先做好库存量控制，而库存量又涉及安全库存量、经济采购量、储备定额等控制内容。

（1）关键控制点。

采购量的关键控制点包括安全库存量控制、经济采购量控制、储备定额控制、批量采购控制、零星采购控制等内容。

（2）控制的设计与实施。

库存物资要按照计划采购、定额定量供应的办法进行管理；药品管理应严格执行国家药品管理有关规定，要遵循"计划采购、定额管理、加强周转、保证供应"的原则。使用计算机进行药品管理的，应采用"金额管理、数量核计、实耗实销"的管理办法；没有使用计算机进行药品管理的，采用"金额管理、重点统计、实耗实销"的管理办法。不得以领代报，以存定销。

批量采购由采购部门、归口管理部门、财务部门、审计监督部门、专业委员会及使用部门共同参与，确保采购过程公开透明，切实降低采购成本。

小额零星采购由经授权的部门对价格、质量、供应商等有关内容进行审查、筛选，按规定归口审批采购。

①库存分类管理控制。

采购量控制是建立在库存量控制的基础上，有条件的公立医院可以通过A、B、C库存分类管理和库存量控制方法进行库存控制，使库存管理既有条有理又高效方便。

库存控制的主要办法是A、B、C库存分类管理办法。即把医院的药品、卫生材料、低值易耗品、其他材料等按该种物资占库存物资总数量的百分比和该种物资占库存物资总金额的百分比的大小，划分为A、B、C三类：品种及数量较少、占用资金较多的高值耗材及剧毒、麻醉药品划分为A类；品种及数量较多、占用资金较重的药品、卫生材料划分为B类；一些零碎、种类繁多，但占用资金较少的物资划分为C类。

对A类药品及库存物资进行重点控制，要计算每种药品及库存物资的经济订货量和订货点，尽可能增加订货次数，减少库存量。同时为A类药品及库存物资设置永续盘存卡片，进行每日盘点或经常性盘点，以加强日常的控制。

对B类药品及库存物资进行常规管理与一般控制。只要为每类药品及库存物资计算经济订货量和订货点，定期进行盘点。

对C类药品及库存物资采用简单的方法进行管理和控制，由于它们品种繁多、单位价格又低、占用资金也少，因此，可以适当增加订货量，减少订货次数，一般半年盘点一次。

②库存量控制。

为了保证公立医院各项业务工作顺利进行，必须储备一定数量的药品及库存物资，这些药品及库存物资占用公立医院大量的资金。因此，库存量控制要做到既保证业务工作的开展，又防止积压、占用大量资金，影响资金使用效益。确定安全库存量，实行储备定额计划控制；加强采购量的控制与监督，确定经济采购量。

安全库存量控制。安全库存量控制也称为经济库存量控制，即满足公立医院业务顺利开展的最低物资保证控制。公立医院的安全库存量控制可以通过经济采购量控制、储备定额控制、批量采购控制、零星采购控制等控制手段来实现。

储备定额控制。合理确定储备定额，就是合理确定储备资金定额。储备定额控制也就是对最高库存储备定额进行控制，以尽可能减少资金占用。据各大公立医院的实践经验，储备定额一般控制在一个月至一个半月的正常使用量为宜。有条件的公立医院可以按以下测算公式进行测算，确定储备定额标准。

储备资金定额＝平均每日物资需要量 × 单价 × 储备天数

储备天数＝间隔天数 × 间隔系数 + 保险天数 + 准备天数 + 在途天数

间隔天数＝各种物资每日平均的资金占用额 ÷ 各种物资最高的资金占用额 × 100%

实时库存量控制。有条件的公立医院应开展财产计算机管理软件开发建设，使管理决策部门能实时掌握库存动态。如药品管理系统，可实时显示药品库房库存情况、门诊药房库存情况、住院药房库存情况。一方面，管理人员发现库存不足，可以及时办理采购业务手续，或发现药房库存不足，可以及时使药品在库房与药房间流动；另一方面，诊疗医生在开处方时，避免开出无库存药的处方。

8.加强存货验收入库控制

《医疗机构财务会计内部控制规定》第四十条要求："加强药品及库存物资验收入库管理。根据验收入库制度和经批准的合同等采购文件，组织验收人员对品种、规格、数量、质量和其他相关内容进行验收并及时入库；所有药品及库存物资必须经过验收入库才能领用；不经验收入库，一律不准办理资金结算。"

验收入库控制是保证采购活动顺利完成的重要控制点，也是保证库存药品及库存物资真实完整的根本保证，具有承上启下的重要作用。采购的物资只有经过验收，对数量、品种、规格、型号、单价、金额等进行认真核对，符合合同规定，质量合格才能入库。未办理入库手续的药品及库存物资不得办理出库领用，以保证领用品的质量，确保医疗安全。

（1）关键控制点。

验收入库的关键控制点有验收制度、验收入库程序、验收核对等内容。

（2）控制的设计与实施。

①建立健全药品和库存物资验收制度。

根据制度规定，验收人员应根据采购计划、合同约定，对所购药品和库存物资的品种、型号、规格、数量、质量、单价、金额等进行认真的核对，然后办理验收入库手续，填制入库单。药品和库存物资验收入库制度是药品和库存物资内部控制系统的一个重要环节和关键控制点。验收入库单一式三联，由验收保管员负责填写，加盖有关人员的戳记，第一联由仓管员凭以登记保管账；第二联连同发票及有关原始单据递交财会部门，凭以作账务处理；第三联交药品、物资会计登记明细分类账。

②组建验收机构。

建立、实行验收与入库责任追究制度，严肃验收纪律。对验收过程中发现的异常情况，应查明原因，及时处理。

③验收控制。

验收的依据应包括有关采购订单（合同）、发票及各有关质量技术要求。对无合同（订单）的采购不予验收，对验收情况应详细记录。

任何药品和库存物资采购，都应进行严格的验收入库控制。目的是仓库只接受订购（有合同等）且符合质量要求的货物，并准确记录收到的货物品名、规格、型号、数量。

④验收核对控制。

所有发票应与实物、入库单相匹配，验收人员应认真审核入库单与发票上的品名、型号、规格、数量、单位、金额、批号、采购方式等内容是否完全一致。

⑤领用、退货、结算控制。

未办理验收入库手续的物品不得办理出库领用手续；所有退货都应被准确记录并受到监控，应注明退货品名、型号、规格、数量、退货原因，并经有审批权限领导的审批；未办理验收入库手续的物品不得办理结算手续。

9.加强存货限制接触控制

《医疗机构财务会计内部控制规定》第四十二条要求："药品及库存物资的储存与保管要实行限制接触控制。指定专人负责领用，制定领用限额或定额；

建立高值耗材的领、用、存辅助账。"

限制接触控制的重要性主要体现在保证国有资产的安全、完整上。公立医院只有通过落实各种限制接触控制的手段，才能保证国有资产的安全、完整。

（1）关键控制点。

药品及库存物资限制接触控制的关键点包括仓储保管制度、独立封闭的库房、专职的仓储管理人员、相对固定的领用人员、领用范围、领用的物资专人保管等内容。

（2）控制的设计与实施。

公立医院应建立药品及库存物资限制接触管理制度，加强对药品及库存物资的日常管理、严格限制未经授权的人员接触药品及库存物资，特别是贵重特殊药品和库存物资应当采取额外控制措施。

药品及库存物资限制接触控制主要针对仓储保管环节和领用环节，为了达到限制接触控制的目标，可通过物理限制接触和制度限制接触来实现。

物理限制接触措施主要是为药品及库存物资设置专用的库房，库房必须牢固、独立，具有防盗功能。

制度限制接触控制主要有仓储保管制度、专职的仓储管理人员、专门的领用人员、领用限额或定额、领用范围控制、领用的物资专人保管、高值耗材辅助账管理等控制内容。

①仓储保管制度控制。

仓储保管制度至少应包含以下限制接触内容，即：仓库重点，禁止无关人员进入；即使是领用人员，非请也不得进入；上班中间若暂时离开仓库，应关好库房大门；仓储保管人员每天下班时，应巡视仓库，关好门窗。

②专人领用管理控制。

领用科室应指定专人领用、专人管理，非指定领用人员不得领用。使用科室应指定专人管理领用物品，并建立辅助账，记录领、用、存情况。这样便于分清责任，便于管理。仓库保管部门应建立领用人、领用科室、审批人的笔迹卡、印鉴卡档案，以便领用时认真核对。

③领用限额或定额控制。

耗材定额原则上一年一定，即根据上一年度耗材某一项目指标的平均使用量，核定某一品种耗材的领用定额。如办公用品适宜执行"人头定额"、卫生材料执行"床日定额"更切合实际。通过定额使用量控制，厉行节约，努力控制耗材成本。定额的制定是建立在比较完善的成本核算基础上，定额标准根据实际情况适当调整，并应有相配套的奖惩制度。

④领用范围控制。

任何科室只能领用与本科室所开展业务有关的物资，特殊情况应说明原因，经单位分管领导审批后方可领用；对医疗保险病人应尽量使用医疗保险目录内的药品，若确因治疗需要，需领用医疗保险目录外的药品，应经患者签字同意后方可使用；有条件的公立医院还可以细化管理，分别对低值易耗品、卫生材料、其他材料等库存物资，建立各科室的具体领用目录。

⑤辅助账控制。

财产会计及使用部门的财产管理人员应分别对高值耗材、贵重药品、毒麻等特殊药品进行备查账管理，定期核对领、用、存情况。对有收费项目的高值耗材执行"以销定领"的核销办法。具体办法是，核定科室某高值耗材备用量，并根据该科室病人收费清单进行核销。对无收费项目的高值耗材纳入耗材定额管理。

10.加强存货盘点核对控制

《医疗机构财务会计内部控制规定》第四十一条要求："加强药品及库存物资核对管理。财务部门要根据审核无误的验收入库手续、批准的计划、合同协议、发票等相关证明及时记账；每月与归口管理部门核对账目，保证账账、账实相符。"

《医疗机构财务会计内部控制规定》第四十三条要求："健全药品及库存物资缺损、报废、失效的控制制度和责任追究制度。完善盘点制度，库房每年盘点不得少于一次。药品及库存物资盘点时，财务、审计等相关部门要派员监盘。"

公立医院最经济、最有效的资产保全措施是定期或不定期对资产进行盘点核对。现场实物清查盘点是资产真实性和完整性的根本保证。

（1）关键控制点。

盘点核对控制的关键点有设立盘点机构、制定盘点核对制度、盘点核对结果分析、核对办法、奖惩措施等。

（2）控制的设计与实施。

建立健全药品和库存物资的盘点核对制度，健全药品及库存物资缺损、报废、失效的控制制度和责任追究制度，健全定期总账和明细账核对制度、明细账和库存实物核对制度。定期或不定期对药品和库存物资实行实地清查和盘点，如发生盘点差异，应查明原因，分清责任，并及时报告有关部门。

①清查盘点控制。

设立清查盘点组织。清查的组织由主管领导、财务部门、审计部门、归口管理部门等人员组成。

清查盘点的主要形式。根据工作要求，可以分为全面清查盘点和局部清查盘点、定期清查盘点和不定期清查盘点。

清查盘点的方法。一是仓管员、财产会计应在清查盘点前先做好结账、登账等工作。二是药品和库存物资的清查盘点一般实行实地盘点法。盘点前，仓管员应将药品和库存物资分类整理、顺序摆放，并按货架顺序在空白盘点表上预先填写品名、规格、型号等内容，以便实地盘点时及时发现遗漏种类，提高工作效率。

清查盘点时间。库房每年盘点不得少于一次。对药品及库存物资仓库，有条件的公立医院可半年盘点一次或每季度盘点一次。库房应对高值耗材、贵重药品和毒、麻等特殊药品，每天进行盘点。

②核对控制。

建立药品和库存物资"进、销、存"的核对制度，明确核对人员职责和权限。

验收人员和仓库管理员应按发票和已审批的采购订单（合同）核对入库的药品和库存物资的品种、规格、数量、质量等。对已核对无误的入库单签注姓名。

仓库管理员在办理发料（药）手续时，应认真核对发出的品种、规格、数量、质量等，避免差错发生。

财产会计与仓库管理员应及时记账，日清月结。财产会计与仓库管理员应定期对药品和库存物资的数量进行核对，不符时，应查明原因，保证账账相符。

11.会计系统控制和表单控制

会计系统本身就有相互制约、相互监督的功能，存货管理过程同会计系统相互交叉、相互支撑又相互制约，存货的购买付款和存货的使用收款都离不开会计系统，而存货管理过程中表单之间的传递，又为会计系统提供依据。因此，会计系统控制和表单控制是对存货管理有效的、低成本的控制方法。

12.电子信息化控制

随着信息化技术在公立医院管理的广泛应用，单位内部控制信息化势在必行，信息技术控制是由信息、IT资源和过程所构成的动态控制系统，通过信息技术管控过程的风险为内部控制目标的实现提供合理保证。存货管理系统的应用需要由电子信息化控制来实现其目标，将内部控制固化在信息系统中，可以消除人为因素，可以使内部控制程序化、常态化。

（五）固定资产控制措施

1.建立健全固定资产管理体系

（1）合理设置岗位，明确职责权限。

根据《行政事业单位内部控制规范（试行）》第四十四条第一款规定："单位应当加强对实物资产和无形资产的管理，明确相关部门和岗位的职责权限，强化对配置、使用和处置等关键环节的管控。"公立医院应合理设置固定资产管理岗位，明确相关部门和岗位的职责权限，确保固定资产业务的不相容岗位和职务相互分离、监督和制约。一般而言，公立医院固定资产业务管理的不相容岗位主要包括：固定资产预算编制与审批，固定资产请购与审批，固定资产采购、验收与款项支付，固定资产投保申请与审批，固定资产处置申请与审批，固定资产取得、保管与处置业务执行等。公立医院不得由同一部门或个人办理固定资产的全过程业务。

（2）对固定资产实施归口管理。

公立医院应当根据本单位的"三定"规定和单位的实际情况，设置资产管理部门，对固定资产实施归口管理。一般来说，资产管理部门的职能包括：一是根据国家有关国有资产管理的法律法规和政策规定、单位的实际情况，制定单位资产内部管理制度；二是负责资产的产权登记、资产记录、日常保管、清查盘点、统计分析等工作，协调处理资产权属纠纷；三是提供资产增减变动和存量信息，配合财会部门和政府采购部门开展政府采购预算和计划的编制及审核工作；四是督促业务部门按照资产内部管理制度的规定使用资产，定期检查资产使用情况，确保资产得到有效利用；五是按照国家有关规定办理资产处置工作；六是负责对外投资项目的追踪管理；七是定期与财会部门等相关部门核对资产信息，确保资产安全完整。

根据《行政事业单位内部控制规范（试行）》第四十四条第二款规定，在资产实施归口管理中要重点关注：一是明确资产使用和保管责任人，落实资产使用人在资产管理中的责任，保证资产的安全与完整。二是贵重资产、危险资产、有保密等特殊要求的资产，应当指定专人保管、专人使用，并规定严格的接触限制条件和审批程序。

公立医院应当建立"统一领导，归口管理，分级负责，责任到人"的国有资产管理制度。公立医院应成立固定资产管理办公室，主要负责拟定医院固定资产管理制度，审核批准固定资产采购计划、组织各个部门和人员进行盘点清查、审核大宗资产的报废处置并向上级固定资产管理部门呈送报批手续。药械科、总务科和信息科为归口管理部门，分别负责医疗设备、房屋、构筑物、车辆、家具、用具、电气设备和信息设备计划的采购审批、验收、二级明细账的登记、医疗设备的领出、报废鉴定、内部调剂使用、大型精密设备的操作规程的制定、盘点清查及使用科室各类资产日常工作的监督评价等工作。使用科室负责人为本科室固定资产管理的第一责任人，由其指定的科室的固定资产管理责任人负责本科室固定资产的日常跟踪管理工作。固定资产各个管理科室之间应加强沟通，出现存在交叉管理或无人管理的资产时应及时协商确定其归口管理科室和使用科室，实现资产的全面、全过程监督管理。固定资产管理工作应落实到人，人员离职时应及时办理资产的交接手续，确保固定资产的安全完整，防止固定资产的流失。

（3）建立健全授权审批制度。

为了确保固定资产业务的授权审批，提高资产的利用效率，公立医院应制定严格的固定资产授权批准制度，明确授权批准的方式、权限、程序、责任和相关控制措施，规定经办人员的职责范围和工作要求。

2.加强岗位控制

《医疗机构财务会计内部控制规定》第四十四条要求："建立健全固定资产管理制度和岗位责任制。明确相关部门和岗位的职责、权限，确保购建计划编制与审批、验收取得与款项支付、处置的申请与审批、审批与执行、执行与相关会计记录等不相容职务相互分离，合理设置岗位，加强制约与监督。"为了保证固定资产的安全和完整，减少和消除人为操纵因素，防止错误与舞弊，公立医院要做好不相容职务相互分离控制。

（1）关键控制点。

岗位控制的控制点包括建立健全固定资产管理制度和岗位责任制，明确相关部门和岗位的职责、权限，确保固定资产业务不相容职务相互分离。

（2）控制的设计与实施。

①建立健全固定资产管理制度和岗位责任制。

公立医院要建立健全固定资产管理制度，包括《固定资产采购管理制度》《固定资产清查盘点管理制度》《固定资产维修保养制度》《固定资产处置管理制度》《固定资产损失报废管理制度》等。根据《事业单位国有资产管理暂行办法》及其他有关规定，公立医院要制定国有资产管理的具体办法并组织实施。

公立医院要建立健全岗位责任制，明确相关部门和岗位的职责、权限，严格按各自的权限办理固定资产业务。公立医院应当配备合格的人员办理固定资产业务。办理固定资产业务的人员应具备良好的职业道德和业务素质。

②固定资产业务的不相容职务相互分离。

明确各岗位的职责范围，不相容职务权限应予以分离，形成相互牵制、相互监督的制衡机制。应予以分离、不相容的职务主要包括：购建计划编制与审批、验收取得与款项支付、处置的申请与审批、审批与执行、执行与相关会计记录、固定资产的保管与清查、固定资产业务的审批、执行与相关会计记录等。

公立医院不得由同一部门或一人办理固定资产业务的全过程。

3.加强业务流程控制

《医疗机构财务会计内部控制规定》第四十五条要求："制定固定资产管理业务流程。明确取得、验收、使用、保管、处置等环节的控制要求，设置相应账卡，如实记录。"

公立医院固定资产管理业务的开展必须按照一定的程序办理，控制业务的各个流程，才能保证固定资产业务的顺利开展、提高工作效率、发挥投资资金的效益。固定资产控制业务流程图如图8-20所示。

（1）关键控制点。

固定资产管理业务的关键控制点包括固定资产预算、取得、验收、使用、保管、变动及处置、计价、修购基金提取、维修保养、盘点核对、会计记录等。

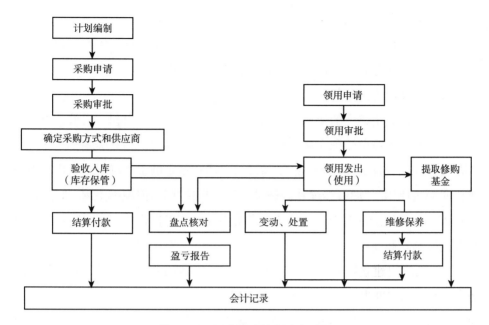

图8-20　固定资产控制业务流程

（2）控制的设计与实施。

①预算控制。

先由使用部门根据需要制订计划并提出申请，重大项目要根据单位的总体规划，需与单位的资本预算相匹配，进行可行性考察论证后，经单位集体决策部门批准。任何人和部门不得不经预算和不经审批盲目购置、购建固定资产。

②取得控制。

固定资产的购置预算批准后，使用部门制订计划并提出申请，交由对口管理部门经审核同意后执行。单位的固定资产购置和使用部门须同时建立和登记固定资产卡片，如实记录。购置金额或项目应严格控制在审批预算之内，对超出预算的要查明原因，及时处理。接受捐赠取得的固定资产要按规定办理入库，如实记录。

③验收控制。

购置的固定资产到货后，由验收部门检验并签章，再由仓储、保管部门按验收单办理入库手续。验收时需要对固定资产的性能、技术参数等信息与招标文件或合同进行详细的核对，经各方确认符合各项要求的对固定资产名称、规格型号、附属设备等信息进行详细的登记并签字验收。对需要安装的固定资产，安装完毕后应组织鉴定和验收，并办理安装设备移交单。单位财会部门根据验收单据办理财务入账手续，增加固定资产。验收不合格的按相关程序办理退回手续。保证公立医院入库资产的真实性和可靠性。

④使用和保管控制。

公立医院固定资产的使用包括单位自用和对外投资、出租、出借、担保等方式。根据《事业单位国有资产管理暂行办法》的规定，公立医院要建立健全固定资产使用管理制度。公立医院的设备只能在规定的工作场所、工作范围和工作时间内使用。要制定专门的操作规程，严格按照操作规程使用。特别对大型仪器设备应规定专人操作，其他人员未经许可不得操作使用，并且每次开机检查治疗都有详细记录。

每一件固定资产都应有它的保管责任人，通过明确责任人，使每一件固定资产有负责人负责其安全、完整。

固定资产使用科室应经常开展固定资产的检修、保养、维护等工作。对各类资产进行跟踪管理、对大型医疗设备指定专人管理、对精密仪器要定期检测、校验、使用人应按操作规程操作使用，确保性能完好，防止事故发生。对一般的固定资产应定期进行抽样调查。对房屋、构筑物、车辆等应定期检修保证安全使用，以充分发挥固定资产的使用效益。各科室在资产使用过程中如有丢失的要及时报案并做好记录，损毁、无使用价值及修理价值的固定资产应及时登记上报，科室闲置的资产应填写资产内部调动申请表，经归口管理科室审核调整后重新粘贴固定资产标识卡，相关部门进行审核、调账处理。

⑤变动及处置控制。

（a）变动控制。

公立医院对固定资产在单位内部流动，应由使用部门提出申请，经调出、调入主管部门、主管领导签字同意后，财务部门办理调拨手续；对固定资产对外调拨，应由归口管理部门、财务部门、分管领导签字审批后，方可办理调拨手续，若对外调拨的固定资产价值超过规定标准，还要经上级主管机构批准。

（b）处置控制。

各单位在处理、报废闲置或损毁的固定资产时，应先由资产归口管理部门提出申请，经主管领导审核后报单位负责人批准。防止随意处置、报废固定资产的行为。单位价值或者批量价值在规定限额以上报废固定资产的残值收入要实行"收支两条线",及时足额记入单位财务账。

⑥计价控制。

单位取得的固定资产,应按照取得时发生的实际成本计价。

购入固定资产的价格,按购买价格加上支付的运输费、保险费、包装费、安装成本和缴纳的税金确定。国外进口设备的原价,还应包括按规定支付的进口税金及代理手续费等。

新建房屋建筑物按交付使用前发生的实际支出计价。

在原有基础上进行翻建、扩建、改建完成的固定资产按其原来的固定资产价值加上翻建、扩建、改建过程中所发生的全部费用支出,减去由于翻建、扩建、改建而发生的变价收入和拆除部分的价值,作为原始价值。

自制的固定资产按制造过程中发生的实际成本计价。

接受捐赠的固定资产按照发票所列金额加上医院负担的运输费、保险费、安装调试费等确定;无所附单据的,按同类设备的市场价加上医院负担的费用计价。

无偿调拨或由于医院撤并转入的固定资产,按原单位账面原值计价。

融资租入的固定资产,按租赁协议或合同确定的价款加运输费、保险费、安装调试费等确定。

盘盈的固定资产,按重置完全价值计价。

对贷款购建的固定资产,安装完毕交付使用前发生的贷款利息也应计入固定资产原值。

⑦折旧提取控制。

折旧提取控制主要包括使用年限和提取方法控制、成本核算控制、效益评价控制等内容。

(a)折旧计提控制。

公立医院原则上应当根据固定资产性质,在预计使用年限内,按照《医院财务制度》对公立医院固定资产折旧年限所做的规定,采用平均年限法或工作量法计提折旧。计提固定资产折旧不考虑残值。当月增加的固定资产,当月不计提折旧,从下月起计提折旧;当月减少的固定资产,当月仍计提折旧,从下月起不提折旧;已提足折旧仍继续使用的固定资产,不再计提折旧。

（b）成本核算控制。

提高固定资产的使用效率，努力控制成本，避免盲目购置设备。每月提取的折旧摊入科室的成本，并与科室绩效进行适当的挂钩，同时有效阻止盲目攀比、添置固定资产现象的发生。

⑧维修保养控制。

公立医院固定资产的修理，尤其是大修理，必须经过检验、确认、审批手续；实行提请修理部门或个人与实施修理部门或个人相互分离；修理完工应办理验收交接手续；修理费用应严格控制在预算之内，对明显超出预算的不合理支出，由单位审计部门予以审查、核实。

⑨盘点核对控制。

建立健全固定资产的清查盘点制度，明确固定资产清查的范围、期限和组织程序。健全固定资产损坏、报废、流失的控制制度和责任追究制度，健全核算总账、分类账和明细账三级账务核算体系。定期或不定期对固定资产实行实地清查和盘点，如发生盘点差异，应查明原因，分清责任，并及时报告。

公立医院应当定期或不定期地对固定资产进行盘点清查，每年度至少一次。固定资产盘点清查工作由医院资产管理办公室牵头负责组织。财务科、归口管理科室、资产使用科室共同参与。归口管理科室与资产使用科室负责将各科室的固定资产明细账与固定资产实物进行逐一的核对并初步签字确认。财务科与归口管理科室进行总账与明细账的核对。核对无误后由资产管理办公室、财务科、归口管理办公室、资产使用科室共同进行实物盘点清查并再次签字确认。对盘点清查中发现的问题应当详细记录、查明原因，提出处理意见并及时按程序进行审批，调整相关账表，保证账账、账卡、账实相符。

⑩会计记录控制。

会计记录是指通过取得或审核有关合同、发票等单证进行正确记录、准确付款和规范建账等会计处理技术，确保固定资产的合法、安全、完整。原始凭证包括：请购部门填写的请购单、单位与供应商签订的采购合同、验收部门签发的验收单或退货单、供应商开具的销售发票、单位编制的付款审批单、出纳开具的现金付款凭证或银行存款转账凭证等。

按照财政部制定的《会计基础工作规范》的要求，财务部门要认真核对取得或者自制的原始凭证，然后根据审核无误的原始凭证填制记账凭证，并按规定设置总分类账和明细分类账。仓库保管部门应设置实物数量账。定期核对相关的总分类账、明细分类账和实物数量账，做到账账相符、账证相符、账实相符。如有不符，应查明原因，及时处理。

4.加强固定资产购建控制

《医疗机构财务会计内部控制规定》第四十六条要求："建立固定资产购建论证制度。按照规模适度、科学决策的原则，加强立项、预算、调整、审批、执行等环节的控制。大型医用设备配置按照准入规定履行报批手续。"

《医疗机构财务会计内部控制规定》第四十七条要求："加强固定资产购建控制。固定资产购建应由归口管理部门、使用部门、财务部门、审计监督部门及专业人员等共同参与，确保购建过程公开透明，降低购建成本。"

加强固定资产购建控制，对于保证投资资金的充分发挥和利用，降低购建成本，避免盲目投资造成的损失，提高经济效益具有重要意义。

（1）关键控制点。

固定资产购建的关键控制点包括购建论证控制、立项控制、可行性论证控制、预算控制、调整控制、审批控制、合同控制等。

（2）控制的设计与实施。

①建立固定资产购建论证制度。

公立医院增加固定资产主要方式有购买、自建、改扩建和接受捐赠等。公立医院要经过立项申请或可行性论证审批后方可进行固定资产的购建。

②立项控制。

对符合政府发展改革部门立项要求的固定资产购建，应事先进行立项申请，只有立项申请审批后，方可购建。

③可行性论证控制。

为了预防盲目购建和决策失误所造成的损失，对固定资产建设和改造应进行可行性研究，对临床医技使用向固定资产管理部门提出的购置申请，特别是大型、专用的设备仪器购置和房屋的购建应进行可行性论证。单位必须成立可行性论证小组，小组成员由分管领导及使用、归口管理、财务、审计、纪检监察等部门人员组成，必要时可外聘专家参加。可行性论证一般应从可行性、必要性、科学性、实用性四个方面进行论证。

（a）可行性。

公立医院是否有足够的资金、技术人员是否配套、是否符合预算。

（b）必要性。

根据《事业单位国有资产管理暂行办法》的规定，公立医院固定资产的配置标准是当现有资产无法满足单位履行职能的需要时方可购建。国有资产配置应当符合规定的配置标准；没有规定配置标准的，应当从严控制，合理配置。应综合考虑购建的固定资产是否符合医疗卫生保健发展的要求，以及与公立医院所担负的医疗、教学、科研的关联密切程度等情况。

（c）科学性。

购建的固定资产是否具有经济价值及社会价值，即能否为公立医院带来经济效益和社会效益。

（d）实用性。

购建的固定资产是否具备经济效益较高、规模适度、成本回收快、社会评价好、群众易于接受等特点。

④预算控制。

为了使医院有限的资源得到合理配置，编制、调整、审批固定资产投资的预算的程序，应当符合《公立医院内部控制管理规定》中预算控制的要求。公立医院应根据经批准的投资规划对申请增加的固定资产通过论证后编制预算，杜绝盲目购置。

⑤调整控制。

原预算（计划）要购置的固定资产，由于某种原因不再购置，或原没有预算（计划），而根据业务发展的需要需购置的，应通过一定的申请批准手续，实事求是地进行调整。

⑥审批控制。

公立医院应当严格办理固定资产业务的授权批准制度，明确相关人员的审批权限及职责范围，各管理部门及经办人员应在被授权范围内行使职权，承担责任，不得越权审批。采购活动应严格遵守《中华人民共和国采购法》以及政府采购、部门集中采购的有关规定。在政府采购招标活动中，招标采购单位要认真做好与供应商有利益关系的回避工作，应向参加投标的供应商申明回避制度。

应当符合《公立医院内部控制管理规定》中预算控制、货币资金控制的有关规定，单位自行建造固定资产还应遵守工程项目控制的有关规定。固定资产采购由单位指定的采购部门统一采购，其他任何部门不得私自采购。任何采购都应有预算指标和申购计划单，并经被授权部门（人员）的审批后方能采购。

⑦采购执行控制。

（a）健全固定资产采购过程管理制度，明确采购计划、采购方式，经过比质比价和规定的授权批准程序确定供应商，制定特殊紧急需求下的固定资产采购程序，明确采购流程，确保采购过程透明公开。公立医院要设立包括归口管理部门、财务部门、审计监督部门等在内的采购机构对采购执行进行严格控制。

（b）采购申请控制。购置固定资产必须先由临床医技等使用科室根据自身开展业务需求制订购置计划、提出购置申请，经归口管理职能部门集中审核、论证、报批同意后办理有关请购手续。

（c）采购方式控制。购置属于纳入政府采购范围的固定资产，应当经过审批后方可执行。要按照国家有关政府采购的规定，根据固定资产计划采购数量和市场供应情况，遵守固定资产采购管理制度，明确采购方式（如集中招标、公开招标、邀请招标、竞争性谈判、询价等），真正做到以最合乎要求的质量和最有利的价格等条件采购固定资产。不属于政府采购目录内的或者在目录内限额以下的固定资产可委托中介机构或由采购机构执行采购。公立医院要切实降低采购成本，防范规避招标采购不合规的行为，保证资金使用效益（经济效益和社会效益）的最大化。

（d）供应商控制。

主要内容包括：资质控制、合同控制、采购订单控制、付款控制、会计记录控制、准入控制等。

资质控制包括：核实供应商的各种资信证明，如生产许可证、卫生许可证、医疗器械注册证、工商营业执照、税务登记证、银行存款余额证明、委托书等。选择诚信可靠的供应商，以最合理的价格购得价格质量合格的产品，并通过其他单位得到进一步证实确认。

合同控制包括：合同条款应涵盖当事人的名称或者姓名和住所、标的、数量、质量、价款或者报酬、履行期限、地点和方式、违约责任、解决争议的办法；签订的合同应符合《中华人民共和国合同法》以及国家有关法律法规制度规定，确保合同的条款有效；对需要安装调试的设备，应予以明确；在大型仪器设备的合同书上应详细注明各技术参数指标等有关内容，签订的合同应由固定资产归口管理部门、财务和审计部门参与，并经授权人签字等。

采购订单控制：为了保证所有采购业务能被准确地记录和核准（审批），任何采购要约的发出，都应由有请购权的部门上报，按审批权限报有审批权的领导审批后方可发出。批量采购由采购部门、归口管理部门、财务部门、审计监督部门、使用部门等组成医院采购委员会按规定程序执行，确保采购过程公开透明。采购结果应进行公示，接受职工的监督。小额零星采购由被授权的部门对价格、质量、供应商等有关内容进行审查、筛选，按规定审批。

付款控制：付款凭证应齐全，付款凭证后面一般应随附立项批文、可行性论证报告、采购申请单、采购合同、发票、验收报告、入库单、付款审批单等原始凭证；应特别注意对合同中付款条款的核对工作，有保质期的，应留足质量保证金。

会计记录控制：固定资产应及时入账，由于发票未收到等原因，合同有明确金额的按合同规定的金额入账，合同没明确金额的应暂估入账，以保证固定资产的真实性与完整性。

准入控制：购建大型医疗仪器设备还应遵守国家发布的《大型医用设备配置与使用管理办法》以及《全国乙类大型医用设备配置规划指导意见》；对大型医用设备实行配置证管理，只有取得《乙类大型医用设备配置许可证》或《大型医用设备临配置许可证》，方可配置。

5.加强固定资产验收控制

《医疗机构财务会计内部控制规定》第四十八条要求：“加强固定资产验收控制。取得固定资产要组织有关部门或人员严格验收，验收合格后方可交付使用，并及时办理结算，登记固定资产账卡。”为保证固定资产的真实性和完整性，保证所采购的固定资产的质量达到预期的目的，必须加强验收控制。

（1）控制的内容和关键控制点。

固定资产验收的关键控制点主要有设立独立的验收机构（人员）、会计记录控制、付款控制、建立验收规范等。

（2）控制的设计与实施。

建立固定资产验收制度，由固定资产管理部门、使用部门和技术部门等参与固定资产验收工作，重大或技术参数复杂的设备验收还应邀请第三方参与验收。

公立医院归口管理部门只接受符合质量要求的货物，准确记录实际收到的货物。单位购置的设备等固定资产应由验收部门检验签章，并由仓储保管部门办理入库；对需要安装的固定资产，在安装完毕后，要组织专家进行鉴定和验收，并办理安装设备移交单。单位财务部门应根据有关验收单据办理固定资产增加手续和付款手续，验收过程中若发现固定资产与采购合同有出入、不符，应及时告知财务部门，以便拒付货款。

①验收入库控制。

批准购置的固定资产到货时，应由验收部门根据有关合同协议进行检查，确认并签注意见，再由仓储保管人员接收、办理、填制有关凭证，办理入库手续。对需要安装调试专用设备，待安装完毕后请专业人员检验技术参数合格后，办理验收入库有关手续。

②会计记录控制。

对验收合格的固定资产，填制固定资产交接单，登记固定资产账簿。租入、借用、代管的固定资产应设立备查登记簿专门登记。

③付款控制。

财务部门应根据有关验收单据办理固定资产增加手续和付款手续，所有发票应与采购入库单相符，否则应拒付货款。支付外购、自行建造的固定资产款项，应符合《医疗机构财务会计内部控制规定》中预算控制、工程项目控制、货币资金控制等内部会计控制的有关规定。

④专人控制。

公立医院应设置专门管理组织或专人，使用部门应指定人员对固定资产实施管理，并建立健全各项管理制度。

⑤建立健全三账一卡制度。

财务部门负责总账和一级明细分类账，财产管理部门负责二级明细分类账，使用部门负责建卡（台账），大型贵重设备实行责任制，指定专人管理，制定操作规程，建立设备技术档案和使用情况报告制度。

6.加强固定资产维修保养控制

《医疗机构财务会计内部控制规定》第四十九条要求："建立固定资产维修

保养制度。归口管理部门应当对固定资产进行定期检查、维修和保养，并做好详细记录。严格控制固定资产维修保养费用。"

维修保养控制有利于提高固定资产的使用效率，降低医疗成本，使固定资产更有效地投入医疗服务。

（1）关键控制点。

固定资产维修保养的关键控制点主要有建立维修保养制度、维修预算控制、检验论证控制、记录控制、审批控制等。

（2）控制的设计与实施。

①建立健全固定资产维修保养制度

建立健全固定资产维修保养制度。归口管理部门应当对固定资产进行定期检查、维修和保养，并做好详细记录。严格控制固定资产维修保养费用。

②维修费用预算控制。

核定固定资产维修费用，每年应对固定资产维修费用进行预算，对大型医疗设备、医疗办公用房、汽车等应制定单项维修预算，以控制维修费用不正常增长。

③检验论证控制。

大型医疗设备、汽车等进行维修前，应由公立医院内部专业检验人员进行检测，自己的技术人员能维修的，不得请外来人员进行维修。公立医院内部专业检验人员无法进行检测的，应由社会上的专业检测机构进行检验论证。

④记录控制。

设备归口管理部门应建立大型设备的维修记录档案。对固定资产进行定期检查、维修和保养，并做好详细记录，包括维修时间、维修部件、维修金额、维修后保修等情况。

⑤审批控制。

每一笔维修业务都应经检验论证后、报审批人员审批后，方可进行维修及办理报销手续。建立固定资产维修保养制度。归口管理部门应当严格控制固定资产维修保养费用。

固定资产维修，特别是大型维修必须经过检验、论证、审批后，提交维修保养部门经办，批准实施单位和经办应相互分离，或有第三方监督。维修完工应办理有关确认手续。维修费用应严格控制，特别对保修项目不能重复计量、计价。明确保修的范围和标准，严格按规定程序办理保修手续。严格监督保修期间维保次数和维修质量。

7.加强固定资产变动与处置控制

《医疗机构财务会计内部控制规定》第五十条要求："加强固定资产使用变动控制。固定资产的对外投资、出租、出借必须按照国有资产的有关规定进行可行性论证，按照管理权限逐级审批后执行。"

《医疗机构财务会计内部控制规定》第五十一条要求："加强固定资产处置管理制度。明确固定资产处置（包括出售、出让、转让、对外捐赠、报损、报废等）的标准和程序，按照管理权限逐级审核报批后执行。"

加强固定资产变动与处置控制，对于提高固定资产的利用率，增强固定资产的使用效益，提高管理水平，防止国有资产的流失，具有重要意义。

（1）关键控制点。

固定资产变动与处置的关键控制点主要有对外投资、出租、出借控制、内部调拨控制，以及处置的制度控制、申请控制、评估鉴定控制、审批控制、废品管理控制等。

（2）控制的设计与实施。

固定资产的处置，是指公立医院对其占有、使用的固定资产进行产权转让或者注销产权的行为。处置的方式包括出售、出让、转让、对外捐赠、报废、报损等。变动的方式包括对外投资、出租、出借、调拨等。

①变动控制。

建立固定资产归口分级管理制度，明确固定资产管理部门、使用部门和财务部门的职责权限。健全"购建入库""启用出库""盈亏调整"的审批报告制度。对于启封使用固定资产或将固定资产由使用状态转入封存状态，以及对外投资、出租、出借、调拨的固定资产要严格审批手续。

对外投资、出租、出借控制。对于固定资产的对外投资、出租、出借必须按照国有资产管理的有关规定进行可行性论证、风险评估，并按照管理权限逐级报批后执行。经审批用于对外投资、出租、出借的固定资产实行专项管理，并在单位财务会计报告中对相关信息进行充分披露。固定资产对外投资收益和利用固定资产出租、出借和担保等取得的收入应当纳入单位预算，统一核算，统一管理。

调拨控制。加强固定资产内部调拨管理制度。公立医院对内部调拨的固定资产，要明确办理固定资产交接的手续，固定资产使用部门或存放地点需要变动，应按审批程序进行逐级报批，由归口管理部门及时填制变动通知单，并注明变动原因；对调拨给外单位的固定资产，要按照管理权限逐级报批。

②处置控制。

固定资产处置控制主要包括制度控制、申请控制、评估鉴定控制、审批控制、报废管理控制五个方面的内容。固定资产处置应遵循公开、公正、公平的原则。特别对出售、出让、转让、变卖资产数量较多或者价值较高的固定资产，应当通过拍卖等市场竞价方式公开处置。

制度控制。应建立固定资产处置控制制度，明确固定资产处置的范围、标准、程序、审批权限和责任。根据固定资产的实际使用情况和不同类别，区分使用期满正常报废固定资产，未使用、不需用固定资产及拟出售或投资转出固定资产等，采取相应的处置控制程序和措施。处置固定资产，应当严格履行审批手续，未经批准不得自行处置。

申请控制。固定资产处置应由使用部门提出申请，注明处置理由，并经部门负责人签字后报归口管理部门。

评估鉴定控制。公立医院要成立固定资产处置小组，处置小组由使用部门、归口管理部门、财务部门、审计纪检部门、专业技术专家等成员组成。固定资产处置小组应及时对拟处置的固定资产进行技术鉴定。鉴定时应核对拟处置设备的名称、品牌、型号规格、购置使用日期等内容，对折旧期未满的或未提足修购基金的，应查明原因。应组织相关部门或专业技术人员对固定资产的处置进行技术鉴定，认真审查处置依据、处置方式、处置价格等。公立医院分管领导、上级分管部门应认真审查固定资产处置理由是否充分，鉴定意见是否真实可靠，是否按管理权限逐级审批，审批手续是否齐全，是否存在擅自处理违规行为。财务部门核对处置价值是否准确核算。公立医院不得越权处置和越权审批，确保固定资产处置的合规性和合法性。经有权机关批准后需要让售的固定资产，首先要经具有资质的资产评估机构对其价值进行评估，并按规定进行公开拍卖。

审批控制。公立医院处置国有资产，应当严格履行审批手续。公立医院审批人应对处置原因、技术鉴定进行确认，并签注意见。重大固定资产处置，实行集体审议联签，并按规定经上级部门审批通过后方可进行处置。上级部门对公立医院固定资产处置事项的批复是上级部门重新安排公立医院有关资产配置预算项目的参考依据，是公立医院调整相关会计账目的凭证。未履行报批手续、未按规定审批权限或未按批复意见的，公立医院不得擅自对固定资产进行处置。

公立医院占有、使用的房屋建筑物、土地和车辆的处置，以及单位价值或者批量价值在规定限额以上的资产的处置，经主管部门审核后报同级财政部门审批；规定限额以下的固定资产的处置报主管部门审批。

报废管理控制。固定资产报废后所形成的废品应集中管理，具有放射性的废品，应由专门的机构回收处理；具有回收价值的废品，应收回残值。处置固定资产的收入应及时上缴财政，确认财政是否能够返回相应的款项等。

8.加强固定资产盘点核对控制

《医疗机构财务会计内部控制规定》第五十二条要求："建立固定资产清查盘点制度。明确清查盘点的范围、组织程序和期限，年度终了前，需进行一次全面清查盘点，保证账、卡、物相符加强盘点核对控制，有利于确保固定资产的安全、完整，保证账账、账物、账卡相符，防止资产的流失。

（1）关键控制点。

固定资产盘点核对的关键控制点主要有设立清查盘点组织机构、选择盘点方法、确定盘点时间、落实奖惩措施等。关键控制点是抽查核对和落实奖惩措施。

（2）控制的设计与实施。

①建立健全固定资产的清查盘点制度。

建立固定资产的清查盘点制度。明确固定资产清查的范围、期限和组织程序；健全固定资产损坏、报废、流失的控制制度和责任追究制度；健全核算总账和明细账核算制度。

②设立清查盘点组织。

清查盘点组织机构由使用部门、归口管理部门、国有资产管理部门、财务部门、审计、工会职代会等部门人员组成。

③确立清查盘点的方法。

根据工作要求，可以采取全面清查盘点和专项清查盘点、定期清查盘点和不定期清查盘点相结合的方式。

④确定盘点时间。

清查盘点组织机构定期或不定期实地清查盘点与核对。

⑤抽查核对控制。

清查盘点组织机构要定期对在库和在用固定资产进行清点、核实，并与财务部门核对，做到账账相符、账卡相符、账实相符。年度终了前应当进行一次全面清查盘点。如发生盘点差异，应查明原因，分清责任，并及时报告上级有关部门，经批准后按规定进行账务处理。

⑥奖惩控制。

对固定资产盘点核对控制进行评价，对执行情况较好的部门、个人给予适当奖励，对控制不严的部门、个人要及时提出整改要求，并追究相关责任人责任。

9.信息化系统控制

随着信息化技术在公立医院管理的广泛应用，单位内部控制信息化势在必行，信息技术控制是由信息、IT资源和过程所构成的动态控制系统，通过实施信息技术与过程的风险管理来为内部控制目标的实现提供合理保证。医院固定资产管理系统的应用需要依靠电子信息化控制实现其目标，将内部控制固化在信息系统中，可以消除人为因素，可以使内部控制程序化、常态化。

可以考虑依托当前先进的信息共享技术、大数据技术和"互联网＋"技术，搭建资产管理的信息化平台，并按照人机交互层、功能层和数据层进行各项资产管理功能的设计与分配，在此基础上，将该平台与医院的财务核算系统进行数据端口连接，以实现两者在资产的采购、使用、处置和盘点清查等环节的自动比对功能和动态监督，从而有效规避公立医院在资产管理过程中存在的常见问题。值得注意的是，在搭建资产管理信息化平台的过程中，可以考虑将无线射频技术和物联网技术应用于人机交互层。其中，无线射频技术利用无线电信号不仅可以实现不经过接触即可进行数据读写的功能，同时还能够利用定位技术实现对资产的定位查找，能够大幅提升医院资产管理信息收集录入环节的工作效率，而物联网技术则可以实现对资产的使用状况等信息进行精准追踪，帮助医院及时盘活闲置率较高的资产，提升资产使用效率。

（六）无形资产控制措施

1.建立健全无形资产管理体系

（1）建立无形资产管理制度。

公立医院根据国家有关规定，制定医院无形资产管理的规章制度，使具体无形资产管理工作有据可查、有章可循，使医院无形资产管理规范化，实现无形资产管理目标。

（2）合理设置岗位，明确职责权限。

公立医院应合理设置无形资产管理岗位，明确相关部门和岗位的职责权限，建立无形资产业务的不相容岗位相互分离机制。一般而言，无形资产的不相容岗位至少应该包括：无形资产投资预算的编制与审批；无形资产投资预算的审批与执行；无形资产的取得、验收与款项支付；无形资产处置的审批与执行；无形资产取得与处置业务的执行与相关会计记录；无形资产的使用、保管与会计处理。单位不得由同一部门或个人办理无形资产的全过程业务。

（3）建立健全授权审批制度。

公立医院应当对无形资产业务建立严格的授权审批制度，明确授权批准的方式、权限、程序和相关控制措施，规定经办人的职责范围和工作要求，严禁未经授权的部门或人员办理无形资产业务。

（4）控制无形资产业务流程。

梳理无形资产业务流程，明确无形资产投资预算编制、自行开发无形资产预算编制、取得与验收、使用与保管、处置和转移等环节的控制要求，并设置相应的记录或凭证，如实记载各个环节业务开展情况，及时传递相关信息，确保无形资产业务全过程得到有效控制。

（5）医院无形资产管理信息化。

医院无形资产管理信息化平台是医院顺应现代化社会发展的必然趋势，也是医院实现无形资产管理网络化、信息化的必然要求。与医院自身经济实力以及运营管理水平相结合，将现代互联网的共享性充分利用，确保建立起的无形资产信息库的合理性、可行性有坚实的保障。建立制度化、流程化的运行管理工作模式，清晰、明确地将各项数据进行保存，才能够将医院医疗技术与医院知名度进行提升，使医院无形资产相应的知识产权得到真正的维护，是医院得到高效、健康发展的动力。

2.加强无形资产取得环节的控制

公立医院应根据工作需要拟定无形资产投资项目，综合考虑无形资产投资方向、规模、资金成本等因素，对项目的可行性进行周密系统的分析和研究，编制无形资产投资预算，并按规定进行审批，确保无形资产投资科学、合理。对于重大的无形资产投资项目，公立医院应考虑聘请独立的中介机构或专业人士进行可行性研究和评价，并由公立医院进行集体决策和审批，防止出现决策失误而造成严重损失。

对于预算内无形资产投资项目，有关部门应严格按照预算执行进度办理相关手续；对于超预算或预算外无形资产投资项目，应由相关责任部门提出申请，经审批后再办理相关手续。

对于无形资产外购，公立医院应建立请购和审批制度，明确请购部门和审批部门的职责权限和相应的请购和审批程序。无形资产采购过程应该规范、透明，一般无形资产采购应由采购部门充分了解和掌握产品及供应商情况，采取比质比价的办法确定供应商；重大无形资产采购，应采取招标方式进行，非专有技术等具有非公开性无形资产，应注意采购过程中的保密保全措施。无形资产采购合同协议的签署应遵循公立医院合同管理内部控制的相关规定。

对于自行开发的无形资产，应采用科学的计算方法和有力的依据，组成专家团队确定合理的计价。医院自行开发并按照法律程序申请取得的无形资产，按依法取得时发生的注册费、聘请律师费等费用，作为无形资产的实际成本。依法取得前，在研究与开发过程中发生的材料费用、直接参与开发人员的工资及福利费、开发过程中发生的租金、借款费用等直接计入当期费用。

公立医院应建立严格的无形资产交付使用验收制度，确保无形资产符合使用要求。对于外购的无形资产，公立医院必须及时取得无形资产所有权的有效证明文件，仔细审核有关合同协议等法律文件，必要时听取专业人员或法律顾问的意见。对于自行研发的无形资产，应由研发部门、资产部门、使用部门共同填制无形资产移交使用验收单，移交使用部门使用。对于购入或者以支付土地出让金方式取得的土地使用权，必须取得土地使用权的有效证明文件；对于投资者投入、接受捐赠、债务重组、政府补助、合同、非货币性资产交换、其他单位无偿划拨转入以及其他方式取得的无形资产，均应办理相应的验收手续。

对于需要办理产权登记手续的无形资产，公立医院要及时到相关部门办理。

3.加强无形资产使用保全环节的控制

公立医院要加强无形资产的日常管理工作，授权具体部门或人员负责无形资产的日常使用和保全管理，确保无形资产的安全和完整。一方面，公立医院应按照无形资产的性质确定无形资产保全范围和政策，保全范围和政策应当足以应对无形资产因各种原因发生损失的风险。未经授权，公立医院人员不得直接解除技术资料等无形资产，对技术资料等无形资产的保管和接触应保有记录，对重要的无形资产及时申请保护。另一方面，公立医院应对无形资产各种文件资料（尤其是资产、财务、会计等资料）妥善保管，避免记录受损、被盗、被毁的可能，对某些重要资料应该留有后备记录，尤其是在计算机条件下便于在遭受意外损失或损毁时重新恢复。

此外，公立医院还应注意定期评估和及时更新，如果无形资产可能发生减值迹象的，应当计算其可收回金额；可收回金额低于账面价值的，应该按照政府会计具体准则的规定计提减值准备、确认减值损失。同时，公立医院也要注意淘汰落后技术，加大研发投资推动自主创新和技术升级，确保技术处于领先地位。

4.加强无形资产处置环节的控制

公立医院应明确无形资产处置的程序和审批权限，并严格按照处置程序进行无形资产处置业务。无形资产的处置应由独立于无形资产管理部门和使用部门的其他部门或人员办理，重大无形资产的处置，要委托具有资质的中介机构进行资产评估，实行集体研究、专家论证和技术咨询相结合的议事决策机制，并建立集体审批记录机制。

一般来说，首先由公立医院无形资产使用部门根据需要提出处置申请书，并列明处置原因，其次由资产管理部门组织人员进行经济和技术鉴定，确定合理的处置价格，出具处置呈批单，最后由公立医院负责人对无形资产处置申请进行审批。资产管理部门根据批准的处置呈批单处置无形资产，编制注销凭证，使用部门注销无形资产保护卡等相关处理。

对于经批准的无形资产转让、调出和捐赠，公立医院应由资产管理部门会同财务部门予以办理，并签订合同协议，就转让的维护保全、商业秘密保护等内容进行约定。对拟出售或投资转出的无形资产，应由有关部门或人员提出处置申请，列明该项无形资产的原价、预计出售价格或转让价格等，报公立医院授权部门或人员审核，相关单位审批后，予以出售或转让。公立医院在无形资产处置过程中涉及产权变更的，应及时办理产权变更手续。

5.加强无形资产的会计核算

公立医院应该加强无形资产会计核算，设置无形资产和累计摊销会计科目。在无形资产取得时，公立医院应该按照其成本进行初始计量。一般来说，公立医院无形资产的取得方式可分为外购、自行开发、置换、捐赠、无偿调入等方式。取得方式不同，成本计算也不相同，如表8-22所示。

表8-22 无形资产成本计算

取得方式	成本计算
外购	购买价款、相关税费以及可归属于该项资产达到预定用途前所发生的其他支出 委托软件医院开发的软件，视同外购无形资产确定其成本
自行开发	自该项目进入开发阶段后至达到预定用途前所发生的支出总额
置换	按照换出资产的评估价值加上支付的补价或减去收到的补价，加上换入无形资产发生的其他相关支出确定
接受捐赠	按照有关凭据注明的金额加上相关税费确定；没有相关凭据可供取得，但按规定经过资产评估的，其成本按照评估价值加上相关税费确定；无可供取得的相关凭据且未经资产评估的，其成本比照同类或类似资产的市场价格加上相关税费确定；没有相关凭据且未经资产评估、同类或类似资产的市场价格也无法可靠取得的，按照名义金额入账，相关税费计入当期费用 确定接受捐赠无形资产的初始入账成本时，应当考虑该项资产尚可为政府会计主体带来服务潜力或经济利益的能力
无偿调入	按照调出方账面价值加上相关税费确定

公立医院要按照年限平均法或者工作量法，按月对使用年限有限的无形资产进行合理摊销，并根据用途计入当期费用或者相关资产成本。对于使用年限有限的无形资产，政府会计主体应当按照一定的原则确定无形资产的摊销年限（见表8-23），因发生后续支出而增加无形资产成本的，对于使用年限有限的无形资产，应当按照重新确定的无形资产成本以及重新确定的摊销年限计算摊销额。使用年限不确定的无形资产不应摊销。

表 8-23　　　　　　　　　　　　　　无形资产的摊销年限

无形资产类别	摊销年限
法律规定了有效年限的	按照法律规定的有效年限作为摊销年限
法律没有规定有效年限的	按照相关合同或单位申请书中的受益年限作为摊销年限
法律没有规定有效年限、相关合同或单位申请书也没有规定受益年限的	根据无形资产为政府会计主体带来服务潜力或经济利益的实际情况，预计其使用年限
非大批量购入、单价小于1000元的可以于购买的当期将其成本一次性全部转销	—

6.信息管理系统控制

公立医院应运用信息化管理系统对无形资产进行管理，包括建立无形资产台账、定期清查盘点等，财务部门、资产管理部门、使用部门要定期核对账目，做到账账、账实相符。医院无形资产管理系统的应用需要由电子信息化控制来实现其目标，将内部控制固化在信息系统中，可以消除人为因素，可以使内部控制程序化、常态化。

（七）对外投资控制措施

对外投资控制是指医院为了保证对外投资业务活动的规范进行，保护对外投资资产的安全、完整，防止、发现、纠正错误与舞弊，确保对外投资控制目标的实现。在分工负责的前提下，对涉及对外投资的各个工作岗位采用一系列具有控制职能的方法、措施和程序，从而实现对其业务活动进行有效的组织、制约、考核和调节，以明确其职责和权限，使之保持相互联系、相互制约的关系，并予以系统化、规范化，从而形成一个严密控制管理体系的管理制度。加强医院对外投资的内部控制，有利于贯彻和落实国家有关法律、法规和制度；有利于提高投资效益；有效防范投资风险；有利于防范对外投资中不规范行为。

1.建立健全对外投资管理体系

（1）根据《行政事业单位内部控制规范（试行）》第四十五条第二款规定，公立医院要结合业务需要，合理设置对外投资业务相关岗位，明确岗位的职责权限，确保不相容岗位相互分离、相互监督和相互制约，一般而言，对外投资的不相容岗位主要包括：对外投资的可行性研究与评估、对外投资决策与执行、对外投资处置的审批与执行、对外投资执行与会计核算、对外投资执行与监督等。

（2）公立医院应该制定对外投资业务的审核审批权限，明确审批人的授权批准方式、权限、程序、责任及相关控制措施，规定经办人的职责范围和工作，确保未经授权的部门或工作人员不得办理对外投资业务。

（3）一般来说，公立医院对外投资的流程包括：投资意向、可行性研究、集体论证、审批、实施等流程，公立医院要明确投资业务流程，规范公立医院对外投资，确保对外投资各业务环节正常开展。

2.确保公立医院对外投资的合法合规性

《行政事业单位内部控制规范（试行）》第四十五条规定："单位应当根据国家有关规定加强对对外投资的管理。"公立医院应当明确行政事业单位对外投资相关规定，确保单位对外投资的合法合规性。

财政部在《事业单位国有资产管理暂行办法》《中央级事业单位国有资产管理暂行办法》《事业单位财务规则》中对事业单位的对外投资做了明确的规定。《事业单位国有资产管理暂行办法》第二十一条规定："事业单位利用国有资产对外投资、出租、出借和担保等应当进行必要的可行性论证，并提出申请，经主管部门审核同意后，报同级财政部门审批。"《中央级事业单位国有资产管理暂行办法》第二十条规定："中央级事业单位申报国有资产对外投资、出租、出借等事项，应当附可行性论证报告和拟签订的协议（合同）等相关材料，按以下方式履行审批手续：单项价值在800万元以下的，由财政部授权主管部门进行审批，主管部门应当于批复之日起15个工作日内将审批文件（一式三份）报财政部备案；800万元以上（含800万元）的，经主管部门审核后报财政部审批。"《关于进一步规范和加强行政事业单位国有资产管理的指导意见》第十五条明确规定："除法律另有规定外，各级行政单位不得利用国有资产对外担保，不得以任何形式利用占有、使用的国有资产进行对外投资。除国家另有规定外，各级事业单位不得利用财政资金对外投资，不得买卖期货、股票，不得购买各种企业债券、各类投资基金和其他任何形式的金融衍生品或进行任何形式的金融风险投资，不得在国外贷款债务尚未清偿前利用该贷款形成的资产进行对外投资等。事业单位对外投资必须严格履行审批程序，加强风险管控等。利用非货币性资产进行对外投资的，应当严格履行资产评估程序，法律另有规定的，从其规定。"

综上所述，在我国当前的政策形势下，事业单位的对外投资包括债券投资和股权投资，即在不违反相关政策前提下，购买各种有价证券，或者以货币资金、实物资产或无形资产进行对外投资。公立医院要严格管理对外投资，在法律法规规定的投资范围内进行投资，确保对外投资的合规合法性。

3.加强岗位控制

《医疗机构财务会计内部控制规定》第六十一条要求："建立健全对外投资业务的管理制度和岗位责任制。明确相关部门和岗位的职责、权限，确保项目可行性研究与评估、决策与执行、处置的审批与执行等不相容职务相互分离，合理设置岗位，加强制约和监督。"并特别强调"公立医院不得由同一部门或一人办理对外投资业务的全过程"。按照不相容职务分离的原则，建立相应岗位责任制，是对外投资控制的基本措施和方法，为保证对外投资控制的贯彻和落实提供基础制度保证。

（1）关键控制点。

对外投资不相容职务分离控制的关键点包括：建立健全对外投资业务管理制度、对外投资业务岗位责任制、不相容职务分离控制、人员素质控制、定期轮岗控制等。

（2）控制的设计与实施。

①对外投资业务管理制度。

对外投资管理制度包括对外投资立项分析制度、对外投资授权批准制度、对外投资评估制度、对外投资决策制度、对外投资计价评估制度、对外投资执行制度、对外投资处置制度、对外投资核算制度、对外投资定期核对制度等。

建立对外投资立项分析制度。分析公立医院内部投资环境，对公立医院投资能力、投资意向进行分析，选择投资范围；分析公立医院外部环境，对产业政策、市场需求等进行分析，提高投资成功率和效率。

建立对外投资授权批准制度。明确对外投资授权批准流程，制定有关投资的审批程序，健全有关审批手续，保证按制度规定审批投资。

建立对外投资评估制度。应用恰当的方法，对公立医院投资项目进行评估，以确定合适的投资项目。

建立对外投资决策制度。实行集体决策，保证对外投资决策的民主化、透明化、科学化，充分考虑风险与收益，选择正确的投资机会和最佳的投资方案。

建立对外投资预算制度。将投资项目预算纳入公立医院预算管理。

建立对外投资计价评估制度。正确评估公立医院的无形资产价值，可以委托社会中介机构评估，也可以通过协商确定无形资产价值，防止无形资产价值流失。

建立对外投资执行制度。根据不同的对外投资业务制定相应的业务流程。

建立对外投资处置制度。按照规定及时进行对外投资处置的会计处理，确保资产处置真实、合法。

建立对外投资核算制度。保证按有关规定执行，确保投资会计处理过程合规完整。

建立对外投资定期核对制度。保证对外投资资产的安全和完整，保证投资明细账与总账、会计报表核对相符。

②对外投资业务岗位责任制，明确相关部门和岗位的职责、权限。

实行职能分工控制，合理设置岗位，建立对外投资岗位责任制，明确对外投资岗位的职责、权限。与对外投资业务相关的岗位包括对外投资可行性研究岗位、对外投资评估岗位、对外投资决策岗位、对外投资审批岗位、对外投资执行岗位等。

对外投资可行性研究岗位具体负责：组织相关部门或人员对投资建议项目进行分析与论证，编制对外投资的可行性研究报告并提出对外投资建议。对外投资评估岗位具体负责组织对外投资项目的评估工作，形成评估报告。

③不相容职务分离控制。

对外投资项目可行性研究与评估岗位分离。对外投资项目可行性研究岗位主要负责对外投资项目立项的可行性研究，提出立项建议报告；对外投资项目评估岗位，主要是对项目可行性的再评估，具有相对的独立性。对外投资项目可行性研究岗位与评估岗位应当分离，有利于科学预测对外投资的风险和收益，为科学决策提供参考依据。

对外投资决策与执行岗位分离。对外投资决策岗位具有决定对外投资的权利；对外投资执行岗位是负责对外投资的具体管理，决定权与执行权分离。对外投资决策岗位，不能负责对外投资执行的有关事项，可以有效防范对外投资业务中的不正当行为，保证对外投资的安全和完整，特别是对具有决策权利的制约和控制。

对外投资计划的编制与审批岗位、投资交易与会计记录岗位、投资凭证保管与投资交易会计记录岗位、投资交易与凭证盘点岗位等不相容职能相分离。

对外投资处置的审批与执行岗位分离。对外投资处置包括对外投资的收回、转让、核销等；对外投资处置的审批，实行集体决策，按照规定履行相关审批手续，具有处置审批权的岗位与执行岗位分离，有利于保证对外投资权益的安全，防范对外投资权益的流失。

公立医院不得由同一部门或同一人办理对外投资业务的全过程。为保证对外投资不相容职务分离，切实做到相互制约、相互监督，防范对外投资业务过程中非正当行为的发生，《医疗机构财务会计内部控制规定》明确规定，公立医院不得由同一部门或一个人办理对外投资业务的全过程。

④人员素质控制。

政治素质。公立医院办理对外投资业务的相关人员应当具备良好的职业道德，做到奉公守法、清正廉洁。

业务素质。公立医院办理对外投资业务的相关人员，除具备基本的职业道德素质以外，必须掌握金融、投资、财会、法律等方面的专业知识。

⑤岗位轮换控制。

公立医院对办理对外投资业务的人员，根据具体情况定期进行岗位轮换，有效防范办理对外投资业务的人员差错、舞弊现象的发生。

4.建立投资决策控制机制

《医疗机构财务会计内部控制规定》第六十二条要求："建立对外投资决策控制制度。加强投资项目立项、评估、决策环节的有效控制，防止国有资产流失。所有对外投资项目必须事先立项，组织由财务、审计、纪检等职能部门和有关专家或由有资质的中介机构进行风险性、收益性论证评估，经领导集体决策，按规定程序逐级上报批准。决策过程应有完整的书面记录及决策人员签字。"并特别强调"严禁个人自行决定对外投资或者擅自改变集体决策意见"。

公立医院投资项目从立项到分析论证，直到做出投资决策，必须符合国家有关规定，符合公立医院投资总体战略规划，有效地利用人力、物力、财力，有利于合理、科学地组织配置公立医院各种资源。公立医院应当加强对外投资可行性研究、评估与决策等环节的控制，对投资建议的提出、可行性研究、评估、决策等做出明确规定，确保对外投资决策合法、科学、合理，有效防止国有资产流失。

（1）关键控制点。

对外投资决策的关键控制点包括项目立项民主化、评估专业化、决策集体化、审批制度化以及无形资产的投资控制。

（2）控制的设计与实施。

①对外投资立项控制。

对外投资项目必须事先立项，建立适当的审批程序，严格投资项目立项控制。按要求实行职务分离制度，规定对外投资活动的负责人级别、各种具体的报告和审批手续，保证对外投资活动在初期得到严格的控制。按照立项程序，编制对外投资建议书。

②对外投资可行性研究控制。

由相关部门或人员对投资建议项目进行分析与论证，如针对技术、经济、市场、资源、环境、产业政策等方面进行科学分析；了解和分析投资对象或投资行为的营利能力，以及未来潜在被投资单位的经营、财务状况；并对被投资单位资信情况进行调查或实地考察。对外投资项目如有其他投资者的，应根据情况对其他投资者的资信情况进行了解或调查。科学预测投资项目现金流量，综合考虑各种因素，掌握合理的预测方法，编制对外投资建议书。

③对外投资评估控制。

由相关部门、人员或委托具有相应资质的专业机构对投资项目进行可行性研究，重点对投资项目的目标、规模、投资方式、投资的风险与收益等做出评价。

由相关部门、人员或委托具有相应资质的专业机构对可行性研究报告进行独立评估，形成评估报告。评估报告应当全面反映评估人员的意见，并由所有评估人员签章。

④对外投资决策控制。

所有对外投资项目应由财务、审计、纪检等职能部门和有关专家或由有资质的中介机构进行风险性、收益性论证评估，经领导集体决策，按照程序上报统计财政部门和卫生主管部门审批。对外投资实行集体决策，决策过程应有完整的书面记录及决策人员签字。严禁个人自行决定对外投资或者擅自改变集体决策意见。

⑤无形资产投资控制。

《医疗机构财务会计内部控制规定》第六十三条规定："加强无形资产的对外投资管理。公立医院以无形资产对外投资的，必须按照国家有关规定进行资产评估、确认，以确认的价值进行对外投资。"

公立医院对外投资评估必须按照《事业单位国有资产管理暂行办法》的规定执行，评估工作应当委托具有资产评估资质的评估机构进行，不得以任何形式干预资产评估机构独立执业，按照评估确认的价值进行对外投资。

5.加强对外投资授权审批控制

《医疗机构财务会计内部控制规定》第六十四条规定："严格对外投资授权审批权限控制，不得超越权限审批。建立对外投资责任追究制度。对出现重大决策失误、未履行集体审批程序和不按规定执行的部门及人员，应当追究相应的责任"。

公立医院对外投资失败的原因，大致有以下几个方面：一是对于投资可行性研究不够；二是个人决策失误；三是利用对外投资转移资产，为个人或集体谋取好处。对于以上原因，根本还是对外投资缺乏严格的授权审批制度。因此，加强对外投资业务授权审批控制，对于保证对外投资资产的安全和完整，防范投资风险具有十分重要的意义和作用。

（1）关键控制点。

公立医院对外投资业务中涉及的对外投资的立项、评估、决策、报批、接触、执行、核算、追踪、处置等全过程都需要得到授权批准，控制的关键点是审批人的权限范围、审批人承担的责任、经办人的职责范围及工作要求、对外投资文件资料控制等。

（2）控制的设计与实施。

①建立对外投资授权批准制度。

公立医院应建立对外投资业务授权批准制度，明确授权批准的方式、程序和相关控制措施，规定审批人的权限、责任以及经办人的职责范围和工作要求。严禁未经授权的部门或人员办理对外投资业务。重大投资项目经专门部门审核论证后，由公立医院领导班子集体决策并报经其主管部门审核后，对超过主管部门审核权限的，还需报财政部门批准。

②严格对外投资业务授权审批控制。

审批人应当根据对外投资授权审批制度的规定，在授权范围内进行审批，不得超越权限审批。经办人应当在职责范围内，按照批准意见办理对外投资业务。对于审批人超越授权范围审批的对外投资业务，经办人有权拒绝办理，并及时向审批人的上级授权部门报告。

③加强经办人员授权控制。

授权经办投资业务的部门或人员，必须按照已批准的预算和下达的指令进行，未经授权，任何人不能擅自作出对外投资的决定。授权财会部门对投资项目进行预期效益预测，对投资预算提出审核意见，未经效益预测，不得进行投资。投资合同、投资处置合同应按规定程序批准后，方可实施。

④强化对外投资责任追究控制。

公立医院应当建立对外投资责任追究制度，强化对外投资失误责任追究，保证对外投资的安全性。因集体决策对外投资造成重大决策失误的，按照决策人员在公立医院的工作岗位职责，追究相应的行政责任和经济责任。未履行集体审批程序，因个人决策导致对外投资造成失误或损失的，个人承担主要责任。执行对外投资业务的部门和个人，因不按规定执行而造成对外投资损失的，应追究相应责任。

⑤完善对外投资文件资料控制。

公立医院应当加强对审批文件、投资合同或协议、投资方案书、对外投资处置决议等文件资料的管理，设置相应的记录或凭证，如实记载各环节业务的开展情况，明确各种文件资料的取得、归档、保管、调阅等各个环节的管理规定及相关人员的职责、权限，便于监督和管理。

6.加强对外投资执行控制

《行政事业单位内部控制规范（试行）》第四十五条第三款规定："加强对投资项目的追踪管理，及时、全面、准确地记录对外投资的价值变动和投资收益情况。"《医疗机构财务会计内部控制规定》第六十五条要求："加强对外投资会计核算控制。建立账务控制系统，加强对外投资会计核算核对控制，对其增减变动及投资收益的实现情况进行相关会计核算。"第六十六条要求："建立对外投资项目的追踪管理制度。对出现的问题和风险及时采取应对措施，保证资产的安全与完整。"

公立医院根据不同的对外投资业务制定相应的业务执行流程，明确各环节的控制要求，设置相应的记录或凭证，如实记载各环节业务的开展情况，对于确保对外投资全过程得到有效控制具有重要意义。

（1）关键控制点。

对外投资执行控制的关键点包括计划预算控制、合同签订控制、投出环节控制、追踪管理控制、会计核算控制、权益证书管理控制、清查核对控制等。

（2）控制的设计与实施。

①计划预算控制。

公立医院应对投资业务实行计划预算控制，每年度开始之前，公立医院授权具体部门或人员编制对外投资计划和预算，对下一年度的对外投资业务进行事前控制。编制投资预算时要同单位预算相结合，充分考虑资金来源、资金的机会成本及投资风险等因素。对外投资预算编制完成后，应交公立医院领导班子集体进行严格审核，根据审核意见进行修改后编制正式预算，并报上级主管部门和财政部门的批准许可。投资预算执行中，根据实际情况的变化，可按审批程序进行预算调整。对公立医院年度预算执行情况、结果进行分析、检查，为确定下一年度投资方向、编制投资预算打基础。

加强计划的编制控制。对外投资计划的编制应以可行性分析为依据，详细说明投资对象、投资理由、投资的性质和目的、影响投资收益的潜在因素等，重大投资可聘请中介投资顾问参与投资计划的编制。严格对外投资计划的审查，审查投资估计是否合理、投资收益估算是否正确、投资理由是否合理、对公立医院的影响等。投资计划及其审批应当用书面文件进行记录，并进行编号控制。

②合同签订控制。

公立医院应当制订对外投资实施方案，明确出资时间、金额、出资方式及责任人员等内容。对外投资实施方案及方案的变更，应当经公立医院决策机构或其授权人员审查批准。对外投资业务需要签订合同的，应当征询单位法律顾问或相关专家的意见，并经授权部门或人员批准后签订。

③投出环节控制。

公立医院应当加强对资产投出环节的控制。用货币资金对外投资的，投出时按照货币资金内部控制办法办理。用非货币资金对外投资的，按照非货币资金的内部控制办法办理。以委托投资方式进行的对外投资，应当对受托单位的资信情况和履约能力进行调查，签订委托投资合同，明确双方的权利、义务和责任，并建立相应的风险防范措施。

④追踪管理控制。

公立医院应当建立对外投资项目的追踪管理制度，对出现的问题和风险及时采取应对措施，保证资产的安全与完整。指定专门的部门或人员对投资项目进行追踪管理，掌握被投资单位的财务会计状况和经营情况，定期组织对外投资质量分析，发现异常情况，应及时向有关部门和人员报告，并采取相应措施。

公立医院的重大投资项目可根据需求和有关规定向被投资单位派出董事、监事、财务或其他管理人员。对派驻被投资单位的有关人员建立适时报告、业绩考评与轮岗制度。

⑤安全控制。

公立医院应当建立对外投资凭证保管和变动管理制度，制定管理流程和授权制度；建立严格的联合控制制度，至少由两名人员共同控制，不得一人单独办理对外投资凭证，防范对外投资凭证保管与变动过程中的舞弊和错漏。

公立医院应当加强对外投资有关权益证书的管理，指定专门部门或人员保管权益证书，对任何对外投资凭证的存入或取出，都应严格手续制度，建立详细的记录，并由所有在场相关人员签名。除无记名证券投资外，公立医院在购入债券时，应在购入的当日尽快登记于公立医院名下，严防登记于经办人名下。两人以上参与每月定期盘点，加强对外投资资产盘点结果与对外投资登记簿核对，保证相符。未经授权人员不得接触权益证书。财会部门应定期或不定期地与相关管理部门和人员清查核对有关权益证书。

⑥会计核算控制。

建立对外投资账务控制系统，设置对外投资总账和明细账。建立完整的明细记录，按规定对对外投资增减变动及投资收益的实现情况等进行明细核算。应当加强投资收益的控制，对外投资获取的利息、股利以及其他收益，均应纳入单位统一核算，严禁设置账外账。

⑦清查核对控制。

公立医院应建立定期清查核对制度，财会部门应定期或不定期地与相关管理部门和人员清点核对对外投资的相关凭证和有关权益证书，并定期或不定期地进行总账与明细账核对、与被投资单位核对有关投资账目，保证对外投资的安全、完整。

7.加强对外投资处置控制

《医疗机构财务会计内部控制规定》第六十七条要求："加强对外投资的收回、转让和核销等处置控制。对外投资的收回、转让、核销，应当实行集体决策，须履行评估、报批手续，经授权批准机构批准后方可办理。"公立医院加强对外投资处置控制，对于保证对外投资处置的决策授权批准按照规定办理、保障处置收益、保护处置的真实合法、防范资产流失具有极其重要的作用。

（1）关键控制点（见表8-29）。

对外投资处置的内容包括对外投资的收回、转让和核销等，其关键控制点是对投资处置的决策和授权批准程序控制、处置审批控制、审核控制等。

（2）控制的设计与实施。

①对外投资处置决策和授权批准控制。

公立医院应当加强对外投资处置环节的控制，对投资收回、转让、核销等的决策和授权批准程序做出明确规定。一般先由经办人员提出建议和意见，提交对外投资评估组织分析后，按程序逐级上报。

②处置审批控制。

对外投资的收回、转让与核销，应当实行集体决策，并按照规定的审批程序履行相关审批手续。

对外投资的收回须建立评估制度，履行评估和报批手续，经授权批准机构批准后方可办理。要防范对外投资收回过程中资产的流失，保证对外投资资产的安全与完整。对应收回的对外投资资产，要及时足额收取。

转让对外投资应由相关机构或人员合理确定转让价格，并报授权部门批准，必要时，可委托具有资质的专门机构进行评估。

核销对外投资时，应取得因被投资单位不能收回投资的法律文书和证明文件。

③审核控制。

公立医院财会部门应当认真审核与对外投资处置有关的审批文件、会议记录、资产回收清单等相关资料，并按照规定及时进行对外投资处置的会计处理，确保资产处置真实、合法。

8.建立投资监督评价控制机制

《行政事业单位内部控制规范（试行）》第六十一条规定："内部审计部门或岗位应当定期或不定期检查单位内部管理制度和机制的建立与执行情况，以及内部控制关键岗位及人员的设置情况等，及时发现内部控制存在的问题并提出改进建议。"

公立医院应明确对外投资业务的管控重点，指定内部审计部门定期检查对外投资业务管理情况，加强对外投资业务的监督和检查（见表8-24）。

表 8-24　　　　　　　　　　　　　对外投资关键控制点

检查内容	检查重点
对外投资业务授权审批制度的执行情况	对外投资的审批手续是否健全、是否存在越权审批等违反规定的行为
对外投资业务的决策情况	对外投资决策过程是否符合规定的程序
对外投资的具体执行情况	各项资产是否与投资方案一致，投资期间获得的投资收益是否及时进账，以及对外投资权益证书和有关凭证的保管与登记情况，操作程序的规范程度等
对外投资的处置情况	投资资产的处置是否经过集体决策并通过必要的审批程序，各类资产的回收是否完整、及时，职工的安排是否落实等
对外投资的账务处理情况	会计记录是否真实、完整和准确，会计凭证及相关投资文件资料是否合法、合规和合理

《行政事业单位内部控制规范（试行）》第六十三条规定："单位负责人应当指定专门部门或专人负责对单位内部控制的有效性进行评价并出具单位内部控制自我评价报告。"

在对外投资处置完成后，公立医院应该自行组织或聘请中介机构或相关专业人员对该对外投资业务进行总体评价，并形成评价报告，对相关部门和岗位在对外投资内部控制上存在的缺陷提出改进建议，对造成重大投资失误的进行责任追究，促进公立医院对外投资内部控制的进一步完善。

第九章

公立医院基本建设项目管理业务控制

一、医院基本建设项目控制概述

(一) 基本建设项目控制的概念

基本建设项目是指医院根据医疗事业发展或医疗业务需要而开展的新建、改扩建项目，以及修缮修理项目。

基本建设项目控制是指医院为了防范基本建设项目各个环节的差错与舞弊，提高工程质量，提高建设资金使用效益，结合基本建设项目的重点和管理要求而制定的内部控制制度与程序，包括基本建设项目立项决策、概预算、招标、采购、施工管理、质量管理、工程结算、竣工决算等。

(二) 基本建设项目控制的意义

医院基本建设项目的内部控制，是保证实现工程项目建设目标的各种政策、制度和程序，是医院内部控制体系的一个重要组成部分。基本建设项目内部控制可以保证基本建设项目的安全和质量，保证工程项目建设中国有资产的完整和有效，保证基本建设项目信息的真实和合法，提高建设资金的使用效率，防范决策失误及防止舞弊行为，有效杜绝基本建设项目的盲目建设、工程招投标程序不规范、工程超预算，或任意扩大范围、提高标准，工程预决算高估冒算，擅自挪用、拆借、转移项目资金等问题的发生，对于实现基本建设项目管理目标具有重要的意义。

1.基本建设项目内部控制是提高医院基本建设项目投资效益的前提

通过对基本建设项目事前、事中、事后各个阶段的有效控制，有助于提高基本建设项目的建设进度和投资效益，防止建设资金浪费与流失。

2.基本建设项目内部控制是合理控制工程造价的重要手段

通过对基本建设项目事前的概预算控制、事中合同管理控制以及事后验收结算、竣工决算控制，可以有效地控制工程造价，节约建设资金，促进医院实施基本建设项目规范管理，做到各个环节的操作有章可循。

3.基本建设项目内部控制可以最大限度确保医院资产安全

健全有效的基本建设项目内部控制，可以堵塞漏洞，从源头上遏制工程建设的舞弊行为，确保工程建设质量，保证基本建设项目相关资料的真实、合法和安全，确保基本建设项目及时完整转为固定资产，保护国有资产的安全与完整。

（三）基本建设项目控制的基本流程

基本建设项目整个控制环节包括：基本建设项目立项决策、基本建设项目设计和概预算、基本建设项目招标、工程施工与监理、核算工程成本及控制费用支出、基本建设项目竣工验收和基本建设项目竣工决算等（见图9-1）。

1.立项决策环节

工程立项决策环节是选择和决定投资方案的过程，具体包括编制项目建议书、可行性分析研究报告和项目评审决策三个阶段。工程立项决策处于整个基本建设项目开展的前期阶段，是基本建设项目内部控制最重要的阶段之一。

2.设计和概预算环节

设计和概预算环节包括对勘探设计单位的选定、勘察设计协议或合同的签订、设计单位推行限额设计和标准设计的监督及勘察设计分阶段的审核等过程的控制。工程概预算是基本建设项目招标、施工和结算依据，概预算控制包括审查工程概预算编制的科学性、合理性和时效性，使用范围以及是否完整、准确，核算费用是否公允，是否符合国家标准。

3.招标环节

基本建设项目招标是指建设单位在项目立项之后、发包之前，依照法定程序，以公开招标或邀请招标等方式，邀请潜在投标人依据招标文件参与竞争，通过评标择优选定中标人的一种经济活动。具体包括基本建设项目招标、评标、定标和签订合同等环节，相关控制包括对投标人资格的审查、评标委员会的组建、书面合同的订立等。

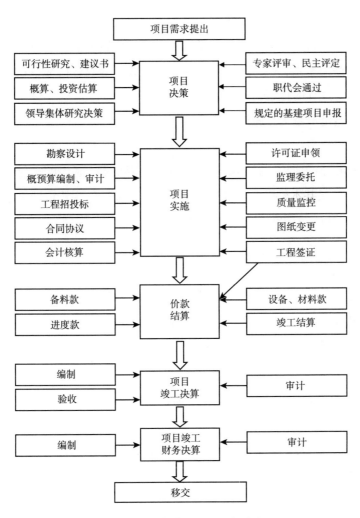

图9-1　基本建设项目业务流程

4.施工监理与合同管理环节

施工监理与合同管理环节包括对施工全过程中基本建设项目质量、进度、安全的监督与管理，基本建设项目变更的提出、论证及决策等过程，以及对合同履行的控制。其中，合同的履行控制包括核算工程成本环节和付款环节。核算工程成本是指对基本建设项目成本的准确估算，并有效控制和降低工程成本的过程，具体可以通过建立工程成本管理责任制、严格领料和各项费用开支、按质量体系和相关规范施工等方法进行有效的控制。另外，付款环节的控制是加强基本建设项目管理、防止工程款超付的重要手段。

5.基本建设项目竣工验收环节

基本建设项目竣工验收控制包括对各项会计资料的清理，报送竣工材料真实性、完整性的审查，竣工项目的及时组织验收，验收合格基本建设项目的固定资产转增等过程的控制。

6.基本建设项目竣工决算环节

基本建设项目竣工决算综合反映了基本建设项目从立项筹建到竣工全过程的财务状况和建设成果，是确定工程造价的最后步骤，是医院支付工程价款的依据。竣工决算控制包括竣工清理、竣工验收以及竣工决算审计等活动，以保证基本建设项目竣工决算的真实、完整、及时。

（四）医院基本建设项目内部控制的常用方法

基本建设项目内部控制主要采取不相容职务相互分离控制、授权批准控制、业务流程控制、决策控制、概预算控制、质量控制、价款支付控制、竣工决算控制等控制方法。

1.不相容职务相互分离控制

卫计委《医疗机构财务会计内部控制规定（试行）》第五十三条要求："建立健全工程项目管理制度和岗位责任制。明确相关部门和岗位的职责权限，确保项目建议和可行性研究与项目决策、概预算编制与审核、项目实施与价款支付、竣工决算与竣工审计等不相容职务相互分离，合理设置岗位，加强制约和监督。"为保证医院基本建设项目顺利开展，达到预期目的，要设置相应的岗位和职务，明确各自职责，实行不相容职务相互分离的办法，规定各个岗位工作的内容与方式。

2.授权批准控制

《医疗机构财务会计内部控制规定》第五十四条要求："建立工程项目相关业务授权批准制度。明确被授权人的批准方式、权限、程序、责任及相关的控制措施，规定经办人员的职责范围和工作要求。严禁未经授权的机构或人员办理工程项目业务。"为了落实和规范医院基本建设项目的实施，跟踪项目资金流动和使用过程，加强项目的监督与检查，建立项目相关业务授权批准制度是非常必要的，对保证基本建设项目的质量和建设资金的安全有重要意义。

3.业务流程控制

《医疗机构财务会计内部控制规定》第五十五条要求:"制定工程项目业务流程。明确项目决策、概预算编制、价款支付、竣工决算等环节的控制要求,并设置相应的记录或凭证,如实记载业务的开展情况,确保工程项目全过程得到有效控制。"为确保医院基本建设项目全过程得到有效控制,必须按照一定的程序办理,控制基本建设项目业务的各个环节,才能保障基本建设项目遵守法律法规,提高效率,发挥投资资金的效益,提升基本建设项目质量,圆满完成基本建设项目任务。

4.决策控制

《医疗机构财务会计内部控制规定》第五十六条要求:"加强工程项目决策控制。要按照决策科学化、民主化要求,采取专家评审、民主评议、结果公示等多种方式,广泛征求有关各方意见,实行集体决策。决策过程要有完整的书面记录。对工程项目的立项、可行性研究、项目决策程序等做出明确规定,确保项目决策科学、合理。"并特别强调"严禁任何个人单独决策工程项目或者擅自改变集体决策意见"。加强决策控制是医院开展基本建设项目的关键,医院在项目确立之前,必须对该项目的建设规模、投资资金来源、实施时间等进行充分的论证、研究和评审,最后集体决策。只有这样,才能保证建设资金充分发挥作用,提高社会效益和经济效益。

5.概预算控制

《医疗机构财务会计内部控制规定》第五十七条要求:"建立工程项目概预算控制制度。严格审查概预算编制依据、项目内容、工程量的计算和定额套用是否真实、完整、准确。"所有基本建设项目必须编制概预算,并按规定报送审计。未经审计和审批的概预算各部门均不得执行。基本建设项目的概预算是项目决策和实施的主要依据,实施中严禁项目擅自超预算、扩大范围和提高标准。

6.质量控制

《医疗机构财务会计内部控制规定》第五十八条要求:"加强工程项目质量控制。工程项目建立健全法人负责制、项目招投标制、工程建设监理制和工程合同管理制,确保工程质量得到有效控制。"医院必须加强基本建设项目的质量管理,有利于保证立项的基本建设项目顺利完工,保证工程质量。

7. 价款支付控制

《医疗机构财务会计内部控制规定》第五十九条要求："建立工程价款支付控制制度。严格按工程进度或合同约定支付价款。明确价款支付的审批权限、支付条件方式和会计核算程序。对工程变更等原因造成价款支付和金额的，相关部门必须提供完整的书面文件和资料，经财务、审计部门审核并按审批程序报批后支付价款。"

加强工程价款支付环节的控制，能够合理调度资金，及时准确地结清债权、债务关系，确保工程进度，按时编制竣工决算，并且控制过程有利于杜绝截留、挪用和超批复内容使用资金，超规模、超概预算现象的发生。

8. 竣工决算控制

《医疗机构财务会计内部控制规定》第六十条要求："建立竣工决算控制制度。严格执行清理、竣工决算、竣工审计和竣工验收的规定，确保竣工决算的真实、完整、及时。未经竣工决算审计的基本建设项目，不得办理资产验收和移交。"竣工决算控制对于真实、完整和及时地反映基本建设项目从筹建到竣工全过程的财务状况和建设成果具有重要意义。

（五）基本建设项目管理控制涉及的相关法律法规

1.《中华人民共和国建筑法》

2.《建设工程勘察设计管理条例》（国务院令第293号，2000年颁布）

3.《建设工程勘察设计资质管理规定》（建设部令第160号，2007年颁布）

4.《建设工程安全生产管理条例》（国务院令第393号，2003年颁布）

5.《建设工程质量管理条例》（国务院令第279号，2000年颁布）

6.《工程基本建设项目招标范围和规模标准规定》（国家发展计划委员会令第3号，2000年颁布）

7.《建筑工程设计招标投标管理办法》（建设部令第82号，2000年颁布）

8.《工程基本建设项目施工招标投标办法》（发改委令第30号，2003年颁布）

9.《建设工程监理范围和规模标准规定》（建设部令第86号，2001年颁布）

10.《建设工程监理规范》（GB50319-2000）

11.《建设工程项目管理规范》（GB/T50326-2006）

12.《建筑工程施工发包与承包计价管理办法》

13.《综合医院建设标准》（建标110–2008，建标〔2008〕164号）

14.《行政事业单位内部控制规范（试行）》（财会〔2012〕21号）

15.《国务院办公厅关于全面开展工程基本建设项目审批制度改革的实施意见》（国办发〔2019〕11号）

16.《建设工程消防设计审查验收管理暂行规定》（建设部令第51号，2020年颁布）

17.《关于推进全过程工程咨询服务发展的指导意见》（发改投资规〔2019〕515号）

18.《国家卫生健康委关于规范公立医院分院区管理的通知》（国卫医发〔2022〕7号）

二、医院基本建设项目管理业务的控制目标

（一）基本建设项目管理体系控制目标

1.建立健全基本建设项目内部管理制度，并且根据单位实际情况不断细化、修订和优化，形成良性循环。

2.相关部门和岗位设置合理，职责权限明确，不相容岗位相互分离，相互制约、相互监督。

3.健全项目议事决策机制，形成集体研究、专业机构编写、专家论证、集体决策机制，确保项目决策的科学性和合理性。

4.建立健全相关审核机制，优化审核控制的岗位设置、人员配置与审核流程，根据不同文档的特点，明确不同文档审核的侧重点，确保审核起到应有效果。

（二）业务环节控制目标

1.项目立项决策

（1）工程基本建设项目符合医院发展规划。

（2）工程基本建设项目相关重要事项决策经过集体讨论。

（3）工程基本建设项目立项符合国家规定。

（4）设置分院区符合区域医疗机构设置规划，充分征求举办单位和主管部门意见，做好运营、资产、人员等前期论证。

2.项目设计与概预算

（1）项目设计要符合国家法律法规规定，严格设计变更管理。

（2）认真编制项目建设预算，预算不得超过投资估算国家规定的比例。

（3）严格执行项目建设预算，按照审批下达的投资计划和预算金额对基本建设项目资金实行专款专用，严禁截留、挪用和超用途、超预算使用资金；预算发生调整需按规定呈上级有关部门审批。

3.项目招标

（1）按照有关规定确定招标事项，确保招标、开标、评标等环节符合相关法律法规要求，公正公开，程序规范，中标人符合资质要求和工程建设要求。

（2）招标文件编制完整准确，标底不被泄露，评标人员选择适当，严格防范招标过程中舞弊和腐败现象发生。

4.项目施工与结算管理

（1）项目施工符合国家及监管机构要求。

（2）原料采购、承发包活动、安全质量风险评估、项目建设周期、现场安全质量管理、现场管理服务、建筑材料质量管理、工程监理、工程变更等事项得到有效管控，基本建设项目能够在保证质量的前提下按时完成。

（3）严格按合同、施工进度支付款项。

5.项目验收与决算

（1）建设工程经过设计、施工、工程监理等参建单位的验收，确认工程与设计一致、质量合格。

（2）按照规定组织竣工决算、竣工决算审计，办理竣工结算。

（3）项目档案和资产及时完成移交工作。

三、医院基本建设项目控制流程与关键环节

医院要重点控制基本建设项目的项目立项决策、项目施工、价款结算、项目竣工决算和审计、项目验收以及移交等环节。

（一）项目立项决策流程与关键环节

1.项目立项决策流程图（见图9-2）

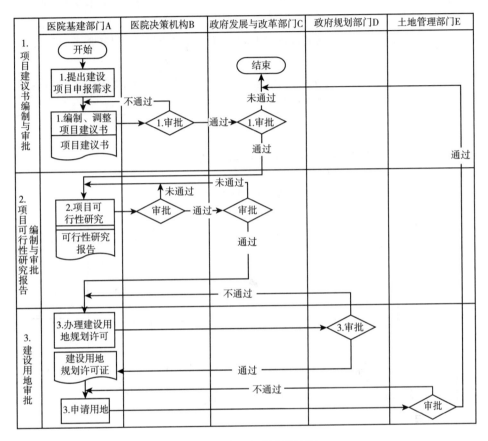

图9-2 项目立项决策流程

2.项目立项决策关键节点说明（见表9-1）

表 9-1　　　　　　　　　　项目立项决策关键节点说明

关键节点	简要说明
A1	基建部门提出立项申请，编制项目建议书
B1	医院决策机构对立项申请审批，审批通过后报政府发展与改革部门，审批不通过则退回基建部门修改立项申请
C1	政府发展与改革部门对医院的立项申请进行审批，审批通过后开展可行性研究，审批不通过则需要重新按程序办理

续表

关键节点	简要说明
A2	基建部门根据审批通过的项目建议书，开展可行性研究并组织项目评审，评审完成后编制可行性研究报告，提交医院决策机构和政府发展与改革部门审批，审批不通过则重新编制可行性研究报告
A3、D3	到政府规划部门办理建设用地规划许可证，政府规划部门审批通过后，领取许可证；如果审批不通过，则需要重新按程序办理
A3	到土地管理部门申请建设用地，审批通过后进入设计与概预算环节。如果审批不通过，则需要重新按程序办理

（二）项目设计与概预算流程与关键环节

1.项目设计与概预算流程图（见图9-3）

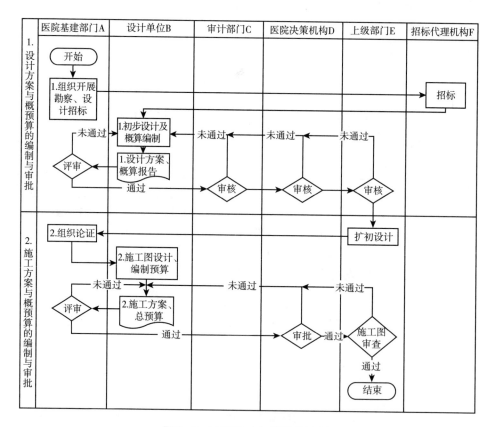

图9-3　项目设计与概预算流程

2.项目设计与概预算关键节点说明（见表9-2）

表9-2　　　　　　　　项目设计与概预算关键节点说明

关键节点	简要说明
A1	基建部门组织开展勘察、设计招标，进入招标流程
B1	经招标确定的设计单位进行基本建设项目的初步设计及概算编制，形成初步的设计方案和概算报告，并经基建部门、审计部门、决策机构和上级部门审批。审批通过后由上级部门进行扩初设计，不通过则修改初步设计和概算
A2	基建部门对扩初设计进行组织论证
B2	设计单位根据扩初设计进行施工图的设计，并经基建部门评审后，由决策机构和上级部门审批，若不通过，则重新修改施工方案

（三）项目招标环节流程与关键环节

1.项目招标流程图（见图9-4）
2.项目招标关键节点说明（见表9-3）

表9-3　　　　　　　　项目招标关键节点说明

关键节点	简要说明
A1	医院基建部门准备招标工作，编写招标申请书，并提交医院决策机构审批，招标项目按照国家有关规定需要履行项目审批手续的，建设单位应当先向主管部门递交《招标申请书》，履行审批手续，取得批准
B1	医院决策机构审批招标申请书，审批通过后委托具有相应资质的招标代理机构进行招标
C1	招标代理机构接受建设单位的招标委托，与基建部门沟通后，编制招标文件，经建设单位审核确认后，发布招标文件
D2	施工单位购买招标文件，并经综合考察后，根据本单位的实际情况，向招标代理机构提交投标文件
C2	招标代理机构开标
E3	招标期限结束后，招标代理机构应组建评标委员会，公开标底，并对投标文件进行评审和比较，推荐合格中标人，最终确定中标人
C3	招标代理机构发布中标结果
A3	建设单位与招标施工单位签订合同，进入合同管理子流程

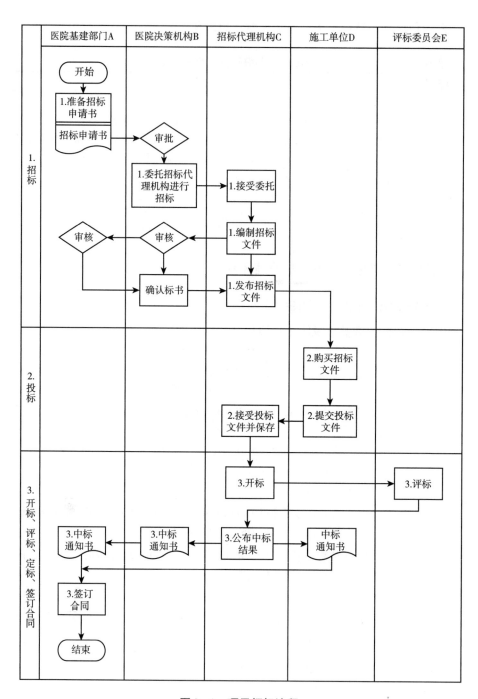

图9-4　项目招标流程

（四）项目施工与结算管理流程与关键环节

1.项目施工与结算管理流程图（见图9-5）

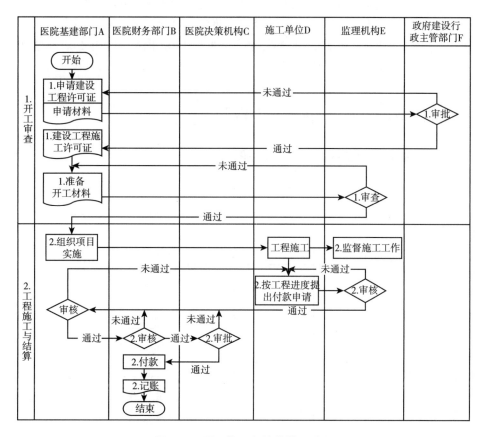

图9-5 项目施工与结算管理流程

2.项目施工与结算管理关键节点说明（见表9-4）

表9-4 项目施工与结算管理关键节点说明

关键节点	简要说明
A1	基建部门准备开工申请材料，向政府建设行政主管部门申请《建设工程施工许可证》，并准备开工材料提交监理机构审查
F1	政府建设行政主管部门对医院递交的施工申请材料进行审批，通过后颁发《建设工程施工许可证》
E1	基建部门准备开工，并将开工材料提交监理机构审查
A2	基建部门组织施工工作，协调施工单位和监理机构开展工程建设和监理工作

续表

关键节点	简要说明
D2	施工单位按工程施工进度提出付款申请
E2	监理机构对施工过程开展监督工作，并在每个步骤和项目完工后进行验收，同时对施工单位提出的付款申请进行审核，审核通过后填写付款证书
B2、C2	付款申请经基建部门审核后，提交财务部门再次审核，最后提交医院决策机构审批，审批通过后由财务部门支付工程款，并做相应的账务处理

（五）项目验收与竣工决算流程与关键环节

1. 项目验收与竣工决算流程图（见图9-6）

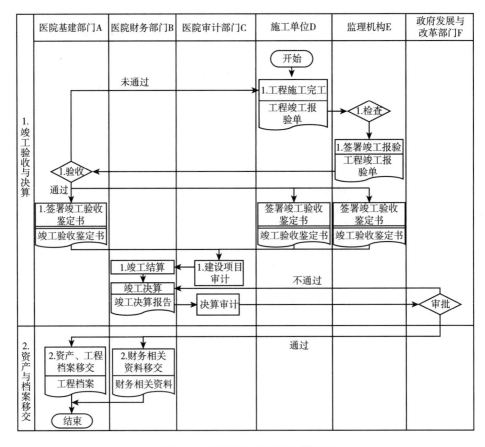

图9-6　项目验收与竣工决算流程

2.项目验收与竣工决算关键节点说明（见表9–5）

表 9–5 项目验收与竣工决算关键节点说明

关键节点	简要说明
D1	施工单位完成工程建设，向监理机构提交《工程竣工报验单》，并向监理单位提出工程完工申请
E1	监理机构检查工程完工情况，检查并签署竣工报验单，提交医院基建部门
A1	医院基建部门组织通过单位组织设计、施工、监理单位以及工程质量监督部门等对工程进行验收，对该项目是否符合合同约定标准以及相关其他质量标准进行全面检验。验收通过后，由施工、监理、医院共同签署《竣工验收鉴定书》
C1	医院审计部门对建设工程开展审计工作
B1	医院财务部门进行竣工结算，并会同基建部门编制竣工决算报告，提交审计部门进行决算审计
A2	施工单位将建设完成的资产、相关档案移交给医院基建部门
B2	施工单位将财务相关资料移交给医院财务部门

四、公立医院基本建设项目管理的主要风险点

（一）项目立项决策环节风险点

1.项目开展前未进行充分、有效的可行性分析研究，可能导致决策不当，难以实现预期效益。

2.项目未经严格的审批程序，或是审批层级不符合国家及地方规定，可能会导致项目合法性受到质疑，影响后续资金拨付、建设许可等关键环节。

3.决策层可能因为信息收集不全或分析不足，导致对项目重要性的判断失误，立项决策缺乏科学性和前瞻性。

4.医院基本建设项目不符合医院实际发展规划的需要，存在举债建设和超标准装修行为。

5.医院进行基本建设项目立项决策时，未能充分考虑医院的实际需求，盲目举债建设多院区，多院区扩张过快，可能超出医院的管理能力，导致资源配置分散，管理效率下降。同时，新院区可能初期运营成本高，收入增长缓慢，

难以短期内实现盈亏平衡，加剧财务压力。

（二）项目设计与概预算风险点

1.缺乏专业工程和造价知识，或工程造价信息不对称，编制预算脱离现实，可能导致项目投资成本失控。

2.设计阶段的概算如果缺乏细致的工程量清单，可能导致实际建设成本远超预期，资金缺口大，遗漏重要成本项或低估物价波动影响也会增加预算风险，超预算现象普遍。

3.设计方案对工程造价具有决定性作用，根据行业专家测算，设计方案对工程造价的影响度在70%以上。大部分医院内部缺乏建筑、工程专业方面的专家，在选择设计单位的时候，往往只看重设计方案是否美观、设计收费是否便宜，而忽视了建筑材料、层高、每平方米主材消耗对造价的影响，也没有对设计方案设定单方造价控制指标。

4.对预算的控制是所有基本建设项目控制中的重点，但很多医院并不重视：预算编制走过场，对预算编制依据、项目内容、工程量的计算和定额套用等没有专业人员进行审核和控制。设计中如果未严格遵守国家及行业标准，特别是在医疗建筑的特殊要求方面（如感染控制、无障碍设计、消防安全等），可能导致设计变更频繁，尤其是后期变更，还会严重影响工程进度，增加设计费用和施工成本。变更管理不当还可能导致工程质量问题和责任纠纷。

（三）项目招标风险点

1.招标过程中可能存在投标单位之间相互勾结、形成价格联盟或轮流中标等不正当竞争行为，损害公平竞争，影响项目成本和质量。

2.基本建设项目缺乏明确、系统的招投标管理制度，或者现有制度不能覆盖招投标全过程的风险点，可能导致操作无章可循，增加违规操作的风险。或即便有了完善的招投标管理制度，但执行力度不够，如监督机制形同虚设，进而导致制度成为一纸空文，无法有效约束各方行为。

3.基本建设项目内部控制制度规定，须进行招投标的不仅是项目建设，勘测、设计、监理、检测、设备及材料采购、招标代理、造价咨询等服务达到一定标准的，按规定也都应进行招投标，招投标过程和结果的确定应由单位负责人、审计、财务部门和上级相关部门共同参与，确保招投标工作公平、公开、公正。现实操作中，很多医院对于哪些工程项目应当采纳公开招投标方式，哪些又归属于政府集中采购范畴及其具体操作规程，缺乏清晰界定与指导原则，导致经常出现：（1）违背相关规定，对于法定必须公开招标的工程项目不予招标实施，或者未能恰当启动政府采购流程以涵盖基础建设需求；（2）借口项目工期紧，改公开招标为"议标""邀标""指定招标"，将工程发包给有关系的施工单位，甚至不具备资质的施工单位，进行虚假招标。

4.对投标人的资格预审不严格，可能让不具备相应资质或经验不足的施工单位参与投标，影响工程质量和进度。

（四）项目施工与结算管理风险点

1.项目施工风险

（1）在未办妥项目报建、报批和证照申领的情况下违法施工。

（2）工程监理单位不独立，过度依赖于建设单位的判断，或者与施工单位关系密切，相互串通，导致监理单位的监理作用难以发挥。

（3）监理人员责任心差，不认真履职，在处理施工监督、工程验收和付款申请等问题时，不进行认真检查，随意审查通过。

（4）施工单位在施工过程中随意拖沓工期，导致资源的限制和浪费，不能正常使用；随意赶工存在工程安全隐患。

（5）施工现场控制不到位，缺乏质量检查和检验，导致施工操作不达标、施工现场存在安全隐患、施工质量不达标、重复施工、偷工减量等问题；工程监理单位接受商业贿赂，与施工单位串通舞弊，降低标准，导致工程质量低劣。

（6）建设、施工、监理等单位之间沟通不畅，可能导致施工错误、重复作业或延误，影响项目效率和效果。

（7）医院项目建设周期相对较长，一般会经历4—6年时间，在建设过程中常遇到设计规范及实施标准调整、市场人工材料及设备价格上涨、市政条件和规划条件改变、水文地质条件变化、现场发掘出地下文物、重要国事活动影响、异常天气影响等意外不利情况。

（8）设计变更的造价管控不到位。医院基本建设项目管理人员、受委托的基本建设项目监理单位，以及全过程跟踪的造价咨询单位，在项目施工过程中未尽到造价管控的责任和义务。对于工程签证、设计变更缺乏预算编制和复核确认，甚至没有相应的工程设计变更审批流程制度。无论造价增或减，均未做好详细的记录，也未建立台账，导致单次或累计设计变更造价模糊不清，无法从造价层面为医院决策者提供实施工程设计变更的依据。

（9）医院项目的施工环境相对较为复杂，同时受技术要求、质量标准等影响，在一定程度上增大了施工人员的施工难度。施工现场安全管理不到位可能导致工伤事故，包括施工人员伤亡和财产损失，影响工程进度和医院声誉。

2.项目结算风险

（1）结算所需的各类文件资料，如工程量清单、变更单、签证单、合同文件等，如果收集不齐全或数据不准确，可能导致结算困难，甚至引发法律纠纷。

（2）医院合同管理制度不完善，部分基本建设项目合同条款解释不一致，对于变更、索赔、罚款等条款的理解差异，可能导致结算时产生纠纷。

（3）因项目管理不善、审计流程复杂或双方在结算金额上有分歧，可能导致结算过程拖延，影响资金回笼和医院资金流动性。

（4）工程合同价与送审价差距较大，监理人员对于签证变更把关不严，没有履行严格的审核手续和程序，因此造成结算困难。

（5）基本建设项目预付款过多，预留的工程质量保证金偏少，一些工程的付款最后甚至超过了会计师事务所或者审计部门的审定数，同时，质保期内若工程质量问题显现，保修金的扣留与返还可能因责任认定不清而产生争议。

（五）项目验收与竣工决算

1.竣工验收标准不明确或执行不严格，可能导致质量隐患被忽视，工程存在缺陷，影响安全使用和长期运营。

2.竣工决算报告编制不准确，虚报项目投资完成额、虚列建设成本或者隐匿结余资金，使竣工决算失真。

3.基本建设项目档案缺乏统一、有序管理，可能导致项目档案遗失或毁损。

4.未及时、准确地将验收合格的工程项目转入医院固定资产进行管理，可能导致资产折旧计提不准确，进而影响医院的资产管理与财务报表真实性。

5.基本建设项目验收及竣工决算对于医院及时交付使用固定资产、考核工程建设成本、分析医院基本建设投资效益等意义重大。目前，一些医院对基本建设项目验收及竣工决算缺乏控制，没有建立健全相关的管理内部控制制度，如基本建设项目竣工决算清理制度、基本建设项目竣工决算审计制度以及基本建设项目竣工验收制度等，没有及时归集与基本建设项目相关的基建档案资料，没有及时做好相应的基建账务处理工作，在基本建设项目验收过程中对基本建设项目的完成质量把关不严，对监理机构和外部跟踪审计机构的工作质量缺乏监督和制约，导致基本建设项目竣工决算控制效果不佳，例如：（1）医院基本建设项目在竣工决算之前准备不充分，没有做好财产清查、基本建设项目档案资料的归集整理以及相应的账务处理工作；（2）在基本建设项目验收过程中，医院基建部门对于基本建设项目是否符合设计要求和质量要求把关不严，过度依赖监理机构和会计师事务所的审核，缺少与这些中介机构有效的沟通机制，进而影响工程质量。

6.基本建设项目竣工结算滞后。医院内部审批流程烦琐、外部审计严格，加之多层级审核，可能导致结算过程耗时较长。

7.隐蔽工程造价管控松散。隐蔽工程是指上道工序被下道工序所掩盖，其自身的数量、质量无法再进行检查的工程。因其自身的特殊性，导致竣工后无法进行再检查，从而导致偷工减料、高估冒的风险。同时，隐蔽工程施工时，施工现场管理人员、监理、造价咨询单位管理松散，致使验收时不严格，影像、文案记录不够准确详尽，签证不及时，甚至发生事后补签隐蔽工程，造成记录内容前后不符、造价管控失真。

五、公立医院工程管理控制措施

（一）项目立项决策

1.控制内容和关键控制点

控制内容主要包括项目立项、可行性分析研究、概算或投资估算、集体决策等。关键控制点是决策程序，严禁任何个人单独决策基本建设项目或者擅自改变集体决策意见。

2.控制的设计与实施

（1）立项决策程序。

由基建管理部门提出建设项目申报需求；基建管理部门或具备相应资质的第三方咨询机构进行可行性分析研究、投资估算或概算编制以及资金筹集方案等；医院领导集体研究决定，重大项目报职工代表大会通过；重大基本建设项目按规定报上级主管部门立项。医院应在制度中明确对工程基本建设项目立项的管理要求，如工作牵头部门、决策组织以及项目建议书和可行性分析研究报告的编制评审要求等。

（2）可行性分析研究。

基本建设项目可行性分析研究，首先对基本建设项目的必要性、合理性、效益性（包括社会效益和经济效益）和可操作性等因素进行深入调研、分析、论证，形成可行性分析研究报告；然后在可行性分析研究的基础上编制项目工程概算或投资估算，提出项目建设总体资金需求，同时提出资金筹集方案。可行性分析研究要充分考虑国民经济发展规则和地区生产总值增长速度、地理环境、水文地质、环境保护等常规因素，又要结合医院建筑自有的特殊性，如根据医院所处城市地区的地理位置、服务范围内居民生活及收入水平、城市规则等进行定性和定量分析，最后综合考虑国内外医疗技术的发展速度，对工程基本建设项目进行可行性分析研究，减少项目决策的盲目性，使项目不会落后于医疗技术的发展速度，又不至于太超前造成资源闲置和浪费。可行性分析研究步骤可分为：项目初步立项、调查研究、形成多个方案与择优、财务及经济分析、所需资源概算筹集与配置、形成设计方案、论证环境影响、供电给排水供气、项目实施进度计划和编写报告等。

医院应根据当地政府及监管部门要求，编制项目建议书及可行性分析研究报告。报告编制完成后，牵头部门应当组织有关职能部门或委托具有相应资质的专业机构进行评审。评审组人员应熟悉工程业务流程，具备专业知识和资质，并且不能是报告编制人员。评审过程中，评审人员应重点关注工程基本建设项目规模、选址、资金筹措、安全环保等方面情况，核准相关数据是否真实可靠，并按照医院规定权限及程序进行集体决策。决策过程应有书面记录，并建立责任追究机制。项目立项后，医院基建牵头部门应当在开工前依法取得相应证照。

（3）项目概算或投资估算。

对经过可行性分析研究的工程基本建设项目要估算投资总额，落实资金筹措的方式和渠道。充分考虑医院项目使用功能复杂、实施难度大、建设周期长等特点，适当提高医院项目各阶段预备费占项目总投资的比例，以应对意外不利情况对建设资金的合理需求。重大的工程基本建设项目还要对投资估算进行综合评价和作出结论性的意见。

（4）集体决策。

基本建设项目的可行性研究报告应广泛由医院职工和工程专业人士进行民主评议，邀请外部专家对项目进行评审，将评审方案进行公示。然后由医院领导集体研究决定，重大项目需提交职代会审议通过。严禁任何个人单独决策基本建设项目或擅自改变集体决策意见。属于国家基本建设管理范围的项目，须向上级有关部门提出立项申请，取得立项相关批复资料。

（二）项目设计与概预算

1. 项目设计环节

（1）控制内容和关键控制点。

控制的内容主要包括设计单位的选择、初步设计方案、概预算编制以及施工方案。关键控制点主要是初步设计方案及施工方案。

（2）控制的设计与实施。

医院在建立与实施基本建设项目设计与预算内部控制时，应做到"四个应当"：

①应当在选择设计单位时引入适当的竞争机制，按照国家和医院规定采用招标等方式确定具有资质和经验的设计单位。

②应当向设计单位提供详尽的基础资料，医院相关部门和科室应向设计单位交流医院自身需求、医技发展趋势和医疗设备更新的要求，并与其进行技术交流，避免因信息不对称或不完整造成设计失误、投资失控等现象。

③应当加强对项目初步设计、施工图设计等环节管理，对设计方案进行严格把控，并根据国家要求上报相关部门审批、备案。对于医院与设计单位的沟通过程，保留会议记录。

④应当建立严格的设计变更管理制度，应尽量避免设计变更，确需变更的

必须按国家和医院规定经过严格审批审查后才能变更。设计单位过失造成设计变更的，应追究设计单位相应责任。

医院在选择设计方案过程中，要把技术经济指标作为硬性要求，甚至列入招标文件。在考虑设计方案布局是否合理、功能是否完善、造型是否美观、设计收费是否便宜的同时，要更多地考虑安全系数是否适度、主要材料消耗如每平方米钢材用量、水泥用量是否过度等，可以探索推行限额设计，从而控制单方造价和工程投资总额。此外，在进行设计的过程中，需要将主体工程与供暖、空调、电梯等配套工程综合考虑，避免主体工程与配套工程出现问题，减少返工率，防止浪费资源、延误工期。医院可以请专业图审机构加强设计审查，及时发现图纸中的技术问题，从而控制经济成本。也可应用BIM技术将各相关专业的图纸进行整合，建立建筑工程的三维建筑模型，排查设计问题，提高设计质量。

2.项目预算环节

（1）控制内容和关键控制点。

控制的内容主要包括预算控制制度的建立，预算的编写、审计与执行。须注意把握的关键控制点有预算的编写依据、编制与执行。

（2）控制的设计与实施。

①建立基本建设项目预算环节控制制度。

工程基本建设项目预算是指施工图预算，是根据施工图纸、预算定额、施工合同和有关取费文件编制的。按照国家规定，投资估算控制设计预算，设计预算不应突破投资估算10%；施工图预算应在设计预算控制下完成。建立项目预算追加审批制度，任何部门和个人不得自行任意批准追加项目建设内容和预算，不得擅自改变集体决策。

②基本建设项目预算的编制。

在项目内容的控制方面，预算主要内容有前期费用、勘察设计、招标、工程施工等预算，一方面要求编制预算要全面完整，另一方面也不能任意扩大范围和提高建设标准。

在工程量的控制方面，预算工程量控制至关重要，必须按图纸和规定方法计算，不得任意扩大。

在定额标准控制方面，预算要真实、完整、准确套用基本建设项目定额标准。真实性是指基本建设项目内容真实，按真实的基本建设项目套用定额标准；完整性是指基本建设项目定额标准不能片面；准确性是指选用的定额标准要准确，必须根据内容来选择相应的定额标准，防止张冠李戴。

基本建设项目预算必须经过审计。财政投资立项的基本建设项目须经财政部门审核，其他基本建设项目需经具有资质的审计机构进行审计，或经医院内部审计部门审计。

严格编制预算的目的，是保证工程施工图预算编制准确、真实反映工程实际造价，使合同造价更加科学合理。在决定工程造价高低的各种因素环节中，合同造价是最重要的一环，为达到合同造价的准确合理，在预算编制中应控制好几个关键节点：①编制人员要有高度的职业道德和丰富的专业知识，分工明确责任到人，土建装饰、安装编标人员积极配合、相互沟通避免专业间的脱节；②预算编制人员要全过程参与图纸的会审，提前熟悉图纸，会同各专业人员共同审定并答疑，通过会议记录并下发各投标单位使大家对图纸形成共识，防止后续施工和决算过程中甲乙双方相互扯皮现象的发生；③坚持严格的预算评审制度和程序，防止多算错算，审查分项工程内容，防止重复计算，审查分项工程单价，防止错算错套。

（三）项目招标

1.控制内容和关键控制点

控制的内容主要包括对招标、投标、开标、评标、定标等程序的控制。须注意把握的关键控制点是确保招标程序的公平性、合规性、保密性。

2.控制的设计与实施

实行招投标制度是提高工程项目建设公开、公平、公正重要的制度安排，是控制工程造价、提高工程效率、防范和遏制工程领域商业贿赂的有效举措。医院所有的基本建设项目都必须纳入招投标，范围包括工程勘查、设计、监理、施工、单位的选择等。按规定实行招标的基本建设项目均应采用公开招标或邀请招标的方式。基本建设项目招标程序一般为：项目立项报建、建设单位资质审查、招标申请、招标文件编制与预审、现场勘查与招标文件答疑、收受投标书、开标、评标与定标。医院应当建立健全基本建设项目招投标管理制度，明确基本建设项目招标范围、招标方式、招标程序、管理职责及招标各环节管理要求，遵循公开、公平、公正原则开展基本建设项目招投标工作。医院应严格执行《中华人民共和国建筑法》《中华人民共和国招标投标法》《工程基本建设项目招标范围和规模标准规定》等国家现行法律、法规，结合医院实际情况，根据项目规模、资金来源等选择适当的供方准入流程。医院特别需要做好对投标人和供应商的廉政资质审查工作，防止不具备资质的单位参加招投标活动。医院纪委监察部门应当对基本建设项目招投标全过程进行充分监督，并提出监督意见。医院实施基本建设项目招投标过程中应当严格执行"三重一大"相关规定，评标结果须经过医院领导班子集体决策。

根据《中华人民共和国政府采购法》规定，凡是使用政府资金采购"集中采购目录"以内的工程项目，均必须由政府采购管理机构按《中华人民共和国招标投标法》采用公开招标、邀请招标、竞争性谈判、询价和国务院政府采购监督管理部门认定的其他采购方式集中发包工程项目。严禁任何医院自行发包以上工程，凡属于小型修缮、修理工程控制，单项修缮、修理金额小的项目（如工程配套项目以及道路、房屋、水电、绿化、设计、勘察、监理等维修装饰项目）应参照工程招标管理规定，制定小型工程项目管理办法，按发包工程管理办法执行。

（1）施工招标。

首先，医院要重视招标前施工图会审工作。一般情况下，施工图会审放在招标后进行。施工图出图后虽经建设局审查中心审查，但其侧重于结构安全的审查，加上对医院建筑设计规范不甚了解，即使通过审查的图纸，仍会存在不少缺陷，如建筑物分区、内部使用功能等方面不符合医院要求，日后再变更，对造价控制极为不利。因此，医院应在招标前组织医疗专家、建筑专家和设计人员对施工图进行会审并形成纪要，一起纳入招标，从而减少施工过程的变更。

其次，医院要重视招标文件的编制。招标文件一般是委托招标代理机构编制，采用的是建设行政主管部门标准文本。笔者主张医院自行编制招标文件，这样才会逐字逐句推敲，保证自身利益不受或少受损害。对确实没有能力自行编制的单位，对委托编制的招标文件要重点审核工程组价、质量、工期、违约责任等方面内容，重点注意工程量变更部分的结算方法。

最后，医院要重视串标、围标的防范。投标人为获取利益，往往不择手段，几个投标人暗中串标、围标，抬高投标价，共同瓜分招标人利益，且具有很强的隐蔽性。医院在防范上，一要选好招标信息发布平台，一般来说越往上一级平台，知晓范围越广，潜在投标人越多，医院选择余地越大，医院可根据工程建设规模，确定在省、市、县哪一级平台上发布；二要合理确定投标数量，按招标法规定，有3家以上参加投标即为合法，但投标人太少，本地企业太多，容易被串标、围标，在投标人选择上提倡全国各地的5—10家为宜；三要认真审查投标人的资质、施工能力、施工业绩，重点了解投标人的商业信誉和有无不良行为，对信誉不好、有不良行为的坚决排除在外。

（2）设备招标。

电梯、中央空调和建筑智能等设备是现代建筑的组成部分，医院要高度重视建筑设备招标工作。一是根据建筑物的设计参数及使用条件，确定所要采购设备的主要参数及主要性能指标；二是根据需要选择附加功能，注意附加功能可能会增加成本；三是做到招标信息公开，提高知晓率，保证竞争的充分性，防止虚假招标；四是加强投标人资格审查，充分了解其市场占有率和售后服务网点分布；五是比较同类竞标设备的优劣、性价比、技术支撑等，坚持不买贵的，只选对的。

在招标过程中，医院也可以委托具备规定资质、信誉良好的招标中介机构办理招标事项。一个好的招标代理密切关系到工程的招投工作的顺利进行，也对医院工程造价管理与控制起到不容忽视的作用。

（四）项目施工与结算管理

1.控制内容和关键控制点

控制的内容主要包括准备阶段、工程发包、工程施工和交工验收等。其关键控制点有基本建设项目法人负责制、工程建设监理制和工程合同管理制。

2.控制的设计与实施

项目施工与结算管理控制的依据为：设计规范、验收规范、规程与标准、地方指令性文件与规定、合同及补充协议、设计图纸、变更图纸、标准图纸，监理与建设单位意见书、签证等设计。

控制步骤分为以下几个阶段：

（1）准备阶段。

主要包括熟悉和审阅图纸，掌握施工预算，论证工料的合理性和市场的价格，办理必要的施工手续，与建设部门、质量管理部门建立质量业务联系。

（2）发包工程队伍的选择。

选择施工队伍除具备相应资质外，还要充分考虑队伍的技术力量和结构、队伍的质量管理和成效，这是保证基本建设项目质量的先决条件。

（3）施工阶段。

监控施工队伍人数、技术水平以及施工人员专业和上岗证等；检测进场设施及费用水平；监控进场材料数量、质量及费用水平；监控施工安全与文明保障。

控制措施包括：

（1）建立项目法人负责制。

项目法人负责制是指具有法人资格和地位，依照有关法律法规要求设立或认定，对基本建设项目负有法定责任的企业或事业单位。基本建设项目法人负责制要求项目法人按规定承担相应阶段性的工作责任，包括项目策划与前期准备、资金筹措、组织实施工程建设、竣工验收、债务偿还、资产管理等。按照项目法人负责制的规定，建设阶段项目法人主要责任可以概括为以下六个方面：

①按照控制程序办事。

完善项目审批手续，尤其是立项批文、建设规划许可证、施工许可证。坚持先勘察后设计再施工的运作程序，防止边立项边设计边施工现象。医院应当按照有关规定在项目施工前完成各类项目报建、报批和证照申领工作。

②遵守招投标制度。

不搞弄虚作假，坚持公开、公平、公正的原则。监督工程中标单位不得有转包、违法分包和挂靠承包行为。基本建设项目中的重大设备和大宗材料采购应当采用招标方式。由承包单位采购工程物资的，医院应当采取必要措施，确保工程物资符合相关标准和要求。

③严格工程质量管理。

对项目工程质量负总责，并由项目法定代表人对工程质量承担终身责任，同时承担施工现场管理责任，督促现场文明施工、执行安全生产等有关规定。医院应当定期与施工单位、监理单位等召开工程例会，对基本建设项目施工进度、施工质量、施工安全等问题进行讨论与协调，会议内容应形成会议纪要并得到妥善保管。

医院应当委托有相应资质的监理机构对项目建设过程中各环节进行全程监

理，确保工程进度与工程质量。

④严肃合同管理。

不得签订虚假合同，做到诚信履约。医院应当建立完善工程价款结算制度，明确工作流程和职责权限划分。医院应当设立基本建设项目专职财务人员，负责基本建设项目核算与财务管理工作。医院应当根据项目组成，结合时间进度编制资金使用计划，确保工程资金使用与进度协调一致。对于政府出资建设的项目，医院应当做好相关专项资金账户的管理工作，需账户资金划款时应当根据国家规定履行相关报批手续。医院应当严格控制工程变更，确需变更的，应当按照规定的权限和程序进行审批。如人为原因引发工程变更，应当追究当事单位和人员的责任。

⑤执行工程竣工验收制度。

按规定和程序组织竣工验收直至竣工备案，未经验收合格和办理竣工备案的工程，不得办理移交使用。

⑥工程建设监理制。

工程建设监理是指经国家有关部门批准设立的社会监理单位，受发包工程方的委托，对基本建设项目竣工前实施工程监督管理的行为。医院要通过招标形式选择监理单位，要注意所选择的监理单位必须与施工单位资质相当。小型的修缮、修理项目也应当指定专业技术人员对工程进行现场监督和管理。

医院在建筑工程的管理方面毕竟不是专业的，往往存在机构不健全、相关专业人员不够、相关专业知识掌握不全面等问题。因此，医院工程建设一般委托监理机构进行工程监理，监理体现在设计、质量、进度、造价等方面。我国在工程中实行监理制起步较晚，建设部门在规范监理机构管理时实行资质管理，监理机构良莠不齐，因此医院对监理机构的选择必须慎重，它关系到工程的质量进度及造价。监理机构的选择一般采用招标，要视其监理资质、机构人员素质等方面水平，好的监理机构会对图纸设计工程进度计划、现场隐蔽签证、材料计价进行认真的审核，对建筑施工规范、设计规范及工程质量评定标准了如指掌，严格把握工程进度及工程质量。在施工前对设计意图了解明确，对设计图纸进行认真审核，进行设计优化；对工程进度严格控制，防止施工单位随意拖延工；在设计变更及工程隐蔽签证时能实事求是，防止无中生有凭空增加工程造价。但现实中也常有一些不良的监理，素质差的监理人员不但不为客户把好关，还连同施工单位人员编造理由做隐蔽签证欺骗客户从中牟利，对造价管理造成极大隐患，因此必须要选好用好工程监理。

（2）建立项目合同管理制。

合同是指平等主体的自然人、法人、其他组织之间设立、变更、终止民事权利义务关系协议。工程合同是指由承包方（勘查、设计、施工单位）按期完成发包方（建设单位）交付的特定基本建设项目，发包方按期验收并支付工程价款或报酬的协议。大多数医院比较重视工程的质量管理、进度管理和造价管理，但对合同管理常常认识不足。其实，加强工程合同管理不只可以提高工程质量，也是控制工程造价的重要手段。为了保护医院在工程项目建设中的合法权益，保证基本建设项目达到预期目的，如期圆满完成建设任务，所有的基本建设项目实施中都必须订立勘查和设计合同、施工合同、监理合同等。基本建设项目的各种合同应有明确工程质量条款，这是基本建设项目质量的验收依据。例如，基本建设项目施工中采用的材料、构配件、设备等材质，技术性能要求条件，结构强度、结构刚度、结构稳定性的数据，以及数据允许偏差值等都必须在合同中明确规定。

勘查和设计合同主要条款应包括：建设工程的名称、规模、投资额和建设地点；委托人提供资料的内容、技术要求和期限，承包方勘查、设计的范围、进度和质量；勘查、设计工作收费依据、标准和拨付办法，以及违规责任等。

施工合同的主要条款应包括：基本建设项目的名称和地点；工程范围和内容；开工、竣工日期；工程质量保修及保修条件；工程造价；工程价款支付、结算及竣工验收的办法；设计文件及预算技术资料提供的日期；材料和设备的供应和进场期限；双方相互协作事项和违约责任。

监理合同主要条款应包括：监理方或发包方的单位；监理事项；监理方的权限和范围；委托监理的具体要求；监理期限；双方的权利和义务；报酬和监督的终止；付款期和付款的方式；违约罚则等。

合同变更。基本建设项目订立之后，尚未履行或尚未完全履行之前，合同执行发生改变时，经双方协商一致，采用书面形式订立修改或补充协议。法律、行政法规规定变更的协议还应当办理批准登记手续。

合同的履行。建设合同的履行是指承建方按合同的约定竣工验收，发包方支付工程价款。它是合同效力的主要内容，也是合同核心所在。首先，双方按建设合同标的履行，合同规定的标的是什么就履行什么。不得任意以违约金或损害赔偿金等代替合同规定的标的履行。其次，双方各自承担实际履行责任后，方有权要求对方履行责任。

（3）重视填挖土方标高测量。

填挖土方的平面面积曝露在外面，易测量、易复核、不易作弊，而标高却相反，所以施工单位常常把填挖土方的标高测量作为造价舞弊的重点。一是在土方标高测量过程中，测自然地坪标高时把标尺往高处抬、测挖后基底标高时把标尺往低处插；二是在地槽验收记录填制中故意把自然地坪标高往高处标，基底标高往低处标，从而虚增挖土深度和土方量，增加工程造价。医院基建负责人要亲临现场监督测量工作，在签证时务必加强对标高的审核。

（4）强化设计变更和联系单管理。

联系单是建设工程造价管理的黑洞，小小一张联系单可能价值数万元、数十万元甚至数百万元。加强变更联系单管理，是控制项目造价的重要抓手，是反腐败、反商业贿赂的重要手段。一要改变过去由驻工地工程师和分管工程领导签字即可的流程，增加设计变更和联系单审批层级，根据造价增加程度不同分级审批，金额巨大的报上级主管部门审批，建立设计变更和联系单集体会审制度。二要防范施工单位对工程量增加的虚报、减少的隐匿不报，从而造成工程建设资金的流失。三要避免施工单位口头请示，先施工后签证，事后空报或虚报变更工程量，提出不合理的经济要求。四要加强对设计变更的控制，施工单位往往寻找种种借口和理由，要求变更设计方案，追求利益的最大化，而医院误认为设计变更与设计单位、设计人员无直接利益关系，往往放松对设计变更的控制。

（5）严格办理设计变更签证。

目前工程建设基本都是实行招投标制，当中有暗标暗投、明标暗投及工程量清单投标等，无论标底做得多么精细，设计变更都是很难避免的，对设计变更和隐蔽工程签证的管理是医院工程造价管理与控制重要环节。过去有些施工单位在投标中采用低价中标法，待低价中标后通过转包、分包赚取转让费，目前行业协会已限制较严，因此很多施工单位会在设计变更上做文章，因此应把设计变更及隐蔽工程造价的管理列为重点控制环节。工程建设必须严格按投资计划执行，严禁擅自提高建设标准，严控计划外开工项目。设计变更及隐蔽工程签证一般情况如下：

①原设计过程中存在数据失误造成的设计修改；

②医院对工程使用功能改变；

③有时施工单位为了施工方便而提出来的变更；

④可改可不改的变更。对设计变更和造价管理控制时要分清变更类型，不要一概否定，要具体问题具体分析。

因此，应当加强施工过程的监督控制，制定签证管理办法，对于隐蔽工程要加大监管。必要时可在工程建设施工控制中，嵌入BIM建模技术，将预算控制价、监理、造价审计等模块嵌入计算机系统，与手机APP结合，运用大数据平台，利用数字化技术，实时查询监控风险点，有效地监控施工各个环节，达到施工过程的控制。

对一些引起造价较大波动的设计变更要特别慎重，对设计中可修改可不修改的尽量不改，对于医院领导层提出的平面布局、功能改变、建筑结构及装修标准有较大变动的，需要召集建设单位、施工单位、监理和设计单位参加联席会议审议，从技术、经济等方面进行论证商定，并先做出概算，报主管部门批准，再进行调整，并且与施工单位商议追加投资的协议，达成一致意见并形成文字纪要备案。整个环节始终坚持注重变更的合理性，对于不必要的变更坚决不予通过。

（五）项目验收与竣工决算

1.控制内容和关键控制点

控制的内容主要包括竣工清理、竣工决算、竣工审计和竣工验收。应把握的关键控制点有竣工决算和审计、竣工财务决算与审计、竣工验收。

2.控制的设计与实施

（1）建立基本建设项目竣工控制制度。

医院应当建立健全竣工验收及决算的各项管理制度，明确竣工验收及决算条件、标准、程序和相关管理职责。医院为确保基本建设项目竣工决算的真实、完整和及时，必须建立基本建设项目控制制度。明确基本建设项目竣工时，必须办理竣工决算和竣工审计，加强竣工清理、竣工决算、竣工审计、竣工验收、竣工财务决算等环节的控制。

（2）竣工清理控制。

基本建设项目完成后要对项目及其周围进行清理，使基本建设项目达到可使用状态，同时对项目所有技术资料和文书档案进行整理并装订成册。

（3）竣工决算与审计控制。

医院应当在基本建设项目完成后，及时组织相关单位人员对基本建设项目进行决算审计和竣工验收。基本建设项目完成之后，施工单位要按实际工程量编制基本建设项目竣工决算单，决算单首先经监理单位或医院技术人员审核，然后由经办机构和人员核对，最后按规定送审计部门进行审计。决算经审计确认的工程造价作为该项目的结算依据，并办理相关审批手续。未经审计的基本建设项目，不得办理固定资产验收和移交。

（4）竣工验收控制。

医院应当根据国家相关要求、规定履行验收程序，对已完工的基本建设项目进行承包单位初检、监理机构审核、正式竣工验收等。合同规定竣工验收前须进行试运行的，应当由医院、监理单位和承包单位共同参与试运行。试运行符合要求后，才能进行正式验收。正式验收时，医院应当与设计单位、施工单位、监理单位等组成验收组，对基本建设项目进行共同审验。重大项目验收，还需聘请相关专家组进行评审。竣工验收由建设单位、施工单位、设计单位、勘察单位、监理单位、环保部门、消防部门等共同组成验收小组对工程量和质量进行全面验收；影响环境的设备和设施的修理和改造情况由相关质量监督部门提出验收意见；提供完整的基本建设项目技术资料、文件；校对工程总量和工程总造价。

竣工验收控制主要从竣工验收的依据、组织和技术资料进行控制。竣工验收依据主要包括：批准实施基本建设项目文件；可行性研究报告；勘察、设计图纸、设计变更图纸和设备技术说明书等；各种施工合同；施工规范、验收规范、质量标准等规定；验收技术资料。竣工验收组织一般由建设单位、设计单位、监理单位、施工单位、质量管理部门、消防部门和环保部门等组成验收小组进行验收工作。基本建设项目竣工验收除需要提供施工许可证、工程预算、投标书、合同书、会议纪要资料外，还应当提供各种技术资料。技术资料主要包括各种材料合格证、试验报告、检测报告、质量检查表等，同时施工单位还必须提供工程竣工报告书和验收说明。

（5）基本建设项目竣工财务决算控制。

医院应当加强工程竣工决算审核，委托具有相应资质的机构实施审计，未经审计的基本建设项目不得办理竣工验收手续。基本建设项目全部竣工交付使用时，属于立项的基本建设项目应编制基本建设项目竣工财务决算，内容多的项目、单项工程竣工具备交付使用条件的也应编制竣工财务决算。不属于基建项目的应编制基本建设项目支付汇总明细表。基本建设项目竣工财务决算要认真执行有关财务核算办法，实事求是编制，不得弄虚作假，做到编报及时、数字准确、内容完整。医院及其主管部门要加强对基本建设项目竣工财务决算的组织领导，组织专门人员及时编制，在上级机关批复之前，原基本建设项目机构不得撤销，项目负责人及财务主管应调离。

基本建设项目竣工财务决算依据包括：项目可行性研究报告；初步设计；概算及其调整批复的文件；招投标文件；历年投资计划；财政批准的项目预算；承包合同；工程竣工决算；有关的财务核算制度、办法。

基本建设项目竣工财务决算主要包括决算表和说明书。决算表包括资产总表、资产明细表。决算说明书的内容包括：项目概况、债权债务清偿情况、资金余缺情况、主要技术经济指标分析计算情况、待摊投资明细情况、建设资金到位情况、存在问题以及决算与预算差异原因分析等。公立医院应当按照国家有关档案管理规定，及时进行基本建设项目各环节文件资料的收集、整理、归档与保管工作。需报国家有关部门备案的档案、资料，应当及时办理备案。

在编制基本建设项目竣工决算前，做好与水电、基建、勘察等各施工单位往来账的核对和清算工作。

达到预定可使用状态的基本建设项目，医院应及时对项目价值进行暂估，并转入固定资产核算。

（6）做好隐蔽工程验收记录。

隐蔽工程被隐蔽后难以复核，施工单位在隐蔽工程中往往以次充好、偷工减料、虚报高估，不但影响工程造价，而且影响工程质量。公立医院应加强对隐蔽工程造价的控制。一要在隐蔽工程未覆盖时及时组织检查验收，杜绝事后补签，因为事后补签的隐蔽工程往往数量多记，甚至虚列；二要加强隐蔽工程计费的审核，因为签证人员往往重视技术、工期，忽视了计费，结果会出现在合同内已包括的内容重复签证的现象；三要利用影像资料，隐蔽工程在施工过程中其实并不隐蔽，及时对隐蔽工程进行现场拍照录像跟踪记录，可以有效防范施工单位高估冒算。

（7）抓好项目竣工决算的审计工作。

施工企业也是以营利为目的的，对于管理良好、恪守合同、保证质量、具有独特施工方法或专利技术的施工企业，医院也应履行合同，甚至予以奖励。但同时也要防范采用不正当行为获取非法利润的施工行为。一般而言，基本建设项目竣工验收后造价已成定局，但有些施工单位的项目经理或有关人员却在决算审计工作上做文章。怎样防止这种行为的发生呢？现实中可以探讨工程审计不要一审而定，实行预审与终审制度，以减少或避免施工单位贿赂审计人员的行为发生，增加关口，减少舞弊的机会。在施工单位报送工程决算后，工程监理或医院的工程管理人员要端正思想，坚持原则，从严把关，实事求是，剔除没有发生和多计的工作量；选择有审计资质的审计单位进行预审；最终审计单位最好用招标的方法选定，选择资质及信誉良好的审计机构实行决算终审。竣工决算审计是最后一道关口，一定要减少不正当现象的发生，要使造价真实反映工程的实际价值，使工程建设投资达到最佳的经济性、效率性、效果性。

第十章

公立医院合同管理业务控制

一、公立医院合同管理概述

（一）医院合同管理的概念

合同，是指医院与自然人、法人及其他组织等平等主体之间设立、变更、终止民事权利义务关系的协议，一般包括民事合同、经济合同、劳动合同和行政合同等，本书所讲的合同主要是指与医院经济活动相关的经济合同，即医院为实现一定的经济目的，与平等民事主体的自然人、法人，以及其他经济组织之间订立的明确相互权利义务关系的协议。医院订立的经济合同，实际上是民事合同，而且还是涉及债权、物权关系的财产合同。

合同管理主要涉及合同订立与审查、合同履行与跟踪、合同管理与纠纷处理等业务流程。从内部归口管理上涉及采购、信息、资产管理、财务、医务、护理、科教、质控、办公等部门，几乎涉及所有职能部门。从程序上涉及业务部门、财务部门、法务部门、审计部门和医院领导。相比其他行政事业单位，医院合同管理具有涉及部门多、程序多的特点。

（二）医院合同的分类

根据医院合同订立的形式，合同可分为书面形式、口头形式和其他形式的合同。

1.书面形式合同

经济合同一般以书面合同为主，包括合同书、信件和数据电文（如电报、电传、传真、电子数据交换和电子邮件）等可以有形地表现所载内容的形式订立的合同。法律、行政法规规定采用书面形式的，应当采用书面形式。当事人约定采用书面形式的，应当采用书面形式。

2.口头形式合同

口头形式是指当事人双方就合同内容面对面或以通信设备交谈达成的协议。

3.其他形式合同

除了书面形式和口头形式，合同还可以其他形式成立。法律没有列举具体的"其他形式"，但可以根据当事人的行为或者特定情形推定合同的成立。这种形式的合同可以称为默示合同，是指当事人未用语言或文字明确表示意见，而是根据当事人的行为表明其已经接受或在特定的情形下推定成立的合同。

此外，根据《中华人民共和国合同法》，合同按照内容可划分为：买卖合同，供电、水、气、热力合同，赠与合同，借款合同，租赁合同，融资租赁合同，承揽合同，建设工程合同，运输合同，技术合同，保管合同，仓储合同，委托合同，经纪合同，居间合同等15类合同。

（三）医院合同管理的基本流程

医院合同管理的基本流程，主要有合同前期准备、合同订立、合同执行、合同后续管理等环节。其中，合同前期准备包括合同策划、合同调查、合同谈判等环节；合同订立阶段包括合同文本拟定、合同审核、合同签署等环节；合同执行阶段包括合同履行、合同补充、合同变更、合同转让、合同终止、合同纠纷处理和合同结算等环节；合同后续管理阶段包括合同登记、合同保管、合同归档、合同履行后评估等环节（见图10-1）。

1.合同前期准备阶段

（1）合同策划环节。

合同策划是合同管理链条中一个至关重要的环节，是指医院合同订立前思考、设计与计划编制合同的阶段。此阶段的核心目的在于确保合同内容与项目总体目标及医院战略愿景紧密契合，从而有力支撑项目的成功推进，体现医院的运营管理原则及核心利益诉求。要考虑的问题包括：合同的种类、形式、条件；合同签订和实施时涉及的重大问题决策；合同的内容、技术、时间上的协调等。

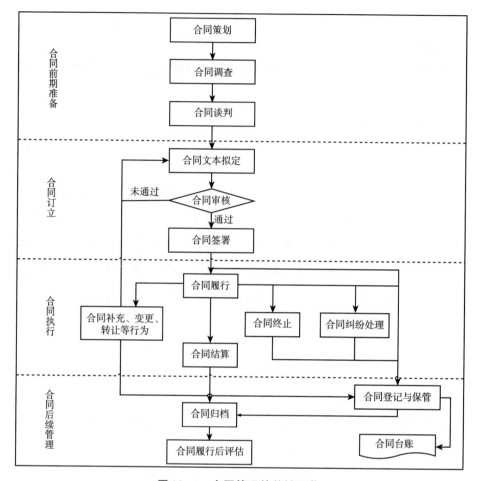

图10-1 合同管理的关键环节

（2）合同调查环节。

合同调查，是指医院在与拟签约对方订立合同之前，对拟签约对方进行尽职调查的阶段。医院要充分了解拟签约对方在法律上是否具有订立合同的主体资格和资信情况，充分收集相关证据，审查其营业范围是否有效、拟签订的合同内容是否在对方的经营范围之内、对方是否具有履约能力、对方的信誉情况、是否有过违约或毁约情况等。

（3）合同谈判环节。

合同谈判，是指医院在初步确定拟签约对象后，双方当事人之间针对合同条款的不同意见经过反复协商、讨价还价，最后达成一致意见的洽谈协商阶段。医院内部的合同承办部门应当在授权范围内与对方进行合同谈判，按照自愿、公平的原则，磋商合同内容和条款，明确双方的权利义务和违约责任。合同谈判涉及的主要内容包括：合同内容和范围的确认；技术要求、技术规范和技术方案；价格调整条款；合同款结算方式；完成期限和保修期；争议的解决办法等。

2.合同订立阶段

（1）合同文本拟定环节。

合同文本拟定，是指医院在合同谈判后，根据协商谈判结果将双方协商一致的意见用文字表述出来的阶段。这一阶段是合同订立过程的关键环节，医院必须予以高度重视。该阶段涉及的主要内容包括：合同文本的格式、条款内容、语言表述等。

（2）合同审核环节。

合同审核，是指医院合同文本拟定完成后，医院对合同进行严格审查的阶段。这一阶段主要是审查合同文本的合法性、经济性、可行性和严密性，具体包括审查合同主体是否合法、合同内容是否合法、合同意思表示是否真实、合同条款是否完备、合同文字是否规范、合同订立手续和形式是否完备等。

（3）合同签署环节。

合同签署，是指医院经过审核同意后，与对方当事人正式签署并加盖医院合同专用章、履行合同生效手续的阶段。合同文本拟定后，待双方当事人完全认可后，双方当事人的法定代表人或授权经办人在合同上签字，然后加盖医院公章或合同专用章，此时标志着合同订立程序已经基本完成。根据国家规定需经有关政府部门审查批准的，合同需报经有关政府部门审批后才能正式生效。

3.合同执行阶段

（1）合同履行。

合同履行，是指医院对合同规定义务的执行阶段，是完成整个合同的关键环节。就其本质而言，履行合同是指合同的全部履行。狭义上，合同履行是指具体合同义务的执行；广义上，合同履行还应包括履行后的后续管理工作。合同履行的内容包括履行主体、履行标的、履行期限、履行地点、履行方式和履行费用等。

（2）合同补充、变更、转让和终止环节。

合同补充，是指医院在合同生效后，经当事人各方协商后，对原合同条款进行补充。一般分为合同内容的变更和合同主体的变更，其目的是通过对原合同的修改来保障合同更好地履行和实现一定的目的。合同转让，是指合同权利、义务的转让，即当事人一方将合同的权利或义务全部或部分转让给第三人。合同终止，是指合同当事人双方在合同关系建立以后，因合同规定的特定法律事实的出现，使合同确立的权利义务自行终止。

（3）合同纠纷处理环节。

合同纠纷，是指因合同的生效、解释、履行、变更、终止等行为而引起的合同当事人的所有争议。合同纠纷的范围较广，一般涵盖了一项合同从成立到终止的整个过程。合同纠纷的内容主要表现在争议主体对于导致合同法律关系产生、变更与消灭的法律事实及法律关系的内容有不同的观点与看法。

（4）合同结算环节。

合同结算，是指医院合同的价款结算阶段。该阶段不仅是合同的最关键环节，也是合同风险最直接的表现。在该阶段，需要法律部门和财务部门密切配合，把好合同的结算关。合同结算流程不仅是对合同初始约定的审视，也是对合同执行全过程的严谨监督，旨在通过设立或优化货款支付的复核机制，来施行使管理效能最大化，确保每一环节都能得到精细把控，从而有效规避任何可能对医院构成负面影响的潜在风险。

4.合同后续管理阶段

（1）合同登记与保管环节。

医院合同的登记与保管环节是合同管理中不可或缺的部分，医院合同归口管理部门充分利用信息化手段，定期对合同进行统计、分类和归档，详细登记合同的订立、履行和变更等情况，实行合同的全过程封闭管理，同时根据合同的类型（如采购合同、服务合同、租赁合同等）、所属部门、签订时间等信息，对合同进行分类并赋予唯一编号，便于管理和查询。与单位经济活动相关的合同同时提交财会部门作为账务处理的依据。单位在合同登记与保管环节严格遵守合同信息安全保密工作的相关要求，未经批准，不得以任何形式泄露合同订立与履行过程中涉及的国家秘密、工作秘密或商业秘密。

（2）合同归档环节。

在合同履行完成后，合同归口管理部门向法务部门提交解除合同关系申请。法务部门审核归口管理部门的解除合同关系申请，并经医院主管领导审批后，办理合同解除事宜，合同归口管理部门和财务部门对合同进行归档。同时，合同归口管理部门还要对合同履行情况、合同效果等方面进行评价，作为今后签订类似合同业务过程中的参考资料。

（3）合同履行后评估环节。

医院应当建立合同履行情况评估制度，至少于每年年末对合同履行的总体情况和重大合同履行的具体情况进行分析评估，对分析评估中发现合同履行中存在的不足，应当及时加以改进。

（四）合同管理控制涉及的相关法律法规

1.《行政事业单位内部控制规范（试行）》（财会〔2012〕21号）

2.《中华人民共和国合同法》

3.《中华人民共和国仲裁法》

4.《中华人民共和国招投标法》

5.《中华人民共和国政府采购法》

二、公立医院合同管理业务控制目标

（一）总体目标

医院合同控制目标是医院建立和实施合同管理控制所要达到的目的，总体上讲，合同管理控制目标和医院的总体目标相一致。其总体目标包括以下五个方面：

1.优化合同管理流程

鉴于业务需求的复杂性，医院的合同管理涵盖了从策划之初至合同履行完毕后档案归档的整个漫长周期。在此过程中，任何环节的疏漏或管理不当，都可能引发执行流程的紊乱，甚而触发合同纠纷，给医院运营带来不利影响，因此，对合同管理流程进行系统性的梳理与重构显得尤为重要。合同管理旨在通过优化流程设计，提升管理效率，确保每一环节紧密衔接，从而强化合同执行的规范性与顺畅性，有效规避潜在风险。

2.降低合同管理风险

医院合同管理的风险主要集中在履行阶段，但也隐含在整个合同管理流程中，尤其以合同准备阶段为甚，且是各种因素综合影响的结果。合同管理的目标是识别合同管理过程中的潜在风险，如履约风险、财务风险、合规风险等，通过建立有效的风险评估和监控机制，及时发现并应对风险，保护医院利益。

3.提高合同管理效率

通过有效甄别合同潜在风险，优化合同管理流程，减少不必要的环节和延误，提高合同审批、执行和结算的效率，加速资金周转，提升医院运营效率和资金使用效益。

4.规范合同过程管理

通过合同签订前的需求调查、合同签订、合同执行以及归档管理等环节，促进合同的规范管理。实行职责明确的岗位分离制及合理的分级授权策略，以促进工作效率的提升，有效构筑风险防控的坚实屏障，实现管理效能与安全系数的双重增强。

5.推动医院规范管理

合同管理是医院日常管理的一项重要内容。合同管理的规范有效无疑可以促进和推动医院相关管理水平的持续提高，为医院的规范运营提供良好的保障。

（二）合同组织管理控制目标

1.建立健全医院合同内部管理制度，合理设置合同业务岗位，明确职责分工，实现不相容岗位相互分离、互相制约、互相监督。

2.对合同实行分级管理，明确合同的授权审批和审批权限，有效规避未经授权审批或越权审批的风险。

3.合理设置归口管理部门，明确归口管理部门的职责，防止合同业务出现多头管理、互相推诿的情况，同时确保医院业务部门、财会部门与合同归口管理部门之间有效的沟通和协调，增强医院资源配置的科学性和合理性。

（三）具体业务流程控制目标

1.合同前期准备控制目标

（1）合同策划科学合理，确保合同业务符合医院经营目标和战略规划，能够反映医院的经营方针和根本利益，并具有可行性。

（2）合同尽职调查充分，确保合同对方具有主体资格，资信情况、信誉和经营状况良好，具有较好的履约能力，以便减少合同违约的风险。

（3）合同谈判准备充分，按照自愿、公平的原则，磋商合同内容和具体条款，明确双方的权利义务和违约责任，确保实现业务目标，保障和维护医院的权益。

2.合同订立控制目标

（1）对所有应签订合同的经济事项均签订合同，并经过适当审批，合同条款合理合法。

（2）确保合同文本准确表达双方谈判的真实意思，并且做到合同文本内容规范，合同法定要素齐全，文字表达准确，违约责任等关键条款明确。

（3）医院要加强对合同订立的管理，明确合同订立的范围和条件。对于影响重大、涉及较高专业技术或法律关系复杂的合同，应当组织熟悉技术、法律和财会知识的人员参与合同谈判和审查，必要时可聘请外部专家参与相关工作。谈判过程中的重要事项和参与谈判人员的主要意见，应当予以记录并妥善保存。

（4）医院要严格划分不同级别合同的签署权限，确保合同签署在签署人的权限范围内，合同签署授权恰当有效，防止未经授权或越权签署。

（5）医院需建立健全管理合同专用章制度，对合同专用章的使用要进行规范。

（6）医院要加强合同的保管，指定专人负责合同日常保管，合同收发要及时，有效防止合同被单方面更改的风险。

3.合同执行控制目标

（1）医院要加强对合同履行情况的动态监控，确保合同双方履行合同义务，督促对方积极执行合同，确保合同全面有效履行。

（2）医院应严格遵循合同约定的结算条款，及时且规范地完成款项结算工作，确保支付流程既有序又合规。

（3）医院要建立规范、有效的合同纠纷处理机制。在发生合同纠纷时，能够按照国家相关法律法规及时解决合同履行中的各项纠纷，确保医院利益不受损失。

（4）遇合同履行环境变动，需对合同内容作出调整时，必须确保合同的补充、变更、转让、解除或终止等操作均经过恰当的审批流程，整个操作流程严格遵循法律法规，确保其合法性与合规性。

4.合同后续管理控制目标

（1）医院要加强合同登记管理，建立合同管理台账，定期对合同进行统计、分类和归档，详细登记合同的订立、履行和变更情况，实现合同的全链条闭环管理。

（2）医院需确保合同和相关文件资料及时归档和妥善保管，保证合同及其相关文件资料的安全完整。

（3）医院要加强合同信息安全保密工作，防止国家、商业或工作机密泄露，保障医院权益。

（4）医院需构建常态化的合同管理自查与评估机制，对管理实践中的薄弱点进行深刻剖析与整改，同时，对管理成效显著的做法予以固化与推广，持续推动医院合同管理工作的精进与优化，追求管理效能的不断提升。

三、公立医院合同管理流程与关键控制环节

根据行政事业单位合同业务的流程和《行政事业单位内部控制规范（试行）》的相关规定，医院合同控制具体应包括合同组织管理体系控制和业务流程控制，其中，业务流程控制包括合同前期准备控制、合同订立控制、合同执行控制和合同后续管理控制。

（一）合同前期准备阶段流程与关键控制环节

1.合同策划环节

（1）合同策划流程图（见图10-2）。

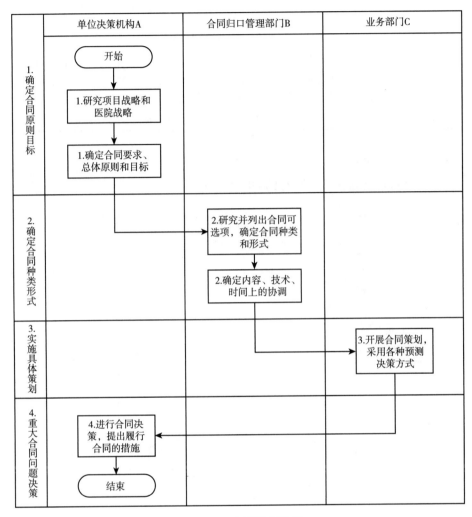

图10-2　合同策划流程

（2）合同策划关键节点说明（见表10-1）。

表 10-1　　　　　　　　　　合同策划关键节点说明

关键节点	简要说明
A1	研究项目战略和医院战略，确定医院及项目对合同的要求，确定合同的总体原则和目标
B2	分层次、分对象对合同的重大问题进行研究，列出各种可能的选择，按照策划的依据，综合分析各种选择的利弊得失，确定合同的种类、形式，以及签订合同的条件
B2	确定涉及合同的内容、技术、时间上的协调等

续表

关键节点	简要说明
C3	具体开展合同策划工作，在合同策划中采用各种预测、决策方法，确保符合医院经营目标和战略规划，并具有可行性。在开始准备每一个合同招标和准备签订每一份合同时都应对合同策划再作一次评价
A4	对合同的各个重大问题作出决策和安排，提出履行合同的措施

2.合同调查环节

（1）合同调查流程图（见图10-3）。

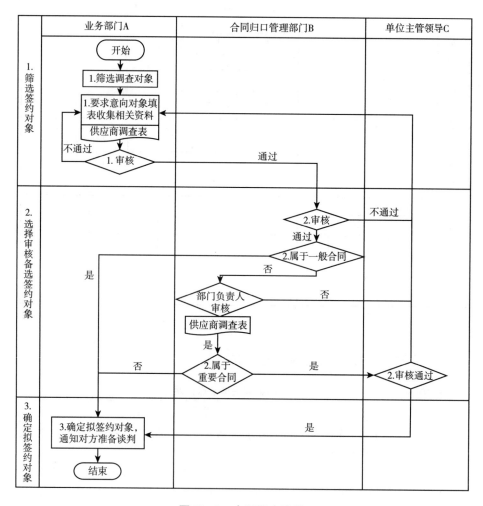

图10-3 合同调查流程

（2）合同调查关键节点说明（见表10–2）。

表 10–2 合同调查关键节点说明

关键节点	简要说明
A1	业务部门初步筛选调查对象
A2	合同经办人负责与合同对方当事人联系，要求其填写"供应商调查表"中供应商应填写的信息，并按要求提供佐证材料及加盖公章，合同经办人对收到的"供应商调查表"及佐证材料进行初步检查，然后报部门负责人审核后提交合同归口管理部门合同管理员审核
B2	合同管理部门合同管理员对"供应商调查表"中的信息及佐证材料进行初步审核，并通过电话访问、网络查询等手段对有关信息进行核实后，提出初审意见
B2	对于一般合同，合同管理员审核通过后即可进入合同谈判阶段
C2	对于重大合同和重要合同，合同归口管理部门合同管理员要将"供应商调查表"及佐证材料报部门领导审核，同意后，需提交医院主管领导审批
A3	业务部门合同经办人确定合同拟签约对象，并通知对方准备谈判

3.合同谈判环节

（1）合同谈判流程图（见图10–4）。

（2）合同谈判关键节点说明（见表10–3）。

表 10–3 合同谈判关键节点说明

关键节点	简要说明
A1	业务部门合同经办人员确定谈判小组成员，小组成员应包括合同归口管理部门合同管理员和技术部门技术专员
A1	经办人员拟定谈判小组名单后，交由部门负责人审核通过后，如果是重大合同，则提交医院主管领导审批谈判小组名单，否则准备组织谈判
A2	业务部门合同经办人开始组织谈判，并负责整理谈判记录，合同归口管理部门和技术部门参加谈判人员对谈判记录进行签字确认
B1、C1	合同归口管理部门合同管理员和技术部门相关人员参与谈判，并在谈判记录上签字确认

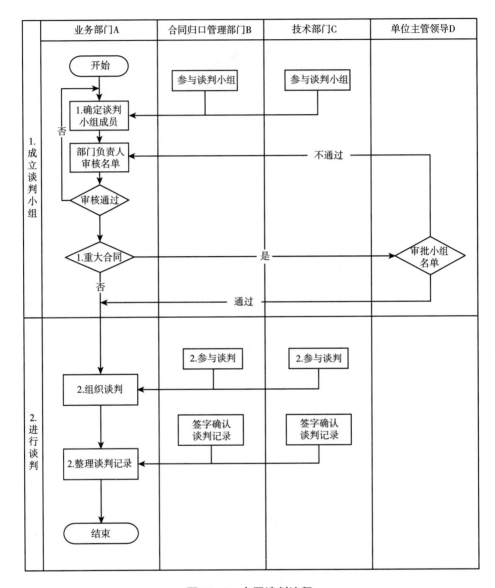

图 10-4　合同谈判流程

（二）合同订立阶段流程与关键控制环节

1.合同文本拟定与审批环节

（1）合同文本拟定与审批流程图（见图10-5）。

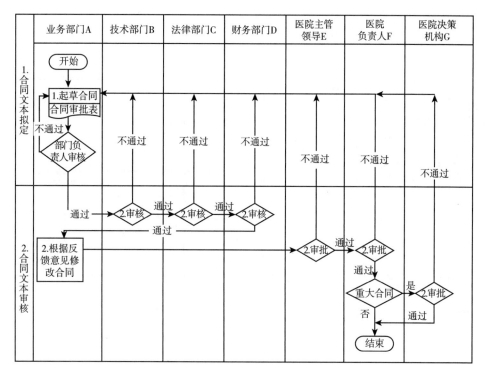

图 10-5　合同文本拟定与审批流程

（2）合同文本拟定与审批关键节点说明（见表10-4）。

表 10-4　　　　　　　　合同文本拟定与审批关键节点说明

关键节点	简要说明
A1	业务部门合同经办人根据合同谈判的结果，起草合同文本，填写"合同审批表"，并由本部门负责人审核
B2	技术部门相关人员负责审核本部门专业范围内的合同技术条款
C2	法务部门负责分析判断合同风险、与法律相关的内容，包括但不限于：变更、解除、违约、索赔、不可抗力、诉讼等条款
D2	财务部门相关人员负责审核合同中价款支付方式、违约金的赔偿和经济计算等相关条款
A2	技术部门、法务部门、财务部门在"合同审批表"上签署明确意见，合同业务部门根据各部门提出的审核意见给予回复并相应修改合同文本，提交合同文本给医院主管领导进行审批
E2、F2	医院主管领导、医院负责人审批合同文本，审批未通过的，驳回业务部门
G2	医院决策机构对重大合同进行审议，以决议的形式对合同文本表示意见并明确合同签署人

2.合同签署环节

（1）合同签署流程图（见图10-6）。

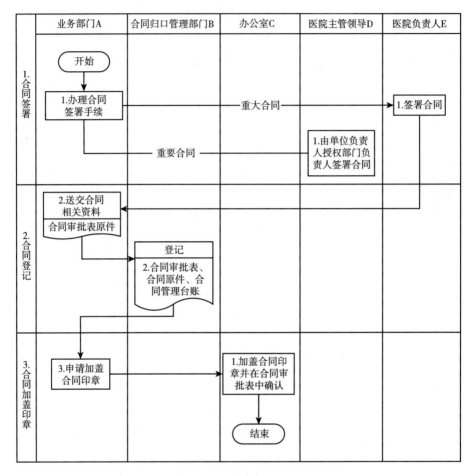

图10-6　合同签署流程

（2）合同签署关键节点说明（见表10-5）。

表10-5　　　　　　　　　合同签署关键节点说明

关键节点	简要说明
A1、D1、E1	业务部门合同经办人办理合同签署手续，如为重大合同，则由医院负责人签署合同，如为重要合同，则由医院负责人授权相关领导签署合同
A2	合同经办人持审批完整的"合同审批表"原件、对方当事人签署完整的合同原件经A1、D1、E1签署后，送至合同归口管理部门登记备案

续表

关键节点	简要说明
B2	合同归口管理部门合同管理员审核"合同审批表"已经经过适当签批后，按照既定的编号规则对合同编号，并将合同号填写在合同书与"合同审批表"相应位置，再根据所附资料登记合同管理台账。登记完成后在"合同审批表"相应位置注明合同备案时间并签字确认
A3	合同登记后，合同经办人持"合同审批表"、合同原件至办公室印章管理员处，申请加盖合同印章
C1	印章管理员按照印章管理规定登记备案后，在合同落款处加盖医院公章（合同专用章），合同多于一页的，还需在各页加盖骑缝章。盖章完成后，印章管理员还需在"合同审批表"相应位置注明合同盖章时间并签字确认

（三）合同执行阶段流程与关键控制环节

1.合同履行及结算环节

（1）合同履行及结算流程图（见图10-7）。

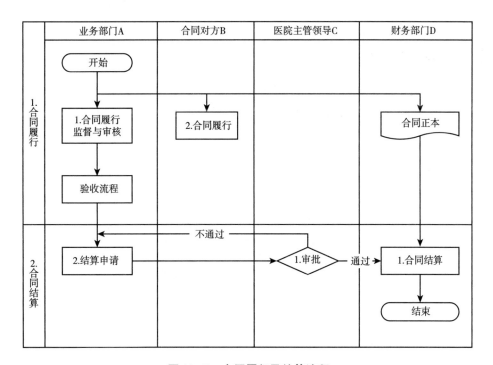

图10-7　合同履行及结算流程

（2）合同履行及结算关键节点说明（见表10-6）。

表 10-6　　　　　　　　　　合同履行及结算关键节点说明

关键节点	简要说明
A1	业务部门将合同正本提交财务部门，将其作为合同结算的依据之一 业务部门根据合同条款履行合同规定的责任与义务，同时对合同对方的合同履行情况进行监督与审核，并根据合同履行阶段向财务部门提出结算申请 业务部门负责定期向归口管理部门或医院主管领导汇报合同的履行情况，以便相关部门或人员进行监督和指导 在合同履行结束后，业务部门及其相关部门对合同进行验收
B1	合同对方按照合同条款履行合同规定的责任和义务
A2	业务部门提出申请
C1	医院主管领导审批结算申请
D1	财务部门根据合同条款审核业务部门提出的结算申请，按照合同约定条款办理财务手续、收付款项，或履行赔偿责任。若合同对方未按照合同条款履约的，或应签订书面合同而未签订的，或验收未通过的合同，财务部门有权拒绝付款 财务部门应当根据合同编号，分别设立台账，对合同进展情况进行一事一记，以便上级主管部门进行检查和备案

2.合同变更环节

（1）合同变更流程图（见图10-8）。

（2）合同变更关键节点说明（见表10-7）。

表 10-7　　　　　　　　　　合同变更关键节点说明

关键节点	简要说明
A1	在合同履行过程中，业务部门提交合同变更申请，经技术部门、法务部门、财务部门审核后，报经医院主管领导审批
B1	技术部门对业务部门提交的合同变更申请进行审核
C1	法务部门负责人对变更申请进行审核，重大合同的变更需报经上级主管部门审核
D1	财务部门对业务部门提交的合同变更申请进行审核
E1	医院主管领导对业务部门提出的合同变更申请进行审批

续表

关键节点	简要说明
A2	合同变更申请审批通过后，业务部门与合同对方协商修改合同条款，形成书面协议
B2	业务部门与合同对方协商变更条款后，技术部门对其提交的书面协议进行审核，审核合同协议变更的技术部分
C2	法务部门负责人审查承办人员与合同对方拟定的具体条款，对文本内容进行审核，防止变更发生歧义和误解，确保合同的合法性、严密性和完整性
D2	业务部门与合同对方协商变更条款后，财务部门对其提交的书面协议进行审核，审核合同协议中价款支付方式、违约金的赔偿和经济计算等相关条款
E2	业务部门与合同对方协商变更条款后，经技术、法务和财务部门审核后，医院主管领导对该书面协议进行审批
A3	变更后的书面协议通过审批后，业务部门与合同对方签订合同书面协议，合同变更的书面协议及相关材料需及时归档

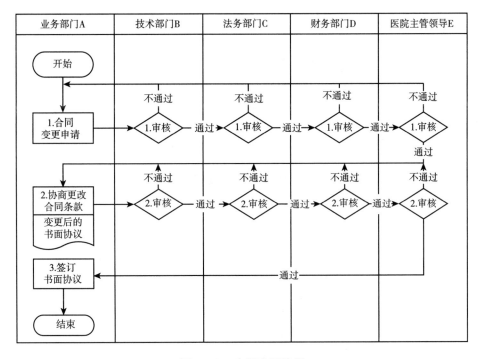

图10-8 合同变更流程

（四）合同后续管理阶段流程与关键控制环节

1.合同后续管理流程图（见图10-9）

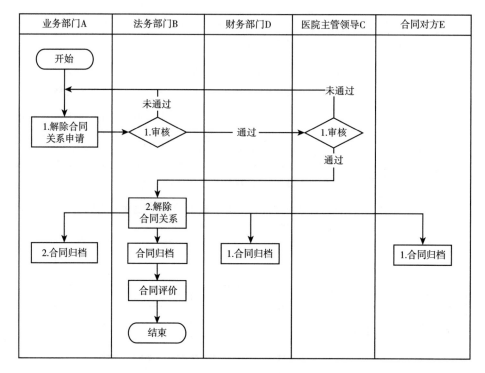

图10-9　合同后续管理流程

2.合同后续管理关键节点说明（见表10-8）

表10-8　　　　　　　　合同后续管理关键节点说明

关键节点	简要说明
A1	在合同履行完成后，业务部门向法务部门提交解除合同关系申请
B1	法务部门审核业务部门的解除合同关系申请
C1	医院主管领导审批解除合同关系申请
B2	法务部门办理合同解除事宜，对合同履行情况、合同效果等方面进行评价，以作为今后业务过程中的借鉴参考资料
D1、E1	财务部门、合同对方对合同进行归档
A2	解除合同关系后，业务部门对合同进行归档

四、医院合同管理业务的主要风险点

（一）合同管理组织体系的主要风险点

医院应明确合同归口管理部门，负责组织领导医院合同管理工作。同时，医院应建立起合同管理、财务、政府采购、基建、资产管理等部门或岗位之间的沟通协调机制，积极发挥经济活动相关部门或岗位在合同管理中的作用，充分发挥医院内部审计、纪检监察部门在合同管理中的监督作用。该环节的主要风险是：

1.医院未合理设置合同归口管理部门和岗位，职责分工不明确，不相容岗位未实现相互分离、相互制约、相互监督。

2.医院未对合同进行分类管理，不同级别的合同的授权审批和审批权限不明确，出现未经授权或越权审批情形，尤其是重要合同的审批和签署未经授权或越权审批，可能使医院遭受巨大经济损失。

3.医院相关经济管理部门的合同管理混乱，缺乏沟通协调机制，没有发挥出应有的管理作用。权力、责任划分不清，导致多头管理、重复管理的现象，极大地降低了日常工作效率。

4.医院未设置内部审计部门或岗位，未能对合同管理工作进行日常监督和专项监督，纪检监察部门也未能发挥对合同管理的监督作用，导致医院合同管理在风险中运行。

5.部分医院的合同管理仍然采用传统的手工方式管理，缺乏高效的经济合同管理信息系统，无法实时进行信息共享。合同申请、审批、签订、执行、归档相互脱节，造成合同信息缺少完整记录，同时无法实时进行跟踪和查询。

6.合同责任追究机制不健全。部分医院只重视对合同管理事项的监管，往往忽视对不按照医院规定履责人员的追究。合同责任追究机制不健全，让违规人员有机可乘，导致未经审批私自签订或更改合同、未按医院有关规定执行合同等情况时有发生，增加了医院合同管理风险。

（二）合同前期准备阶段的主要风险点

1.合同策划环节的主要风险点

医院在完善合同组织管理体系后，要进行合同策划，即明确以下内容：合同策划的目标定位，政府采购制度的要求，医院内部的采购制度，合同订立的范围和条件，与医院预算和收支的关系等。该环节的主要风险是：

（1）合同策划的目标与医院战略目标或者业务目标不一致。

（2）合同要求的服务或管理流程在医院现有条件下难以实施，如技术要求过高、人力资源不足或设施设备不匹配等。

（3）医院故意将需要招标管理或需要较高级别领导审批的重大合同拆分成标的金额较小的若干不重要的合同，规避国家有关规定，导致经济活动违法违规。

（4）医院未明确合同订立的范围和条件，对应当签订合同的经济业务未订立合同，或者违规签订担保、投资和借贷合同，可能导致医院经济利益受损。

（5）合同条款中规定的费用超出医院预算，或者长期看来会对医院的财务健康造成负面影响。

（6）医院合同策划环节缺少充分的调查与讨论，缺少职能科室组织院外专家论证记录。

2.合同调查环节的主要风险点

合同订立前，医院应当进行合同尽职调查，充分了解合同对方的主体资格、信用状况等有关情况，确保对方当事人具备履约能力。该环节的主要风险是：

（1）对合同对方的主体资格审查不严格，导致准合同对方当事人主体资格和履约能力未达要求，不具备有相应民事权利能力和民事行为能力或不具备特定资质，或与不具备代理权或越权代理的主体签订合同，导致合同无效或引发重大差错、舞弊、欺诈等潜在风险，致使医院利益受损。

（2）对被调查对象的履约能力和商业信誉给出不恰当的评价，可能将不具备履约能力的对象确定为准合同对象，或将具有履约能力的对象排除在准合同对象之外。

（3）在合同签订前错误判断被调查对象的信用状况，或虽然签订前进行了资信调查，并给予了正确判断，但是在合同履行过程中没有持续关注对方的资信变化情况，致使医院蒙受损失。

3.合同谈判环节的主要风险点

初步确定准合同对象后，医院内部的合同承办部门应在授权范围内与对方进行合同谈判，按照自愿、公平原则，磋商合同内容和条款，明确双方的权利、义务和违约责任。该环节的主要风险是：

（1）合同条款、格式等审核不严，忽略合同重大问题或在重大问题上做出不当让步，进而导致医院利益受损。

（2）对技术性强或法律关系复杂的经济事项，未组织熟悉技术、法律和财会专业知识的人员参与谈判等相关工作，可能导致医院利益受损。

（3）未分析和研究可能与合同相关的法律法规，导致合同谈判内容可能不符合国家卫生经济政策和法律法规的要求。

（4）谈判前没有对谈判对手进行充分了解和调查，没有制定有利的谈判策略，导致医院在谈判中处于不利地位，医院利益受损。

（5）泄露医院谈判策略，导致医院在谈判中处于不利地位。

（三）合同订立阶段的主要风险点

1.合同文本拟定环节的主要风险点

医院在合同谈判结束后，根据协商谈判的结果，拟定合同文本。该环节的主要风险是：

（1）医院在对外经济活动中，选择不恰当的合同形式或未订立书面合同。

（2）合同内容违反国家法律法规、卫生经济政策等，与医院发展战略或特定业务目标发生冲突。

（3）合同内容和条款不够完整和明确，合同标的数量要求、质量要求、履行方式、双方当事人的权利和义务、违约责任、合同期限以及支付方式不明确，签字、盖章手续不符合规范。不仅削弱了合同的合理性与严谨性，还可能阻挠双方真实意图的有效传达，极易引发根本性的误解，进而对双方合作产生重大的不利影响乃至经济损失。

（4）合同内容存在重大疏漏和欺诈，可能导致医院合法利益受损。

（5）有意采取拆分合同、化整为零等方式，故意规避政府采购和医院合同管理的规定。

（6）对于合同文本须报经国家有关政府部门审查或备案的，未履行相应报审或报备手续。

2.合同审核环节的主要风险点

合同文本拟定完成后，医院应进行严格的审核。该环节的主要风险是：

（1）合同审核人员因专业素质不高或工作懈怠，对合同条款及格式审核不严，未能发现合同文本中的不当内容和条款，或审核发现问题但未能提出恰当的修订意见，致使合同中的不当内容和条款未能被纠正，可能使医院面临诉讼或经济利益受损的风险。

（2）医院合同起草人员和合同审核人员责任划分不清，缺乏有效沟通协调机制，合同审核人员提出恰当的改进意见，但合同起草人员没有采用审核人员的改进意见修改合同，导致合同中的不当内容和条款未能被纠正。

（3）财务部门、内审部门、法务部门等相关部门未从各自的专业角度严格审核合同相关内容和条款，导致合同审核流于形式，合同可能存在风险。

（4）医院合同未经适当审核和审批，影响合同条款的合理性与合法性。

3.合同签署环节的主要风险点

医院经过审核同意签订的合同，应当与对方当事人正式签署并加盖医院合同专用章。该环节的主要风险是：

（1）合同签订未能明确授权审批和签署权限，合同专用章保管不善，可能发生未经授权或超越权限对外签订合同的风险，造成医院损失。

（2）为违反合同管理程序的合同加盖了合同专用章，可能给医院经济利益带来风险。

（3）签署后的合同被单方面篡改，可能给医院带来损失。

（4）在合同签订过程中，未能严格按照法律规定或双方约定的程序完成所有必需的办理手续，诸如缺失法定代理人签字、缺少必要的官方批准文件、未加盖具有法律效力的印章、遗漏关键条款的确认以及其他法律要求的形式要件，从而直接导致该合同无法满足法律认可的有效性标准，被认定为无效合同。

（5）合同被送到不相关的部门，而相关部门也未采取妥善措施保管合同，出现合同泄密事件。

（6）倒签合同现象普遍存在。在合同签订过程中，经常出现先履行合同，在需要付款时才签订合同或付款之后补签合同的情况。

（四）合同执行阶段的主要风险点

1.合同履行环节的主要风险点

合同订立后，医院应当与合同对方当事人一起遵循诚实信用原则，根据合同的性质、目的和交易习惯履行通知、协助、保密等义务。该环节的主要风险是：

（1）合同生效后，对合同条款未明确约定的事项没有及时签订补充协议，可能导致合同无法正常履行。

（2）医院或合同当事人没有按照合同约定全面履行义务，可能导致医院经济利益遭受损失或面临诉讼。

（3）对合同履行缺乏有效监控，没有持续关注对方的资信变化，未能及时发现问题或采取有效措施弥补损失，可能导致医院经济利益受损。

（4）合同纠纷处理不当，导致医院遭受外部处罚、诉讼失败等，对医院的利益、信誉和形象等产生损害。

（5）医院在合同执行过程中，往往忽视合同的执行进度管理，未能严格遵循合同要求落实执行进度管理，导致实际进度与要求严重不相符，项目工期延误现象频现，尤其是基建、信息等建设项目，增加了不必要的潜在风险和运营成本。

2.合同补充、变更、转让和终止环节的主要风险点

（1）合同生效后，发现合同条款不明确的，未能及时与对方协商沟通，订立补充、变更协议，影响合同正常履行。

（2）应该变更合同内容或条款的，但未采取相应的变更行为，或合同变更未经适当的审批，导致合同变更行为不当或无效。

（3）未按规定的程序办理合同解除等，可能导致医院经济利益受损。

（4）合同转让未经相应的程序或未经原合同当事人和合同受让人达成一致意见，导致合同转让行为不当或无效。

（5）终止对未达到终止条件的合同，合同终止但未办理相关的手续等。

（6）未能详细登记合同的订立、履行、补充、变更、转让和终止等情况。

3.合同纠纷处理环节的主要风险点

（1）合同履行过程中发现纠纷的，未建立有效的合同纠纷处理机制。包括未及时向医院相关领导报告合同纠纷和拟采取的对策，未与对方有效协商合同纠纷解决办法或合同纠纷解决办法未得到授权批准，未及时采取有效措施防止纠纷的扩大和发展等，导致合同纠纷处理不当，医院遭受外部处罚、诉讼失败，损害医院利益、信誉和形象等。

（2）未能充分收集对方的违约证据，导致医院在纠纷处置过程中处于举证不力的地位。

（3）未及时按照合同约定追究对方的违约责任，导致医院经济利益遭受损失。

4.合同结算环节的主要风险点

合同结算是合同执行的重要环节，既是对合同签订的审查，也是对合同执行的监督，一般由财会部门负责办理。该环节的主要风险是：

（1）违反合同条款，未按合同规定期限、金额或方式付款。

（2）财会部门疏于管理，未能及时催收到期合同款项。

（3）付款前缺少核查机制，在没有合同依据的情况下盲目付款。

（4）合同付款申请审查不严格，依据已经被单方面篡改过的合同进行付款。

（五）合同后续管理阶段的主要风险点

1.合同登记环节的主要风险点

合同登记管理体现合同的全过程封闭管理，合同的签署、履行、结算、补充或变更、解除等都需要进行合同登记。该环节的主要风险是：

（1）合同档案管理人员缺乏责任心，致使合同档案不全。

（2）合同档案管理人员存在道德问题，致使合同泄密。

（3）未经授权的人员擅自调阅或篡改合同记录，可能为个别人利用合同进行不正当交易或利益输送创造条件，出现合同滥用现象。

2.合同保管及归档环节的主要风险点

（1）合同及相关资料的登记、流转和保管不善，合同及相关资料丢失，可能影响合同正常履行、产生合同纠纷。

（2）缺少专门的合同管理员统一管理合同归档工作，合同无编码或编码混乱，不便于统计查询。

（3）未能建立合同信息安全保密机制，致使合同订立与履行过程中涉及的国家秘密、工作秘密或商业秘密泄露，可能导致国家或医院利益遭受损失。

3.合同履行后评估环节的主要风险点

缺乏对合同管理情况的检查评估，对合同管理的总体情况和重大合同履行的具体情况缺乏有效的分析评估，导致合同管理中出现的问题长期得不到解决。

五、公立医院合同管理控制措施

（一）组织管理控制措施

1.建立合同管理制度

为加强医院合同管理，规范合同行为，提高经济效益，根据《行政事业单位内部控制规范（试行）》相关规定，需要建立健全医院的内部合同管理制度。制度应该明确：合同业务的归口管理部门；合同业务的管理岗位及其职责权限；合同订立的范围和条件，禁止违规签订担保、投资和借贷合同；合同拟定、审核、审批、履行等环节的程序和要求；合同业务的授权审批、签署权限和责任划分，严禁超越权限批准订立合同或未经授权擅自以医院名义对外签订合同；合同专用章的保管和使用责任，要求相关工作人员妥善保管和使用合同专用章。

（1）需要明确医院所有涉及基建、修缮、设备、药品、材料、承包、租赁、技术开发、转让、咨询等的对外经济活动，除即时结清方式外，医院都应当签订书面经济合同。签订经济合同之前，主管部门或项目责任人必须了解和掌握对方是否具有法人主体资格、经营权、履约能力及其资信等情况，对方签约人是否为法定代表人或具备代理权限的法人委托人。无经营资格或资信的单位不得与之签订经济合同。

（2）医院合同订立前，应当进行合同审查，审查的内容包括：

①可行性审查。签订合同是否属于医院业务所需，是否具有可行性。

②合法性审查。签订的合同是否具有法律依据；合同必备条款是否完整；

合同项目、单价、金额、付款方式、双方权利、义务、合同期限、违约责任是否符合国家有关法律、法规和医院有关制度规定的要求；法人资格、资质证明等是否真实、有效。

③效益性审查。审查合同履行后能否给医院带来预期的经济效益。

（3）需要明确合同执行过程中，所涉及的变更、增减、隐蔽事项必须由主管部门或审计人员现场签证认定后方可列入决算，否则不予承认，损失由对方自负、也要明确医院与内部有关方面签订的内部承包合同应严格遵守合同管理制度，当事人应按合同的有关条款认真履行义务，维护医院内部经济秩序。

（4）各主管部门将初审后的经济合同以书面形式报审计、财务审查汇签后，由分管院长签字，报法定代表人同意或法定代表人书面委托代理人同意，签字后加盖合同专用章方可生效。合同须上报有关政府部门审查或备案的，医院还应当履行相应程序。

（5）合同签订后，经双方协商对合同进行变更或解约的，应以书面形式确认并由双方签字盖章。

（6）合同正本由合同档案管理部门归档保管并登记合同台账。

2.建立合同分级管理制度

医院应当根据经济业务性质、组织机构设置和管理层级安排，建立合同分级管理制度。属于上级管理权限的合同，下级单位不得签署。上级部门应加强管理重大投资类、融资类、担保类、知识产权类、不动产类合同。下级单位认为确有需要签署涉及上级管理权限的合同，应当向上级提出申请，并经上级合同管理机构批准后办理。上级单位应当加强对下级单位合同订立、履行情况的监督检查。下级合同归口管理部门应当定期对合同进行归集、统计，并编制合同报表，报上级合同归口管理部门，由上级单位对下级单位合同订立情况进行评估和检查。

医院还应该根据自身的实际情况，按照合同金额的大小合理设置合同级别，比如规定重大合同为金额100万元（含）以上；重要合同金额在50万元（含）以上，100万元（不含）以下；普通合同在50万元（不含）以下。医院内部各部门不得将大额合同拆分为金额较小的多个合同，以规避合同分级及政府采购的管理要求，不得越权审批，擅自以医院名义签订合同，偷盖医院合同专用章，出现类似情况应严肃追究责任。

3.建立合同授权管理制度

医院应当建立合同授权管理制度，明确医院内部相关单位、部门和岗位的授权范围、授权期限、授权条件等。并在合同分级管理制度基础上，明确各个合同管理岗位的审批权限（见表10-9），确保医院各岗位人员在其授权和审批权限内开展合同业务。

表 10-9　　　　　　　　　　某医院的合同审批权限表

事项 权限审批人		经办部门领导	财务部门领导	经办部门主管领导	主管财务单位领导	单位领导	办公会
合同调查	一般合同	审核	—	审批	—	—	—
	重要合同	审核	审核	—	审批	—	—
	重大合同	审核	审核	—	—	审批	—
合同谈判	一般合同	参与	—	决定	—	—	—
	重要合同	参与	参与	参与	决定	—	—
	重大合同	参与	参与	参与	参与	决定	—
合同签署	一般合同	授权内签署	—	—	—	授权或签署	—
	重要合同	—	—	授权内签署	—	授权或经审议后签署	审议
	重大合同	—	—	—	—	经审议后签署	审议
合同结算	预算内≤1万元	审核	批准	—	—	—	—
	预算内1万元至5万元（含）	审核	审核	—	批准	—	—
	预算内＞5万元	审核	审核	—	审核	批准	—
	预算外	审核	审核	—	审核	审核	批准

4.实行合同归口管理

医院可以根据实际情况指定合同归口管理部门，对合同实施统一规范管理，具体负责制定合同管理制度，审核合同条款，管理合同标准文本，管理合同专用章，定期检查和评价合同管理中的薄弱环节，采取相应控制措施，促进合同的有效履行等。

（1）明确合同业务归口管理部门。医院应根据实际情况指定医院办公室或法务部门作为合同归口管理部门。

（2）明确合同归口管理部门的职责。其职责应包括：确定合同业务的程序和要求；参与重大合同的起草、谈判、审查和签订；管理和使用合同专用章；参与合同纠纷的调节、仲裁、诉讼活动；对合同进行登记和归档等。

（3）建立健全财会部门与合同归口管理部门的沟通协调机制，将合同管理与预算管理、收支管理、资产管理结合起来，增强医院资源配置的合理性、科学性，提高资金的使用效益和管理效率。

（4）基于一些合同义务涉及大量的法律专业问题，归口管理部门可以设立法律事务岗位，配备具有法律专业资格的人员参与合同管理。

5.建立合同管理的岗位责任制

医院应当建立合同管理的岗位责任制。医院的各职能部门作为经济活动的承办部门，应在其各自的职能范围内承办相关合同业务，并履行合同调查、谈判、订立、履行和终结责任，如总务部门、设备部门负责物资和服务的采购合同，基建部门负责建设项目的各种合同，财会部门侧重于履行对合同价款的及时结算和财务监督职责。要确保合同管理的不相容岗位相互分离、制约和监督。合同管理的不相容岗位至少包括：合同的拟定与审批；合同的审批与执行。

医院还应该确保合同业务相关人员的专业胜任能力和职业道德素养，提高合同业务管理水平，保证医院合同业务顺利开展。

6.建立健全合同管理考核与责任追究制度

医院应当建立健全合同管理考核与责任追究制度。开展合同评估，对合同订立、履行过程中出现的违法违规行为，应当追究有关部门或人员的责任。

7.充分发挥内部审计在合同管理中的风险防控职能

医院的内部审计部门应依据国家合同有关法律法规和单位内部合同管理规定，运用规范的审计程序和方法，充分发挥审计监督职能，对医院签订合同、履行合同的过程和结果进行监督、检查和评价。通过内部审计事前、事中和事后的全过程监督，完善对合同可执行性、合法合规性、完整性、履行有效性等的监督把控，提高医院合同的履约率，帮助医院避免出现合同风险。

8.提高合同信息化管理水平

一是通过网络系统完成合同的录入、审核、修改、会签等工作，从而减少纸质表单，缩减合同传递的工作时间，提高工作效率。

二是通过信息系统实现从立项到预算、采购、合同、验收、付款的全过程管控，对审批、收货、验收、付款等关键节点进行自动预警，有效防范合同风险。

三是利用信息系统从不同角度、不同维度对合同数据进行统计分析，为医院管理提供更精准的参考数据。

四是通过内部网络系统实现合同横向管理，让合同的归口管理部门、业务部门、审计监督部门充分参与合同的制定、审核、执行和监督，对合同管理中存在的问题及解决措施，各部门充分发表意见，利用系统实现全面的痕迹管理，有效解决多部门之间的协同工作问题，降低医院的办公成本。

9.健全合同责任追究机制

为提升合同管理质量与水平，促使合同管理相关人员认真履行职责，医院应建立严格的责任追究机制。一方面，医院应通过互联网平台进行合同流转、审批流程，实时跟踪，做到执行有痕、追究有据；另一方面，对于未经审批私自签订或更改合同、未按医院有关规定执行合同的行为，应追究相关人员的责任。因经济合同无效、赔偿、无法履行等情况给医院造成一定损失的，应当追究相关部门和人员的责任。

（二）合同前期准备阶段控制措施

1.合同策划环节的关键控制点

合同策划是合同管理的起始点，是合同订立前设计和计划编制的阶段。关键控制点如下：

（1）审核合同策划目标是否与医院的事业发展规划目标一致。

（2）在合同订立前协调合同在内容、技术、时间上的可行性，确保订立的合同能顺利履行。

（3）应当在合同管理制度中明确规定不得将需要政府采购管理的重大合同拆分为不重大的合同，并建立相应的责任追究制度。

（4）明确合同订立的范围和条件，严禁违规签订投保、投资和借贷合同。

（5）为了防止超预算支出，医院要在年初制订投资预算，杜绝预算外支出的现象。

2. 合同调查环节的关键控制点

合同订立前，医院应当进行合同尽职调查，包括：营业执照是否有效、拟签订的合同内容是否在对方的经营范围内、对方是否具备履约能力、对方信誉和经营状况是否良好、授权委托书是否有效、对方是否在类似合同上与其他方存在法律纠纷等。具体关键控制点如下：

（1）应当充分了解合同对方的主体资格、信用状况等有关内容，确保对方当事人具备履约能力。包括审查被调查对象的身份证件、法人登记证书、资质证明、授权委托书等证明原件。了解清楚对方市场准入情况、代理资格、信用等级、履约能力，是否有不良记录等，切实从源头上防范合同管理风险。必要时，可通过发证机关查询证书的真实性和合法性，关注授权代理人的行为是否在其被授权范围内，在充分收集相关证据的基础上评价主体资格是否恰当。

（2）获取调查对象经审计的财务报告、以往交易记录等财务和非财务信息，分析其获利能力、偿债能力和营运能力，评估其财务风险和信用状况，并在合同履行过程中持续关注其资信变化，建立和及时更新合同对方的商业信用档案。

（3）对被调查对象进行现场调查，实地了解和全面评估其生产能力、技术水平、产品类别和质量等生产经营情况，分析其合同履约能力。

（4）与被调查对象的主要供应商、客户、开户银行、主管税务机关和工商行政管理部门等沟通，了解其生产经营、商业信誉、履约能力等情况，正确地评价对方的履约能力。

3. 合同谈判环节的关键控制点

医院应当根据实际情况选择适合的谈判方式。一般情况下，应实行集体会审制度，超过规定数额的物资采购项目和建设工程项目应在审计监察部门的监督下，严格按照政府采购要求的方式进行采购。具体关键控制点如下：

（1）组建既有良好职业道德，又有谈判经验的谈判团队。充分发挥团队智慧，及时总结谈判过程中的得失，研究确定下一步的谈判策略。

（2）收集谈判对手资料，充分熟悉谈判对手情况，做到知己知彼；研究国家相关法律、法规、行业监管、产业政策、同类产品或服务价格等与谈判内容相关的信息，制定正确的谈判策略。

（3）应关注合同核心内容、条款和关键细节。包括合同标的的数量、质量或技术标准，合同价格的确定方式与结算方式，履约期限和方式，违约责任和争议的解决办法，合同变更或解除条件等。

（4）对影响重大、涉及较高专业技术或法律关系复杂的合同，医院应当组织法律、技术、财会等工作人员参与谈判，必要时可聘请外部专家参与相关谈判工作，并充分了解外部专家的专业资质、胜任能力和职业道德情况。

（5）谈判过程中的重要事项和参与谈判人员的主要意见，应当予以文字记录并妥善保存，作为避免合同舞弊的重要手段和责任追究的依据。

（6）加强谈判期间的保密工作，严格责任追究制度，防止己方信息泄露导致医院权益受损。

（三）合同订立阶段控制措施

1.合同文本拟定环节的关键控制点

合同谈判结束后，医院应当根据协商、谈判等结果，拟定合同文本。按照自愿、公平原则，明确双方的权利义务和违约责任，做到条款内容完整、表达严谨准确、相关手续齐备，避免出现重大疏漏。具体关键控制点如下：

（1）医院应加强对合同订立的管理，明确合同订立的范围和条件。医院对外发生经济行为时，除即时结清方式外，应当签订书面合同。发现违规以口头合同或未签订合同进行交易的，应及时签订书面合同；如发生争议要及时报法律部门处理。需要先开工建设或采购的项目，应在取得政府投资计划部门确认或下达临时计划后，签订合同或框架协议。

（2）严格审核合同需求与国家法律、法规、产业政策、医院战略目标的关系，保证其协调一致；考察合同是否以事业发展目标、项目立项书等为依据，确保完成具体业务目标。

（3）合同文本一般由业务承办部门起草，法律部门审核；重大合同或法律关系复杂的特殊合同，应当由法律部门参与起草。国家或行业有合同示范文本的，可以优先选用，但对涉及权利和义务关系的条款应当认真审查，并根据实际情况适当修改，各部门应各司其职，保证合同内容和条款的完整、准确。其中，使用部门负责提出采购需求、指标内容及技术参数；承办部门负责对被采购方的资质、履约能力、信誉状况进行审核；财务部门负责对合同价款、支付方式，资金预算、财务手续等进行审查；审计部门负责对合同审批手续、合同价款、酬金、结算的合法性和合理性进行核查；监察部门负责对合同办理的程序进行监督；法律顾问负责对合同内容、违约处理、变更与终止等条款的合法性和合规性进行最终审核。只有建立严密的拟定流程，才能确保成文合同的合理及合法性，才能在最大程度上避免医院的经济利益遭受不合理损失。

（4）由签约对方起草的合同，医院应当认真审查，确保合同内容准确反映医院诉求和谈判达成的一致意见，特别留意"其他约定事项"等需要补充填写的栏目，如不存在其他约定事项时，应注明"此处空白"或"无其他约定"。防止合同后续被篡改。

（5）通过统一归口管理和授权审批制度，严格合同管理，防止通过化整为零等方式故意规避政府采购招标的做法和越权行为。

（6）合同文本须报经国家有关主管部门审查或备案的，应当履行相应的程序。

2.合同审核环节的关键控制点

合同文本拟定后，医院应当对合同文本进行严格审核，重点关注合同的主体、内容和形式是否合法，合同内容是否符合医院的经济利益，对方当事人是否具有履约能力，合同权利和义务、违约责任和争议解决条款是否明确等。该环节应按照"统一管理、分级负责、专业审查、计划签订、合同结算"的原则，制定合同审查流程，提高合同审核人员的专业素质；明确合同起草人员和审核人员的职责，制定合同审核操作指南；建立合同审核工作底稿；建立和实施合同管理责任追究制度等。具体关键控制点如下：

（1）为了防范经济业务风险，医院在签订合同前应对合同标的、技术条款、价格及结算条款进行详细审核。

（2）审核人员应当对合同文本的合法性、经济性、可行性和严密性进行重点审核，关注合同的主体、内容和形式是否合法，合同内容是否符合医院的经济利益，对方当事人是否具有履约能力，合同权利和义务、违约责任和争议解决条款是否明确等。

（3）建立会审制度，对于影响重大、涉及较高专业技术或法律关系复杂的合同，应当组织法律、技术、财会等相关部门进行审核，相关部门应当认真履行职责。其中，法律部门主要审查违约责任、争议管辖权等实质性条款是否合法、完整、明确，文字表述是否无歧义；技术部门主要对质量条款、技术要求等内容进行技术审查；财会部门主要对结算条款等内容进行经济审查。审查人员对各自做出的审查结果负责，合同归口管理部门对合同审查的结果负全责。

（4）明确合同起草人员和审核人员的责任，合同审核人员审核时发现问题，应对发现的问题提出参考的修订意见，合同起草人员要认真分析研究，慎重对待审核意见，对审核意见准确无误地加以记录，必要时对合同条款作出修改完善，并再次提交审核。

3.合同签署环节的关键控制点

合同审核通过后，医院应当按照规定的权限和程序与对方当事人正式签署合同。具体关键控制点如下：

（1）正式对外订立的合同，应当由医院法定代表人或由其授权的代理人签名，并加盖医院合同专用章。授权签署合同的，应当签署授权委托书。严禁未经授权擅自以医院名义对外签署合同或超越权限签署合同。严禁违规签订担保、投资和借贷合同。

（2）医院应当建立合同专用章保管制度，妥善保管和使用合同专用章。合同经编号、审批及医院法定代表人或由其授权人签署后，方可加盖合同专用章。用印后保管人应当立即收回，并按要求妥善保管，防止他人滥用。保管人应当记录合同专用章使用情况以备查。需携带合同专用章外出时应有两人以上，且要有领导的签字，并留存记录。如果合同专用章遗失或被盗，应当立即报告医院负责人并采取妥善措施，如向公安机关报案、登报声明作废等，以最大限度地消除可能带来的负面影响。

（3）采取恰当措施，防止已签署的合同被篡改，如在合同各页码之间加盖骑缝章、使用防伪标记、使用纸质合同书、使用不可编辑的电子文档格式等方法对合同内容加以控制，防止对方单方面改动合同文本。

（4）合同必须由双方当事人当面签订。按照国家有关法律、行政法规的规定，需办理批准、登记等手续之后方可生效的合同，医院应当及时按规定办理相关手续。

（5）医院应实施合同签收制度，并及时退回与本部门不相关或错发的合同。要指定专人负责合同的日常保管，并提供保管合同所需要的条件。

（四）合同执行阶段控制措施

1.合同履行环节的关键控制点

合同履行在合同控制过程中容易被忽视，但却是整个合同运行的关键环节。医院应当遵循诚实信用原则严格履行合同，对合同履行实施有效监控，强化对合同履行情况及效果的检查、分析和验收，确保合同全面有效履行。具体关键控制点如下：

（1）在合同管理过程中，要落实合同执行责任部门与责任人的履行责任，需要追究责任的，要出具处理意见。合同履行完毕后，必须出具履行报告。

（2）合同履行中出现异常，需要及时补充、变更甚至解除合同。

（3）医院对合同履行情况进行监控，确保合同履行过程得到有效的跟踪监控。强化对合同履行情况及效果的检查、分析和验收，敦促对方积极履行合同，确保合同能够得到全面有效的执行。

（4）医院应当对合同履行情况实施有效监控，因对方或医院自身原因导致可能无法按时履约的，应当及时采取应对措施，将合同损失降到最低。

（5）建立合同履行监督审查制度，应当按照国家有关规定审查合同履行中签订的补充协议，或因各种因素变更、解除的合同。一是对于合同没有约定或约定不明确的内容，通过双方协商一致对原有合同进行补充；无法达成保持协议的，按照国家相关法律、法规、合同有关条款或者交易习惯确定。二是对于显失公平、条款有误或存在欺诈行为等情形，或因政策调整、市场环境变化等客观因素，已经或可能导致医院利益受损的合同，执行责任部门须按规定程序及时报告，并经双方协商一致，按照规定权限和程序办理合同变更或解除事宜。三是对方当事人提出中止、转让、解除合同的，造成医院经济损失的，应向对方当事人书面提出索赔要求。

2.合同结算环节的关键控制点

合同付款结算是合同业务中最为关键的环节，也是合同风险最直接的表现。《行政事业单位内部控制规范（试行）》规定："财会部门应当根据合同履行情况办理价款结算和进行账务处理。未按照合同条款履约的，财会部门应当在付款之前向单位有关负责人报告。"具体关键控制点如下：

（1）合同归口管理部门应建立合同管理信息系统，跟踪合同履行情况，在合同约定的结算期限内向财会部门发出资金结算要求。合同承办人员在收齐发票、合同、中标通知书、验收证明等凭证并经适当审批后，提交财会部门按时办理合同结算。

（2）财会部门应当根据合同条款，审核后办理价款结算和账务处理，按照合同约定收付款项，及时催收到期欠款。未按合同条款履约，或应签订书面合同而未签订的，财会部门有权拒绝付款，并及时向医院有关负责人报告。

（3）付款申请必须有承办部门负责人、项目负责人、业务主管领导、总会计师和院长签字，同时要加盖合同审核专用章。否则，财会部门应拒绝付款，防止欺诈舞弊行为发生。

（4）财会部门应定期与合同归口管理部门的合同管理信息系统核对，确保按合同约定及时结算相关价款，避免产生合同纠纷。

（5）审计部门审核合同付款是否遵循合同需求，整个合同履行过程是否得到监控，合同履行结果是否符合合同需求，是否达到单位的使用要求，避免医院资金流失，维护正常的医院财务秩序。

3.合同补充、变更、转让和终止环节的关键控制点

合同签署后，随着实际业务的进行，医院可能需要对合同进行补充、变更、转让，甚至终止，为此医院应明确规定合同变更或转让需要向相关负责人报告，合同变更或转让的内容和条款必须与对方当事人协商一致，变更或转让后的合同应该视同新的合同，需要重新履行相应的合同管理程序。应明确规定合同终止的条件及应当办理的相关手续，并指定专人对合同终止手续进行复核。关键控制点包括：

（1）合同生效，发现合同条款不明确的，应及时就有关问题与对方协商达成一致意见后，签订补充、变更协议，并完善条款内容。

（2）在合同内容中，应设置合同变更及转让等相关内容，明确其程序，明确未经允许随意变更和转让则视为无效，可有效避免合同变更及转让存在的风险。

（3）医院应明确规定合同终止的条件及应当办理的相关手续，指定专人负责对合同终止手续进行复核，并提出意见。

（4）发现未办理解除合同的批准、登记手续的，应要求合同承办人员在规定时间内到主管部门办理相应的手续。

4.合同纠纷处理环节的关键控制点

在合同履行过程中，由于对合同条款的理解不一致或条款存在歧义，就会出现合同纠纷问题，如果合同纠纷问题处理不当可能会影响到医院的利益、信誉和形象。《行政事业单位内部控制规范（试行）》规定："单位应当加强对合同纠纷的管理。合同发生纠纷的，单位应当在规定时效内与对方协商谈判。合同纠纷协商一致的，双方应当签订书面协议；合同纠纷经协商无法解决的，经办人员应向单位有关负责人报告，并根据合同约定选择仲裁或诉讼方式解决。"具体关键控制点包括：

（1）加强合同纠纷管理，在履行合同过程中发生纠纷的，应当依据国家相关法律法规，在规定时效内与对方当事人协商解决，并按规定权限和程序及时报告。合同纠纷经协商一致的，双方应当签订书面协议；合同纠纷经协商无法解决的，根据合同约定选择仲裁或诉讼等方式解决。

（2）医院应明确合同纠纷的审批权限和处理责任。内部授权处理合同纠纷，应当签署授权委托书，未经授权批准的，相关经办人员不得向对方作出实质性答复或承诺。

（3）在合同中应明确规定违约责任。要求对方为履行合同提供相应的担保措施；对合同履行过程进行监督，如发现对方有违约的可能或已发生违约行为，应及时采取相应措施将损失降到最低。

（五）合同后续管理阶段控制措施

1.合同登记环节的关键控制点

合同归口管理部门应当加强合同登记管理，充分利用信息化手段，定期对合同进行统计、分类和归档，详细登记合同的订立、履行、结算、补充、变更、解除和终结等情况，实行合同的全过程封闭管理。具体关键控制点如下：

（1）合同归口管理部门在合同终结时，应及时办理销号和归档手续。

（2）要建立合同文本统一分类和连续编号制度，按照类别和编号妥善保管合同文本，建立合同台账，确保合同管理安全可靠、查询方便，可以防止或及早发现合同文本的遗失或被盗。

（3）应当加强合同信息安全保密工作，未经批准，任何人不得以任何形式泄露合同订立与履行过程中涉及的国家秘密、商业秘密或工作秘密。

（4）规范合同管理人员职责，明确合同流转、借阅和归还的职责权限和审批程序等有关要求。

（5）与医院经济活动相关的合同应当同时提交给财会部门作为账务处理的依据。

2.合同归档保管环节的关键控制点

合同在归档时，也存在着遗失、泄露、未按规定销毁等风险，控制该类风险的方法，就是要明确合同管理人员的职责，规定合同借阅的程序，实施合同遗失、泄露等的责任追究制度，对合同保管情况进行定期和不定期的检查等。具体关键控制点包括：

（1）在合同签订后，承办的业务部门应及时将合同原件及其电子版、合同执行过程中的往来函件、纠纷或争议的处理情况记录等相关文件资料送医院办公室备案，一年后交档案管理员归档保管。

（2）医院档案室应当设立合同存放柜，对合同进行专柜保管，同时应当做好防火、防潮等安全措施，确保合同及其相关文件资料的安全完整。

（3）在医院办公室或档案室查阅合同文档，相关人员查阅合同文件应办理登记手续。确因工作需要借出查阅的，需经本部门主管领导及医院主管领导签字同意后，办理相关借阅手续，以影印件借出，合同原件无特殊情况不得外借。查阅或借阅人员严禁涂改、圈划、抽取、撤换合同档案资料，不得向外泄露或擅自向外公布档案内容。否则，应按规定追究相关当事人责任。

（4）合同档案销毁时应进行登记造册，经档案鉴定小组审查、主管领导批准后，按规定进行销毁，并由合同档案归口管理部门指派专人进行监销。涉及密级合同文件资料的销毁，应严格履行登记、审批手续，并在专人监督下进行，不得向废品收购部门出售。

（5）规范档案使用规则。在公立医院管理过程中，档案管理工作至关重要，档案不仅是管理的内容，同时为管理决策提供重要依据。因此需要规范档案使用的基本规则，严格落实管理制度，明确管理责任，确定使用流程。

（6）各部门将合同移交医院综合档案室后，医院综合档案室管理人员应严格履行档案借阅手续，一般情况下不对外借阅。院内相关职能部门需借阅合同档案的，应向综合档案室合同档案管理人员提交借阅申请书，申请书应具体说明借阅事由、目的、申请人的部门领导明确签署是否同意借阅的书面意见，在综合档案室备案登记后方可借阅。档案管理员应认真登记借阅人员所复印的合同内容、页码、页数等。在借阅过程中，未经同意不得将合同档案带出综合档案室。管理者应向借阅者强调，严禁任何人对合同档案材料进行涂改、转借、损坏、遗失。

3. 合同保密环节的关键控制点

医院合同的流转环节较多，任何一个环节，都存在泄密的可能性，一旦出现泄密事件，将会对医院造成不利的影响。具体关键控制点包括：

（1）医院合同应设定三级保密级别，即"绝密""机密""秘密"三级，属于医院秘密合同的相关文件资料，应在文件的右上角标明保密级别。"绝密"是指此类合同文件资料的泄密会导致医院利益受到特别严重的损害；"机密"是指此类合同文件资料的泄密会导致医院利益受到严重的损害；"秘密"是指此类合同文件资料的泄密会导致医院的利益受到损害。损害程度的划分由医院根据具体情况、按照金额或影响的大小来确定。

（2）医院确定密级责任人由医院办公室保密负责人及保密员担任，具体负责医院合同密级的确定、变更、解除等管理工作。

（3）解除和降低密级由确定密级责任人提出，报医院主管领导批准后执行。具体操作时应由确定密级责任人监督指导，档案管理员具体实施。

（4）密级合同文件签订后，由确定密级责任人确定密级，经医院主管领导批准后，交档案管理员进行妥善保管。

（5）保存密级合同文件资料，应选择安全保密的场所，并配备安全可靠的保密设备。保密员离开办公场所时，应当将密级合同文件资料保存在保密设备中。

（6）复制密级合同，必须报医院主管领导批准，不得改变其密级、保密期限和知悉范围，要履行登记手续，复制件要加盖医院公章，并视同原件管理。

（7）确因工作需要携带密级合同文件资料外出的，应由两人以上同行。

（8）加强合同信息安全保密工作，未经批准，任何人不得以任何形式泄露合同订立和履行过程中涉及的国家机密、商业秘密或工作秘密。

4. 合同评估环节的关键控制点

合同履行结束后，总结经验教训也很重要，因为合同作为医院承担独立民事责任、履行权利和义务的重要依据，是医院管理活动的重要凭据，也是医院风险管理的主要载体。为此，医院应当建立合同履行情况评估制度，至少于每年年末对合同履行的总体情况和重大合同履行的具体情况进行分析评估，对分析评估中发现的合同履行中存在的不足，应当及时加以改进。具体关键控制点如下：

（1）评估合同策划是否科学合理、是否具有可行性、是否符合医院的事业发展规划。

（2）合同调查是否充分、是否能够确保签约主体的履约能力。

（3）合同谈判是否有效维护了医院的利益，谈判策略是否恰当。

（4）合同文本是否准确表达了双方谈判的真实意思。

（5）合同签订双方符合程序。

（6）合同审核意见是否得到合理采纳，不采纳的原因及其产生的后果。

（7）合同签署是否在授权范围内，是否存在越权签署的情况。

（8）合同履行是否全面，是否存在部分未履行的情况。

（9）合同结算是否按照规定及时进行价款结算，履约存在问题的是否采取了拒付。

（10）合同纠纷是否得到及时、妥善的处理。

（11）合同补充、变更、转让和终止是否遵循相应的程序。

（12）合同是否进行登记和归档保管。

（13）合同是否存在泄密。

（14）合同管理工作是否有所创新。

（15）合同管理工作是否存在违法违规行为。

（16）合同管理内部控制的设计和运行是否有效。

（17）是否提出提高合同管理效率和效果的合理性建议。

第十一章

公立医院医疗管理业务控制

一、公立医院医疗管理业务活动概述

(一) 公立医院医疗管理业务控制的概念

公立医院医疗管理业务是指在公立医院中开展的所有与疾病诊断、治疗、预防、康复以及健康管理相关的服务活动。

公立医院医疗管理业务控制是指在公立医院管理框架内，通过一系列制度、流程、监督和评价措施，对医疗业务活动进行规划、执行、监控和调整的过程，以确保医疗服务的质量、安全、效率和合规性。其核心目的是防范风险、提升服务质量、优化资源配置、控制成本并促进医院的可持续发展。

(二) 医疗管理业务控制的意义

1. 医疗业务内部控制是适应医药改革的实际需要

近十年来，国家出台了一系列关于深化医药卫生体制改革的政策文件，为建立更加公平、高效、可持续的医疗卫生体系推行了一系列重要政策和措施：

2009年，发布的《中共中央 国务院关于深化医药卫生体制改革的意见》提出"大力改进公立医院内部管理，优化服务流程，规范诊疗行为"的要求。

2012年，国务院发布的《国务院关于印发"十二五"期间深化医药卫生体制改革规划暨实施方案的通知》明确了"十二五"期间深化医改的具体规划和实施方案，提出"统筹推进管理体制、补偿机制、人事分配、药品供应、价格机制等方面的综合改革"的公立医院改革重点。

2013年，十八届三中全会通过的《中共中央关于全面深化改革若干重大问题的决定》在深化医药卫生体制改革方面强调要统筹推进医疗保障、医疗服务、公共卫生、药品供应、监管体制等方面的综合改革，深化基层医疗卫生机构综合改革，健全医疗卫生服务网络。

2017年，国务院印发的《"十三五"深化医药卫生体制改革规划》提出"加快建立符合国情的基本医疗卫生制度，推进医药卫生治理体系和治理能力现代化"的要求。同年，国务院正式发布了《关于建立现代医院管理制度的指导意见》，对全面深化公立医院综合改革、建立现代医疗管理制度作出部署。

2020年，中共中央、国务院印发《关于深化医疗保障制度改革的意见》，强调了医疗机构需"规范医疗机构和医务人员诊疗行为，推行处方点评制度，促进合理用药"。

2023年，中共中央办公厅、国务院办公厅发布《关于进一步完善医疗卫生服务体系的意见》则是针对"实施健康中国战略的决策部署，推动全面建立中国特色优质高效的医疗卫生服务体系"的要求提出了"加强科学管理，压实责任，推进管理精细化"的具体目标。

上述医疗卫生体制改革举措的深入实施，将引领医院管理方法与实践模式的深刻变革。面对这一转型期的挑战，医院亟须持续强化与优化内部控制系统，以预见并有效应对改革进程中可能遭遇的各种风险，确保各项改革举措平稳落地，进而推动医疗卫生体制改革目标的圆满达成。

2.严谨的医疗业务控制体系是提升医疗服务质量与安全的基础

通过建立规范化的业务流程、质量监控机制和风险防范体系，能够确保医院的各项活动符合国家法律法规、行业标准和内部规章制度，通过合规性审查和监督，降低违法违规风险，维护医院的法律地位和社会形象，确保医疗服务遵循最佳实践，减少医疗差错，提升患者治疗效果和安全性，从而增强医院的信誉和竞争力。

3.完善的医疗业务内部控制体系能够增强医院的风险管理能力

医疗业务内部控制体系通过精密设计的流程、制度和监控机制，深度融入医院日常运营的方方面面，从临床诊疗到财务管理，全面覆盖。在临床领域，内部控制体系能够帮助医院系统地识别用药风险，如药物相互作用、不当处方或用药错误，通过建立严格的药物管理制度、电子处方审核流程和药师干预机制，有效降低了医疗差错，保障了患者用药安全。同时，对于手术风险，医疗业务内部控制体系通过手术分级授权、术前讨论、手术安全核查等措施，确保手术操作的规范性与安全性，最大限度地减少了手术并发症，提升了手术成功率。

因此，医疗业务内部控制体系是医院在复杂多变的环境中确保医疗服务质量、提升运营效率、维护财务安全不可或缺的保障系统。

（三）医疗管理业务的关键业务流程

医疗业务控制主要包括对新增医疗服务项目管理、诊疗监督管理、医疗技术分级与授权管理、病历管理四部分的控制（见图11-1）。

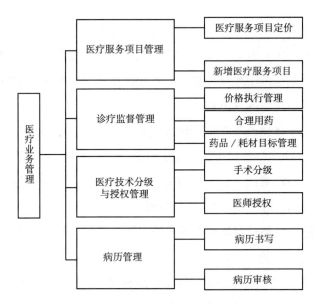

图11-1　医疗业务管理的关键环节

1.医疗服务项目管理

医疗服务项目管理包括新增医疗服务项目和自主定价项目/特需医疗服务项目/市场调节价项目的管理，主要包括新增医疗服务项目申请、审核、公示的关键步骤，需要医院各相关职能部门和委员会对项目的技术成熟度、疗效、安全性、成本效益等进行科学论证和审核后通过医疗服务项目申请。

2.诊疗监督管理

（1）药品/医用耗材目标管理。

医院药品和医用耗材目标管理是一个系统化的过程，包括使用数据收集、分析、结果核实与反馈等关键步骤，通过对药品/医用耗材的目标管理及时发现医院诊疗过程中的问题，进而采取针对性措施，优化资源配置，提升服务效率。

（2）合理用药管控。

医院合理用药管控是医院诊疗监督的关键步骤，主要是围绕对处方的监督展开的管理工作，包括抽取处方、处方点评、审核处方点评结果、核实反馈等关键步骤，通过制定合理用药指南与标准、处方持续监测与反馈机制、绩效考核与激励等控制措施，有效降低医疗风险，提升治疗效果，优化医疗资源利用，减轻患者经济负担。

（3）医疗项目价格执行管理。

医疗项目价格执行管理主要通过病历抽查的方式实现，价格管理部门每月按照出入院人数的一定比例随机抽取在院、出院病历和费用清单进行检查并做好记录，及时纠正不规范收费行为，提出整改建议并向有关科室及人员通报。

3.医疗技术分级与授权管理

医疗技术分级和授权管理是一个确保医疗服务质量、安全及合理利用医疗资源的重要过程，包括手术权限申请、审核、授权、档案归档等步骤，这一系统化管理流程强调从申请者的专业技能验证开始，经过科室内部的初步评估，到医院医疗技术管理委员会或相应职能机构的严格审核，确保每位医务人员在其专业领域内被授予与其能力相符的操作权限。

4.病历管理

病历管理是一个涉及病历创建、存储、维护、归档、检索和保护的综合性过程，旨在确保医疗信息的准确、完整、安全和可访问性，包括病历书写、科级病历审核、院级病历审核、异常情况处理、病历归档与保管等关键步骤。

（四）医疗管理业务控制涉及的相关法律法规

1.《关于规范医疗机构中医医疗技术命名　加强中医医疗技术临床应用管理的通知》（国中医药办医改函〔2022〕33号）

2.《国家卫生健康委办公厅关于印发医疗机构手术分级管理办法的通知》（国卫办医政发〔2022〕18号）

3.《医院内部控制管理办法》（国卫财务发〔2020〕31号）

4.《关于印发医疗机构内部价格行为管理规定的通知》（国卫财务发〔2019〕64号）

5.《关于印发医疗质量安全核心制度要点的通知》（国卫医发〔2018〕8号）

6.《关于印发电子病历应用管理规范（试行）的通知》（国卫办医发〔2017〕8号）

7.《关于加强卫生健康系统行风建设的意见》（国卫纠发〔2017〕1号）

8.《加强医疗卫生行风建设"九不准"》（国卫办发〔2013〕49号）

9.《医疗机构病历管理规定（2013年版）》（国卫医发〔2013〕31号）

10.《医疗技术临床应用管理办法》（卫医政发〔2009〕18号）

11.《医疗质量管理办法》（国家卫生和计划生育委员会令第10号）

二、公立医院医疗业务管理控制目标

（一）总体目标

1.建立和完善医疗质量管理体系，实现医疗服务流程的全过程监控，确保医疗服务质量达到国家规定的标准。

2.建立健全医疗管理相关的制度，包括但不限于首诊负责制度、三级查房制度、会诊制度等18项医疗质量安全核心制度。

3.落实医疗服务项目规范，制定医疗质量与安全监督制度、检查周期、医疗质量整改流程。

4.定期检查与强制性医疗安全卫生健康标准的相符性，对存在问题及时整改。

（二）组织管理体系控制目标

1.明确医疗业务活动归口管理部门及其职责，明确相关部门在医疗活动和诊疗价格政策执行方面的职责。

2.合理设置诊疗项目管理岗位，明确岗位职责权限，确保不相容岗位相互分离。

3.建立由医院分管领导、医务部门、价格管理部门、临床科室和医药物资采供等部门组成的价格管理体系，科学管理、合理监控医疗服务成本，提升价格管理质量。

4.设置行风管理岗位，负责定期检查临床科室和医务人员在药品、医用耗材、医学装备引进过程中的行为规范以及各临床科室是否严格执行本部门的申请机制。

5.设置病案管理部门或者配备专（兼）职人员，全面负责病历资料的收集、整理、归档、保管、借阅、统计分析以及电子化管理等一系列病历和病案管理工作，确保病历管理工作的专业化、规范化管理。

（三）业务流程控制目标

1.医疗项目服务管理

（1）确保新增诊疗服务是基于市场需求、医院战略规划以及医疗技术发展趋势的合理分析，通过科学的可行性研究，评估其经济效益和社会效益，避免资源的盲目投入。

（2）建立新增诊疗服务的操作流程、服务标准和质量控制指标，确保服务设计符合医疗安全与质量要求，以及行业规范和法律法规。

（3）医院需按照新增医疗项目服务类型建立规范有序的价格分类形成机制，依据国家卫生健康委员会及当地物价管理部门的指导文件，确保价格制定的合法性和合理性。同时，实施动态调整机制，定期评估医疗项目成本变动和医疗服务效果，适时调整价格策略，响应市场变化和政策导向。

2.诊疗监督管理

（1）确保药品与医用耗材的使用基于临床实际需要，遵循循证医学原则，避免过度医疗和资源浪费，通过制定并执行合理的用药与用耗指标，促进药物与耗材使用的经济性和有效性。

（2）建立药品、耗材、医疗设备的引进和使用规则，确保药品、耗材、医疗设备的引进符合相关法律法规及医院实际管理需要，使用符合国家规定。

（3）建立高值医用耗材使用院内点评机制和异常使用预警机制，重点监控高值医用耗材收入占比，确保医院内部对高值耗材的合理使用与成本效益的精细化管理。

（4）建立合理检查、合理用药管控机制，确保医疗质量与提高患者满意度。

（5）确保医院所有收费项目均符合国家及地方物价部门的政策规定，包括医疗服务收费标准、药品加成政策、医保报销目录及价格等，避免违规收费。

（6）建立健全价格公示制度，通过官方网站、院内公告等多种渠道，向患者及社会公开服务项目及收费标准，保障患者的知情权和选择权，树立医院良好的信誉和形象。

（7）对于因政策调整、成本变动等因素需调整的收费项目，建立严格的审批流程，确保价格调整的合理性和必要性，及时向相关部门报备并对外公示。

（8）建立有效的患者投诉处理机制，对患者关于收费的疑问和投诉迅速响应，公正处理，通过反馈机制不断改进价格执行管理。

3.医疗技术分级与授权管理

（1）建立严格的医疗技术授权制度，确保只有经过适当培训、考核合格并获得相应资质的医护人员，才能被授权执行对应级别的医疗技术，防止越级操作。

（2）确保医疗技术按照其难度、风险程度、所需资源及潜在利益等因素，被合理地划分为不同的等级，以适应不同资质和经验的医护人员进行操作。

（3）建立医疗技术应用的质量监控体系，定期评估技术执行效果（如围手术期并发症发生率、非计划二次手术率等专业指标）和医护人员的操作能力（如手术技术能力、医患沟通能力等），及时发现问题并采取措施进行整改，持续提升医疗服务质量。

4.病历管理

（1）医务人员按照《病历书写基本规范》《中医病历书写基本规范》《电子病历基本规范（试行）》和《中医电子病历基本规范（试行）》的要求书写病历，保障病历书写客观、真实、准确、及时、完整、规范。

（2）病历记录完整无遗漏，涵盖患者就诊的全过程，包括病史、体检、诊断、治疗、护理、检验结果、医嘱等信息，且所有记录需准确无误，以支持医疗决策和后续医疗服务。

（3）建立分级质控体系，病历质量管理实行院、科两级责任制，医院临床科室、医疗质量管理部门/护理部门定期进行病历质量检查，对病历书写质量进行评估，发现问题及时反馈并指导改进，提高病历质量。

三、公立医院医疗业务管理流程与关键控制环节

公立医院医疗业务控制的主要环节包括医疗服务项目管理、诊疗监督管理、医疗技术分级与授权管理、病历管理等关键环节。

（一）医疗服务项目管理流程与关键控制环节

1.新增医疗服务项目管理

（1）现行文件已规范的医疗服务项目。

①现行文件已规范的医疗服务项目流程图（见图11-2）。

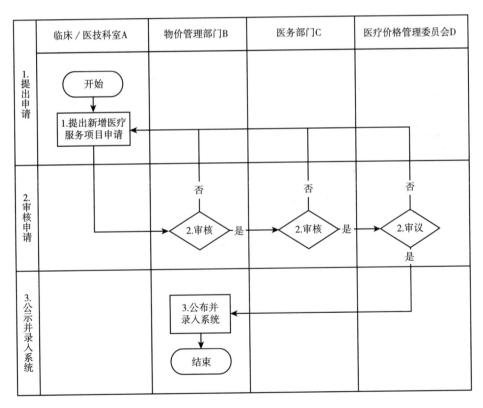

图11-2　现行文件已规范的医疗服务项目流程

②现行文件已规范的医疗服务项目关键节点简要说明（见表11-1）。

表11-1　　　　　　现行文件已规范的医疗服务项目关键节点简要说明

关键节点	流程步骤描述
A1	临床/医技科室提出新增医疗服务项目申请
B2	物价管理部门对新增医疗服务项目申请进行审核，考察是否符合相关政策文件以及其价格指定的合理性
C2	医务部门审核
D2	医疗价格管理委员会审议
B3	物价管理部门将通过备案的相关医疗服务项目、价格及服务规范在医院内显著位置公布，公示后录入HIS收费系统

（2）未列入现行医疗服务项目价格规范范围的项目。

①未列入现行医疗服务项目价格规范范围的项目流程图（见图11-3）。

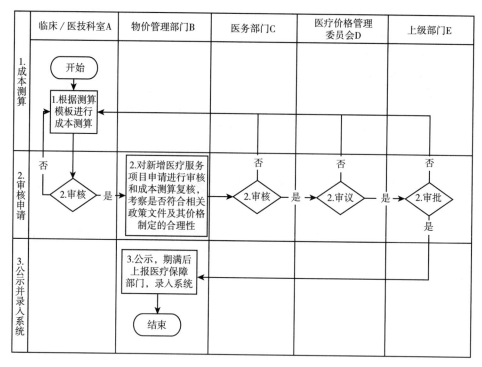

图11-3　未列入现行医疗服务项目价格规范范围的项目流程

②未列入现行医疗服务项目价格规范范围的项目关键节点简要说明（见表11-2）。

表 11-2　未列入现行医疗服务项目价格规范范围的项目关键节点简要说明

关键节点	流程步骤描述
A1	临床/医技科室根据测算模板进行成本测算
A2	临床/医技科室对新增医疗服务项目申请进行审核
B2	物价管理部门对新增医疗服务项目申请进行审核和成本测算复核后，考察是否符合相关政策文件及其价格制定的合理性
C2	医务部门审核
D2	医疗价格管理委员会审议
E2	审议通过后，上报上级部门审批
B3	物价管理部门将相关医疗服务项目、价格及服务规范在医院内显著位置公示。公示期满后将项目档案信息书面上报医疗保障部门。物价管理部门获得医疗保障局发放临时收费代码后录入HIS收费系统

2.自主定价项目/特需医疗服务项目/市场调节价项目的医疗服务项目管理

（1）自主定价项目/特需医疗服务项目/市场调节价项目的医疗服务项目管理流程图（见图11-4）。

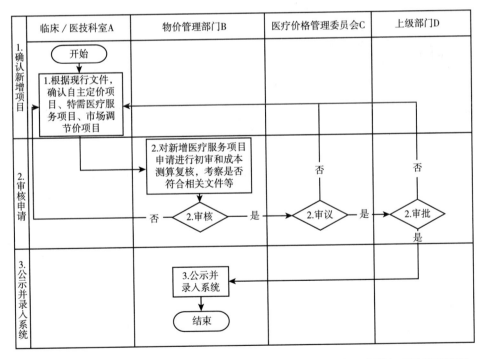

图11-4　自主定价项目/特需医疗服务项目/市场调节价项目的医疗服务项目管理流程

（2）自主定价项目/特需医疗服务项目/市场调节价项目的医疗服务项目管理关键节点简要说明（见表11-3）。

表 11-3 　　　自主定价项目/特需医疗服务项目/市场调节价项目的
医疗服务项目管理关键节点简要说明

关键节点	流程步骤描述
A1	临床/医技科室根据现行文件，确认自主定价项目、特需医疗服务项目、市场调节价项目
B2	物价管理部门对新增医疗服务项目申请进行初审和成本测算复核，考察是否符合相关政策文件等
B2	物价管理部门对新增医疗服务项目申请的经济合理性等进行审核
C2	医疗价格管理委员会审议
D2	审议通过后，上报上级部门审批
B3	审议通过后，物价管理部门将相关医疗服务项目、价格及服务规范在医院内显著位置公布，公示后录入HIS收费系统

（二）诊疗监督管理流程与关键控制环节

1.合理用药点评管理

（1）合理用药点评管理流程图（见图11-5）。

（2）合理用药点评管理关键节点简要说明（见表11-4）。

表 11-4 　　　　　合理用药点评管理关键节点简要说明

关键节点	流程步骤描述
A1	药学部临床药师每月按处方管理办法等相关法律法规抽取处方
A2	药学部负责人组织处方点评工作组进行点评，讨论后形成的点评结果提交至医务部门/质量管理部门
D3	医务部/质量管理部门进行复核后，将点评结果反馈至临床科室
B3	临床科室对反馈意见进行回复
C3	涉及争议较大的处方点评，还需医院处方点评专家组针对反馈情况进行评议
A3、D3、E3	若无异议，由药学部门负责人、医务部门/质量管理部门负责人、分管院领导（业务）逐级审核
D4	医务部门/质量管理部门按医院制度处理

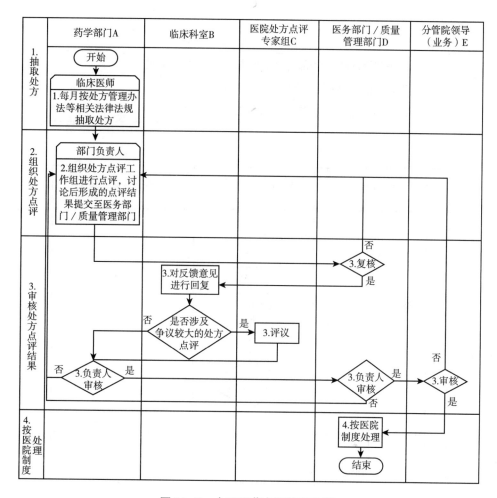

图 11-5　合理用药点评管理流程

2.医疗价格执行管理

（1）医疗价格执行管理流程图（见图11-6）。

（2）医疗价格执行管理关键节点简要说明（见表11-5）。

表 11-5　　　　　　　医疗价格执行管理关键节点简要说明

关键节点	流程步骤描述
B1	医务部门/价格管理部门定期进行病历抽查
A2	若抽查结果存在问题，医务部门/价格管理部门则与临床/医技科室进行进一步确认
A2	临床/医技科室对存在问题及反馈进行回复

续表

关键节点	流程步骤描述
B2	医务部门/价格管理部门对反馈结果进行审核并上报
C3	医疗价格管理委员会审议后，按照医院制度处理
B3	医务部门/价格管理部门对反馈问题进行督查整改

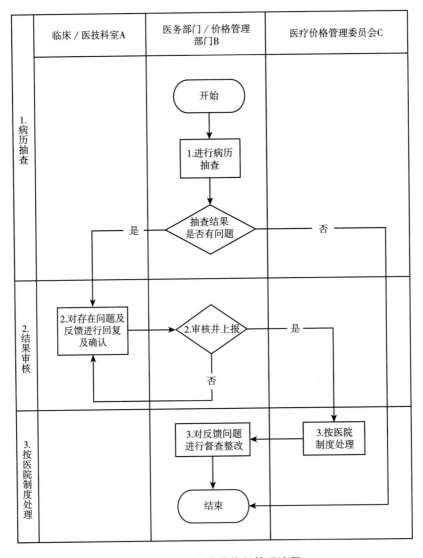

图11-6　医疗价格执行管理流程

3.医用耗材目标管理

（1）医用耗材目标管理流程图（见图11-7）。

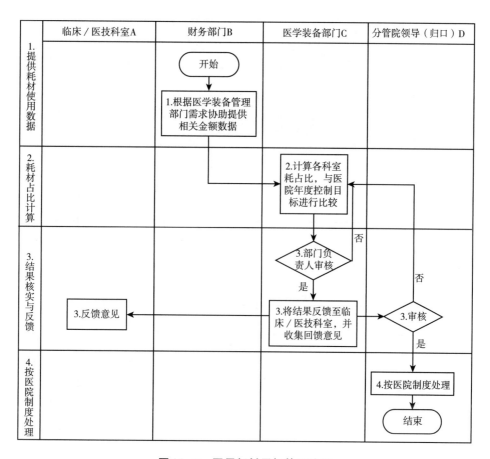

图 11-7　医用耗材目标管理流程

（2）医用耗材目标管理关键节点简要说明（见表11-6）。

表 11-6　　　　　　　　　　医用耗材目标管理关键节点简要说明

关键节点	流程步骤描述
B1	财务部门根据医学装备管理部门需求协助提供相关金额数据
C2	医学装备部门计算各科室耗占比，与医院年度控制目标进行比较
C3	医学装备部门负责人对耗占比情况进行审核
A3、C3	医学装备管理部门将结果反馈至临床/医技科室，并收集回馈意见
D3、D4	分管院领导（归口）审核后，按医院制度处理

4.药品目标管理

（1）药品目标管理流程图（见图11-8）。

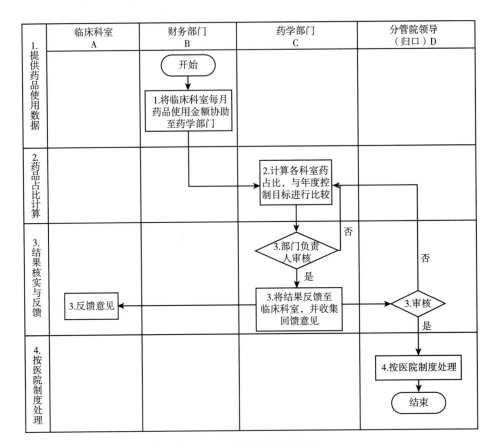

图11-8　药品目标管理流程

（2）药品目标管理关键节点简要说明（见表11-7）。

表11-7　　　　　　　　　药品目标管理关键节点简要说明

关键节点	流程步骤描述
B1	财务部门将临床科室每月药品使用金额协助至药学部门
C2	药学部门计算各科室药占比，与医院年度控制目标进行比较（各医院可以根据实际情况进行调整管理部门）
C3	药学部门负责人审核
A3、C3	药学部门将结果反馈至临床科室，并收集反馈意见
D3、D4	分管院领导（归口）审核后，按医院制度处理

（三）医疗技术分级和授权管理流程与关键控制环节

1.医疗技术分级和授权管理流程图（见图11-9）

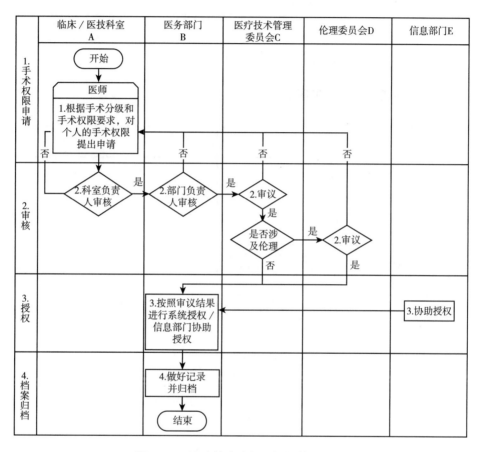

图11-9　医疗技术分级和授权管理流程

2.医疗技术分级和授权管理关键节点简要说明（见表11-8）

表11-8　　　　　医疗技术分级和授权管理关键节点简要说明

关键节点	流程步骤描述
A1	临床/医技科室医师根据手术分级和手术权限要求，对个人手术权限提出申请
A2	临床/医技科室负责人审核
B2	医务部门负责人审核
C2	医疗技术管理委员会审议
D2	涉及伦理的，还需要伦理委员会审议

续表

关键节点	流程步骤描述
B3、E3	医务部门按照审议结果进行系统授权/信息部门协助授权
B4	医务部门做好记录并归档

（四）病历管理流程与关键控制环节

1.病历管理流程图（见图11-10）

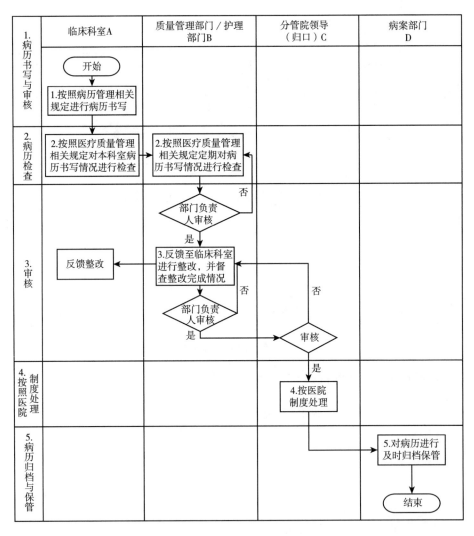

图 11-10　病历管理流程

2.病历管理关键节点简要说明（见表11-9）

表 11-9　　　　　　　　　　病历管理关键节点简要说明

关键节点	流程步骤描述
A1	临床科室医师/护士应按照病历管理相关规定进行病历书写。实习医护人员、试用期医护人员等尚未获得医师处方权/护士独立上岗权的记录病历，应当由具有医院执业资格的上级医护人员审阅、修改并予确认。历次操作痕迹、准确的操作时间及操作人等信息均应进行详细记录
A2	临床科室按照医疗质量管理相关规定对本科室病历书写情况进行检查，如有问题，反馈至本科室医师进行修改 科室进行病历交叉检查时，临床科室将检查情况报质量管理部门/护理部门
B2	质量管理部门/护理部门按照医疗质量管理相关规定定期对病历书写情况进行检查
B4	质量管理部门/护理部门负责人审核后，反馈至临床科室进行整改，并督查整改完成情况
C4	整改完成后，质量管理部门/护理部门负责人、分管院领导（归口）逐级审核后，按医院制度处理
D5	病案部门对病历进行及时归档保管。门（急）诊病历由医院保管的，保存时间自患者最后一次就诊之日起不少于15年；住院病历保存时间自患者最后一次住院出院之日起不少于30年

四、公立医院医疗管理业务的风险点

（一）医疗管理组织体系的主要风险点

1.未建立健全诊疗规范和诊疗活动管理制度，或未及时按照国家最新政策对医疗管理制度进行优化调整，造成相关诊疗活动规定、医疗业务专业委员会制度等不明确，容易导致医疗业务操作运行机制不畅，可能引发诊疗活动操作不规范等合规风险。

2.医疗业务活动未进行归口管理，内部医务管理部门、质量管理部门、医保部门、物价部门在医疗活动和诊疗项目价格政策执行方面的职责不明确，容易导致实际执行中部门之间相互推诿，进而引发诊疗不规范、价格政策执行不规范等医疗安全、政策执行等合规风险。

3.未合理设置诊疗项目管理岗位并明确岗位职责权限，导致医疗技术分级和授权管理不规范，存在诊疗项目的内部申请、审核、审批与执行等不相容岗位不相互分离的情形，可能引发医疗质量安全风险。

4.未合理设置行风管理岗位并明确岗位职责权限，定期检查临床科室和医务人员在药品、医用耗材、医疗设备引进过程中的行为规范以及各临床科室是否严格执行本部门的申请机制，不利于在执行过程中及时发现引进不规范等合规问题，且及时联动纪检监察部门介入调查，可能导致药品耗材设备购销领域商业贿赂风险。

（二）医疗项目服务管理的主要风险点

1.新增医疗服务项目及收费的审查机制不健全，诊疗项目未经物价管理部门、医务部门等相关部门的科学论证，容易引发医疗服务项目不符合主管部门批准范围、医疗服务项目收费不符合上级部门政策要求等合规风险。

2.对于特需医疗服务项目的定价，医院在定价前未充分调研市场需求、患者支付意愿以及竞争对手的价格策略，导致特需服务项目定价不科学。

3.医院对新增项目的试行期缺乏有效监控，未定期评估项目临床医疗效果和市场接受度或评估不科学，导致试行期结束后无法准确判断项目应纳入基本医疗服务项目、市场调节价项目还是终止试行。

（三）诊疗监督管理的主要风险点

1.未定期检查与强制性医疗安全卫生健康标准的相符性，导致医疗服务项目实施不规范、不符合国家医疗安全卫生健康的标准，可能引发医疗质量安全风险。

2.药品、医用耗材、医疗设备引进未经医院内部专业评估和审查，可能导致采购的药品、医用耗材、医疗设备质量差、价格高，资源配置和使用效益差，进而造成医院损失。

3.医院对药品/医用耗材的评价指标体系不完善，未能覆盖药品和耗材使用的关键环节，难以准确反映实际问题。

4.医院合理用药管控机制不健全，导致合理用药点评等诊疗监督开展不到位，可能造成临床诊疗规范性不足，甚至引发医疗事故风险或医患纠纷。

5.未建立处方医嘱点评结果的奖惩机制，科室和工作人员可能缺乏参与处方医嘱点评的动力。

6.未定期分析诊疗服务过程中存在的执行医保、物价政策风险，可能导致诊疗项目的收费不符合物价部门、医保部门政策等合规风险。

（四）医疗技术分级与授权管理的主要风险点

1.手术授权申请的考核评价体系不完善，缺少客观公正的技能评估方法，或者对新进医生的培养与指导不足，对于医师手术资质的认定存在主观性，导致低年资医生过早承担超出其能力范围的手术任务。

2.手术分级权限管理系统未根据实际手术级别和医师资格实时调整，或审批流程不严谨，导致不具备相应资质的医生进行超出其级别的手术操作。

3.缺乏对已授权人员的持续监督和定期复审机制，可能导致技术能力下降或医疗技术使用偏离标准而不被及时发现和纠正，进而造成医疗风险。

4.临床科室对临床数据分析与上报的重要性认识不足，工作流程中缺乏严格的质量控制措施，导致手术适应症判断、术前讨论记录、安全核查结果等数据可能存在遗漏、误报或不真实的情况。

5.缺少有效的闭环管理机制，发现问题后未能形成具体的改进建议，或虽有建议但执行力不足，导致问题反复出现。

（五）病历管理的主要风险点

1.未明确病历书写及审核要求，或"医院—科室"质控体系不完善，造成科室质控员及质量管理部门审核职责落实不到位，可能导致病历内容记录不规范，或修改信息难以有效追溯。

2.未明确病历归档部门，病历资料可能保管不规范，病历资料安全性难以保证。

五、公立医院医疗管理业务控制措施

（一）医疗管理业务组织体系控制措施

1.建立健全医疗业务内部管理制度

《公立医院内部控制管理办法》第三十四条第一款规定："医院应当建立健全诊疗规范和诊疗活动管理制度，严格按照政府主管部门批准范围开展诊疗活动。"根据国家医疗制度的相关规定和医院医疗业务内部控制的实际需求，医疗管理制度主要需明确以下几方面的内容：建立新增医疗服务项目管理制度，规范新增医疗服务项目内部审核流程；健全并落实用药安全相关制度，明确处方开具、调配、给药、用药的全流程管理要求；建立处方医嘱点评的管理制度，并将考核结果纳入相关科室及其工作人员绩效考核和年度考核指标；建立医疗服务价格管理制度；建立手术分级管理制度，明确手术分级信息报告、公示、动态调整要求；建立医务人员授权管理和动态调整制度，紧急情况下特殊授权管理制度；建立门急诊及住院病历规范书写、病历质量定期检查、评估与反馈制度等。

2.合理设置医疗业务相关的岗位，确保不相容岗位分离

《公立医院内部控制管理办法》第三十四条第二款规定："医院应当合理设置诊疗项目管理岗位，明确岗位职责权限；明确诊疗项目的内部申请、审核和审批权限，确保诊疗项目的申请与审核、审核与审批、审批与执行等不相容岗位相互分离。"在医疗业务实际发生过程中，涉及的岗位职责多种多样，包括但不限于医疗质量管理岗、医疗服务价格管理岗、病案管理岗等，根据医院开展医疗业务的情况进行设置与调整。

此外，医院还需设置行风管理岗位，定期检查临床科室和医务人员在药品、医用耗材、医疗设备引进过程中的行为规范以及各临床科室是否严格执行本部门的申请机制，建立与纪检监察部门的协调联动机制，严厉查处药品耗材设备购销领域的商业贿赂行为。

3.建立与医疗业务相关的委员会，明确委员会的组织构成和运行机制

公立医院建立与医疗业务相关的委员会，旨在通过集体决策和专业指导，提升医院的医疗质量、服务水平和管理效率，医院应根据医疗服务的开展情况设置医疗业务专业委员会，如医疗质量管理委员会、药事管理与药物治疗学委员会、医学装备管理委员会、医用耗材管理委员会、伦理委员会等。明确每个委员会的具体职能，设定组织架构，明确主要人员构成，制定运行规则与工作流程。

（二）医疗项目服务管理控制措施

1.新增医疗项目服务可行性分析研究

在新增医疗项目前，医院需进行详细的市场调研、技术评估、经济效益分析及风险评估：（1）深入了解国家及地方医疗卫生政策导向，确保新增项目与当前的医疗改革方向、医保政策、医疗技术管理规定等保持一致；（2）详细分析同区域内其他医疗机构提供的相似服务，评估自身项目的优势与差异化特点，确保项目能满足未被充分满足的市场需求；（3）深入评估拟引进技术或服务的成熟度、稳定性及其对现有医疗资源的匹配度，确保医院具备开展该项目的必要条件；（4）评估医院在人力资源、设施设备、资金投入等方面的现有条件和未来需求，确保项目实施所需的各项资源得到有效配置，并建立相应的技术支持、后勤保障和质量控制体系。

通过上述可行性分析研究，确保新增项目有利于基本医疗服务开展，且具有可持续发展的潜力。

2.建立多部门协作的审核机制，确保决策的科学性和合理性

新增医疗服务项目需经医疗业务活动归口管理部门、医疗质量管理部门、价格管理部门、医保部门、伦理委员会等部门与院领导对项目的技术成熟度、疗效、安全性、成本效益等进行科学论证和审核，确保每一项新增服务都能在保障患者安全、提升医疗质量、符合成本效益原则的基础上，顺利融入医院现有的服务体系中。

具体而言，医疗业务活动归口管理部门负责评估项目与医院发展战略的契合度，确认其是否填补了医疗服务的空白领域，以及是否有利于医院特色专科的建设和品牌影响力的提升；医疗质量管理部门重点审核项目实施过程中的质量控制措施，确保项目实施过程符合医疗质量管理规范，能够持续提升医疗服务质量；价格管理部门则需根据项目的成本构成、市场竞争状况、患者的支付能力等因素，合理定价既要保证医院的运营效益，也要考虑患者的经济负担；医保部门需与当地医保政策对接，确认新增项目是否属于医保报销范围，评估其对医保基金的影响，确保项目的实施不会给患者带来额外的经济负担，同时符合医保管理规定；伦理委员会则从伦理道德角度出发，审查项目是否尊重患者的自主权，保护患者隐私，避免不正当医疗行为，确保医疗行为的伦理性与人文关怀；院领导则需综合各部门的评审意见，从全局视角审视新增项目对医院整体运营、资源配置、未来发展的影响，作出最终决策，并协调各方资源，为项目落地提供支持。

通过严谨的论证和审核流程，医院能够科学、有序地引入新的医疗服务项目，既促进了医疗技术的进步与创新，又维护了患者利益，实现了医院社会效益与经济效益的双赢。

（三）诊疗监督控制措施

1.药品/医用耗材目标管理控制措施

一般而言，医院的药品/耗材使用强度、药品/耗材费用增幅、药占比、耗占比等指标，应该保持在一定的范围内，当出现数据异常波动时，证明该时间段内医院的医疗行为出现较大的异常情况或是出现数据记录错误的问题。因此，医院可以通过对药品/耗材使用目标的控制措施规范医院的医疗行为，通过建立对药品/医用耗材的评价指标体系，及时分析过程中出现的医疗质量问题，查找原因，采取纠正预防措施，持续优化管理制度和工作流程。具体来说，医院可以从以下几个方面着手，以实现对药品/耗材使用的有效控制和管理，进而规范医疗行为：

（1）依据临床证据和专业指南，制订合理的治疗方案和用药指南，减少不必要的药品和耗材使用，特别是高价、非必需或疗效不明确的项目，以此控制医疗成本，优化资源配置。

（2）运用信息化手段建立药品/耗材使用实时监测系统，对各类指标如使用强度、费用增幅、药品占比、耗材占比等进行动态跟踪，设置预警阈值，一旦数据偏离正常范围，系统自动触发预警，便于即时介入调查。

（3）对于监测到的异常数据进行深入分析，查找原因，无论是医疗行为偏差还是数据记录错误，都要采取针对性措施进行纠正，并总结经验，不断完善管理制度和操作流程。

2.合理用药管控控制措施

（1）建立合理用药指标体系，规范药品使用。

根据上述药品目标管理的控制措施，我们可以发现药品使用指标的评价指标也能在一定程度上反映医院的合理用药行为，因此建立一套科学合理的用药绩效评价体系对于保障医疗质量和患者安全至关重要。

相较于药品目标管理，合理用药的评价指标体系应当综合考虑多个维度，聚焦于对药品临床应用情况的把控，指标设计可以包括但不限于药物治疗效果、用药经济性、患者满意度等。

对于评价过程中发现的不合理用药情况，如过度用药、不适当联合用药、忽视药物相互作用或患者过敏史等，应及时通过正式渠道反馈给相关医务人员并采取针对性的控制措施。

（2）建立处方审核与反馈机制，规范医务人员用药行为。

在医院日常诊疗活动中，开具处方作为药物治疗的起始点，其合理性直接关系到患者的安全与治疗效果。因此，实施处方前置审核成为一项至关重要的控制措施。

随着医院管理系统信息化建设的不断发展，医院目前多使用电子处方管理系统，实现处方的在线流转，电子处方系统对处方进行自动的逻辑审核后，由经验丰富的药师进行人工复核，确保每一张处方都经过严格的质量把关，从而有效拦截不合理用药，预防医疗差错。

同时，为不断优化和提升处方审核的质量与效率，医院还需要建立健全处方审核反馈机制与审核质量改进机制，定期组织药学、临床医学等领域的专家和技术人员，对已审核的处方医嘱进行抽样点评。点评过程中，不仅要关注处方的合规性，还要深入分析其合理性，如治疗方案的选择是否最佳、药物使用是否经济有效等，通过对点评中发现的问题进行细致的统计与分析，指出问题发生的原因——是知识更新不足、工作疏忽还是系统设计缺陷等。

基于处方点评结果，医院还应提出具体的改进建议和措施，如加强特定类型药物使用的培训、优化电子处方系统功能、调整药品目录等，并指定责任人和完成时限，确保每一项改进措施都能得到切实的执行与跟踪。此外，医院还可考虑将处方点评结果及其改进成效纳入相关科室及医务人员的绩效考核指标中，以建立激励和约束机制，促进医务人员对合理用药的重视，形成持续改进的良性循环。通过这种闭环管理，不断提升医疗服务品质，确保患者获得更加安全、有效的治疗。

（3）完善信息化监控手段，建立药品异常使用预警机制。

据调查，部分医院采用了较为先进的医疗管理系统，在药品管理方面，集成了药物信息数据库、临床路径、药物相互作用警告等功能，能够在处方下达的第一时间自动进行逻辑审查，如检查药物剂量是否超出规定范围、是否存在潜在的药物相互作用、患者是否有禁忌症等。同时，还可以设置对重点监控药品、中药注射剂、中成药、抗菌药物、自费药等的重点检测机制，一旦通过医院信息系统或人工监测发现某些药品用量出现异常增长，系统会自动预警可能存在过度用药、药物滥用或者药品误用的风险，旨在及时遏制潜在的不合理用药趋势，保护患者健康安全，同时优化医疗资源的配置。

（4）定期开展教育培训，强化医务人员合理用药意识。

在现代医疗体系中，医护人员作为药物治疗的直接执行者，其对合理用药、药品知识及医疗法规的掌握程度直接影响医疗质量与患者安全。因此，医院应将定期培训作为提升医疗队伍专业素养的核心策略之一，确保每位医护人员都能紧跟医学进展，强化合理用药的意识与实践能力。

从内部控制的角度，合理用药系统化、常态化的培训机制有助于提高医务人员的合理用药意识，进而形成合理用药管控的文化与氛围，优化内部控制环境，完善医院的内部控制管理体系。

（5）对重点监控药品主要使用科室进行更精细化的管理。

根据卫健委在2021年发布的《国家重点监控合理用药药品目录调整工作规程》，重点监控药品（辅助用药、抗肿瘤药物、抗微生物药物等）主要是指临床使用不合理问题较多、使用金额异常偏高、对用药合理性影响较大的化学药品和生物制品，这些药品与规范临床用药行为、维护人民群众健康权益息息相关。

因此对于重点监控药品的主要使用科室，实施精细化的合理管控措施尤为关键。因此在医院合理用药管理的过程中，需要对这些主要使用科室加强管控，精细化管理强调对药物使用的全程控制，包括处方、配药、给药、监测和评价等环节，采用加强合理用药培训、优化药品处方审核流程、开展用药后评估、调整药品供应策略等方式，以达到合理控制药品用量、保障患者安全、优化医疗资源使用的目的。

（6）加强内部审计的作用，形成持续改进机制。

审计与监督是医院实现合理用药管控的全过程控制机制必不可少的环节，是确保医院药品管理与用药流程的规范性、有效性和透明度的重要手段。医院在进行合理用药管控环节，需要加强内部审计的作用，定期审视和评估现有的药品管理制度、用药流程及相关内部控制措施，确保它们符合国家法律法规、行业标准及医院内部规定，及时发现制度漏洞与流程缺陷，提出改进建议。

同时，也要形成持续改进机制，对审计过程中发现的问题和提出的建议，建立跟踪机制，监督相关部门的整改进度和效果，确保审计成果得以落实，形成闭环管理。

3.医疗项目价格执行管理控制措施

（1）建立健全价格管理制度，规范医院收费行为。

为规范医院价格执行管理过程，首要任务是完善医院对于价格管理的相关制度，包括但不限于：①建立医疗服务价格公示、披露制度，保障患者的查询权和知情权，减少因价格公示不当产生的投诉行为；②建立健全医疗服务项目的成本测算制度，密切监测医疗服务成本和收入结构变化，构建科学的成本控制机制，规范医院的收费行为；③建立费用清单制度，确保患者及时准确地了解医疗费用信息；④建立医疗服务价格自查制度，价格管理部门每月按照出入院人数的一定比例随机抽取在院、出院病历和费用清单进行检查并做好记录，及时纠正不规范收费行为；⑤建立价格投诉管理制度，实行首问负责制，及时发现并解决医疗服务过程中出现的价格管理问题，保障患者权益；⑥建立价格管理奖惩制度，将价格管理工作纳入医院年度目标考核，通过正向奖励与负面纠正并举，营造严谨的价格管理控制环境；⑦建立医疗服务价格政策文件档案管理制度，对医疗服务价格管理过程中的基础数据、专家意见、相关建议、内部讨论的会议纪要等基础资料，要做到记录完整、专卷保存，以便出现价格管理问题时进行追溯与调查。

完善医院价格管理制度是实现医疗资源优化配置、保障医疗服务质量、提升患者满意度、促进医疗行业健康发展的重要保障，通过价格管理制度的建立与健全，不仅提升了医院的内部管理效率，也为医院的长远发展奠定了坚实基础。

（2）建立价格管理体系，明确承担价格管理工作的责任部门及岗位。

国家卫健委2019年发布的《医疗机构内部价格行为管理规定》中第六条明确规定："医疗机构应当建立由医疗机构分管领导、医务管理部门、价格管理部门、临床科室和医药物资采供等部门组成的医疗机构价格管理体系，科学管理、合理监控医疗服务成本，提升价格管理质量。"对医院进行内部价格行为管理的组织机构做了明确规定。该文件强调，规范医疗机构收费行为，加强医疗机构内部价格行为管理对于促进卫生健康事业改革和发展，维护患者与医疗机构的合法权益具有重要意义。

因此，医院在进行医疗项目价格执行管理控制过程中需要根据国家有关规定，建立价格管理体系：一是要建立价格管理委员会，明确其价格管理工作的领导、组织和决策的作用；二是要根据医院级别明确内部价格管理部门，三级医院应当明确负责内部价格管理工作的部门，二级及以下医院应当在相关职能部门中明确价格管理职责；三是要加强各科室的价格管理工作，各业务科室均需要设置兼职医疗服务价格工作人员。通过价格管理体系的严格设置，形成价格决策、管理、执行的分级控制体系，提升医院价格管理的科学性和效率。

（3）强化价格管理监督机制的建设。

为实现价格管理事前、事中、事后的全过程控制机制的建设，医院还需建立价格执行的日常监控机制，可以通过系统自动检查和人工抽查相结合的方式，由价格管理部门每月按照出入院人数的一定比例随机抽取在院、出院病历和费用清单进行检查并做好记录，对于发现的问题及时纠正，提出整改建议并向有关科室及人员通报，保障医疗服务收费的合理性和合法性，持续完善医院的价格管理控制体系。

（四）医疗技术分级与授权管理控制措施

国家卫健委2018年发布的《医疗技术临床应用管理办法》明确指出："医疗机构应当制定本机构医疗技术临床应用管理目录并及时调整，对目录内的手术进行分级管理。"2022年发布的《医疗机构手术分级管理办法》则更为详细地规定了手术分级管理工作的分级标准、调整制度、监督管理等内容，制定了根据手术风险程度、难易程度、资源消耗程度或伦理风险不同进行分类的手术分级方法，强调了手术分级的重要意义。

从内部控制的角度，医院在医疗技术分级与授权管理环节需要实施一系列控制措施，以规范医疗机构手术行为，提高医疗质量，保障医疗安全，维护患者合法权益。

1.明确分级标准与授权程序，明确各级医务人员的职责权限

医院进行医疗技术分级管理，首先需要建立一套科学、详细的医疗技术分级标准，根据技术难度、风险程度、所需设备支持等因素将医疗技术分为不同等级，对于手术分级的情况，需根据手术级别、专业特点、术者专业技术岗位和手术技术临床应用能力及培训情况综合评估后授予术者相应的手术权限。同时，明确各级别技术的授权审批流程，由所在科室手术分级管理工作小组、医务部门、临床研究管理委员会审核后以医院正式文件形式予以确认，确保只有

符合条件的医务人员才能进行相应级别的医疗技术操作。

对医疗技术的分级管理，也是对授权医务人员的分级管理，根据医疗技术分级，医院可以明确各级医务人员的职责权限，确保操作人员、审批人员的职责清晰，避免越权操作。

2.定期评估与再授权管理

医院对于医疗技术分级和医务人员授权的管理工作并不是一次性进行的，还需要根据实际情况不断调整，以适应医疗技术发展的情况与医院运营管理的实际需求。

根据《医疗机构手术分级管理办法》的规定，医院应当建立手术技术临床应用能力评估和手术授权动态调整制度，定期组织评估术者手术技术临床应用能力，包括手术技术能力、手术质量安全、围手术期管理能力、医患沟通能力等，根据评估结果决定是否继续授权或调整授权级别，确保技术操作始终符合安全和质量要求。

（五）病历管理控制措施

1.建立"院—科"两级分级质控体系

为了全面提升医疗服务质量，确保病历资料的准确、完整和规范，医院需建立起一套严谨的"院—科"分级质控体系，通过实施病历质量管理的院、科两级责任制，上下联动、层层把关，形成全面覆盖、责任明确的管理网络。

在这一框架下，临床科室承担起首要责任，科室负责人作为直接责任人，负责监督指导本科室医护人员严格按照《病历书写基本规范》及相关医疗质量管理规定，进行病历的日常书写与维护，并定期开展病历自查自评活动，重点关注病历的完整性、真实性、及时性及医疗文书的逻辑性，及时发现并纠正病历书写中的错误和不足，确保病历质量的初始把控。

与此同时，医院的医疗质量管理部门及护理部门则发挥着监督指导的关键作用，依据国家及地方卫生健康行政部门发布的医疗质量管理标准，设计并实施院级病历质量检查机制。通过定期或不定期的抽检、专项检查等方式，对全院各科室的病历书写情况进行全面而深入的评估，不仅包括对病历书写的规范性的检查，还应对病历中医疗决策的合理性、治疗过程的连续性及护理记录的详实性等进行检查，力求全方位提升病历质量。

针对检查过程中发现的问题，医疗质量管理部门/护理部门应及时形成书面反馈报告，明确指出病历书写中的具体问题及其潜在的影响，并提出具体可行的整改建议。科室接到反馈后，须立即组织相关人员进行针对性的学习与整改，必要时开展病历书写专项培训，确保同类问题不再重复发生。同时，医院应建立病历质量管理的持续改进机制，对整改效果进行追踪评价，形成"检查—反馈—整改—再评价"的闭环管理，持续推动病历质量的稳步提升。

通过病历分级质控措施，不仅能有效提升病历书写质量，还能进一步强化医护人员的病历书写规范意识，促进医疗质量与安全文化的建设，最终保障患者安全，提升医疗服务的整体满意度。

2.完善电子病历系统管理，确保病历书写质量

电子病历（EMR）是一种先进的数字化健康信息管理手段，它全面记录个人的健康状况与接受的医疗服务历程，有效替代传统的纸质病历，在医疗实践中充当核心信息资源。

近年来，随着医疗信息化政策的不断出台，医院整体的电子病历应用水平逐步提高。

2017年，国家卫生计生委发布《电子病历应用管理规范（试行）》，明确了电子病历在应用管理中的相关概念要求，制定了行业规范，同年12月，发布《进一步改善医疗服务行动计划（2018—2020年）》，提出进一步加强以门诊和住院电子病历为核心的综合信息系统建设的要求。

2018年，国家卫健委发布《关于进一步推进以电子病历为核心的医疗机构信息化建设工作的通知》，提出到2020年，三级医院要实现电子病历信息化诊疗服务环节全覆盖。同年12月，发布《电子病历系统应用水平分级评价标准（试行）》，将我国电子病历系统应用水平分为九个等级。

2019年，国务院办公厅发布《关于加强三级公立医院绩效考核工作的意见》，要求三级公立医院加强以电子病历为核心的医院信息化建设，按照国家统一规定规范填写病案首页，加强临床数据标准化、规范化管理。

2020年，国家卫生健康委办公厅发布《关于进一步完善预约诊疗制度加强智慧医院建设的通知》，要求以电子病历为核心的信息化建设为重点，提升电子病历现代化管理水平，保障医疗质量和安全，加强医疗服务监管，促进"智慧医院"发展。

一方面，政策的不断出台足以证明国家对于电子病历高度重视，并将其作为未来医院实现高质量发展的重要工作；另一方面，通过卫健委对于电子病历实行情况的逐年调查，我们也可以意识到电子病历目前应用已经十分广泛。

从内部控制的角度，电子病历系统能够从病历书写、审核、查阅的全流程进行控制：首先，电子病历系统通过结构化数据输入、自动提示与校验功能，减少手工录入错误，确保病历信息的准确性和完整性，提升了医疗记录的质量；其次，电子病历系统内置医疗流程和临床路径，引导医护人员遵循标准化操作，如病历书写模板、医嘱处理流程等，规范医疗行为，减少医疗差错；再次，通过系统内置的病历质量审核模块，电子病历系统还能辅助识别医疗风险，如药物相互作用预警、过敏反应提示等，及时做出预警；最后，电子病历系统可以整合大量临床数据，为医疗决策提供数据支持，有利于医院的绩效评价、资源分配等实际工作。

因此，医院应进一步完善电子病历管理系统，加快电子病历档案系统的标准化建设进程。

3.加强病历档案利用，贴近临床工作需求

在医院的实际工作中，病历档案管理工作并不只是孤立的档案管理工作，病历中涵盖的医疗信息，如疾病诊断相关内容的填写和编码等，直接关系到医保结算与支付的管理工作。

因此，医院在进行病历档案管理时，需要从"保管型"向"利用型"不断转变，使之更贴合临床管理的需求和医疗质量提升的目标，构建跨科室、跨部门的信息共享平台，确保病历信息在需要时能够迅速流转至相关部门，如财务部门进行费用核对、药房进行药物配发等，提高医院整体运营效率和服务响应速度。促进病历档案管理成为驱动医疗质量提升、优化服务流程、促进医学发展的重要力量，为构建智慧医院和提升公众健康水平奠定坚实基础。

第十二章

公立医院医保基金管理业务控制

一、公立医院医保基金管理概述

（一）医保基金控制的概念及意义

1.医保基金及医院医保基金的概念

医保基金，全称医疗保险基金，是国家为了保障公民的基本医疗需求，由个人、单位、政府多方筹资建立的一种社会保障资金。我国的医保基金主要包括职工基本医疗保险基金、城乡居民基本医疗保险基金、生育保险基金以及医疗救助基金等专项基金。

我国的医保基金通常分为统筹基金和个人账户两部分，医院涉及的医保基金主要是指统筹基金，即扣除分配给个人账户后剩余的那部分医疗保险费。医保统筹基金由医疗保障管理部门集中管理，并按照国家和地方的医保政策规定，向定点医院支付符合报销条件的参保患者的医疗费用。

2.医保基金管理及控制的概念

医保基金管理是医保基金进行使用、运营和监管的过程，主要涉及医保规则库的建立与维护、医保费用结算与清算、医保异常数据筛查与反馈、医保基金使用分析、医保基金绩效评价与改进等业务流程。

医保基金控制，是指医疗保险基金管理机构为确保基金的安全、有效运行，防范和控制各类风险，通过建立并实施一套完整的控制程序、制度和措施，对基金筹集、支付、投资运营等各个环节进行规范管理，确保与医保基金相关的业务流程合法合规，会计资料真实完整，实现医疗保险基金运营管理的效率的不断提高。

3.医保支付制度的概念

中共中央、国务院于2009年颁布的《关于深化医药卫生体制改革的意见》提出"积极探索实行按人头付费、按病种付费、总额预付等方式"的要求。"总额预付"（Global Budget），是指根据一定区域内参保人数、年均接诊总人次数、次均接诊费用水平，测算一定区域内年度统筹补偿控制总额，经办机构定期预拨，实行总额控制、包干使用、超支分担的支付方式。

随着新医改的推进，总额预付制度逐渐在全国范围内推广和深化，特别是在2010年以后的中国医疗卫生体制改革中，这一制度被广泛引入以应对传统付费模式下医疗费用过快增长的问题。国家医保局成立后，医保支付方式逐步转型为以DRG付费为主，其他多种支付方式并存，共同推动医保体系的完善与发展，实现更为精准、高效的医疗费用管理，为民众提供更加优质、便捷的医疗服务。

4.加强医保基金管理内部控制的意义

（1）支持政策落实与监管创新，适应医保支付方式改革。

医疗保障体系作为一项旨在减轻广大民众就医经济负担、增进民生福祉以及维护社会和谐与稳定的基石性政策机制，一直以来是党中央和国务院着力发展和完善的重大制度安排。

2020年，国务院发布《中共中央　国务院关于深化医疗保障制度改革的意见》，提出关于建立管用高效的医保支付机制、健全严密有力的基金监管机制、协同推进医药服务供给侧改革等要求，强调应继续完善医保基金总额预算办法、完善医保基金监管体制。从医院角度而言，完善医保基金总额预算办法，需要医院与医疗保障机构建立协商谈判机制，从源头上实现对医保基金的合理配置和高效利用；完善医保基金监管体制，除了依靠社会监督，也需要医院建立健全医保基金管理内控制度，强化对医保基金使用的自我监督和约束机制，定期开展自查自纠工作，预防和控制医保基金使用风险。2021年，国家医疗保障局制定的《DRG/DIP支付方式改革三年行动计划》，提出了"全面完成DRG/DIP付费方式改革任务，推动医保高质量发展""加强医保基金使用效率效果评价考核"的总体要求，而良好的医保基金内部控制有助于医院应对新的付费模式挑战，确保在严格控制费用的同时提供优质医疗服务，实现促进医保基金提质增效的目的。

总之，完善的医保基金内部控制是执行国家医改政策、实现医保制度目标的重要手段，能够配合政府开展常态化的医保基金监管工作，推进医保治理体系和治理能力现代化。

（2）规范基金使用，规范诊疗行为。

2023年，财政部等四部门发布的《关于进一步加强公立医院内部控制建设的指导意见》提出"加强医保管理促进临床合理诊疗"的控制要求，旨在通过强化医保基金监管与医院内部流程管控的深度融合，确保医疗资源的高效利用与合理配置，提升医疗服务质量和患者满意度，有效遏制过度医疗与医保资金浪费现象。加强医保基金内部控制，一方面，有助于医院发现并及时纠正基金管理中存在的风险，降低违规使用医保基金的发生率，保证医保基金的安全性与稳定性，促使医院建立健全风险防控体系，优化内部管理流程，减少医疗差错和不良事件。

另一方面，健全的医保基金内部监管机制能够防止"小病大医"、过度检查、过度治疗等不合理的诊疗行为，促使医院严格遵循医疗规范和收费标准，确保医疗服务符合临床路径和医学伦理要求，保障患者获得安全、有效的医疗服务。

（3）提高医院运营效率，规范医院管理工作。

通过加强医保基金内部控制，有助于确保基金使用的合理性与合规性，建立严格的医疗成本核算与控制体系，实现对医保基金使用的精细化管理，减少无效医疗支出，降低运营成本，从而提升整体运营效率。

同时，医保基金的使用与监管不仅是医保办单个部门的责任，还是采用多部门协同的方式对医院展开规范化标准化的医保基金管理。因此，在严格的医保基金内部控制环境下，医院各部门应更加注重提升医疗服务质量和效率，从而实现对医院管理工作的规范化要求。

（二）公立医院医保基金管理特点及内容

1.公立医院医保基金特点

公立医院医保基金涵盖范围广泛，同时参保人员众多，社会影响显著。其管理特点可以总结为以下方面：

（1）公立医院医保基金金额较大，其监管涉及多方协同治理。医保基金涉及的金额较大，且近年来国家出台了一系列政策以保证医保基金实现提质增效，医保基金的监管涉及医保、财政、卫生健康、中医药管理等部门和医院自身，因此医院医保基金的管理需要医院内部控制和外部监督相结合：一方面满足外部监督机构的合规性要求，另一方面满足医院自身运营效率提升与持续改进。

（2）公立医院医保基金的风险防控要求高。因医疗服务项目众多，具有更新迭代较快的特点，相关管理规范制度没有及时跟进，从而出现被认定违规使用基金的风险；同时医疗机构也存在医疗技术、医疗质量、财务等与医保基金相关风险因素。

（3）DRG支付方式背景下的公立医院医保基金管理需要应对患者个体化和医疗行为复杂性的挑战。由于每个患者的疾病情况和治疗需求不同，加之医疗行为的复杂性，医保基金合理使用的判定标准难以统一，增加了医保基金管理的难度。

2.医保基金控制的基本流程

医保基金控制环节包括：医保规则库的建立与维护、医保费用结算与清算、医保异常数据筛查与反馈、医保基金使用分析、医保基金绩效评价与改进等业务流程（见图12-1）。

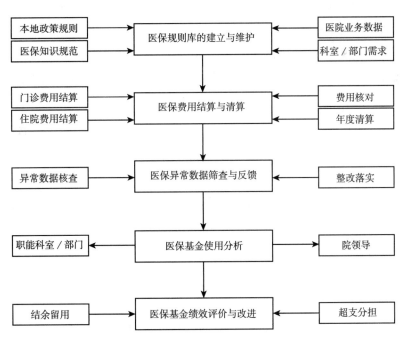

图12-1　医保基金管理的关键环节

（1）医保规则库的建立与维护。

医保规则库的建立与维护是医院实现医保基金智能审核与监管的重要工具。医院在建立医保规则库时，可以根据国家、地方医保政策，以及医院医保业务数据和职能科室的要求，将复杂的医保政策、管理规定和要求进行系统化、标准化的整理，经医保管理部门对规则的适应性、冲突性进行审核后，形成一套完整、清晰的医保规则体系。

同时，医保规则库的维护是确保医保智能审核工作持续、稳定进行的关键。医院医保、医务、财务、信息等管理部门共同负责规则库的更新、修订和优化工作，实时响应医保政策变化，结合医院的具体医疗场景在系统中同步医保政策控制要求，保障医院医疗行为的合规性。

（2）医保费用结算与清算。

医保费用结算与清算是医保基金使用的关键环节。医保基金的日常结算分为门诊费用结算与住院费用结算，医院为患者提供符合医保支付范围的医疗项目、药品和服务并根据患者的诊疗信息生成对应的费用清单，通过医保局结算系统，将产生的医疗费用实时上传至医保局，进行即时结算。

医保费用清算在年末进行，年度结束后，医保局会对医院全年的医保费用支出情况进行汇总，开展年度清算工作，可能涉及按病种付费（DRG）、按项目付费等多种付费方式的核算。清算过程中会核对预算额度、实际发生额以及医院服务质量考核结果，多退少补，调整医院应得的医保支付金额。

（3）医保异常数据筛查与反馈。

医保异常数据筛查与反馈环节在医院医保基金使用的全链条监管体系中占据核心地位，是一个涵盖数据筛查、问题反馈、内部核查、整改回复、结果审定以及持续改进等多个环节的闭环管理过程。

在医院通过医保结算系统将结算数据上传至医保局后，医保局将会运用医疗保障基金智能审核与监控系统，通过预设的知识库与规则库对上传的医保结算数据进行全面审查，筛选出其中的疑点数据（如费用过高、诊疗项目异常频繁、药品用量超出常规等问题）并反馈至医院医保管理部门。医保管理部门根据异常数据情况，召集各相关职能部门在院内进行核查与整改后形成总体意见并反馈至医保局，实现医保异常数据筛查与反馈的闭环管理。

（4）医保基金使用分析。

医院医保基金使用分析工作由医院内部专门的医保管理部门牵头负责，按照国家和地方医保部门制定的相关政策、法规及评价指标体系进行。具体而言，医保管理部门收集一定时期内的医保基金使用数据，包括医保总费用、医疗服务项目、门诊及住院人次、药品消耗等，利用信息化手段进行医保基金使用数据分析，对比医保局设定的医院本年度医保基金预算执行情况，找出异常增长或不合理支出点，对发现的问题进行深入分析，提出整改措施，并通过召集科室协管员通报/管理层例会等形式将分析结论与建议传达给各责任科室。

（5）医保基金绩效评价与改进。

随着DRG/DIP支付方式的改革，医院医疗管理工作中经常会出现医疗结余（医疗收入－医疗成本）和医保结余（DRG支付标准－医疗收入）的情况。为了实现医保基金使用提质增效的目的，部分地区允许定点医疗机构在合理控制成本、提高服务效率的前提下，对医保基金年度清算后产生的DRG病组结余按照一定比例予以留用。这部分结余可以作为激励措施与科室绩效挂钩，将医保结余用于促进医院发展和提高医务人员绩效待遇水平，尤其是对医务人员的激励。而如果出现医保基金超支的情况，医院则需要承担超额费用，如果是科室由于不合理用药、过度治疗等原因导致医保基金超支的情况，医院可以通过绩效考核体系对相应科室进行扣减奖金或者降低绩效得分，以此警示并纠正不良医疗行为。

（三）公立医院医保基金管理控制的法律法规依据

1.《医疗保障基金使用监督管理条例》（国务院令第735号）

2.《国务院办公厅关于推进医疗保障基金监管制度体系改革的指导意见》（国办发〔2020〕20号）

3.《国务院办公厅关于加强医疗保障基金使用常态化监管的实施意见》（国办发〔2023〕17号）

4.《国家医疗保障局关于印发DRG/DIP支付方式改革三年行动计划的通知》（医保发〔2021〕48号）

5.《医疗机构医疗保障定点管理暂行办法》（国家医疗保障局令第2号）

6.《中共中央 国务院关于深化医药卫生体制改革的意见》（2009年3月17日）

7.《关于办理医保骗保刑事案件若干问题的指导意见的通知》（法发

〔2024〕6号）

8.《关于进一步加强公立医院内部控制建设的指导意见》（财会〔2023〕31号）

二、公立医院医保基金管理控制目标

（一）总体目标

1.根据国家法律法规与相关政策建立健全医保基金内部管理制度，维护医保基金安全有效运行，提升医疗服务质量和效率。

2.通过对医保基金使用过程的监管，避免医保基金的不合理使用、过度服务、诱导消费等违规行为，降低不合理诊疗行为发生概率，规范医保基金的使用。

3.对医保基金使用进行精细化管理，监控费用支出，及时预警潜在的医保基金使用异常，确保基金使用的计划性与可控性。

（二）医保基金组织管理体系控制目标

1.合理设置部门及岗位，明确其在医保基金使用和监管中的职责，确保不相容岗位实现相互分离，各司其职，相互监督。

2.建立医保规则库建立与维护的多部门沟通与合作机制，医保管理部门作为主导力量，牵头负责医保规则库的建立与维护，财务部门、药学部门、医务部门、信息部门在职责范围内各司其职，积极参与医保规则库的建立与维护工作。

3.建立医保基金运行数据定期统计分析的工作机制，为决策提供依据，并通过数据分析优化医保资源配置和服务模式。

（三）业务流程控制目标

1.医保规则库的建立与维护

（1）建立医保规则库前收集整理相关的法律法规、部门规章、地方政策、医保服务协议条款等，确保医保规则库的内容符合最新的医保基金管理要求。

（2）医保规则库建立时尽可能覆盖医保管理的各项要求，包括但不限于医疗服务项目的定价、报销比例、限定支付条件、单病种结算、药品目录等，同时融合医院业务数据，嵌入各职能科室/部门的需求，将明确的规则嵌入医保基金使用环节，适应医院医保管理的要求。设计和实施的医保规则库有助于识别和预防潜在的医保欺诈、滥用和浪费行为，通过事前、事中和事后监控，强化医保基金的风险防控能力。

（3）医保规则库的建立是一项涉及多个部门协同合作的任务，需要医保管理部门、财务部门、药学部门、医务部门、信息部门等职能科室/部门在各自职责范围内通力合作，共同商议与确定医保规则库的内容。

（4）随着医保政策的不断调整和更新，医保规则库保持同步更新，确保能及时反映最新的医保改革方向和管理要求，及时调整和优化规则内容，适应医保支付制度改革和医疗服务模式创新。

2.医保费用结算与清算

（1）确保医保基金支出符合国家和地方的医疗保险政策法规，严格审核医疗费用单据，检查医疗服务行为是否合理，避免过度医疗、不合理用药、重复检查等问题，杜绝虚假报销、超范围使用医保资金的行为。

（2）对参保人员的身份信息、诊疗记录、费用明细进行详细核对，确保医保结算数据的真实性和完整性。

（3）根据各医保公示的DRG付费点值水平，对医保基金支出进行有效管理和控制，尽量避免超出预算额度。

（4）建立完善的信息反馈机制，及时解决医院与医保局清算过程中的争议问题，确保各方权益得到保障。

（5）财务部门定期展开医保费用结算对账工作，核实医保支付与医院从医保局收到的款项是否相符，防止医保基金被挪用或误用，保障医保基金的安全性。

3.医保异常数据筛查与反馈

（1）通过筛查异常数据，识别并剔除不合理、不真实的医保费用支出，防止医保基金被不当占用或浪费，保护公共财政资源，确保医保基金的合理、有效使用。

（2）通过异常数据反馈机制，引导医院关注并改进诊疗行为的合理性、经济性，鼓励采用适宜技术、合理用药、控制住院天数等，优化医疗资源配置，提升医保基金的使用价值。

（3）基于异常数据筛查与反馈的结果，医院医保管理部门定期总结经验教训，修订完善内部医保管理制度，强化医务人员医保政策培训，提升医保合规意识。

4.医保基金使用分析

（1）建立科学的医保基金使用评价指标，对医保基金支出总额、医保基金费用结构、医保合规性指标等阶段性指标及时展开分析工作，全面了解医保基金的运行状态、可能存在的问题。

（2）定期分析医疗服务项目的成本结构和医保基金支出效果，发现服务短板并针对性地改善医疗服务质量，优化资源配置，提高医保基金的使用效率，减少无效或低效医疗支出。

（3）医保管理部门对医保基金使用分析得出的结论进行"上传下达"，一方面，分析结果可以揭示医疗服务中的问题与短板，相关科室/职能部门组织部门内部对分析结果进行学习贯彻，制定改进措施，优化医疗服务质量；另一方面，医院领导对医保基金使用分析的结论进行审核与确认，对医院整体医保基金使用情况形成总体性把控。

5.医保基金绩效评价与改进

医保管理部门制订科学合理的医保基金绩效评价方案，将结余留用与超支分担行为与绩效考核工作相结合，鼓励医疗机构提高资源利用效率和服务水平，降低不必要的医疗成本支出。

（1）医保基金绩效评价方案应覆盖医保基金使用的各个环节，设置具体、可量化的评价指标，包括平均住院费用、平均住院日、药耗占比、超支结余情况等，客观、公正地对医保基金使用情况进行比较和评估。

（2）对于不合理超支，需查明原因并追究责任，采取措施予以纠正，并在今后的医保支付体系中吸取教训，完善相关制度。

（3）将DRG管理执行情况纳入对医院相关科室的绩效考核标准，形成奖惩机制，以实现对医院医疗服务质量和成本效益的有效约束和激励。

三、公立医院医保基金管理控制流程与关键环节

1.医保规则库的建立与维护

（1）医保规则库建立流程。

①医保规则库建立流程图（见图12-2）。

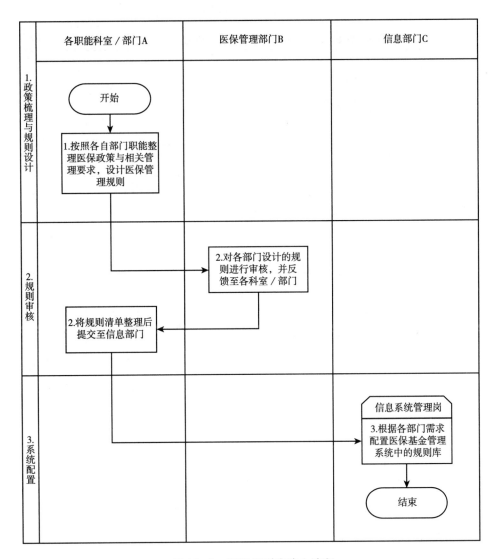

图12-2 医保规则库建立流程

②医保规则库建立业务流程关键节点简要说明（见表12-1）。

表 12-1 　　　　　　　　　　医保规则库建立关键节点说明

关键节点	简要说明
A1	各职能科室/部门按照各自部门职能整理医保政策与相关管理要求，设计医保管理规则
B2	医保管理部门对各部门设计的规则进行适应性/冲突性审核，并反馈至各职能部门
A2	各职能科室/部门将修改后的规则清单整理后提交至信息部门
C3	信息部门信息系统管理岗根据各部门需求配置医保基金管理系统中的规则库

（2）医保规则库维护流程。

①医保规则库维护流程图（见图12-3）。

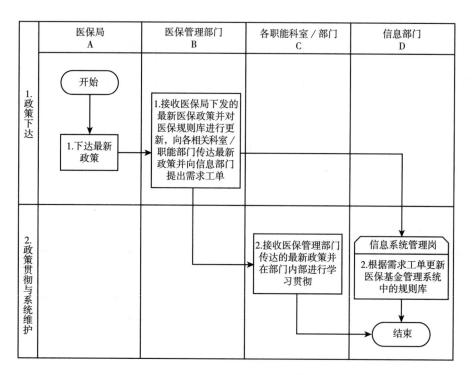

图12-3　医保规则库维护流程

②医保规则库维护业务流程关键节点简要说明（见表12-2）。

表 12-2 医保规则库维护关键节点说明

关键节点	简要说明
A1	医保局下达最新医保政策
B1	接收医保局下发的最新医保政策并对医保规则库进行更新，向各职能科室/部门传达最新政策并向信息部门提出需求工单
C2	各职能科室/部门根据医保管理部门传达的最新医保政策组织部门内部进行系统学习
D2	信息部门系统管理岗根据需求工单更新医保基金管理系统中的规则库

2.医保费用结算与清算

（1）门诊医保费用结算流程。

①门诊医保费用结算流程图（见图12-4）。

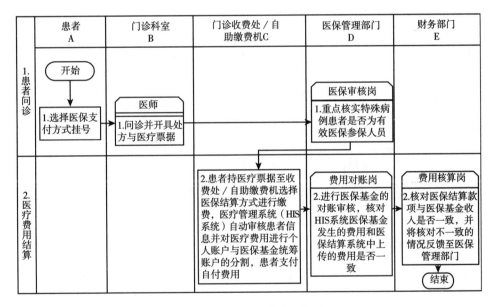

图12-4 门诊医保费用结算流程

②门诊医保费用结算业务流程关键节点简要说明（见表12-3）。

表 12-3 门诊医保费用结算关键节点说明

关键节点	简要说明
A1	患者就诊挂号，选择医保支付方式
B1	医师问诊并开具处方与医疗票据

续表

关键节点	简要说明
D1	对于特殊病例（如涉及外伤治疗、生育保险待遇享受以及使用特殊药品的病例等），医保管理部门的医保审核岗位重点核实患者是否为有效医保参保人员，确保其享有相应的医保待遇
C2	患者持医疗票据至收费处/自助缴费机选择医保结算方式进行缴费，医疗管理系统（HIS系统）自动审核患者信息并对医疗费用进行个人账户与医保基金统筹账户的分割，患者支付自付费用
D2	医保管理部门费用对账岗进行医保基金的对账审核，核对HIS系统医保基金发生的费用和医保结算系统中上传的费用是否一致
E2	财务部门费用核算岗审核医院实际收到医保局的医保结算款项与医院财务账目中记录的医保基金收入是否一致，并将核对不一致的情况反馈至医保管理部门

（2）住院医保费用结算流程。

①住院医保费用结算流程图（见图12-5）。

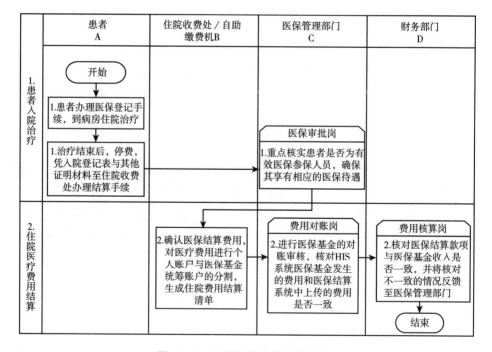

图12-5　住院医保费用结算流程

②住院医保费用结算业务流程关键节点简要说明（见表12-4）。

表 12-4　　　　　　　　　　住院医保费用结算关键节点说明

关键节点	简要说明
A1	患者办理入院手续，到病房接受治疗
A1	治疗结束后，患者办理出院手续，携入院登记表及其他相关证明材料至住院收费处办理住院结算手续
C1	对于特殊病例（如涉及外伤治疗、生育保险待遇享受以及使用特殊药品的病例等），医保管理部门的医保审核岗位重点核实患者是否为有效医保参保人员，确保其享有相应的医保待遇
B2	住院收费处/自助缴费机审核确认医保结算费用，对医疗费用进行个人账户与医保基金统筹账户的分割，生成住院费用结算清单，患者支付自付费用
C2	医保管理部门费用对账岗进行医保基金的对账审核，核对 HIS 系统医保基金发生的费用和医保结算系统中上传的费用是否一致
D2	财务部门费用核算岗审核医院实际收到医保局的医保结算款项与医院财务账目中记录的医保基金收入是否一致，并将核对不一致的情况反馈至医保管理部门

（3）医保费用清算流程。

①医保费用清算流程图（见图 12-6）。

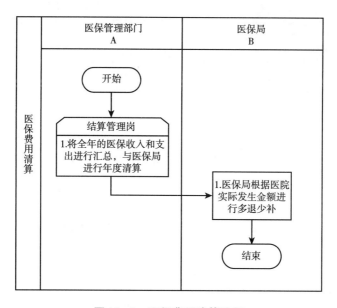

图12-6　医保费用清算流程

②医保费用清算业务流程关键节点简要说明（见表12-5）。

表 12-5   医保费用清算关键节点说明

关键节点	简要说明
A1	医保管理部门每年末将全年的医保收入和支出进行汇总，与医保局核对医疗保险数据并进行年度清算
B1	医保局根据医院实际发生金额进行多退少补

3.医保异常数据筛查与反馈

（1）医保异常数据筛查与反馈流程图（见图12-7）。

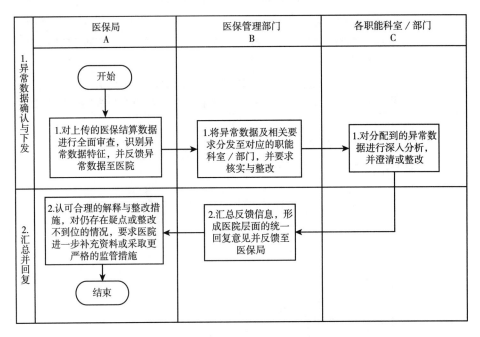

图12-7　医保异常数据筛查与反馈流程

（2）医保异常数据筛查与反馈业务流程关键节点简要说明（见表12-6）。

表 12-6   医保异常数据筛查与反馈关键节点说明

关键节点	简要说明
A1	医保局运用医疗保障基金智能审核与监控系统，运用预设的知识库与规则库对上传的医保结算数据进行全面审查，识别异常数据特征（如费用过高、诊疗项目异常频繁、药品用量超出常规、住院天数过长、短期内频繁入院出院等可能指向过度诊疗、重复计费、不合理用药、虚构服务等问题的疑点数据），形成初步的异常反馈清单，医保局将其发送给医院医保管理部门，要求医院对这些疑点进行核查与说明

续表

关键节点	简要说明
B1	医保管理部门收到反馈后，对异常数据进行汇总整理，根据问题性质，将异常数据及相关要求分发至对应的职能科室/部门，要求各科室/部门对涉及本部门的异常情况进行详细核实，提供必要的病历资料、医嘱记录、处方笺等证据材料，对异常数据给出合理解释或说明整改方案
C1	各职能科室/部门对分配到的异常数据进行深入分析，如确属误报，则提供支持性证据进行澄清；如确实存在问题，则分析原因，提出整改措施，并将核查结果及解释说明反馈至医保管理部门
B2	医保管理部门汇总各职能科室/部门的反馈信息，形成医院层面的统一回复意见，包括对异常数据的核实结果、问题原因分析、已采取或拟采取的整改措施等内容并将其反馈至医保局
A2	医保局对医院的回复进行再次审定，认可合理的解释与整改措施，对仍存在疑点或整改不到位的情况，可能要求医院进一步补充资料或采取更严格的监管措施，如约谈、现场检查、扣减医保支付等

4.医保基金使用分析

（1）医保基金使用分析流程图（见图12-8）。

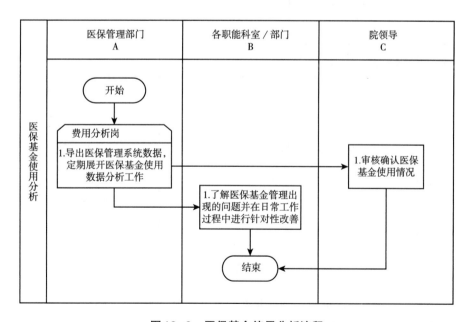

图12-8　医保基金使用分析流程

（2）医保基金使用分析业务流程关键节点简要说明（见表12-7）。

表 12-7 医保基金使用分析关键节点说明

关键节点	简要说明
A1	医保管理部门费用分析岗定期从医保基金管理系统中导出医保基金使用数据，根据建立的医保基金使用分析评价指标展开医保基金使用分析工作
B1	医保管理部门展开医保基金使用分析工作后，通过召集各科室医保协管员或召开中层干部例会的形式进行整体通报，将分析结论传达至各职能科室/部门，各职能科室/部门了解学习医保基金使用过程中的问题并在日常工作中进行改善
C1	院领导审核确认医保基金使用过程中的问题，组织医保基金管理工作进行针对性的制度、策略调整

5.医保基金绩效评价与改进

（1）医保基金绩效评价方案制订。

①医保基金绩效评价方案制订流程图（见图12-9）。

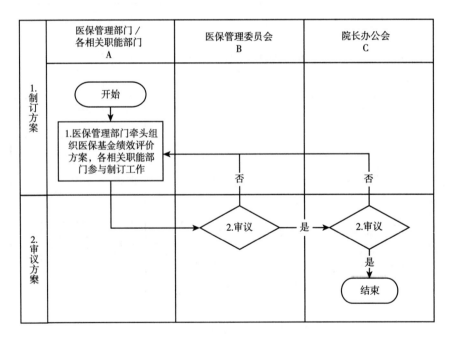

图12-9 医保基金绩效评价方案制订流程

②医保基金绩效评价方案制订业务流程关键节点简要说明（见表12-8）。

表 12-8　　　　　　　　医保基金绩效评价方案制订关键节点说明

关键节点	简要说明
A1	医保管理部门牵头组织制订医保基金绩效评价方案，各相关职能部门根据管理目标和运行数据参与制订工作
B2	医保管理委员会审议医保基金绩效评价方案
C2	院长办公会审议医保基金绩效评价方案

（2）医保基金绩效评价与改进。

①医保基金绩效评价与改进流程图（见图12-10）。

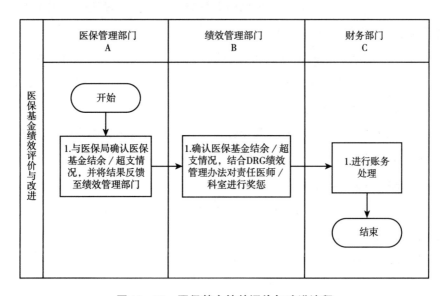

图12-10　医保基金绩效评价与改进流程

②医保基金绩效评价与改进业务流程关键节点简要说明（见表12-9）。

表 12-9　　　　　　　　医保基金绩效评价与改进关键节点说明

关键节点	简要说明
A1	医保管理部门定期与医保局确认医保基金结余/超支情况，并将结果反馈至绩效管理部门
B1	绩效管理部门确认医保基金结余/超支情况，并根据DRG绩效管理办法对责任医师/相关科室进行奖惩
C1	财务部门根据绩效管理部门提供的奖惩办法进行账务处理

四、公立医院医保基金管理的风险点

1.医保规则库的建立与维护

（1）医院可能因未及时掌握和准确理解医保政策变化，导致规则库更新滞后，使实际执行的医保规则与官方政策不符，产生违规操作风险。

（2）在制定医保规则时，可能由于医学专业知识及临床实践的复杂性等因素导致规则过于笼统或过于严苛，进而影响医保资金的合理利用和患者的正常诊疗。

（3）医保规则库建立时未经各部门充分讨论与论证，导致医保规则库与各职能科室/部门实际需求不相符。

（4）不同层级、不同类型的医保政策，不同职能科室/部门的管理需求可能存在内在冲突，医保管理部门对于规则的适应性与冲突性审核不严格，可能导致医院在执行过程中陷入合规困境。

（5）医保规则嵌入和服务流程设计不合理，导致在实际操作中无法有效监控医疗服务项目、药品目录及收费情况，进而增加医保基金滥用的风险。

2.医保费用结算与清算

（1）医保费用结算与清算管理制度不健全，相关岗位设置不合理，不相容岗位未实现相互分离。

（2）医院医保部门和财务部门在核实费用清单时，可能存在审核不严的风险，未能及时发现并纠正违规收费行为。

（3）医保部门与财务部门/收费处之间沟通不畅，可能导致更新后的医保政策、药品目录调整等重要信息未能及时准确地在两个部门之间传递，致使结算数据出错。

（4）未建立医保基金使用预警机制，可能导致异常费用增长情况识别不及时，对可能存在过度诊疗、不合理用药等问题排查不严格等。

（5）医院对医保政策理解不清晰或执行不严，可能导致不符合规定的服务项目和药品费用被纳入清算范围，或者应由医保支付的合理费用未得到足额报销。

（6）医保基金清算延迟，可能会对医院现金流造成压力，影响医院日常运营。

3.医保异常数据筛查与反馈

（1）医保管理部门收到异常数据反馈后，向各职能科室/部门分发、核实、收集反馈意见的流程可能存在延误，导致问题得不到及时处理。

（2）对于确认的异常数据，医院在制定整改措施、执行整改行动、反馈整改结果等方面可能未深入剖析异常数据背后的深层次原因，如诊疗流程缺陷、人员素质问题、信息系统漏洞等，导致整改措施缺乏针对性。

（3）在核实异常数据时，可能因病历资料缺失、医嘱记录不清晰、处方笺无法追溯等原因，导致难以形成完整的证据链，影响对违规行为的认定。

4.医保基金使用分析

（1）未建立医保基金使用分析机制，导致医院无法准确了解哪些医疗服务、药品或耗材的支出效益不高，进而难以有效优化资源配置，降低无效医疗成本。

（2）医保基金使用分析指标设置不合理，不能精准体现国家医保政策导向，导致医院在执行医保政策时偏离初衷，如过度治疗、滥用药品或耗材等，增加医保基金支出压力。

（3）医院医保基金使用分析结论未得到有效利用，未能针对分析过程中发现的问题及时修正与改善，医保基金使用分析工作流于形式。

5.医保基金绩效评价与改进

（1）医保基金绩效评价与改进管理制度不健全，相关岗位设置不合理，不相容岗位未实现相互分离。

（2）医保基金绩效评价方案选择的评价指标可能过于侧重某一维度（如费用控制），忽视其他重要方面（如医疗质量、患者满意度），导致评价结果失衡。

（3）未针对DRG付费结余奖励或医保基金超支情况建立奖惩机制，难以对医院提供的医疗服务起到提质增效的推动作用。

（4）医院医保基金绩效评价体系设置的激励措施不科学，过于偏向经济效益，可能会促使医生选择高价值服务项目而非最适合患者的治疗方案，损害了医疗服务的公平性和合理性。

（5）医院医保管理部门与绩效管理部门职责划分不清晰，对具体科室医保基金绩效评价工作互相推诿，导致管理效率低下。

五、公立医院医保基金管理控制措施

（一）医保规则库建立与维护控制措施

1.建立健全医保规则库建立与维护的相关制度

医院需建立定期查阅、分析和解读最新医保政策、法规、通知、目录清单的制度，准确解读政策内容，评估其对医院运营和患者服务的影响，并基于最新的医保政策和科室需求调整并更新医院的医保规则库，确保规则库紧跟政策步伐。

2.建立内部沟通与协作机制，严格医保规则制定与审批流程

建立医院内部各部门（如医保管理部门、药学部门、医务部门、信息部门等）之间的沟通协作机制，明确医保规则制定的工作流程，包括提案、研讨、论证、审批、发布等环节，确保每一条规则都有清晰的来源、明确的依据和严谨的制定过程。

3.建立医保规则库反馈与纠错机制

医院设立医保规则执行反馈机制，旨在对医保政策执行全过程进行全方位、多角度的监督和评估，确保医保规则的有效落实和精确执行。对于执行中发现的问题和新的职能部门/科室需求，及时修订和完善规则库，并将修订后的规则迅速传达给相关人员。

（二）医保费用结算与清算控制措施

1.建立健全医保结算费用审核制度

建立健全医疗费用明细的审核机制，对患者的每笔医保报销款项进行严格的前置审查，确保费用合理性、诊疗行为规范性。同时，加强事后审核病历质控与费用清单核查管理，确保病历资料的真实性和完整性，定期对医疗费用清单进行核对，杜绝虚假收费、过度治疗等问题。

2.制定明确的门诊费用、住院费用的医保费用结算业务流程

患者持有效医保卡到医院就诊，挂号时系统自动识别其医保身份，并记录相关信息，诊疗过程中医生开具处方或进行检查、治疗的费用明细也会被准确无误地录入信息系统。医院进行收费的信息系统（如HIS系统）在生成医疗费用清单时，会自动根据国家和地方医保目录对药品、耗材、医疗服务项目等进行比对。

实行医保基金预付制的地区和机构，门诊患者诊疗结束进行缴费时，医保结算系统自动即时计算医保费用与自费费用，并完成结算；住院患者办理出院时，医保结算系统生成住院费用清单，根据病种付费、DRG付费或其他付费方式核算应由医保基金承担的部分。

医保费用按月结算，结算时仅由医院传递结算数据给医保局，医保局审核无误后记录医保结算数据，年底统一将结算数据与预付给医院的医保基金数额进行清算，多退少补。结算时，医院医保管理部门需确保结算数据涵盖所有涉及医保报销的住院及门诊服务，不存在遗漏或者延迟结算的情况；年度清算时，医院需要提前做好相关准备，包括整理全年医保结算资料、核对账目以及准备可能需要的补充材料，以配合医保局完成年度清算工作。

3.建立医院医保管理部门与财务部门之间的沟通协调机制

（1）明确医保管理部门负责医保政策执行、医保费用审核、患者医保身份核实、医保基金申请及结算等工作；财务部门则主要负责医保资金的收入确认、入账、对账，以及根据医保管理部门提供的数据进行会计核算和报表编制。

（2）建立信息化管理系统，实现两个部门间的数据实时对接与共享，确保医保结算信息、财务数据同步更新，降低信息传递误差。

（3）设计标准化的工作流程，包括医保费用报销流程、资金收付流程、异常处理流程等，并在流程中设置关键节点的交接和审批环节，确保两部门间的无缝衔接。

4.建立医保基金使用风险预警机制

通过医保基金管理信息系统等手段，针对可能出现的风险点建立预警机制，及时发现并解决重复检查项目、医疗服务项目费用超出医保基金预算等潜在问题，有效防控医保基金风险。

（三）医保异常数据筛查与反馈控制措施

1.建立医保异常数据筛查与反馈的多部门协作机制

建立以医保管理部门为牵头部门、各职能科室/部门在职责范围内协同合作的管理体系。

医保管理部门作为牵头部门，负责对接医保方异常数据反馈渠道，对导致异常数据的问题开展原因分析，统筹协调问题反馈工作。对确认为违规的数据，则根据违规问题归属与医务部门、药学部门、信息部门等关键部门建立反馈机制，各部门及时落实整改工作，并形成信息共享、任务协同、责任共担的合作形式。各职能科室/部门明确自身在异常数据处理中的角色与职责，积极参与异常数据的筛查、核实、整改与反馈，确保每一环节都有专人负责落实。

2.建立医保异常数据反馈响应机制

（1）建立快速、有效的医保异常数据反馈响应机制，明确各科室/部门的责任分工和反馈时限。医保管理部门收到反馈后，首先对异常数据进行汇总整理，明确问题类型和涉及的科室或医护人员。根据问题性质，将异常数据及相关要求分发至对应的临床科室、药剂科、财务科等职能科室，要求各科室对涉及本部门的异常情况进行详细核实，提供必要的病历资料、医嘱记录、处方笺等证据材料，对异常数据给出合理解释或说明整改方案。

（2）对确认的异常数据，设立整改任务清单，明确责任人、整改期限，定期跟踪督办整改进度。充分运用医保基金信息化管理手段，通过完善诊疗流程、强化电子病历系统等功能，确保每笔医保费用都能追溯到具体责任人。

3.形成持续改进与预防的管理闭环

建立从筛查、反馈、整改到复查、评价的完整闭环管理体系，对于确由医院问题导致的医保异常数据，迅速制定并执行整改措施。定期对医保异常数据筛查与反馈工作进行评价与总结，分析问题成因，提炼经验教训，持续优化体系运行效果。

（四）医保基金使用分析控制措施

1.建立科学的医保基金使用分析体系

医院医保基金管理部门应结合现行医保支付方式设定明确的分析标准与内容，关注总费用、平均费用、处方用药、病种分类及上报费用等核心项目。同时，要充分利用先进的医保信息系统与人工审核相结合的方式进行细致深入的分析，以确保所得分析结论准确无误且涵盖所有重要方面。

2.建立健全医保基金定期使用分析的业务流程

医院应当定期组织涉及医保基金使用的相关部门举行专题分析会议，针对医保基金在各部门间的不同项目进行深度对比剖析，医保管理部门与各相关科室共享和讨论医保基金管理中的实践经验与数据指标，以便全方位地审视医保基金的使用状况。医院基于严谨细致的分析结果，科学合理地制订出适应实际情况的医保基金使用优化调整方案，以确保医保基金的有效利用和管理效率的持续提升。

3.建立医保基金使用分析结果反馈机制

医院医保管理部门将医保基金使用分析结果系统地整合成详尽完备的分析报告，全面揭示当前阶段医保基金管理与使用过程中所凸显的各项问题，经院领导批准后，根据医保基金使用分析的结果，调整优化医疗服务流程、药品耗材采购策略等，持续改进医保基金管理效能。

（五）医保基金绩效评价与改进控制措施

1.制订科学、公正、有效的医保基金绩效评价方案

（1）建立健全绩效评价与改进管理制度。明确医保基金绩效评价的目标、原则、流程等，确保评价工作有章可循。

（2）医保基金绩效评价方案具有科学性、合理性。其构建涵盖医疗质量、服务效率、费用控制、患者满意度等多维度的评价指标体系，确保指标选取具有代表性、可量化、可比性，能够全面反映医院医保基金使用绩效。

2.建立医保基金结余奖励激励机制

（1）医保管理部门与绩效管理部门协商进行医保基金结余奖励分配方案的构建，结合构建科学合理的评价指标体系，包括但不限于：医保费用控制率、诊疗服务合理性（如DRG分组下的平均住院日数、药占比等）、医疗服务质量、患者满意度等多维度指标，考虑将奖励资金按照一定比例在全院范围、科室层面甚至个人绩效考核中进行分配。

（2）绩效管理部门定期对各科室和个人进行绩效考核，评估其在DRG管理中的表现，并以此为依据计算奖励额度。

（3）制定清晰的操作流程和管理规则，明确医保基金结余奖励的申请、审批、公示、发放等环节的具体程序，确保公开透明。

（4）根据医保基金结余奖励机制的实际运行效果，定期进行评估和调整优化，不断推动医疗服务质量和成本效益的提升。

3.建立医保基金超支分担机制

（1）医保管理部门需深入研究国家及地方医保管理部门关于医保基金管理、总额预算控制等方面的政策文件，明确允许的超支分担范围、比例和条件。

（2）医院应尽量避免出现医保基金使用超支的情况，对各科室的成本进行精细化管理，明确医疗服务项目成本构成，建立有效的成本核算体系，以支持医保费用支出的合理性和准确性。

（3）将医保基金使用情况纳入科室和个人的绩效考核指标，设定超额使用的责任分担制度，对于确因科室及相关医师诊疗手段产生的医保基金超支情况，超支金额按一定比例由相关科室或责任人承担。

（4）建立动态调整与定期反馈机制，定期分析医保基金使用情况，根据实际运营状况适时调整预算和超支分担规则，同时加强与医保局、上级主管部门以及各科室间的沟通交流，确保信息及时传递和问题得到妥善解决。

第十三章

公立医院科研项目管理业务控制

一、公立医院科研项目管理业务概述

（一）科研项目管理的概念

科研项目是指为了推进科学技术的发展和创新，而开展的一系列有组织、有目标、独特且复杂的科研活动。旨在创造新的知识、理论、产品、服务或成果，并且需在特定的时间框架内，利用有限的预算和资源来完成。科研项目不仅包括基础理论研究，也涵盖应用技术开发，以及科技成果的转化与推广。

医院科研项目管理是对本院科研项目申请立项、组织实施、验收鉴定、结题结算、成果申报、科技奖励等环节的全过程管控。其目的是使科研项目实现制度化与科学化的管理，从而保证科研计划圆满完成，提高公立医院核心竞争力。

（二）科研项目的分类

医院的科研项目按照经费来源分类为纵向科研项目、横向科研项目和院内科研项目。

1.纵向科研项目

纵向科研项目是指列入国家、省、市等各级政府科技主管部门计划管理的科技项目。主要包括国家级项目、部省级项目及省级科技计划项目等。这类项目的经费来源于上级机关、项目主管部门的拨款，如国家自然科学基金、国家社会科学基金、863计划、973计划、国家重点研发计划等，通常由政府及其职能部门、各基金委员会或学术团体公开发布，具有较强的导向性和规划性，旨在推动基础科学、前沿技术及国家战略需求领域的研究。

2.横向科研项目

横向科研项目是指来源于国内各企业、事业单位、社会团体，并纳入医院科研科管理的技术开发、技术转让、技术咨询、技术服务、技术委托等技术合同（协议）项目。这类项目更侧重于应用研究和成果转化，旨在解决具体的实际问题，促进产学研结合。

3.院内科研项目

院内科研项目主要是指由医院内部筹集资金支持的科研活动，这些科研项目不依赖于外部的政府资助或企业合作资金，而是利用医院自身的财务资源来推动。院内科研项目的设立通常基于医院的科研发展规划、学科建设需求以及临床科室的科研兴趣和能力。

（三）科研项目管理组织体系

科研管理组织体系包括科研管理决策机构、科研日常管理机构、执行机构、监督机构和其他辅助机构。

1.科研管理决策机构

科研管理决策机构通常包括医院管理层中负责科研工作的部分，包括院长办公会、临床研究管理委员会、伦理委员会、学术委员会等。这些机构负责制定医院的科研发展战略、规划，审批科研项目申请，决定科研经费的分配，以及对重大科研事项进行决策。

2.科研日常管理机构

科研日常管理机构主要是指科研管理部门，负责科研活动的日常运行和管理。它们的工作内容包括组织科研项目的申报、评审、立项、中期检查、结题验收等；管理科研经费的使用；组织学术交流、培训；以及科研成果的登记、奖励申报等。科研管理部门是连接决策层与执行层的桥梁，确保科研政策和计划得到有效的实施。

3.科研管理执行机构

科研管理执行机构主要是科研课题组，主要负责项目执行过程中的团队协作与管理、资源调配与管理、数据记录与分析、成果总结与报告等内容。

4.监督机构

监督机构主要有纪检监察部门和内部审计部门，行使监督检查职权，其主要职责是监督科研项目法律、立项执行情况，确保研究结果、成果的真实性。同时，内部审计部门应对科研经费使用进行合规性审计，防止科研经费滥用或挪用，确保科研活动的廉洁高效。

（四）科研项目管理的基本流程（见图13-1）

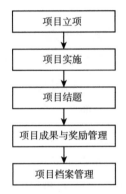

图13-1　科研项目管理的关键环节

1.项目立项

项目立项一般包括申请、审批、签约三个基本程序。纵向科研项目的申报需根据有关指南和通知要求由医院科研管理部门统一受理，经过医院伦理委员会、学术委员会等专业审查后进行上报；横向科研项目具体要求参照各省及合作单位的相关科技开发与协作项目管理办法执行。

2.项目实施管理

（1）项目负责人对项目经费使用、进度控制、成果登记、知识产权保护以及项目研究资料的真实性和完整性负责；项目负责人有权对项目成员进行调整；有权在规定的范围内合理、合法支配经费；有权依据贡献大小决定研究成果的署名及排序；有权依据贡献大小决定所获奖金的分配。

（2）项目实行年度计划管理制。项目组必须按年度科研计划执行项目研究、实施项目管理，接受上级有关部门和医院主管部门的督促检查，按要求填报年度进度表。发表的论文、论著及获得的科研成果应标注资助单位及项目名称和编号。

（3）实行项目重要事项申报制度。凡涉及研究目标、研究内容、研究期限、经费预算、人员调整等重要变动时，项目负责人应按相关要求提出书面报告，经科研管理部门同意，上报项目主管部门批准后方可调整。

（4）项目负责人或成员因故中断研究工作的，应在离开项目组前办好研究经费、仪器设备等移交工作，并经科研部及相关管理部门签字同意，否则人事部门不予办理调动手续。

（5）科学研究应按研究计划进行，如因客观原因不能在规定期限内完成研究计划的项目，应按项目主管部门要求，在规定期限内提前提出延期申请，经批准同意后方可延期。

（6）项目负责人一般不得代理或更换。遇有特殊情况（如出国、病休等）不能主持项目研究一年以内的，项目负责人须向科研管理部门和分管院领导提出申请后，安排合适人选代理。擅自离岗及离岗超过一年的，须更换合适的项目负责人，如无合适人选更换，办理项目终止手续，同时上报相关部门批准。

（7）对研究计划执行不力，无充分理由未开展工作等违反科研项目管理有关规定，或因其他情况导致研究计划难以完成的项目，应予中止、撤销，追回研究经费，更换项目负责人，经分管领导审批后办理有关手续，同时上报相关部门同意。

3.项目结题管理

（1）科研项目完成后，项目负责人应根据项目相关主管部门的结题通知和要求，准备申请材料，并提出结题申请。经科研管理部门批准后，才可参加由医院或其他项目主管部门组织的项目结题会。

（2）医院科研项目结题管理工作由科研管理部门组织实施，并对项目结题结束后的资料进行整理归档保存。

（3）组织科研项目结题时，可根据需要成立科研项目结题专家组。专家组的成员应认真阅读项目验收全部资料，必要时，应进行现场实地考察，收集听取相关方面的意见，核实或复测相关数据，独立、负责地提出结题意见和结论。

（4）项目验收时，项目负责人对结题报告、资料、数据及结论的真实性、可靠性负责。专家组应对结题结论或评价的准确性负责，应维护已经结题的科研项目的知识产权和保守其技术秘密。

4.项目成果与奖励管理

项目结题时，项目负责人需及时递交翔实的成果登记文档，这些资料经过严谨的审核流程，确认无误后，正式进行科研成果的注册手续，从而保障所有科研产出得以全面、准确地归档入库。科技成果的转化过程需历经院内决策机构周密的分析与讨论，确保每个环节都有章可循，责任明晰。

为了激发科研创新活力，医院还需建立一套完善的科研成果奖励机制，旨在表彰那些对科技成果有显著贡献的主要完成者，以及在科技成果转化过程中起到关键作用的人员，依据其贡献的性质与程度，灵活采取奖励或经济补偿等多种激励方式，以激发科研热情，保证科研项目高质量完成。

5.项目档案管理

科研项目结题后，项目负责人/项目团队指定专人对全部应当归档的材料进行整理移交科研管理部门。科研管理部门及时将项目过程中形成的所有文件、资料进行整理、分类、归档，建立科研项目文件管理台账，确保档案的完整性和可追溯性。纵向/横向科研项目按照有关规定，将科研项目档案整理完成后向上级单位/外部单位提交归档。

（五）科研项目管理控制涉及的相关法律法规

1.《关于进一步加强公立医院内部控制建设的指导意见》（财会〔2023〕31号）

2.《国家科技计划项目管理暂行办法》（科学技术部令第5号）

3.《国务院办公厅关于改革完善中央财政科研经费管理的若干意见》（国办发〔2021〕32号）

4.《国务院办公厅关于完善科技成果评价机制的指导意见》（国办发〔2021〕26号）

5.《国务院办公厅关于抓好赋予科研机构和人员更大自主权有关文件贯彻落实工作的通知》（国办发〔2018〕127号）

6.《国务院关于优化科研管理提升科研绩效若干措施的通知》（国发〔2018〕25号）

7.《关于进一步完善中央财政科研项目资金管理等政策的若干意见》（中办发〔2016〕50号）

8.《国务院关于印发实施〈中华人民共和国促进科技成果转化法〉若干规定的通知》（国发〔2016〕16号）

9.《国务院关于国家重大科研基础设施和大型科研仪器向社会开放的意见》（国发〔2014〕70号）

10.《关于加快建立国家科技报告制度的指导意见》（国办发〔2014〕43号）

11.《国务院关于改进加强中央财政科研项目和资金管理的若干意见》（国发〔2014〕11号）

12.《财政部科技部关于调整国家科技计划和公益性行业科研专项经费管理办法若干规定的通知》（财教〔2011〕434号）

13.《国务院办公厅转发国务院体改办等部门关于深化转制科研机构产权制度改革若干意见的通知》（国办发〔2003〕9号）

14.《国务院办公厅转发科技部等部门关于国家科研计划实施课题制管理规定的通知》（国办发〔2002〕2号）

二、公立医院科研项目管理业务控制目标

（一）总体控制目标

1.科研项目管理合法合规

确保科研项目的申请、执行、结题等各个环节均符合国家法律法规、行业标准、医院内部规章制度以及科研伦理准则，防止违法违规行为发生。

2.优化科研项目管理流程

建立清晰合理的科研项目组织管理制度和操作性强的业务流程体系，确保医院科研项目和临床试验项目管理工作有章可循、有据可依。优化科研项目管理流程，提高工作效率，减少不必要的延误和成本，确保科研活动按计划高效推进。

3.降低科研项目管理风险

识别科研项目执行过程中可能遇到的风险，包括财务风险、操作风险、合规风险等，并建立有效的风险防控机制，降低风险发生的可能性和影响。

（二）业务流程控制目标

1.项目立项管理

（1）确保科研项目的立项申请、评审和审批过程严格遵守国家相关政策、法律法规以及医院内部的规章制度，包括科研伦理审查、预算编制的合法性等。

（2）通过严格的评审机制，确保立项的科研项目具有科学价值、创新性和

实际应用潜力，同时评估项目的可行性，包括技术实现、资源配置、预期成果等方面的合理性。

（3）确保立项申请材料的真实性、准确性和完整性，加强信息的透明度，便于监督和后续管理。

2.项目实施管理

（1）确保科研经费、设备、物资等资源按照预算和计划合理分配与使用，防止浪费、挪用或滥用，提高资源利用效率。

（2）建立科研资金管理机制，确保项目资金拨付及时、资金使用规范有效，提高资金使用效率。

（3）建立科研项目过程控制机制，监控项目实施的各个阶段，确保科研活动按计划推进，同时保证科研数据的准确性和实验过程的质量，符合预定的科学标准。

3.项目结题管理

（1）规范科研项目结题验收管理，确保医院科研项目如期按规定进行结题验收和结项处理，防止科研经费长期沉淀、避免科研资产浪费。

（2）建立完善科研项目验收制度和流程，确保项目验收材料真实有效，验收经有效审核。

4.项目成果与奖励管理

（1）建立完善的科研成果登记机制，确保所有科研成果及时、准确地记录在案，包括论文、专利、软件等，便于管理和追踪。

（2）制定成果转化策略，促进科研成果向临床应用、产品开发、技术服务等方向的转化，同时确保转化过程的合规性和经济效益。加强对科研成果知识产权的管理，明确权属关系，及时办理专利申请、软件著作权登记等，防止知识产权流失。

（3）制定清晰、公正的科研奖励制度，确保奖励分配基于科研成果的实际贡献，公开奖励标准和评审流程，接受监督。

5.项目资料档案管理

（1）确保在科研项目管理的全周期内，所有重要文件和数据，包括但不限于立项申请书、研究计划、实验记录、数据统计、研究报告、成果证明、会议纪要等，均被完整归档。

（2）建立项目档案管理制度，统一归档格式、分类体系和编码规则，便于资料的检索和管理。

三、公立医院科研项目管理业务流程与关键环节

公立医院科研项目管理流程包括科研项目立项管理、实施管理、结题管理、成果与奖励管理、项目档案管理等。

（一）科研项目立项管理

1.纵向科研项目立项

（1）纵向科研项目立项管理流程图（见图13-2）。

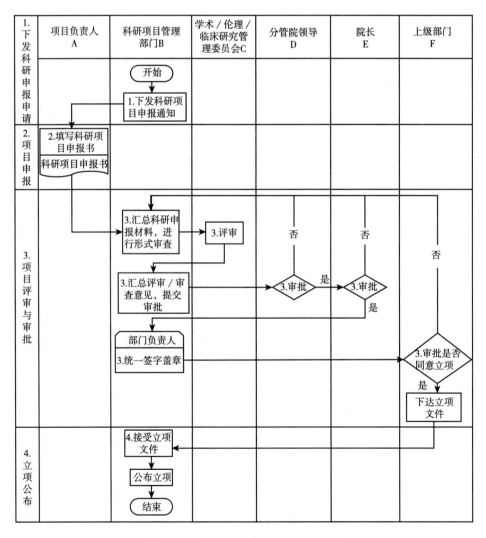

图13-2　纵向科研项目立项管理流程

（2）纵向科研项目立项管理关键节点说明（见表13-1）。

表13-1　　　　　　　　纵向科研项目立项管理关键节点说明

关键节点	简要说明
B1	科研项目管理部门接收科研课题立项申报相关文件后，下发科研项目申报通知
A2	项目负责人填写科研项目申报书
B3、C3	科研项目管理部门汇总科研申报材料，进行形式审查，并组织学术委员会/伦理委员会/临床研究管理委员会等专业委员会在各自的职责范围内对项目进行评审
B3	科研项目管理部门汇总评审/审查意见，提交审批
D3	分管院领导审批
E3	院长审批
B3	审批通过后，科研项目管理部门统一盖章签字后报上级部门
F3	上级部门审批，同意立项后下达立项文件
B4	科研项目管理部门接收上级部门批复的立项文件后，公布获准立项的科研项目

2.横向科研项目立项

（1）横向科研项目立项管理流程图（见图13-3）。

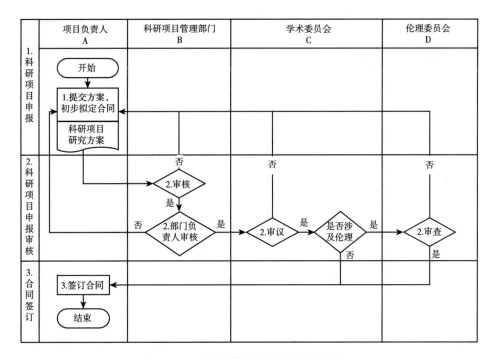

图13-3　横向科研项目立项管理流程

（2）横向科研项目立项管理关键节点说明（见表13-2）。

表 13-2　　　　　　　　　　　横向科研项目立项管理关键节点说明

关键节点	简要说明
A1	项目负责人提交科研项目研究方案，初步拟定合同
B2	科研项目管理部门审核项目负责人及其团队是否具备科研资质和能力
B2	科研项目管理部门负责人审核
C2	学术委员会审议
D2	涉及伦理的，需伦理委员会进行审查
A3	项目负责人签订合同

3.院内科研项目立项

（1）院内科研项目立项管理流程图（见图13-4）。

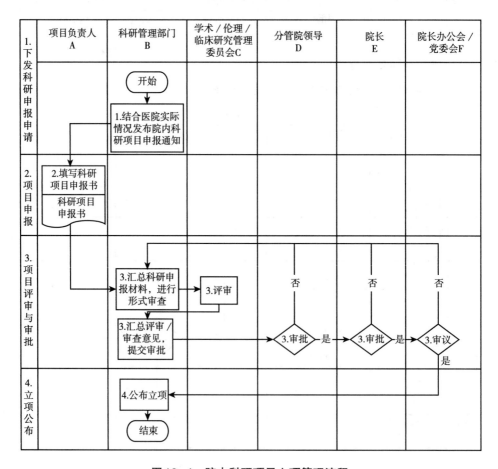

图13-4　院内科研项目立项管理流程

（2）院内科研项目立项管理关键节点说明（见表13-3）。

表 13-3　　　　　　　　　院内科研项目立项管理关键节点说明

关键节点	简要说明
B1	科研项目管理部门结合医院实际情况发布院内科研项目申报通知
A2	项目负责人填写科研项目申报书
B3、C3	科研项目管理部门汇总科研申报材料，进行形式审查，并组织学术委员会/伦理委员会/临床研究管理委员会等专业委员会在各自的职责范围内对项目进行评审
B3	科研项目管理部门汇总评审/审查意见，提交审批
D3	分管院领导审批
E3	院长审批
F3	院长办公会/党委会审议
B4	科研项目管理部门公布当年获准立项项目

（二）科研项目实施管理

1.项目经费使用管理

（1）项目经费使用管理流程图（见图13-5）。

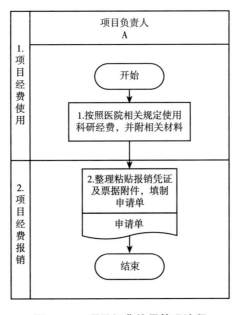

图 13-5　项目经费使用管理流程

（2）项目经费使用管理关键节点说明（见表13-4）。

表13-4 项目经费使用管理关键节点说明

关键节点	简要说明
A1	项目负责人按照医院相关规定使用科研经费，并附相关材料
A2	项目开展过程中，项目负责人整理粘贴报销凭证及票据附件，填制申请单

2.项目执行进展情况检查管理

（1）项目执行进展情况检查管理流程图（见图13-6）。

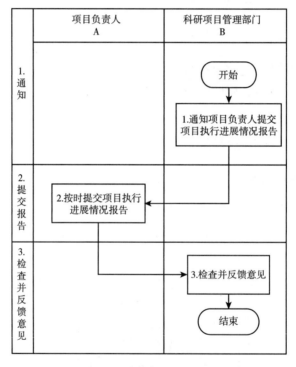

图13-6 项目执行进展情况检查管理流程

（2）项目执行进展情况检查管理关键节点说明（见表13-5）。

表13-5 项目执行进展情况检查管理关键节点说明

关键节点	简要说明
B1	科研项目管理部门通知项目负责人提交项目执行进展情况报告
A2	项目负责人按时提交项目执行进展情况报告
B3	科研项目管理部门检查并反馈意见

（三）科研项目结题管理

1.科研项目结题管理流程图（见图13-7）

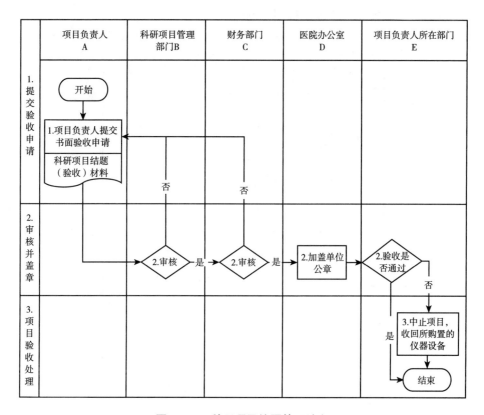

图13-7　科研项目结题管理流程

2.科研项目结题管理关键节点说明（见表13-6）

表 13-6　　　　　　　　　科研项目结题管理关键节点说明

关键节点	简要说明
A1	项目负责人提交书面验收申请，并按相关部门规定要求准备科研项目结题（验收）材料提交科研项目管理部门
B2	科研项目管理部门审核
C2	财务部门对项目经费使用情况进行审核
D2	医院办公室在结项材料上加盖单位公章
E3	项目结束后按是否通过结题分别对项目经费与项目进行过程中购置的设备进行处理

（四）科研项目成果与奖励管理

1. 项目成果登记管理

（1）项目成果登记管理流程图（见图13-8）。

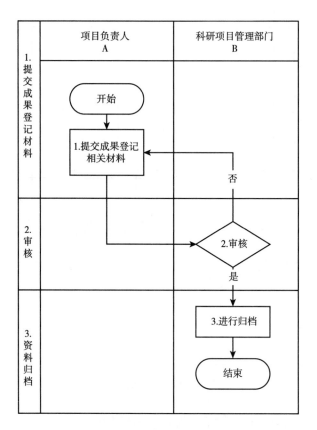

图13-8 项目成果登记管理流程

（2）项目成果登记管理关键节点说明（见表13-7）。

表 13-7　　　　　　　项目成果登记管理关键节点说明

关键节点	简要说明
A1	项目负责人须在项目验收后提交成果登记相关材料
B2	科研项目管理部门审核
B3	科研项目管理部门进行归档

2.科技成果转化管理

（1）科技成果转化管理流程图（见图13-9）。

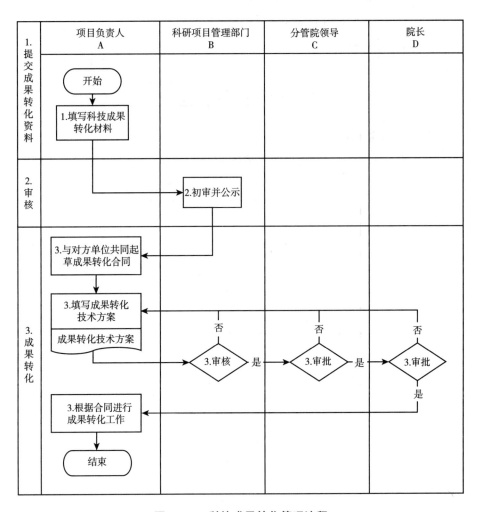

图13-9 科技成果转化管理流程

（2）科技成果转化管理关键节点说明（见表13-8）。

表13-8 　　　　　　 科技成果转化管理关键节点说明

关键节点	简要说明
A1	项目负责人填写科技成果转化材料
B2	科研项目管理部门对成果证明文件进行初审，并进行公示
A3	项目负责人与对方单位共同起草成果转化合同，合同中需明确成果转化产权

续表

关键节点	简要说明
A3	项目负责人填写成果转化技术方案
B3	科研项目管理部门审核
C3	分管院领导审批
D3	院长审批
A3	项目负责人根据合同进行成果转化工作

3.科研项目奖励管理

（1）科研项目奖励管理流程图（见图13-10）。

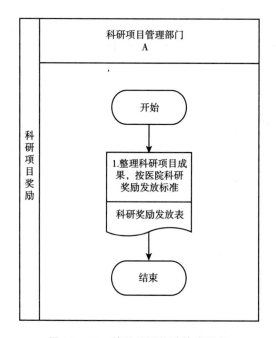

图13-10　科研项目奖励管理流程

（2）科研项目奖励管理关键节点说明（见表13-9）。

表 13-9 科研项目奖励管理关键节点说明

关键节点	简要说明
A1	科研项目管理部门整理科研项目成果，按医院科研奖励发放标准形成科研奖励发放表并进行奖励发放

（五）科研项目档案管理

1.科研项目档案管理流程图（见图13-11）

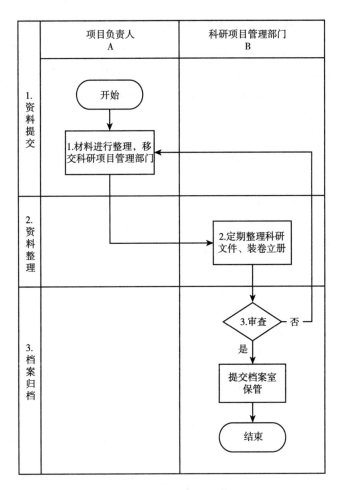

图13-11　科研项目档案管理流程

2.科研项目档案管理关键节点说明（见表13-10）

表 13-10　　　　　　　　科研项目档案管理关键节点说明

关键节点	简要说明
A1	项目负责人对需提交归档材料进行整理，移交科研项目管理部门
B2	科研项目管理部门定期整理科研文件、装卷立册
B3	科研项目管理部门审查整理完成的科研文件档案，无误后提交档案室保管

四、公立医院科研项目管理业务的风险点

（一）科研项目组织管理体系的主要风险点

1.科研项目管理制度体系不完善，部分制度未结合外部政策要求进行及时调整，不仅不利于在实际执行过程中的可操作性，还容易引发合规风险。

2.医院在某些学科领域的研究和发展可能相对滞后，缺乏高水平的科研成果和学术影响力，因此未设置学术委员会，或虽然设置了学术委员会，但并未按照制度规定履行其审议、评定科研项目的责任。

（二）科研项目立项管理的主要风险点

1.纵向科研项目科研人员申报不及时，材料准备不充分，未按规定进行院内评审论证，可能导致项目难以成功申报立项。

2.横向科研项目合同订立权利义务不对等，条款存在缺陷，不符合法律规定，可能导致合同不能成立生效，引起不必要的法律纠纷，甚至危害项目负责人及医院利益。

3.院内科研项目申报、立项未经过伦理审查，或未按规定履行相应的审批程序，违反国家和政策规定，不符合社会伦理道德要求。

4.由于立项时间紧迫、部门之间沟通不畅、课题负责人对学术审查的具体要求存在误解等原因导致部分科研项目申报、立项未经过学术委员会审查或未按规定履行相应的审批程序，违反国家和政策规定，不符合社会伦理道德要求。

（三）科研项目实施管理的主要风险点

1.经费到账信息不能及时汇总并传递至科教部门，导致科教部门不能及时建立科研项目预算控制指标体系，影响科研人员经费使用。

2.对项目经费管理不当，未按照科研预算项目类别规定建立经费记录，经费支出不符合科研管理要求。

3.政策规定需要进行的内部审批的预算调剂事项未经审批，导致科研经费的随意调整，可能存在违规使用经费的情况。

4.未建立有效的风险识别、评估和应对机制，对突发问题响应迟缓，可能导致项目中断或失败。

5.项目未开展中期或年度检查，缺乏对课题研究进度和质量的督促，项目研究进程缓慢或偏离立项方向，可能会影响课题结项进度和质量。

（四）科研项目结题管理的主要风险点

1.项目验收资料准备不充分、项目成果研究偏离项目下达单位的要求，可能影响项目顺利结题验收，影响项目后续申请及医院声誉；结项审查不严格，科研项目验收注重验收形式和相关纸质资料的合规，对项目本身是否达到预期关注度不高，项目验收流于形式。

2.针对不能按时结题的项目负责人未实行限项申报或处罚等限制措施，不利于从医院整体层面对科研项目成果质量及完成率的把控，可能会影响医院声誉。

3.结项审查不严格，科研项目验收注重验收形式和相关纸质资料的合规，对项目本身是否达到预期关注度不高，项目验收流于形式。

4.科研项目在结题后，结余资金和购置资产可能被用于不合理的用途，如私自挪用、违规报销等，导致资金和资产的浪费。

（五）科研项目成果与奖励管理的主要风险点

1.科研项目成果登记秉承项目负责人自愿原则，科研项目管理部门也未进行强制性要求，导致医院无法掌握所有结项的科研成果信息，或导致登记不及时、未按规定要求进行评审论证，进而影响医院整体科研水平的评估工作。

2.成果转化未经过充分论证，存在技术不成熟，实际执行存在操作困难、转化失败等风险。

3.科研奖励发放流程不明确，未经分管院领导审核或院长办公会审议，容易引发奖励发放随意、不真实等风险。

（六）科研项目资料归档的主要风险点

1.项目研究过程资料及成果归档不及时、不完整，可能导致项目资料的遗失影响备查，甚至导致研究成果的泄露风险。

2.科研项目管理系统与财务管理系统、合同管理系统未建立连接，导致信息孤岛，从而缺乏对经费到账与建卡环节、经费使用环节、经费预算调剂环节等环节的有效控制，各个部门之间信息沟通不顺畅，科研项目的相关信息不能同步更新，导致管理效率低下、信息不对称等。

五、公立医院科研项目管理控制措施

（一）科研项目组织管理体系控制措施

1.建立健全科研管理制度，明确科研管理相关的岗位职责

（1）建立健全科研项目管理制度。

明确科研项目的申报、审批、实施、验收和成果转化的流程和标准，确保科研项目的科学性、创新性、实用性和合规性。

医院还应建立科研经费管理制度，规范科研经费的预算编制、审批、使用、审计和监督，确保资金使用的合理、透明和高效，防止资金滥用或浪费。

设立科研成果奖励机制，激励科研人员的积极性和创造性；同时，建立科研绩效考核体系，评估科研人员的工作成效和贡献。明确科研成果的知识产权归属，规范专利申请、论文发表、成果转化等流程，保护医院和科研人员的合法权益。

（2）明确科研管理相关的岗位职责，确保不相容岗位相互分离。

公立医院需建立清晰的科研项目管理组织架构，明确项目负责人、科研管理部门、财务部门、伦理委员会、学术委员会等各方职责与权限，确保管理有序。合理设置与科研项目管理有关的岗位，确保项目申请与审批、审批与执行等不相容岗位相互分离。

同时，纵向/横向科研项目管理是涉及对外沟通与合作的科研项目，医院需要在这个过程中建立科研项目协作机制。纵向课题与课题主办单位/课题合作单位/上级主管单位等机构建立沟通与反馈机制；横向课题积极推动与其他外部机构/企业的科研合作，通过合作实现资源共享、优势互补，提高医院的科研水平和成果转化率。

2. 制定严格的科研项目管理流程

医院制定科研项目管理流程时，应遵循严谨、规范、高效的原则，确保科研活动的透明度、合规性和有效性，医院可以采用科研管理信息系统，实现项目申报、审批、执行、监控、成果管理等全过程的信息化管理，提高工作效率，减少人为错误，同时便于数据的积累与分析，为决策提供支持。

同时，科研项目往往伴随着不确定性和复杂性，因此管理流程需具备一定的灵活性，能够根据项目进展、外部环境变化或新发现的科研信息适时调整方案，确保科研目标的达成，并建立常态化的监督机制，不仅在项目实施期间进行定期检查，项目结束后也要进行深入的评估与反馈，持续优化科研项目的管理流程。

3. 建立科研项目管理平台

医院可以利用信息化手段，建立科研项目管理平台，将现有的科研管理流程嵌入信息系统中，通过自动化和数字化工具整合科研项目管理流程，包括立项申请、审批、经费管理、进度跟踪、成果记录等，提高科研项目管理效率，增强科研管理的透明度。

一方面，对于项目组，能够实时掌握科研动态与经费运用详情，确保各项科研活动遵循规范，有序开展；另一方面，科研管理部门亦能依托该平台，实时了解科研项目进展情况，为科研工作者高效且便利地提供所需支持与服务，从而双向促进科研环境的优化与进步。

同时，科研项目管理平台的建立也有力地改善了科研项目成果登记不完全的问题，通过科研项目管理平台，可以更好地追踪科研成果，促进其向临床应用或市场转化，加速科技成果的社会效益和经济效益实现。

（二）科研项目立项管理控制措施

1. 专业评审与集体决策

公立医院科研项目通常聚焦于医学基础研究、临床研究、公共卫生、医疗技术革新、药品及治疗方法的开发与评估等领域，具有较强的专业性，因此在立项阶段往往需要医院学术委员会、伦理委员会、临床研究管理委员会等对项目的科学性、创新性、是否合乎伦理等方面进行审核。

在经科学性、伦理性审查后，部分科研项目还需院领导决策，筛选更具价值的科研项目予以立项，从全院战略层面考虑资源的分配与利用，以确保有限的资源能够被高效、合理地投入最具潜力和价值的科研活动中，促进资源的合理分配，保证决策的科学性和准确性。

科研项目立项阶段的专业评审与集体决策旨在确保立项的科研项目具有明确的目标、科学的设计、合理的资源配置、良好的实施基础和明确的预期效益，从而促进公立医院科研工作的高效、规范运行。

2.筛选具备项目所需科研能力的科研项目负责人与团队

（1）加强项目申报审核，应对项目负责人不良申报动机。

医院可以加强申报条件，对于有未完成的科研项目负责人，不允许申报其他科研项目，或限制科研人员同时承担科研项目的数量，以此确保每位科研人员能够专注于手头工作，保证项目按时高质完成，提升科研项目管理的严谨性和资源使用的有效性。对于因主观因素，如管理不善、执行不力或违反科研诚信等，导致项目被迫撤销的项目负责人，医院可以采取控制手段限制其继续申报科研项目，以强化科研责任意识，促使科研人员更加审慎地对待项目申报与执行，避免资源的无谓浪费，同时维护科研环境的健康与公正。

（2）鼓励固定的科研项目团队，提升科研工作的整体效率。

稳定的科研项目团队能够促进知识与技能的积累传承，加深成员间的默契配合，从而有效提升科研工作的整体效率与创新能力。

因此，对于那些展现出长期稳定合作关系，并且拥有卓越科研业绩的团队，医院可以在科研项目立项时给予特别的倾斜与支持。同时，固定的科研项目团队能够在团队内部形成有效的责任共担机制。当项目负责人因不可预见的情况暂时无法继续主持研究时，团队内的其他骨干成员能够迅速接手，确保科研工作的连续性和项目的顺利进行。

3.加强科研项目立项阶段的内部沟通与协作

科研项目立项环节需要编制项目预算，而考虑到预算编制与财务工作的密切联系，财务人员可以主动与科研团队紧密合作，共同参与到科研项目经费的规划与编制过程中，或在科研项目团队编制预算后进行审查，审核项目经费预算的合理性，以发现科研项目预算编制过程中存在的问题。通过与科研人员的密切沟通，财务人员能够更加精确地评估项目各阶段的资源需求，包括设备购置、材料消耗、人力成本、国际合作交流等，从而制订出既满足科研实际需求又符合财务规范的预算方案。

（三）科研项目实施管理控制措施

1.加强项目经费使用管理，提高经费使用效率

（1）优化科研项目资金分配模式，采用分阶段拨款策略。

医院可以依据项目设计的阶段性目标逐步释放资金，以提升资金使用的效率与针对性。在传统的单一拨款基础上新增中期审查环节，检验项目在前一研究阶段的实施成效与预期成果的一致性，若中期评估结果显示项目进展未能达标，则暂时中止后续资金的拨付，甚至可以冻结不良项目的经费，以确保资源的合理配置。该项措施不仅促进了科研资金的精细化管理，还进一步激发了项目团队按期保质完成科研任务的动力，确保科研活动的稳健推进与资源的最优化利用。

（2）设置科研项目财务助理。

为了确保科研项目的财务管理工作高效、专业开展，每项科研活动均应配置一名相对固定的科研财务助理，科研财务助理需具备扎实的财务知识与技能，熟悉科研经费管理的相关政策、法规和流程，能够为科研人员提供全方位、个性化的财务支持。在预算编制阶段，科研财务助理需与科研团队紧密合作，基于项目的具体需求和预期成果，协助科研人员科学合理地规划预算，细化到每一个研究环节的费用预测，确保预算既充分又不冗余，符合资金申请的要求，根据以往项目的经验和最新政策动态，为预算编制提供专业建议，提高预算的可行性和获批概率。

在经费报销环节，科研财务助理负责审核各类支出票据的合规性与真实性，确保每一笔经费的使用都符合预算范围和财务管理规定，通过高效的报销流程，减少科研人员在烦琐财务手续上的时间消耗，同时提供必要的财务咨询，帮助科研人员理解复杂的财务规定，避免因不了解规定而导致经费使用不当。

此外，科研财务助理还需定期对项目经费使用情况进行分析，及时预警潜在的财务风险，帮助科研人员适时调整经费使用策略，确保科研活动的财务健康和项目的顺利进行。

2.建立项目进展情况检查机制

医院建立项目进展情况检查机制，可以确保科研项目的顺利实施、及时发现问题并采取措施，以达到预期目标。

首先，科研管理部门应根据医院科研管理政策和项目特点，确立检查的目标、内容、频率及评价标准。制订详细的检查计划，明确每次检查的时间节点、方式（如现场检查、书面报告、会议汇报等）及所需材料，确保检查流程标准化、透明化。

其次，结合项目周期，设定定期检查点，如项目启动、中期、结束等关键阶段。同时，根据项目进展的实际情况和风险预警，适时开展不定期的专项检查或抽查。

最后，检查后应及时向项目团队反馈检查结果，对存在的问题提出改进建议，并要求项目负责人制订整改计划，不断总结经验，对检查机制进行必要的调整和优化，以适应科研环境的变化和医院发展的需求。

（四）科研项目结题管理控制措施

1.建立严格的结题审核流程

在进行科研项目结题时，项目负责人需提前准备结题材料，包括项目总结报告、财务决算报告、研究成果汇编等，确保所有文件齐全、数据真实可靠。为保证科研项目的完成质量，医院还需对项目完成情况进行科学、客观的评估，评估内容包括科研成果的创新性、实用性、社会效益和经济效益等。

2.对未能及时结题的科研项目采取限制措施

根据项目完成情况和成果评价，实施奖励机制，激励科研人员的积极性，旨在充分激发科研人员的创新潜能与工作积极性；对于项目管理过程中出现的疏漏、效率低下或是任何违反科研伦理、经费使用规定及其他相关管理规范的行为，将采取惩罚措施，包括但不限于警告、暂停项目资金、终止项目、追回不当使用的经费，乃至追究法律责任等。

科研项目的奖惩措施旨在强化科研人员的责任意识与规则意识，确保科研活动在公平、公正、透明的原则下开展，促进科研生态的健康发展。

（五）科研项目成果与奖励管理控制措施

1.科研成果登记充分，成果转化流程严谨完善

（1）建立完善的成果登记机制。

科研项目成果信息登记机制的完善是确保科研资源有效管理和成果广泛应用的基础。这一机制强调"科研成果应登尽登"，意味着无论科研成果的规模、类型或影响程度，只要符合登记标准，都应被系统、全面地记录在案，以实现科研资产的最大化利用和社会价值的广泛传播。

具体操作上，项目负责人承担着关键角色，需在项目结束后及时整理、汇总所有相关的科研成果资料，包括但不限于研究报告、论文发表、专利申请、技术转移、产品原型等。这些材料需翔实、准确地反映项目的研究过程、创新点及实际成效，为后续的成果登记打下坚实基础。

提交的成果登记材料将经过科研管理部门严格审核，审核内容不仅包括成果的真实性、创新性和实用性，还需确认成果的归属权无争议，以及是否符合相应的学术伦理和法律规定。一旦审核确认无误，科研管理部门将为这些成果办理正式的登记手续，赋予其唯一的登记编号或编码，便于后续的跟踪、查询和引用。

（2）成果转化经充分论证，岗位职责及权限清晰明确。

科研成果转化作为连接科研创新与市场应用的关键环节，其过程需经过深入的市场调研、技术成熟度评估及经济效益预测等多方面的充分论证，以确保科研成果能够精准对接市场需求，实现其社会与经济效益的最大化。这一过程中，不仅要求科研成果具备高度的创新性和实用性，还必须有一套健全的管理体系作为支撑。因此，医院需要建立科研成果的申报、转让及使用的关键流程，清晰界定这一过程中的岗位职责及权限，科研管理部门负责成果的初步筛选与推荐，法务部门/法律顾问专注于审核合同条款的合法性与风险防控，财务部门则专注于评估成本效益及资金流转安排。每个参与环节的人员都应明确自身角色与责任，确保转化流程顺畅且每一步操作都有据可依、有责可究。

针对横向科研项目，科研成果的产权划分尤为关键。为避免日后可能出现的权益纠纷，需在项目启动之初便明确界定个人与单位之间的产权关系。医院与合作单位签订的合同需详细说明成果转化的权利归属、使用权范围、收益分

配方式、后续改进成果的处理原则以及可能出现的违约责任等，确保转化活动在法律框架内有序进行，为合作双方提供稳定的合作预期和利益保障。

2.加强科研项目奖励管理

（1）建立科研成果奖励机制。

医院需建立科研成果奖励机制，通过公正、透明的方式，对在科研活动中取得显著成果的主要完成人，以及在科技成果转化过程中起到关键作用的其他贡献者，根据科技成果的创新程度、科学价值、社会影响以及经济效益等多个维度进行综合评价。对于那些在基础研究中取得突破性发现，或是在临床应用研究中开发出新型诊疗方法的主要完成人，给予一次性奖金或持续性的科研经费支持，以及相应的职称晋升、学术声誉提升等非物质奖励，以表彰其在科学探索中的杰出贡献。

同时，对于在科技成果转化链中发挥重要作用的人员，如成功推动科研成果市场化、实现技术专利转让或通过产学研合作促成新产品开发的团队和个人，医院也可以根据成果转化的经济效益和社会效益，给予合理的报酬分成、业绩奖励或是股权激励，以激励更多人才投身于科技成果的实用化进程，加速医学科研成果向临床应用和公共卫生服务的转化步伐。

（2）加强科研项目绩效管理。

医院可以将科研项目的完成情况与其成员的个人绩效直接挂钩，建立起一套全面、客观的评价体系，不仅对项目本身的进度、成果质量进行考察，还重视团队协作、创新思维、科研诚信等多方面因素，力求全面反映项目成员的贡献与能力。

通过这种绩效管理制度，可以更精确地识别和奖励那些在科研工作中表现出色的个人和团队，从而在资源配置上形成正向激励机制，引导有限的科研经费、实验设施、人力资源等向那些具有创新潜力、研究能力强、过往成绩优异的优秀人才和高效团队集中。这样做不仅能够激发科研人员的积极性和创造力，还能优化整体的科研生态环境，促进高质量科研成果的不断涌现。

同时，加强科研经费的使用效益评估也是绩效管理的重要组成部分。这意味着要对科研经费的预算编制、支出结构、实际使用效果等进行严格监控和分析，确保每一笔经费都被合理、高效地用于推动科研项目的实施和目标达成。对于经费使用效率高、产出成果显著的项目，可以考虑在后续的经费分配中给予更多的支持，而对于经费使用不当或绩效不佳的项目，则要采取措施及时调整或终止，避免资源浪费。

（六）科研项目档案管理控制措施

1.建立完善的科研档案管理制度

医院应建立完善的科研档案管理制度，包括科研档案的归档范围、保管期限、分类方法、检索体系等，确保科研档案管理有章可循，符合国家及行业标准，将档案管理嵌入科研项目管理的全过程中，从项目立项、实施、结题到成果转化的每一个阶段，都明确档案资料的生成、收集、整理和归档要求，确保档案的连续性和完整性。

同时，明确科研项目负责人、科研团队成员及档案管理人员在档案管理中的具体职责，设置适当的访问权限，确保档案的安全和保密性，要求项目负责人对项目档案的完整性负总责。

2.利用信息化手段，确保档案资料真实完整

医院在科研项目档案管理过程中，可以推广使用科研项目管理信息系统，实现科研档案的电子化存储与管理，提高档案管理的效率和便捷性。

第十四章

公立医院教学管理业务控制

一、公立医院教学管理业务活动概述

（一）公立医院教学管理的概念

公立医院教学管理是指在公立医院内部，对医学教育和培训活动进行规划、组织、实施和评估的一系列管理过程，它将管理科学和医学教育理论相结合，旨在通过高效的管理职能，如计划、组织、协调与控制，确保教学活动有序运行并达到既定教育目标。

（二）公立医院教学管理控制的意义

公立医院教学管理内部控制的意义在于确保教学活动的高效运行、资源的合理利用、质量的持续提升及合规性的严格遵守，为培养高质量医疗人才和提升医院整体服务水平奠定坚实基础。

1.良好的教学管理内部控制环境可以促进医教协同

2017年，国务院办公厅发布的《关于深化医教协同进一步推进医学教育改革与发展的意见》中提出了"加快构建标准化、规范化医学人才培养体系，全面提升人才培养质量"的要求，明确了"规范临床实习管理""加强教师队伍建设""规范和强化实践教学环节，健全教学标准动态更新机制""健全继续医学教育制度"等实现路径。医教协同是推进医学教育改革与发展、加强医学人才培养的重要路径，而良好的教学管理内部控制环境则可以促进医疗实践与医学教育的深度融合，实现临床服务与教学研究的相互促进，提升医院的整体运营效能。

2.建立健全教学管理内部控制体系有利于医院人才培养体系的建设

教学管理是实现医教研一体化体系的基础，是扩充医院医疗和科研业务人才库的重要手段，而医院建立良好的教学管理内部控制体系能够为医学生、住院医师、年轻医生等提供系统化的培训和成长路径，通过科学的教学计划和临床轮转安排，结合科研项目的参与，加速人才成长，为医院构建稳定的人才梯队，支撑医教研的长期稳定发展。

（三）教学管理的关键业务流程

教学管理内部控制主要包括本科生/研究生教学管理、住院医师/专科医师/助理全科医生规范化培训管理、继续医学教育管理三部分的内容（见图14-1）。

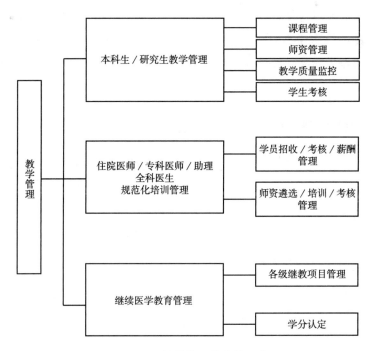

图14-1 教学管理的关键环节

1.本科生/研究生教学管理

医院针对本科生和研究生的教学管理通常涉及多个步骤和内容，主要包括教学计划制定与实施、师资管理与培训、学生考核、论文写作、教学经费管理等，旨在提高教学质量、促进学生全面发展，并符合医学教育的高标准。

2.住院医师/专科医师/助理全科医生规范化培训管理

住院医师规范化培训管理是毕业后医学教育的重要组成部分，旨在为医疗机构培养具有良好的职业道德、扎实的医学理论知识和临床技能，能独立、规范地承担本专业常见多发疾病诊疗工作的临床医师；专科医师规范化培训则是在住院医师规范化培训基础上，培养能够独立、规范地从事疾病专科诊疗工作临床医师；而助理全科医生规范化培训主要是对农村基层全科医生队伍的重要补充。

医院开展住院医师/专科医师/助理全科医生规范化培训管理，主要包括学员招收、考核、薪酬发放，师资遴选、培训、考核等主要内容。

3.继续医学教育管理

医院继续医学教育管理主要包括国家级、省（自治区）级、市级、院级等多种类型的继续医学教育项目，旨在确保医疗卫生技术人员能够持续更新知识、技能和专业素养，教学管理部门负责继续医学教育的组织规划与学分认定工作。

（四）教学管理控制涉及的相关法律法规

1.《关于进一步加强公立医院内部控制建设的指导意见》（财会〔2023〕31号）

2.《国务院办公厅关于加快医学教育创新发展的指导意见》（国办发〔2020〕34号）

3.《教育部关于深化本科教育教学改革 全面提高人才培养质量的意见》（教高〔2019〕6号）

4.《国务院办公厅关于深化医教协同进一步推进医学教育改革与发展的意见》（国办发〔2017〕63号）

5.《教育部卫生部关于加强医学教育工作提高医学教育质量的若干意见》（教高〔2009〕4号）

6.《卫生部、教育部关于印发中国医学教育改革和发展纲要的通知》（卫科教发〔2001〕212号）

7.《关于建立住院医师规范化培训制度的指导意见》（国卫科教发〔2013〕56号）

8.《国务院办公厅关于深化医教协同进一步推进医学教育改革与发展的意见》（国办发〔2017〕63号）

9.《国务院办公厅关于加快医学教育创新发展的指导意见》（国办发〔2020〕34号）

10.《关于贯彻落实住院医师规范化培训"两个同等对待"政策的通知》（国卫办科教发〔2021〕18号）

二、公立医院教学管理业务控制目标

（一）总体业务控制目标

1.建立完整的教学管理制度，完善教学业务工作的决策机制、工作机制、审核机制和监督机制。

2.明确教学业务的归口管理部门，清晰界定其职责范围，确保所有教学相关的活动、资源调配、政策执行均有统一的协调和指导中心。

3.合理设置教学业务管理岗位，明确岗位职责权限，确保不相容岗位相互分离。

4.优化教学业务管理的工作流程，建立跨部门协作平台，确保教学管理部门与临床科室、人力资源、财务等部门之间信息流通畅通，协同解决教学中遇到的问题，共同推动教学目标的实现。

5.制定明确的教学经费管理制度，确保每一笔教学资金的使用都符合预算规划，专款专用，公开透明。

（二）业务流程控制目标

1.本科生/研究生教学管理

（1）教学计划的编制符合学生培养与发展的实际需求，教学内容与课程设置符合国家教育标准和医学专业要求。

（2）建立健全学生管理制度，包括招生录取、排课计划、实习实训安排、轮科管理、成绩考核、论文写作、生活补助等环节的规范化管理。

（3）确保所有带教教师具备相应的专业资格和教学能力，包括学历、职称、执业资格证书等，通过定期审核和继续教育来维持并提升师资队伍的专业水准。

（4）建立公平、公正的师资遴选机制，确保师资选聘过程基于能力和业绩，避免偏见和不正当影响，以保证教学质量和教育管理水平。

（5）制定公平合理的带教教师薪酬政策，与教师的工作量、绩效等挂钩，确保激励机制有效运行。

2.住院医师/专科医师/助理全科医生规范化培训管理

（1）确保培训内容、方法和评价标准符合国家相关政策、行业指南和专业认证要求，通过定期的培训质量评估和反馈机制，保证培训活动的高质量执行。

（2）制定透明、公正的学员选拔流程，对学员实施全面管理，包括考勤、轮转安排、绩效评价等，保障培训过程的规范性。

（3）实施全面的考核评估体系，包括理论考试、技能考核、临床能力评估等，确保考核的公正、客观。及时反馈考核结果，为学员提供个性化的学习指导和职业发展建议。

3.继续医学教育管理

（1）建立严谨的继续教育学员报名、资格审查和学分管理流程，确保所有参与继续教育的医护人员符合参加条件。

（2）明确学分授予的条件与标准，学分授予申请经严格审核后予以认定。

三、公立医院教学管理流程与关键环节

公立医院教学管理主要包括本科生/研究生教学管理、住院医师/专科医师/助理全科医生规范化培训、继续教育管理等关键流程环节。

（一）本科生教学管理

1.课程管理

（1）教学任务安排管理。

①教学任务安排管理流程图（见图14-2）。

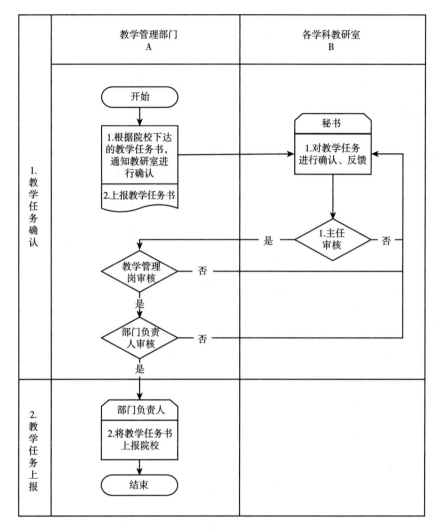

图 14-2　教学任务安排管理流程

②教学任务安排管理关键节点简要说明（见表14-1）。

表 14-1　　　　　　　　　教学任务安排管理关键节点简要说明

关键节点	流程步骤描述
A1	教学管理部门根据院校下达的教学任务书，通知教研室进行确认
B1	各学科教研室秘书对教学任务进行确认、反馈
B1	各学科教研室主任审核教学任务书
A1	教学管理部门教学管理岗审核确认教学任务书
A1、A2	教学管理部门负责人审核教学任务书后上报院校

（2）课程考试管理。

①课程考试管理流程图（见图14-3）。

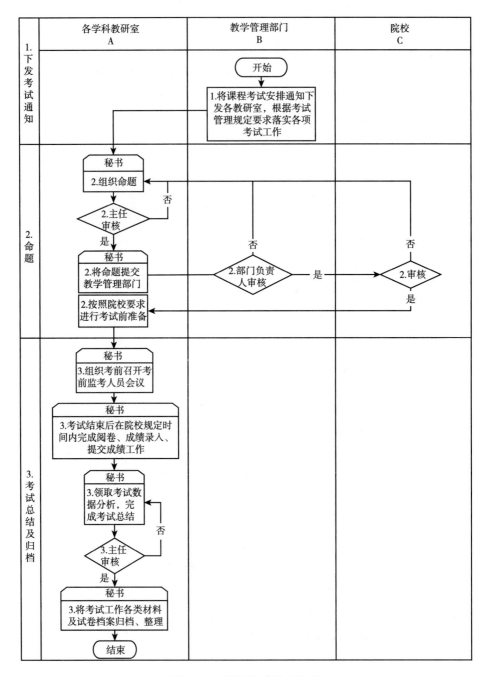

图14-3　课程考试管理流程

②课程考试管理关键节点简要说明（见表14-2）。

表 14-2　　　　　　　　　　课程考试管理关键节点简要说明

关键节点	流程步骤描述
B1	院校下发课程考试安排通知后，教学管理部门下发至各教研室，根据考试管理规定要求落实各项考试工作
A2	各学科教研室秘书组织命题
A2	各学科教研室主任审核命题
A2	各学科教研室秘书将命题提交教学管理部门
B2	教学管理部门负责人审核试卷命题并上报院校审核
C2、A2	院校审核通过之后，各学科教研室按照院校要求进行考试前准备
A3	各学科教研室秘书组织考前召开考前监考人员会议，布置监考任务，强调工作纪律和监考职责，发放试卷及相关考试材料
A3	各学科教研室秘书考试结束后在院校规定时间内完成阅卷、成绩录入、提交成绩工作
A3	各学科教研室秘书领取考试数据分析，完成考试总结
A3	各学科教研室主任审核考试总结
A3	各学科教研室秘书将考试工作各类材料及试卷档案归档、整理

2.教学质量监控管理

（1）教学质量监控管理流程图（见图14-4）。

（2）教学质量监控管理关键节点简要说明（见表14-3）。

表 14-3　　　　　　　　　教学质量监控管理关键节点简要说明

关键节点	流程步骤描述
A1	医院按照院校要求开展课评工作
A1	课评人员课后向被评价教师反馈意见，进行交流
A2	各学科教研室秘书定期汇总、反馈听课评价结果
B2	教学管理部门汇总听课评价结果

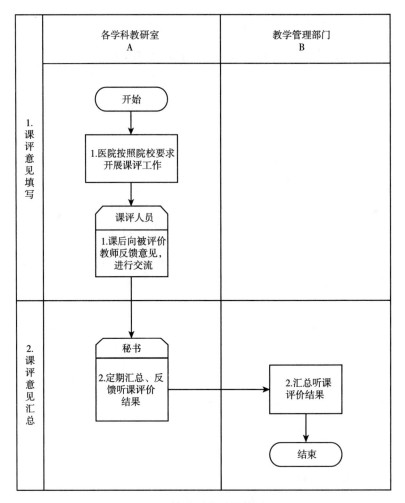

图14-4 教学质量监控管理流程

3.师资管理

（1）师资遴选管理。

①师资遴选管理流程图（见图14-5）。

②师资遴选管理关键节点简要说明（见表14-4）。

表14-4　　　　　　　　　　师资遴选管理关键节点简要说明

关键节点	流程步骤描述
A1	教学管理部门根据院校下达的教学任务书，开始进行师资遴选，通知各学科教研室进行申报
B1	各学科教研室主任确认教师人选

续表

关键节点	流程步骤描述
A1	教学管理部门教学管理岗复核教师人选
A1	教学管理部门负责人审核教师人选
C1	分管院领导（归口）审核教师人选
D1	教学管理委员会对教师人选进行审议

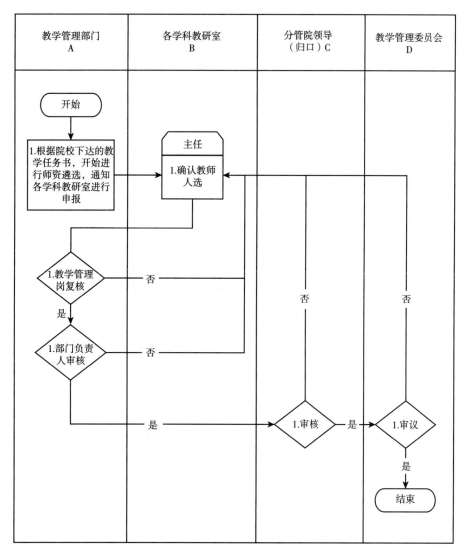

图14-5 师资遴选管理流程

（2）师资培训管理。

①师资培训管理流程图（见图14-6）。

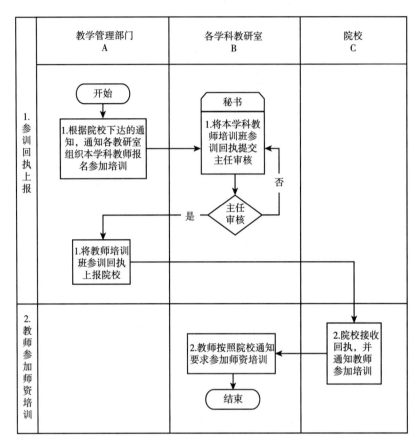

图14-6　师资培训管理流程

②师资培训管理关键节点简要说明（见表14-5）。

表14-5　　　　　　　师资培训管理关键节点简要说明

关键节点	流程步骤描述
A1	教学管理部门根据院校下达的通知，通知各教研室组织本学科教师报名参加培训
B1	各学科教研室秘书将本学科教师培训班参训回执提交主任审核
A1	教学管理部门将教师培训班参训回执上报院校
C2	院校接收回执，并通知教师参加培训
B2	各学科教研室教师按照院校通知要求参加师资培训

（3）师资考核管理。

①师资考核管理流程图（见图14-7）。

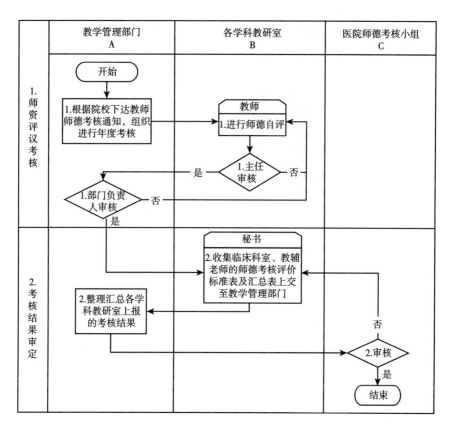

图14-7 师资考核管理流程

②师资考核管理关键节点简要说明（见表14-6）。

表 14-6 师资考核管理关键节点简要说明

关键节点	流程步骤描述
A1	教学管理部门根据院校下达教师德考核，通知组织进行年度考核
B1	各学科教研室教师进行师德自评
B1	各学科教研室主任审核
A1	教学管理部门负责人审核
B2	各学科教研室秘书收集临床科室、教辅老师的师德考核评价标准表及汇总表上交至教学管理部门
A2	教学管理部门整理汇总各学科教研室上报的考核结果
C2	医院师德考核小组审核

（4）师资课酬管理。

①师资课酬管理流程图（见图14-8）。

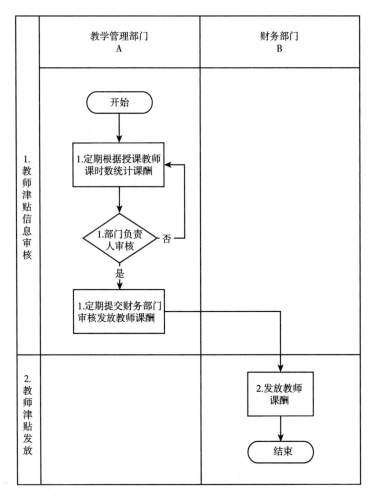

图14-8 师资课酬管理流程

②师资课酬管理关键节点简要说明（见表14-7）。

表 14-7 师资课酬管理关键节点简要说明

关键节点	流程步骤描述
A1	教学管理部门定期根据授课教师课时数统计课酬
A1	教学管理部门负责人审核课酬
A1	教学管理部门定期提交财务部门审核发放教师课酬
B2	财务部门发放教师课酬

4.学生考核管理

（1）学生考核管理流程图（见图14-9）。

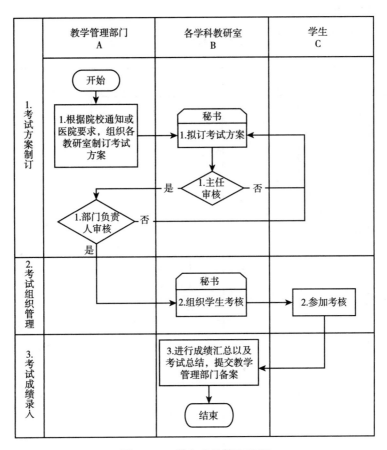

图14-9　学生考核管理流程

（2）学生考核管理关键节点简要说明（见表14-8）。

表14-8　　　　　　　　　学生考核管理关键节点简要说明

关键节点	流程步骤描述
A1	教学管理部门根据院校通知或医院要求，组织各教研室制订考试方案
B1	各学科教研室秘书拟订考试方案
B1	各学科教研室主任审核考试方案
A1	教学管理部门负责人审核
B2	各学科教研室秘书组织学生考核
C2	学生参加考核
B3	各学科教研室进行成绩汇总以及考试总结，提交教学管理部门备案

（二）研究生教学管理

1.招生管理

（1）招生管理流程图（见图14-10）。

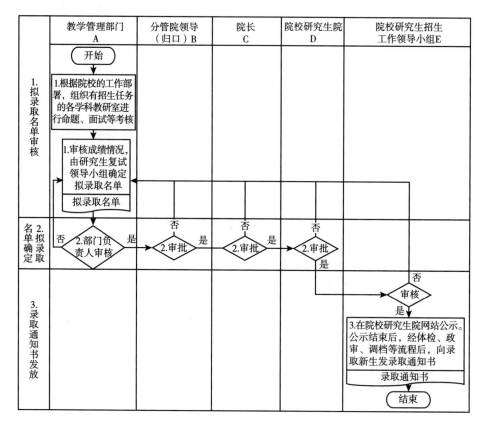

图14-10　招生管理流程

（2）招生管理关键节点简要说明（见表14-9）。

表14-9　招生管理关键节点简要说明

关键节点	流程步骤描述
A1	教学管理部门根据院校的工作部署，组织有招生任务的各学科教研室进行命题、面试等考核
A1	教学管理部门审核成绩情况，由研究生复试领导小组确定拟录取名单
A2	教学管理部门负责人审核拟录取名单
B2	分管院领导（归口）审批拟录取名单

续表

关键节点	流程步骤描述
C2	院长审批拟录取名单
D2	院校研究生院审批拟录取名单
E3	各学院拟录取名单报院校研究生招生工作领导小组审核通过，并在院校研究生院网站公示。公示结束后，经体检、政审、调档等流程后，向录取新生发录取通知书

2.师资管理

（1）师资遴选管理。

①师资遴选管理流程图（见图14-11）。

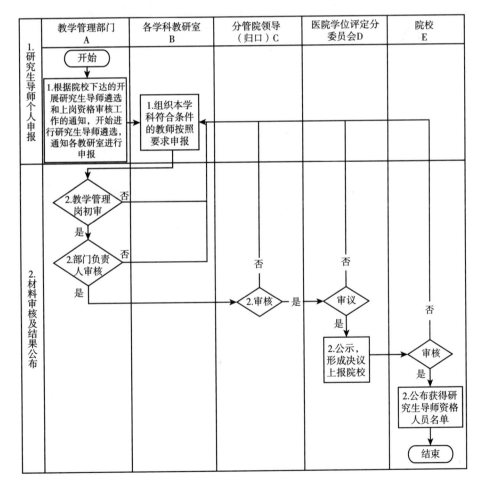

图14-11　师资遴选管理流程

②师资遴选管理关键节点简要说明（见表14-10）。

表 14-10　　　　　　　　师资遴选管理关键节点简要说明

关键节点	流程步骤描述
A1	教学管理部门根据院校下达的开展研究生导师遴选和上岗资格审核工作的通知，开始进行研究生导师遴选，通知各教研室进行申报
B1	各学科教研室组织本学科符合条件的教师按照要求申报
A2	教学管理部门进行研究生导师个人申报材料初审
A2	教学管理部门负责人审核研究生导师个人申报材料
C2	分管院领导（归口）审核研究生导师个人申报材料
D2	医院学位评定分委员会进行研究生导师个人申报材料审议后进行公示，形成决议上报院校
E2	院校进行研究生导师个人申报材料审核，并公布获得研究生导师资格人员名单

（2）师资培训管理。

①师资培训管理流程图（见图14-12）。

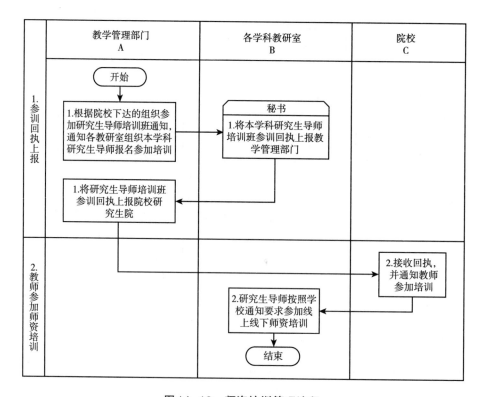

图 14-12　师资培训管理流程

②师资培训管理关键节点简要说明（见表14-11）。

表 14-11　　　　　　　　　师资培训管理关键节点简要说明

关键节点	流程步骤描述
A1	教学管理部门根据院校下达的组织参加研究生导师培训班通知，通知各教研室组织本学科研究生导师报名参加培训
B1	各学科教研室秘书将本学科研究生导师培训班参训回执上报教学管理部门
A1	教学管理部门将研究生导师培训班参训回执上报院校研究生院
C2	院校接收回执，并通知教师参加培训
B2	各学科教研室研究生导师按照院校通知要求参加线上线下师资培训

（3）师资考核管理。

①师资考核管理流程图（见图14-13）。

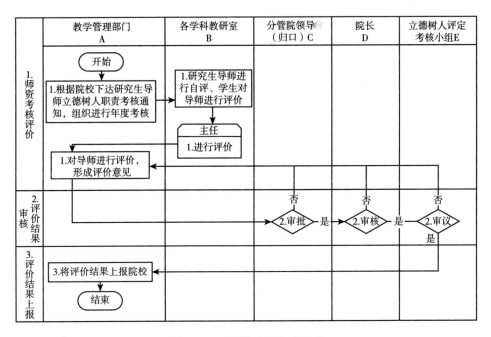

图14-13　师资考核管理流程

②师资考核管理关键节点简要说明（见表14-12）。

表 14-12　　　　　　　　　师资考核管理关键节点简要说明

关键节点	流程步骤描述
A1	教学管理部门根据院校下达研究生导师立德树人职责考核通知，组织进行年度考核
B1	研究生导师进行自评

续表

关键节点	流程步骤描述
B1	学生对导师进行评价
B1	各学科教研室主任对导师进行评价
A1	教学管理部门对导师进行评价，形成评价意见
C2	分管院领导（归口）审批
D2	院长审批
E2	立德树人评定考核小组审议
A3	教学管理部门将评价结果上报院校

（4）导师津贴管理。

①导师津贴管理流程图（见图14-14）。

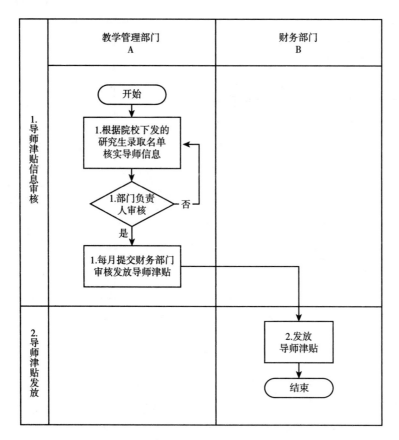

图14-14 导师津贴管理流程

②导师津贴管理关键节点简要说明（见表14–13）。

表 14–13 　　　　　　　　　　　导师津贴管理关键节点简要说明

关键节点	流程步骤描述
A1	教学管理部门根据院校下发的研究生录取名单核实导师信息
A1	教学管理部门负责人审核导师信息
A1	教学管理部门每月提交财务部门审核发放导师津贴
B2	财务部门发放导师津贴

3.学生管理

（1）学生考核管理。

①学生考核管理流程图（见图14–15）。

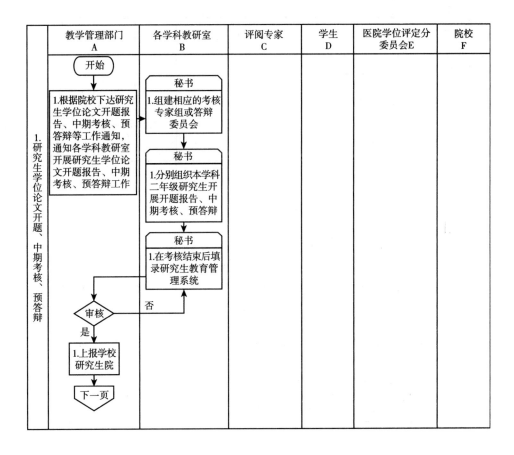

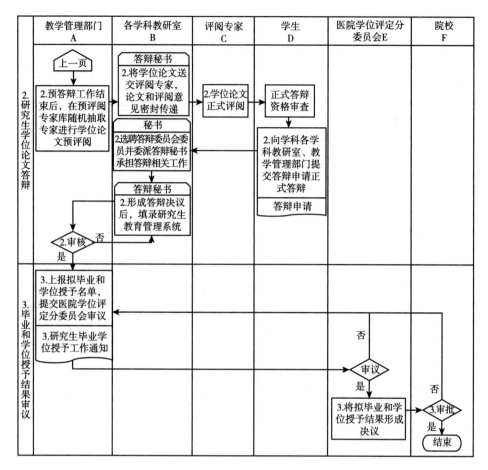

图 14-15　学生考核管理流程

②学生考核管理关键节点简要说明（见表 14-14）。

表 14-14　　　　　　　学生考核管理关键节点简要说明

关键节点	流程步骤描述
A1	教学管理部门根据院校下达研究生学位论文开题报告、中期考核、预答辩等工作通知，通知各学科教研室开展研究生学位论文开题报告、中期考核、预答辩工作
B1	各学科教研室秘书组建相应的考核专家组或答辩委员会
B1	各学科教研室秘书分别组织本学科二年级研究生开展开题报告、中期考核、预答辩
B1	各学科教研室秘书在考核结束后填录研究生教育管理系统
A1	教学管理部门审核并上报学校研究生院
A2	预答辩工作结束后，教学管理部门在预评阅专家库随机抽取专家进行学位论文预评阅

续表

关键节点	流程步骤描述
B2	通过预评阅的研究生，在正式答辩前，由该生所属学科答辩秘书将学位论文送交评阅专家，论文和评阅意见密封传递
C2、D2	学位论文正式评阅获通过后进入正式答辩资格审查
D2	通过正式答辩资格审查的学生向学科各学科教研室、教学管理部门提交答辩申请正式答辩
B2	各学科教研室秘书选聘答辩委员会委员并委派答辩秘书承担答辩相关工作
B2	答辩秘书在正式答辩结束形成答辩决议后，填录研究生教育管理系统
A2	教学管理部门审核答辩记录和答辩决议
A3、E3	教学管理部门上报拟毕业和学位授予名单，提交医院学位评定分委员会审议
E3、F3	审议通过后，将拟毕业和学位授予结果形成决议，上报院校审批

（2）生活补助管理。

①生活补助管理流程图（见图14-16）。

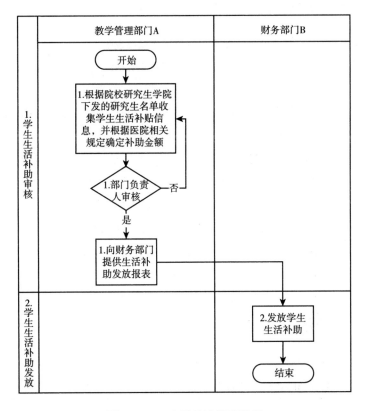

图14-16　生活补助管理流程

②生活补助管理关键节点简要说明（见表14-15）。

表 14-15　　　　　　　生活补助管理关键节点简要说明

关键节点	流程步骤描述
A1	教学管理部门根据院校研究生学院下发的研究生名单收集学生生活补贴信息，并根据医院相关规定确定补助金额
A1	教学管理部门负责人审核生活补助发放表
A1	教学管理部门向财务部门提供生活补助发放表
B2	财务部门发放学生生活补助

（三）住院医师／专科医师／助理全科医生规范化培训管理

1.招收管理

（1）招收管理流程图（见图14-17）。

（2）招收管理关键节点简要说明（见表14-16）。

表 14-16　　　　　　　招收管理关键节点简要说明

关键节点	流程步骤描述
A1	教学管理部门发布医师规范化培训招收简章
A1	教学管理部门接收学员报名材料，并对报名材料进行现场审核
A1	教学管理部门负责人审核学员报名材料
A2	教学管理部门公布招收考试通知，组织报名通过学员进行考试
A2、B2	教学管理部门组织理论考试、各专业基地负责实施技能考试、面试
B2	各专业基地上报面试评分表及拟录取名单
A2	教学管理部门负责人审核面试评分表及拟录取名单
C2	分管院领导（归口）审批面试评分表及拟录取名单
D2	院长审批面试评分表及拟录取名单
A2	教学管理部门将拟招收录取名单在医院官网进行公示
A3	教学管理部门安排体检，下发体检名单和通知，组织拟录取人员进行体检
A3	教学管理部门形式核查体检报告结果
A3	体检合格后，教学管理部门将正式录取名单在医院官网进行公布

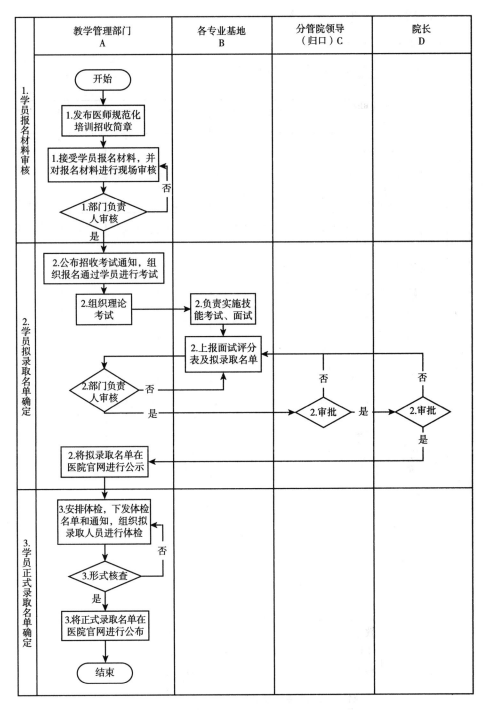

图14-17　招收管理流程

2.师资管理

（1）师资遴选管理。

①师资遴选管理流程图（见图14-18）。

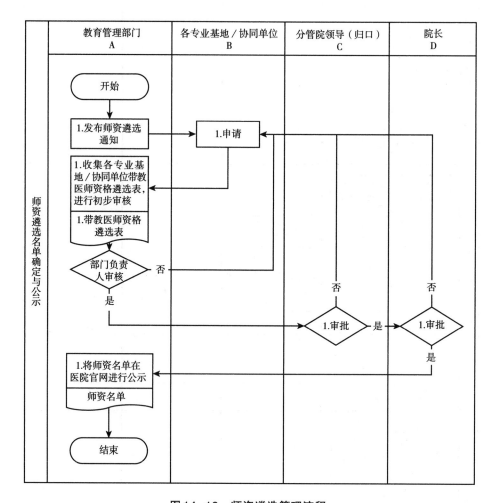

图14-18 师资遴选管理流程

②师资遴选管理关键节点简要说明（见表14-17）。

表 14-17　　　　师资遴选管理关键节点简要说明

关键节点	流程步骤描述
A1	教学管理部门发布师资遴选通知
B1	各专业基地/协同单位申请

续表

关键节点	流程步骤描述
A1	教学管理部门收集各专业基地/协同单位带教医师资格遴选表，进行初步审核
A1	教学管理部门负责人审核带教医师资格遴选表
C1	分管院领导（归口）审批
D1	院长审批
A1	教学管理部门将师资名单在医院官网进行公示

（2）师资培训管理。

①师资培训管理流程图（见图14-19）。

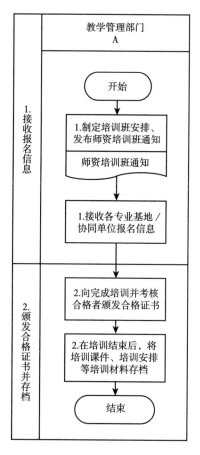

图14-19　师资培训管理流程

②师资培训管理关键节点简要说明（见表14-18）。

表 14-18　　　　　　　　　师资培训管理关键节点简要说明

关键节点	流程步骤描述
A1	教学管理部门制定培训安排、发布师资培训通知
A1	教学管理部门接收各专业基地/协同单位报名信息
A2	完成培训并考核合格者，由教学管理部门颁发合格证书
A2	教学管理部门在培训结束后，将培训课件、培训安排等培训材料存档

（3）师资考核管理。

①师资考核管理流程图（见图14-20）。

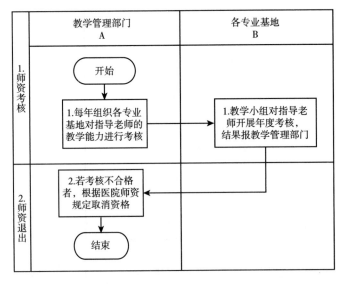

图14-20　师资考核管理流程

②师资考核管理关键节点简要说明（见表14-19）。

表 14-19　　　　　　　　　师资考核管理关键节点简要说明

关键节点	流程步骤描述
A1	教学管理部门每年组织各专业基地对指导老师的教学能力进行考核
B1	各专业基地教学小组对指导老师开展年度考核，结果报教学管理部门
A2	若考核不合格者，由教学管理部门根据医院师资规定取消资格

3.学员管理

（1）学员考核管理。

①学员考核管理流程图（见图14-21）。

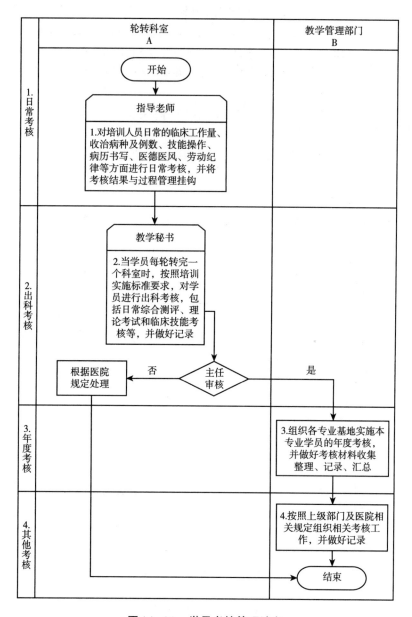

图14-21 学员考核管理流程

②学员考核管理关键节点简要说明（见表14-20）。

表 14-20   **学员考核管理关键节点简要说明**

关键节点	流程步骤描述
A1	对于日常考核，由轮转科室指导老师负责。对培训人员日常的临床工作量、收治病种及例数、技能操作、病历书写、医德医风、劳动纪律等方面进行考核，并将考核结果与过程管理挂钩
A2	对于出科考核，当学员每轮转完一个科室时，由轮转科室教学秘书组织，按照培训实施标准要求，对学员进行考核，包括日常综合测评、理论考试和临床技能考核等，并做好记录。并将结果提交主任审核。不合格者，根据医院规定处理
B3	对于年度考核，由教学管理部门组织各专业基地实施本专业学员的年度考核，并做好考核材料收集整理、记录、汇总
B4	教学管理部门按照上级部门及医院相关规定组织相关考核工作，并做好记录

（2）学员薪酬管理。

①学员薪酬管理流程图（见图14-22）。

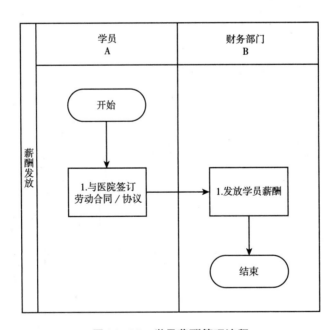

图14-22   学员薪酬管理流程

②学员薪酬管理关键节点简要说明（见表14-21）。

表 14-21　　　　　　　　　　学员薪酬管理关键节点简要说明

关键节点	流程步骤描述
A1	学员与医院签订劳动合同/协议
B1	财务部门负责发放学员薪酬

（四）继续医学教育管理

1.继续医学教育管理流程图（见图14-23）

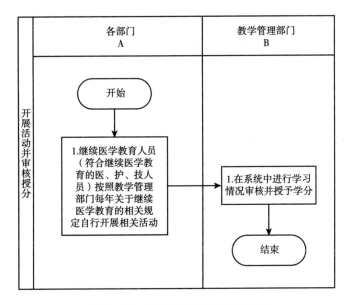

图14-23　继续医学教育管理流程

2.继续医学教育管理关键节点简要说明（见表14-22）

表 14-22　　　　　　　　　继续医学教育管理关键节点简要说明

关键节点	流程步骤描述
A1	继续医学教育人员（符合继续医学教育的医、护、技人员）按照教学管理部门每年关于继续医学教育的相关规定自行开展相关活动
B1	教学管理部门在系统中进行学习情况审核并授予学分

四、公立医院教学管理的风险点

(一) 教学组织管理体系的主要风险点

1.教学管理制度不健全，例如，研究生教学管理制度不完善、临床技能实践考试经费标准的制度规范不完善等，可能导致实际操作流程不规范、标准不明确影响经费无法顺利发放等，导致教学效率与质量的降低，学生及受培训医生业务能力下降，使医院声誉受损。

2.未按照教学业务类别明确教学业务的归口管理，可能导致实际执行中部门之间相互推诿，进而造成教学业务管理混乱。

3.教学经费管理不完善，可能导致经费使用效率低下或被挪为他用，导致医院蒙受损失。

4.未建立合理的教学业务管理岗位或岗位职责权限不明确，可能导致重复管理或管理缺位，造成管理效率低下。

5.缺乏有效的教学质量监控体系和评价机制，可能导致教学活动流于形式，无法确保教学内容的先进性、实用性和教学方法的有效性。

(二) 本科生／研究生教学管理的主要风险点

1.未对课程质量进行严格监控，可能导致教学效率与质量的降低，学生（员）能力下降，使医院声誉受损。

2.课程大纲/培养方案未紧跟医学教育发展趋势，课程内容陈旧或与临床实践脱节，影响学生专业知识和技能的培养。

3.教师管理松散，未按照规范进行师资考核，不利于教师队伍培养，可能导致教学效率与质量的降低，学生（员）能力下降，使医院声誉受损。

4.师资考核结果未应用于导师个人绩效结果管理，可能影响研究生导师的教学积极性，进而影响教学质量。

5.未按照学校及医院管理要求对学生（员）进行定期考核，可能导致教学效率与质量的降低，学生（员）数量下降使医院声誉受损。

6.教学管理部门与院校相关部门沟通不畅，信息传递不及时，导致答辩工作安排冲突、延期或混乱。

（三）住院医师／专科医师／助理全科医生医师规范化培训管理的主要风险点

1.不同科室或培训基地对规范化培训标准的理解和执行可能存在差异，导致培训质量参差不齐。

2.过程考核和结业考核的标准不明确或执行不严格，可能导致学员能力评估不准确，影响培训认证的公信力。

3.缺乏有效的内部监督和学员反馈机制，难以及时发现和纠正培训过程中的问题，影响持续改进。

（四）继续教育管理的主要风险点

1.缺乏有效的激励机制，或时间安排不合理，可能导致继续教育参与度不高，影响医务人员的积极性和参与意愿。

2.继续教育学分管理、证书发放等记录不准确、不及时，可能影响医务人员的职称晋升和个人职业发展。

3.缺乏对继续教育项目的定期评估和反馈机制，无法及时发现并解决存在的问题，影响持续改进。

五、公立医院教学管理控制措施

（一）教学业务组织管理体系控制措施

1.建立健全教学管理制度

医院在构建本科生及研究生教学业务管理制度的过程中，需全面细致地规划并实施一系列措施，以确保教育质量与管理效率。

（1）在教学内容与计划管理方面，需建立一套科学、系统的教学大纲和教学计划制订标准，结合医学教育的最新发展，明确各阶段的教学目标，详细规划教学内容，包括理论知识、临床技能、科研训练等，同时设定具体、可量化的教学要求和时间安排，确保教学活动既有深度又具时效性。对于研究生培养，应与合作院校紧密配合，共同制订研究生培养计划，明确培养目标、研究方向、课程设置、临床实践及科研项目要求等，确保研究生教育的高水准与实用性。

（2）在师资队伍建设上，医院需建立一套严谨的带教教师与研究生导师的遴选机制，确保入选者具备优秀的临床技能、丰富的教学经验和良好的职业道德。同时，定期组织教师培训，提升其教学方法与科研指导能力，并实施公正、全面的考核制度，激励教师不断提升教学质量。此外，明确学生补助与教师津贴的发放标准，既要体现公平合理，也要激发师生的积极性与创造性。

（3）为确保教学经费的合理使用与透明管理，医院需建立健全教学经费的使用审批流程，包括明确经费申请、审批、使用的各个环节，确保每一分钱都能有效投入教学活动中，支持教学改革、教学设施建设、教学研究项目等，为提升医学教育质量提供坚实的物质基础。

（4）建立健全住院医师/专科医师/助理全科医生规范化培训协调领导机制，制定并落实确保培训质量的管理制度和各项具体措施。

（5）继续医学教育管理，建立继续医学教育项目信息反馈机制，明确继续医学教育活动的学分授予规范及标准。

2.明确教学业务归口管理部门

医院在建立教学管理体系的过程中需要确立教学业务的归口管理部门，明确该部门在医院教学活动中的核心地位及其具体职责权限，其具体职责应涵盖教学战略规划的制定、教学资源的整合与分配、教学活动的组织与监督，以及教学质量的评估与保障，确保每一项教学举措都能够精准对接医院的长远发展目标，促进医疗服务质量的持续提升，同时为医院的科学研究活动提供有力的支持与人才储备。

同时，教学管理部门要发挥其桥梁作用，作为医疗、教学、科研三者结合的桥梁，推动临床与教学的深度融合，鼓励临床医生参与教学，同时利用科研成果反哺教学，促进医学知识的创新与传承。

3.建立教学管理委员会

医院教学管理委员会的设立是构建高效、有序教学管理体系的关键步骤，旨在通过集中智慧和力量，对医院内部的教学工作进行全面的规划、协调、监督和评估，以确保教学质量与教学活动的持续优化。该委员会作为医院教学管理的最高决策机构，承担着至关重要的角色，其主要职责包括但不限于以下几个方面：

（1）教学工作安排。根据国家教育方针政策、卫生行业标准以及医院自身的发展规划，科学合理地规划全年教学任务，包括课程设计、教学活动日程、师资调配等，确保教学活动的前瞻性和可行性。

（2）跨部门协调。鉴于教学活动往往涉及多个科室和部门，委员会需协调各相关方，如临床科室、科研部门、后勤支持等，促进资源的有效整合与共享，解决教学活动中可能出现的资源冲突或需求不匹配问题。

（3）教学督导与检查。制定并执行教学督导制度，定期或不定期对教学活动进行现场巡视、资料审查、教学质量评估等，及时发现并纠正教学过程中存在的问题，保障教学活动的规范性与有效性。

（4）绩效评价与反馈。建立科学的评价体系，对教师教学能力、学生学习成效、教学项目实施效果等进行综合评价，通过定量与定性的分析，为教师提供具体的改进建议，同时将评价结果作为教师绩效考核、学生学业评价及教学项目调整的重要依据。

（5）政策指导与支持：依据医学教育发展趋势，结合医院实际情况，制定或修订教学管理政策，为教学活动提供方向性指导。同时，为教学创新提供必要的支持，鼓励教学方法和教学内容的持续创新，提升教学现代化水平。

（二）本科生/研究生教学管理控制措施

1.明确教学计划/实习计划制订标准

从内部控制的角度，教学大纲作为教学活动的指导性文件，明确了教学目标、内容、方法、评估标准等，确保了教学活动的标准化和规范性，减少了教学过程中的随意性和不确定性，提高了教学质量和管理效率。

首先，医院应根据国家教育政策、医疗行业标准及医院特色，调研医学生、实习生的实际需求与未来医疗行业的人才需求，明确教学的总体目标，并据此制订详细的本科生/研究生培养方案，包括理论知识、临床技能、职业道德、科研能力等方面的目标设定。

其次，医院需要根据培养目标，设计课程体系，包括必修课、选修课、临床实践、科研训练等内容，确保课程内容既符合医学教育的基本要求，又贴近临床实际。

2.建立严谨的学生实习轮科制度

针对实习计划的制订与实施，医院需采取精细化管理策略，确保每一位实习生能够通过轮转经历，系统性地获取临床知识与技能，为将来独立执业打下坚实基础。具体而言，这包括以下几个关键方面的明确规划：

（1）医院需根据医学教育标准及医院特色，设计实习生的科室轮转安排。覆盖内、外、妇、儿等基础临床科室以及急诊、重症监护、精神科、康复医学等特殊或新兴领域，确保实习内容的全面性和与时俱进。

（2）合理规划每个科室的实习时长，平衡理论学习与临床实践的时间分配，确保实习生在每个科室都有足够的时间来熟悉环境、参与诊疗、观察病例、参与手术或治疗过程。时间规划应考虑到季节性疾病的变化，以及特定科室的工作周期，以保证实习轮转安排的合理性。

（3）制定详尽的实习内容指南，明确实习生在每个科室需要掌握的具体知识和技能，包括常见病与多发病的诊断与处理、临床操作技能、医患沟通技巧、病例讨论和文献回顾等。此外，还应包括参与科室会议、学术讲座、病例报告会等活动，促进理论与实践的融合。

（4）建立定期的实习评估机制，包括日常表现记录、科室带教老师评价及自我反思等多维度评价方式。通过中期考核、出科考试、实习结束总结等多种形式，确保实习生的学习进度和质量得到有效监控。同时，建立即时反馈和持续改进机制，针对评估结果提供个性化的指导和建议，帮助实习生及时调整学习策略，优化学习路径。

3. 建立科学的学生考核机制

医院在构建全面的学生考核评估体系时，应遵循科学性、全面性与公正性的原则，确保对学生的评价能够准确反映其在理论知识、临床技能、职业态度及综合素质等方面的综合能力。这一体系的构建包括但不限于以下几个关键组成部分：

（1）组织进行理论考试，涵盖医学基础理论、临床专业知识、公共卫生、医学伦理与法律法规等内容。

（2）模拟真实临床环境，对学生的临床操作技能进行严格考核。技能考核应包括基本生命支持技能（如心肺复苏）、常用临床操作技能（如静脉穿刺、导尿、缝合等）、急救技能、外科手术基础技能等，采用客观结构化临床考试（OSCE）等国际通行的考核模式，确保考核的标准化与客观性。

（3）在实习期间，通过带教老师的日常观察、指导和记录，对学生在临床实践中的表现进行持续性评价。评价内容应包括临床思维能力、病历书写、医患沟通、团队合作、职业态度、自主学习能力等多个维度。

（4）除了专业技能和理论知识，还应重视学生的职业道德、人文关怀、科研能力、领导力及创新能力等综合素质的评价。通过参与科研项目、撰写学术论文、参加医学人文讲座、志愿服务活动、团队项目合作等形式，多角度评价学生的全面发展。

（5）此外，医院还应形成持续反馈与改进机制，定期对考核评估体系进行复审和修订，根据医学教育的新进展、学生反馈及教学效果评估结果，不断优化考核标准和方法。

从内部控制的角度，学生考核机制作为教学管理的重要组成部分，其建立和实施有助于促进教学管理内部控制的完善，通过制定和执行学生考核标准和程序，可以确保教学管理活动的合法、合规和有效性，防范舞弊和预防腐败等风险。

4.建立规范的教师遴选与考核流程

医院教学管理部门在遵循医学院校学生培养要求的基础上，需要配合院校开展或自行组织本科生带教教师遴选、培训与考核工作。

首先，医院需建立严格的教师遴选流程，确保每位候选教师具备带教的相关资格，不仅具备扎实的医学专业知识、丰富的临床经验，还拥有良好的教学能力和高尚的职业道德。

其次，医院应组织带教教师的培训工作，通过定期的研讨会、在线学习平台等多种形式，对带教教师进行带教前培训，旨在不断提升教师的教学技巧、教育理念，确保教师具有带教的资格条件。

最后，医院应进行全面的带教教师考核工作，考核指标包括学生评价、教学活动参与度、教学研究成果等多个维度，同时，也要将考核结果与教师个人的绩效评价结合起来，起到激发带教教师积极性的作用，激励教师不断提升教学质量和创新教学方法。

（三）住院医师／专科医师／助理全科医生医师规范化培训管理控制措施

住院医师／专科医师／助理全科医生规范化培训管理是指对医学毕业生在完成院校教育后，进入医疗卫生机构进行的系统性、规范化的临床实践培训过程进行组织、监督和评估的一系列管理措施。医院需具备足够的师资力量、临床资源和教学设施，能够满足规范化培训的要求，才能认证为规范化培训基地，接收学员并进行规培工作，规范化培训不仅是提升医疗服务质量、促进医学人才成长的关键环节，也是医院教学管理体系现代化和高效运行的重要保障。

1.建立培训信息公示制度，建立畅通的信息沟通渠道

首先，医院需要建立培训信息公示机制，将培训基地基本情况、招收计划、报名条件、招收程序、招收结果等信息通过网络或其他适宜形式予以公布，向申请培训人员提供信息，接受社会监督。

同时，也需要建立畅通的信息沟通渠道，确保培训管理部门/科室、带教教师、学员及相关部门之间信息的及时传递，并定期召开培训工作会议，讨论规范化培训中可能出现的问题，持续改进培训管理。

2.制订明确的学员招募标准和考核制度

医院需制订明确的学员招募标准和考核制度，确保选拔过程公平、透明。

同时，需要对规培学员实施全面的考核机制，包括理论考试、技能操作、临床表现等，考核结果与学员的继续教育、职务晋升挂钩。

（四）继续教育管理控制措施

1.制定和完善继续教育管理政策和规章制度

明确继续教育的目标、内容、形式、学分要求、考核标准等，确保所有教学活动有章可循，符合国家及行业规定。

2.严格进行学分管理与认定

在继续教育活动结束后，医院教学管理部门需严格按照国家继续医学教育学分管理规定，对学员参加的继续教育活动进行学分认定和登记，确保学分真实有效，为学员的职称晋升、执业注册等提供依据。

第十五章

公立医院互联网诊疗管理业务控制

一、公立医院互联网诊疗管理业务活动概述

（一）互联网诊疗管理的概念

互联网诊疗产生于长期以来形成的看病难问题。2017年，习近平总书记在中央政治局学习会议上强调，推进"互联网＋医疗"等服务，让百姓少跑腿、数据多跑路，提升公共服务质量，满足人民对美好生活的向往。2018年4月25日，国务院办公厅下发《关于促进"互联网＋医疗健康"发展的意见》，明确提出"鼓励医疗机构应用互联网等信息技术拓展医疗服务空间和内容，构建覆盖诊前、诊中、诊后的线上线下一体化医疗服务模式"。2015年，国务院原总理李克强在《政府工作报告》中首次将"互联网＋"计划提升至国家战略层面，为互联网诊疗提供了广阔的发展空间。互联网诊疗是以互联网为载体，以大数据、人工智能、移动互联技术、云计算、物联网、区块链等数字技术为手段，通过在线诊疗、健康管理、医疗信息查询、电子健康档案、电子处方、疾病风险评估、远程医疗和康复等多种形式，提供线上医疗服务的新型就医模式。

公立医院互联网诊疗管理是指对公立医院利用互联网技术平台开展的远程医疗服务活动进行规划、监督和控制的一系列制度和措施，旨在确保互联网诊疗活动的合法性、安全性和有效性。

（二）公立医院开展互联网诊疗业务的意义

互联网医疗模式不仅提升了医院的服务质量和效率，还促进了医疗资源的优化配置，同时还能够改善患者就医体验，便于卫生主管部门的质量检查与审计，是现代医院发展不可或缺的一部分。

1.优化医疗资源合理配置与整合，实现优质医疗资源的开放性

互联网医疗模式作为一种创新的医疗服务形态，深刻改变了传统医疗资源的分配格局，实现了资源利用的跨越性优化，医疗资源不再受限于物理空间，而是能够以更加开放、公平、公开的方式向患者呈现，高效流动至有需求的地方。

首先，互联网医疗平台能够促进专家资源的高效配置。互联网医疗平台为顶尖医疗专家搭建了远程诊疗的桥梁，使医院的专家能够为全国各地的患者提供专业咨询和诊疗建议。一方面，使基层医疗机构能够借助远程会诊系统，邀请高级别医院的专家参与复杂病例的讨论和治疗决策，提升本地医疗水平；另一方面，线上问诊的模式也减轻了大城市三甲医院的接诊压力。

其次，通过互联网诊疗模式，实现医疗设备的共享协同，减轻医院购置、维护医疗设备的成本压力。通过云平台和远程技术，高端医疗设备的使用不再局限于拥有这些设备的医院，而是可以实现设备资源的网络化共享。比如，远程影像诊断服务允许基层医院将影像资料上传至云端，由专业的影像中心或专家进行分析解读，这样既提高了诊断的准确率，也使昂贵医疗设备的使用效率最大化，降低了医疗成本。

总之，互联网诊疗模式通过促进医疗资源的跨地域流动、共享与高效利用，不仅提升了医疗服务的可及性和质量，还为缓解医疗资源分布不均、提升整体医疗体系效能提供了强有力的支撑。

2.便利患者就医，提高患者满意度

互联网诊疗模式的发展还可以改善患者的就医体验，通过互联网平台，医院可以更便捷地进行患者随访、疾病管理和健康教育，改善了因复诊困难等原因造成的患者随访断档的问题，提高治疗依从性，从而改善患者的健康状况。

同时，便捷的预约挂号、在线咨询、电子处方和药品配送等服务也减少了患者就医的时间成本和经济负担，提升了患者就医体验，增强了患者对医院医疗服务的满意度。

3.线上数据管理推动医疗模式创新

互联网医院有着信息化、数字化的特质，实体医疗机构、第三方服务供应商与相关行政监管机构等各方，可充分利用互联网医院平台的在线诊疗数据资源，结合物联网技术搜集的丰富信息，进行精细化数据分类与深入分析。

对于患者而言，能够实现患者的个性化健康管理，改善患者的健康状况；

对于实体医疗机构而言，互联网医疗模式的创新是医院进行智慧化运营改革的重要举措之一，为医疗卫生领域的创新实践构筑了坚实的基础，加速推动医疗行业的革新进步，助力医疗事业的整体繁荣与发展；对于上级卫生部门和行政监管部门而言，互联网诊疗模式的开展为其进行医疗质量监督与公共服务供给提供强有力的大数据支持。

（三）公立医院互联网诊疗管理内部控制的意义

随着互联网诊疗业务的不断发展，传统就医模式下内部控制建设已经不能适应当前互联网诊疗的快速发展的需要，它要求公立医院在建设内部控制体系时，应该运用内部控制的方法论与思路，思考互联网诊疗背景下如何应对可能出现的制度风险、财务风险、采购风险、信息系统安全风险、医患矛盾风险等突出问题。例如，面对面的诊疗交易变为互联网线上交易时，制度的不完善会使医保基金的安全面临极大挑战。再如，医生多点执业、医师和药师资格审查、远程医疗、药品管理、医疗广告等，都需要严谨立法定规。此外，医疗健康大数据在医疗行业的竞争中具有较大商业价值，受利益驱使，少数缺乏从业道德的第三方企业可能会非法兜售和分析用户个人数据，加之现有平台系统本身的技术漏洞可能会造成数据泄露，诊疗数据面临极大的信息安全泄露风险。

公立医院进行互联网诊疗管理，不仅促进互联网技术在医疗领域的应用，提高医疗服务效率，扩大服务覆盖范围，而且对于确保医疗质量和患者安全也具有重要的意义。从内部控制管理的角度，公立医院构建互联网诊疗管理内部控制体系具有重要意义，主要体现在以下几个方面。

1.确保医疗质量与安全

互联网诊疗服务主要依托于线上平台进行，在互联网诊疗环境下，由于医患双方非面对面交流，对医疗质量与安全提出了更高要求。而对于互联网诊疗管理的内部控制机制，从互联网诊疗项目申请与审批、医师执业资格审查、电子处方点评几个方面出发，对互联网诊疗服务进行事前、事中、事后的全过程监督与控制，能够确保医疗服务流程规范，减少误诊和漏诊风险，保障线上诊疗的专业性和安全性。

2.优化资源配置与提高效率

医院建立完善的互联网诊疗管理内部控制体系，不仅促进了医疗资源在实体医院与虚拟平台之间的智能整合与优化分配，还极大地提升了医疗服务的综合效能。通过精细的数据采集与分析，医院能够精准识别服务流程中的瓶颈与冗余环节，如挂号预约、在线问诊、电子处方、药品配送等各个节点，进而在确保医疗服务质量的前提下，精简不必要的步骤，缩短患者等待时间，提高诊疗效率。

此外，通过成本效益分析，还可以帮助医院管理者识别高成本、低产出的领域，合理调配人力、物力资源，避免资源闲置或过度消耗。

3.风险识别与合规管理

通过有效的互联网诊疗管理内部控制手段，可以识别和评估互联网诊疗中可能遇到的风险，如数据安全风险、医疗质量风险、法律合规风险等，并根据评估结果设计和实施相应的控制措施。

在互联网诊疗管理过程中，医院需遵循国家关于互联网诊疗的法律法规和行业规范，对诊疗活动的全过程进行合规性审查，包括医师执业许可、诊疗服务范围审查、在线处方点评等，以确保互联网医疗服务在合法框架内进行，增强患者对互联网诊疗的信任，提升医院品牌形象。

（四）公立医院互联网诊疗管理的控制框架

根据公立医院互联网诊疗服务业务开展的实际情况和国家相关政策要求，互联网诊疗管理的控制可以分为互联网诊疗项目申请与审批、收费价格确定与备案、执业资格审查、在线电子处方与药品管理几个基本环节（见图15-1）。

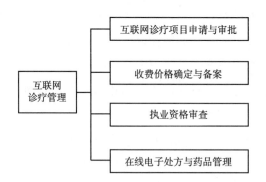

图15-1 公立医院互联网诊疗管理控制框架

1.互联网诊疗项目申请与审批

医院在进行互联网诊疗项目申请前，首先需深入研究和理解国家及地方关于互联网诊疗的最新政策法规，明确申请条件、所需材料和流程要求。评估医院的医疗资源，包括医生资质、专业特长、技术支持能力、信息系统安全等，确定哪些科室和诊疗项目适合开展线上服务。

其次，医院需要根据政策要求，准备一系列申请必需的材料，经互联网诊疗管理部门、医务部门、院领导审核后提交至主管政府部门或卫生部门审核。经过全面评估，若申请符合所有标准，相关卫生主管部门将颁发互联网医院营业执照及相关批准文件。

2.收费价格确定与备案

在互联网诊疗项目申请通过后，医院需要根据国家和地方卫生健康行政部门、医疗保障部门的相关规定，结合服务成本、人力成本、技术难度等因素，拟定互联网诊疗项目的收费标准。对于纳入医保支付范围的互联网医疗服务项目，医院参照线下同类医疗服务的价格体系，并考虑线上服务的成本节约、效率提升等因素来合理定价，报当地卫生健康委员会和医疗保障局等部门进行审批，确保定价科学合理，符合医疗服务的价值定位和市场接受程度。

3.执业资格审查

互联网诊疗管理部门为拟在互联网医院提供服务的医生、护士、药师等各类卫生技术人员提交完整的执业资格和注册信息，并进行资格初审，确保相关人员的学历背景、职称、临床经验达到国家规定的标准，并在本院互联网医疗管理平台进行信息公开，便于患者进行查询。

同时，为了保证互联网诊疗业务的高效开展，医院还需对开展互联网诊疗活动的医务人员建立考核机制，跟踪了解医护人员的工作表现、服务质量以及是否遵守医疗规范。根据依法执业、医疗质量、医疗安全、医德医风、满意度等内容进行考核并建立准入、退出机制。

4.在线处方与药品管理

在线处方管理环节，注册医师通过互联网诊疗平台，根据患者线上问诊情况，开具电子处方。处方需包含患者基本信息、临床诊断、药品名称、规格、用法用量等，信息准确无误，并由具有药学专业技术职务任职资格的药师在线审核电子处方，重点审查药品名称、用药剂量、用药方法、药物配伍变化及合理用药等，确保处方的适宜性和安全性。

开具并审核处方后，药师根据电子处方上的信息准确调配药品，合作药企或院内药房进行药品配送，根据医院规定和患者选择，药品可以直接配送到患者指定地址，或由患者到医院指定窗口自取。涉及与外部药企合作的情况，医院需对签约药企服务品质进行监管，组织药学部门定期对签约药企提供的相关数据进行分析，出具报告，发现问题及时反馈，并针对分析结果作出继续合作、限期整改或终止合作等决定。

（五）公立医院互联网诊疗管理的法律法规

1.《关于进一步加强公立医院内部控制建设的指导意见》（财会〔2023〕31号）

2.《互联网诊疗管理办法（试行）》（国卫医发〔2018〕25号）

3.《互联网诊疗监管细则（试行）》（国卫办医发〔2022〕2号）

4.《国务院办公厅关于促进"互联网＋医疗健康"发展的意见》（国办发〔2018〕26号）

二、公立医院互联网诊疗管理控制目标

（一）公立医院互联网诊疗业务组织管理体系控制目标

1.精确界定互联网诊疗业务的管理部门及其职能范围，明确临床科室、医务部门、信息技术部门、医保部门、财务部门、内部审计部门等内部机构在互联网医疗服务管理中的角色定位与权限分工。

2.指定专员专责互联网医院的医疗质量监控、医疗安全把控以及电子病历管理系统，负责提供维护互联网医院信息平台的技术支持，确保系统运行的持续稳定与高效。确保不相容岗位相互分离，内部人员各司其职，互联网诊疗管理工作有序开展。

3.配置专职药师负责在线处方的严谨审核工作，保证业务运营时段内至少有一名药剂师在岗执行处方审核任务。如遇药师资源紧缺，可采取合作策略，委托具有资质的第三方机构药剂师进行远程处方审核，确保服务质量不受影响。

4.根据提供的互联网医疗服务内容，互联网医院应设立与实体医院临床科室相匹配的科室架构，确保线上线下诊疗活动的一致性。各临床科室医师依据其专业范畴，在线开展病情诊断、制订个性化治疗计划、开具电子处方，并为求诊者提供全方位的疾病咨询服务及健康生活指导。

（二）互联网诊疗项目申请与审批控制目标

1.确保互联网诊疗项目的申请与审批流程合法合规

医院需确保互联网诊疗项目的申请与审批流程完全遵循国家及地方的法律法规、行业规范和医院内部规章制度，包括《互联网诊疗管理办法》《互联网医院管理办法》等，防止违法行为发生。

2.建立健全互联网诊疗项目内部控制制度

医院还需依据自身实际情况，建立健全内部规章制度，明确互联网诊疗项目从申请到审批的操作规程，包括但不限于规定申请材料的标准、设置严格的审批流程、明确划分相关部门与岗位的职责等，确保所有环节均有章可循，有据可依。

（三）执业资格审查控制目标

1.确保所有申请参与互联网诊疗的医生、护士及其他医疗专业人员均持有有效的执业证书和注册证明，且执业范围与拟开展的互联网诊疗服务相匹配，符合国家卫生健康委员会及地方卫生行政部门的规定。

2.除了基本的执业资格外，还需对医疗人员的专业技能、在线诊疗经验进行评估，确保其具备通过互联网提供高质量医疗服务的能力。

3.定期进行执业资格审查工作的审查，检查审批流程是否合规、高效，及时发现并纠正存在的问题，持续优化审查机制。

（四）在线电子处方与药品管理控制目标

1.确保在线处方开具与药品管理，严格遵守国家关于互联网诊疗、处方管理、药品流通和使用等法律法规，如《处方管理办法》《药品管理法》以及特定的互联网医疗管理规定。

2.通过在线系统自动检查审核处方的合理性、避免药物相互作用、考虑患者过敏史等，确保处方的医疗质量和患者用药安全。

3.确保所有在线处方经过注册药师严格审核，及时发现并纠正错误，必要时与开方医生沟通确认，保障用药合理。

4.建立安全高效的药品配送流程，确保药品在运输过程中的质量不受损，按时准确送达患者手中，同时遵守冷链物流等特殊药品配送要求。

5.确保合作药企供应的所有药品均符合国家药品质量标准，拥有合法的生产批文和合格证明，无假冒伪劣产品，保障患者用药安全有效。

6.建立对药企服务的定期评价体系，收集患者反馈，评估药企服务质量，促进服务品质持续提升，必要时调整合作策略。

三、公立医院互联网诊疗管理流程与关键环节

根据国家相关制度的要求以及现阶段公立医院开展互联网诊疗业务的实际情况，互联网诊疗管理的业务流程包括互联网诊疗项目申请与审批、收费价格确定与备案、执业资格审查、在线电子处方与药品管理四大关键环节。

（一）互联网诊疗项目申请与审批

1.互联网诊疗项目申请与审批流程图（见图15-2）

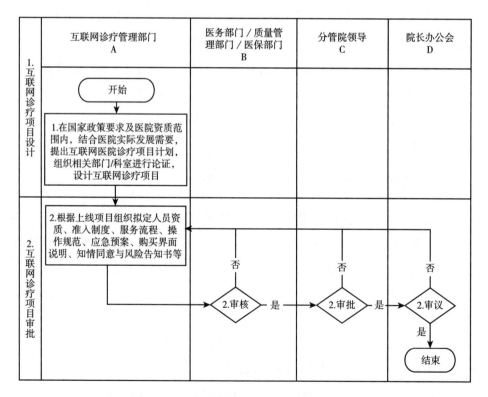

图15-2　互联网诊疗项目申请与审批流程

2.互联网诊疗项目申请与审批关键节点简要说明（见表15-1）

表 15-1 　　　　　　　互联网诊疗项目申请与审批关键节点简要说明

关键节点	流程步骤描述
A1	互联网诊疗管理部门在国家政策要求及医院资质范围内，结合医院实际发展需要，提出互联网医院诊疗项目计划，组织相关部门/科室进行论证，设计互联网诊疗项目
A2	互联网诊疗管理部门根据上线项目组织拟定人员资质、准入制度、服务流程、操作规范、应急预案、购买界面说明、知情同意与风险告知书等
B2	医务部门/质量管理部门/医保部门等相关部门审核
C2	分管院领导审批
D2	院长办公会审议

（二）收费价格确定与备案

1.收费价格确定与备案流程图（见图15-3）

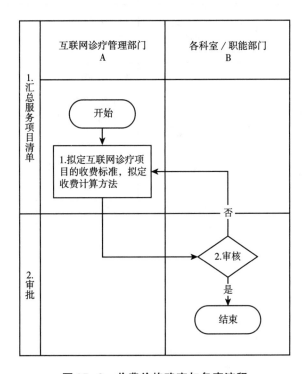

图15-3　收费价格确定与备案流程

2.收费价格确定与备案关键节点简要说明（见表15-2）

表15-2 收费价格确定与备案关键节点简要说明

关键节点	流程步骤描述
A1	医疗服务项目收费目录以内的项目，互联网诊疗管理部门根据国家和地方卫生健康行政部门、医疗保障部门的相关规定和互联网医院诊疗项目方案，结合服务成本、人力成本、技术难度等因素，拟定互联网诊疗项目的收费标准以及收费计算方法
B2	各科室/职能部门审核成本核算清单和定价方案

（三）执业资格审查

1.执业资格审查流程图（见图15-4）

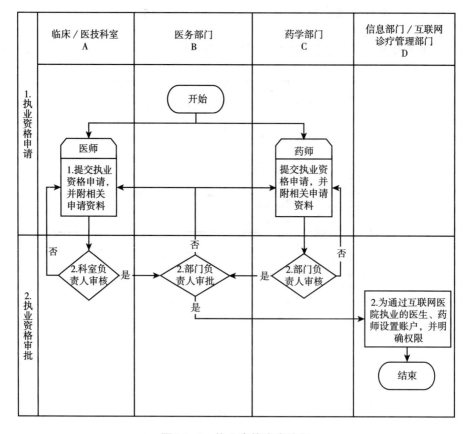

图15-4 执业资格审查流程

2.执业资格审查关键节点简要说明（见表15-3）

表 15-3　　　　　　　　执业资格审查关键节点简要说明

关键节点	流程步骤描述
A1、C1	临床/医技科室医师、药学部门药师提交执业资格申请，并附相关申请资料
A2、C2	临床/医技科室、药学部门负责人审核
B2	医务部门审批
D2	信息部门/互联网诊疗管理部门为通过互联网医院执业的医生、药师设置账户，并明确权限

（四）在线电子处方与药品管理

1.在线电子处方流转与药品配送

（1）在线电子处方流转与药品配送流程图（见图15-5）。

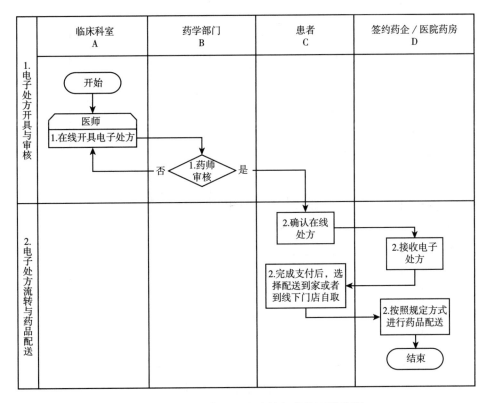

图15-5　在线电子处方流转与药品配送流程

（2）在线电子处方流转与药品配送关键节点简要说明（见表15-4）。

表 15-4　　　　在线电子处方流转与药品配送关键节点简要说明

关键节点	流程步骤描述
A1	医师在线开具电子处方
B1	药学部门药师审核在线处方
C2	患者确认在线处方
D2	医院签约药企/医院药房接收电子处方
C2	患者完成支付后，选择配送到家或者到线下门店自取
D2	签约药企/医院药房按照规定方式进行药品配送

2.签约药企服务品质监管

（1）签约药企服务品质监管流程图（见图15-6）。

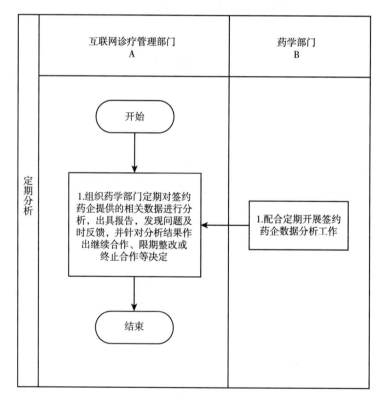

图 15-6　签约药企服务品质监管流程

（2）签约药企服务品质监管关键节点简要说明（见表15-5）。

表 15-5　　　　　**签约药企服务品质监管关键节点简要说明**

关键节点	流程步骤描述
A1、B1	互联网诊疗管理部门组织药学部门定期对签约药企提供的相关数据进行分析，出具报告，发现问题及时反馈，并针对分析结果作出继续合作、限期整改或终止合作等决定

四、公立医院互联网诊疗管理的主要风险点

（一）互联网诊疗组织管理体系的主要风险点

1.互联网诊疗业务的管理制度不完善，未能充分契合外部政策文件所规定的制度建构标准，存在达标差距。

2.医院内部职责界定不清，特别是对于互联网诊疗业务中临床科室、医务、信息、医保、财务及审计等部门的具体职责与权限，可能导致问题响应迟缓、信息传递效率低下，甚至出现责任推诿的情况。

3.缺乏明确的互联网诊疗管理部门及其职责界定，致使在遭遇业务失误时，责任归属不明，无法迅速确定负责部门进行问题纠正与改进。

4.互联网诊疗业务管理实践中，工作流程、制度规范及沟通协作机制尚未确立，导致实际操作缺乏明确指引，难以满足内部控制的严谨要求。

5.医师对互联网诊疗相关规范不熟悉，导致出现治疗方案选择不合理、违规开具电子处方、诊疗操作过程不规范等违反互联网诊疗规则的问题。

6.未建立患者知情同意与登记制度，可能未提前告知患者诊疗的风险和限制，导致医疗纠纷的发生，给医院带来法律风险和经济损失。

（二）互联网诊疗项目申请与审批的主要风险点

1.开展互联网诊疗之前，未按照规定向其主管的卫生健康管理部门提出申请，以获得批准，存在资质风险，可能给医院带来声誉和经济损失。

2.未建立合理有效的信息沟通与反馈机制，临床科室、医务、信息、医保、财务等部门间沟通不畅，职责不明确，可能导致审批流程拖延，影响项目及时上线。

3.申请的项目可能未充分考虑未来监管变化，一旦政策调整，可能需要重新调整项目，增加额外成本和时间消耗。

（三）收费价格确定与备案的主要风险点

1.未建立互联网诊疗收费与费用监管相关管理制度，可能造成互联网诊疗项目收费标准和程序不明确，导致医疗费用收费不合理的情况发生。

2.互联网平台与医院收费系统对接不畅，可能导致实际收费与公示价格不符，增加退费、补差等操作，影响患者满意度。

3.价格调整机制不灵活，不能根据市场变化、成本变动及时调整，或内部审批流程烦琐，导致价格调整滞后。

4.备案材料准备不齐全、流程不熟悉或延误提交，可能导致审批延迟，影响服务的及时推出。

（四）执业资格审查的主要风险点

1.从事互联网诊疗的医务人员不具备相应的主体资质，未经有关部门审核批准，或超范围执业等，可能产生不合规诊疗行为，给医院带来声誉和经济损失。

2.对医务人员执业资格的动态管理不到位，未及时更新已变更、失效或被撤销的执业资质信息，影响诊疗服务的合规性。

（五）在线电子处方与药品管理的主要风险点

1.互联网医院对合作药企的服务品质监管不到位，可能导致药品的质量、安全性，以及诊疗质量无法得到保证，进而给患者带来不良后果。

2.医务人员对电子病历的建立与管理并未引起足够的重视，产生电子病历填写不规范、修改流程不严格、保管责任不明确、管理制度不完善等问题。

3.互联网诊疗缺乏信息安全管理机制，可能导致非法兜售和分析用户个人数据等违规行为出现，加之现有平台系统本身的技术漏洞可能造成数据泄露，诊疗数据面临较大的信息安全泄露风险。

五、公立医院互联网诊疗管理控制措施

(一) 互联网诊疗组织管理体系控制措施

1.建立健全互联网诊疗管理制度，保证互联网诊疗服务项目的开展合法合规

为保证互联网诊疗业务的合理有序开展，医院可以构建一套全面覆盖互联网诊疗活动每一个环节的合规审查机制，建立健全互联网诊疗管理制度体系，确保互联网诊疗业务的所有操作符合国家法律法规、行业标准及地方政策要求，包括《互联网诊疗管理办法》《医疗机构管理条例》等。

2.明确互联网诊疗管理部门，权责划分清晰

在构建互联网诊疗服务体系的过程中，明确管理部门是确保业务顺畅运作的关键一环。医院可以设置专门的互联网诊疗业务管理部门，作为互联网诊疗业务的核心协调单位，负责规划、监督和优化整个服务流程。

同时，建立互联网诊疗管理部门与其他相关职能部门的多部门合作机制，明确互联网诊疗管理部门与其他临床科室、医务部门、信息技术部门、医保部门、财务部门、内部审计部门之间的职责边界。通过建立高效的沟通机制和协作流程，促进信息共享，解决资源调配中的冲突，确保各部门在各自专业领域内发挥最大效能，同时又能紧密合作，形成合力。

3.建立有效的医患沟通平台

针对线上问诊可能出现的医患沟通不畅的问题，医院可以搭建有效的医患沟通平台，通过组建线上客服团队，分层、分类设置在线助手等形式，辅助患者解决就诊中遇到的系统操作难、系统故障等问题，辅助医生联系未按时报到的患者，并解决诊疗过程中偶发的软硬件问题，从而提高医患的沟通质量，促进医疗服务质量的提升。

(二) 互联网诊疗项目申请与审批控制措施

1.建立审批标准，明确审批流程

根据国家及地方相关政策法规，制订具体的互联网诊疗项目审批标准，包括项目的医疗价值、技术可行性、资源匹配度、合规性、安全性等，制定详细的互联网诊疗项目申请与审批流程图，明确各个环节的责任主体、审批标准、

所需材料及时间节点，确保流程标准化、透明化。

2.形成定期跟踪与反馈的闭环管理机制

互联网诊疗业务的开展需要跟随医院线下业务的开展状况以及医疗发展的实际需要进行动态调整，在互联网诊疗项目批准后，医院应设立监控机制，定期追踪医疗服务项目进展，评估实施效果，并根据患者、医师反馈进行适时调整或终止，形成互联网诊疗项目的闭环管理。

（三）收费价格确定与备案控制措施

1.建立科学合理的定价机制

医院在对互联网诊疗服务业务进行定价时，需确保所有收费项目严格遵守国家及地方的医疗服务价格政策、医保报销规定及互联网医疗服务的相关法律法规，避免违规收费，结合服务成本、人力成本、技术难度等因素，拟订互联网诊疗项目的收费标准。对于纳入医保支付范围的互联网医疗服务项目，医院需参照线下同类医疗服务的价格体系，并考虑线上服务的成本节约、效率提升等因素来合理定价。通过全面而细致的评估，制订出既能反映服务价值，又符合市场规律和患者承受能力的收费标准，促进互联网医疗服务健康、可持续发展。

2.严格执行价格管理手段

医院进行互联网诊疗服务，也属于医院开展医疗服务的一部分，同样需要遵循医院执行的价格管理的制度和控制方法，通过价格管理委员会/部门对互联网诊疗服务的价格进行管理，实施价格听证或内部评审流程，对新增或调整的收费项目，医院需经过充分论证和审批。

（四）执业资格审查控制措施

1.建立严格的准入机制

医院需制定明确的在线执业医师资格标准和准入流程，确保相关人员的学历背景、职称、临床经验达到国家规定的标准，所有参与互联网诊疗的医师都具备合法有效的执业资格证书，并且其执业范围与所提供的服务相符。在这一过程中，医院可以利用信息技术手段，如建立在线资质审核平台，实现医师执业资格证、执业注册信息等电子化审核，自动比对国家卫生健康委员会或其他官方数据库，验证医师信息的真实性与有效性。

同时，医院也需要进行医师资格公示，在本院互联网医疗管理平台进行信息公开，便于患者进行查询。

2.建立定期复审与考核机制

医院需建立医师执业资格的定期复审机制，确保医师资质始终保持有效。对于执业许可到期、受到处罚或变更执业信息的医师，应及时更新系统记录，必要时暂停或终止其在线诊疗权限，以保证医院提供互联网诊疗服务的医疗质量。

同时，医院还需对开展互联网诊疗活动的医务人员建立考核机制，根据依法执业、医疗质量、医疗安全、医德医风、满意度等内容进行考核并建立准入、退出机制，跟踪了解医护人员的工作表现、服务质量以及是否遵守医疗规范。

3.采用信息技术手段进行医师权限管理

在开展互联网诊疗服务过程中，医院信息部门需负责为通过互联网医院执业的医生、药师设置账户，并明确权限，以确保每位医疗专业人员在其执业范围内高效、安全地提供服务。例如，医生可能被授予在线问诊、开具电子处方、查看患者电子病历等权限；而药师则可能拥有审核处方、调配药品及指导用药等权限，这种精细化的权限管理有助于维护医疗服务的专业性，避免越界操作。

结合数据安全的需要，信息部门还需实施严格的数据保护措施，如采用加密技术保护用户登录信息，定期检查账户活动记录，监测异常登录行为，以预防潜在的安全威胁。同时，信息部门也需要进行定期的权限审计，确认每位用户的权限仍然与其实际职责相匹配，及时调整不当或过期的权限配置。

（五）在线电子处方与药品管理控制措施

1.建立严格的处方生成与审核流程

医院需建立严格的电子处方生成与审核流程，在线处方由注册的执业医师根据诊疗规范和药品说明书要求填写，在线药师具备药学专业技术职务任职资格，通过互联网平台对处方进行审验并签名确认，确认患者信息无误后发送至药房或合作药企，确保处方的准确性和合理性。

同时，除了诊疗服务开展过程中的处方审核，医院还需建立在线处方定期抽查与信息反馈机制，对过程中发现的问题及时进行整改，确保互联网诊疗工作合理有序开展。

2.强化关于合作药企的管理

医院开展互联网诊疗服务业务，涉及与外部药品生产、经营企业合作的情况，还需加强对合作药企的管理，合作药企提供药品和服务的质量直接影响着医院开展互联网诊疗服务业务的质量，影响患者的就医体验，并进一步对医院的信誉和形象造成影响，因此医院需要加强对合作药企的管理。

首先，医院需建立严格的供应商准入机制，对合作药企进行资质审查，包括但不限于营业执照、药品生产或经营许可证、GMP或GSP认证等，确保合作企业的合法性和信誉。

其次，医院还需建立与合作药企的沟通与反馈机制。互联网诊疗管理部门/药学部门需对与医院签约的药品生产、经营企业的各项数据进行深入细致的分析，包括药品的生产批次信息、质量检验报告、有效期管理、供应链物流状况以及客户反馈等多个维度，旨在全面评估药企的运营合规性与产品可靠性。发现问题后，互联网诊疗管理部门/药学部门负责将具体问题及改进建议及时传达给相关药企，要求对方提交整改措施及期限，以强化双方基于透明沟通的合作关系。

最后，互联网诊疗管理部门需要进行合作关系的决策，对于表现优异、符合所有标准的药企，将继续深化合作，探索更多服务模式创新；对于存在轻微问题但积极整改的企业，可以要求其在限定时间内完成整改并接受复查；而对于问题严重、整改不力或反复出现问题的企业，则会采取终止合作的措施，以保护患者安全及维护平台的信誉和质量标准。

总之，医院针对合作药企构建严格的监督与管理流程，通过持续的数据分析与动态合作评估，起到了不断优化药品供应链、提升医院整体医疗服务水平的重要作用。

第十六章

公立医院医联体管理业务控制

一、公立医院医联体管理业务活动概述

（一）医联体的定义

党的十八大以来，医联体模式逐渐被政府部门关注。2016年，《国务院关于印发"十三五"深化医药卫生体制改革规划的通知》（国发〔2016〕78号）明确提出，推动建立医疗联合体，提升基层医疗卫生服务能力。2016年，国家卫生计生委发布《关于开展医疗联合体建设试点工作的指导意见》（国卫医发〔2016〕75号），2017年，国务院办公厅发布《关于推进医疗联合体建设和发展的指导意见》（国办发〔2017〕32号）等文件，要求各地逐步开展多种形式的医联体建设工作。2018年4月，国务院办公厅出台《关于促进"互联网＋医疗健康"发展的意见》，明确要求"医联体积极运用互联网技术，加快实现医疗资源上下贯通、信息互通共享、业务高效协同"，鼓励"医联体内上级医疗机构借助人工智能等技术手段，面向基层提供远程会诊、远程心电诊断、远程影像诊断等服务，促进医疗联合体内医疗机构间检查检验结果实时查阅、互认共享"。2018年7月，为全面贯彻落实党的十九大精神和健康中国战略，进一步规范医联体建设发展，调动医疗机构积极性，国家卫生健康委员会会同国家中医药管理局印发了《关于印发医疗联合体综合绩效考核工作方案（试行）的通知》（国卫医发〔2018〕26号）。一系列的文件发布，足以证明国家对医联体诊疗模式的重视与推广。

医联体是分级诊疗制度的一种分工协作模式。医联体将同一个区域内的医疗资源整合在一起，由区域内的三级医院作为中心医院与二级医院、社区医院、村医院组成的一个医疗联合体。

（二）医联体的分类

国际上虽没有医联体概念，但也有着许多建立在严谨的管理学意义上的医院之间协作和医疗之间联合的形式。医联体有多种表现形式：按医联体成员单位之间的合作紧密程度，可分为紧密型医联体、松散型医联体、半紧密型医联体；按优质医疗资源整合的方向，可分为横向医联体和纵向医联体；按医联体构成实体的性质，有医院之间组成的综合性医联体，也有医院专科组成的联盟；按医联体分布区域，有城市医联体和县域医疗共同体。

根据《医疗联合体管理办法（试行）》（国卫医发〔2020〕13号）对医联体的定义，医联体包括但不限于城市医疗集团、县域医疗共同体（或者称县域医疗卫生共同体）、专科联盟和远程医疗协作网。

其中，城市医疗集团是指在城市范围内，以一所或多所三级医院为核心，联合二级医院、社区卫生服务中心、专业公共卫生机构等形成的服务网络。这种模式旨在通过资源共享、分工协作，提升整个城市医疗服务体系的综合服务能力。

县域医疗共同体（县域医疗卫生共同体）侧重于加强县级医院与乡镇卫生院、村卫生室等基层医疗卫生机构的纵向整合，形成紧密型的合作关系。其目标是实现县乡村三级医疗卫生机构的有效衔接，推动优质医疗资源向基层延伸，解决农村居民看病难问题。

专科联盟侧重于不同医疗机构间特定专科领域的合作，通过技术交流、人才培养、科研协作等形式，提升专科疾病的诊治能力和技术水平。这类联盟有助于专科资源的高效配置和专科疾病治疗水平的同质化。

远程医疗协作网利用现代信息技术手段，如远程会诊、远程影像诊断、远程教育等，打破地域限制，连接不同级别的医疗机构，特别是使偏远和欠发达地区的患者也能享受到高质量的医疗服务，缩小医疗服务的城乡、区域差距。

（三）医联体背景下的内部控制管理

2021年1月1日执行的《公立医院内部控制管理办法》中专门论述了医联体管理相关的内部控制，内容包括：是否实现医联体业务归口管理；是否明确内部责任分工；是否建立内部协调协作机制等。从文件的内容来看，对控制内容的论述并不太详细。一方面说明相关的制度并不完善；另一方面也说明，医联体相关的控制正处于探索阶段，随着相关的问题不断显现，控制的问题显得愈加重要。

事实上，医联体作为一种新的医院间的分工协作模式，有利于提高整体医疗的实力和竞争力，实现医疗资源的优化配置。但是，随着医联体分级诊疗持续推进，其类似于"集团化"的经营管控显得更加必要和复杂化。例如，医疗机构间相互购买服务的结算问题，远程医疗服务和家庭医生签约的收费政策问题，检验检查、消毒供应、医院管理、医院后勤等服务的财务收支行为如何规范问题，医联体之间的信息化壁垒问题，数据共享问题，绩效管理问题，资金管理问题，公立医院与医联体共有资金如何施行内部资金利润分配问题，在投资及固定资产投入过程中以何种形式进行确认问题，等等。以资金管理为例，吕琳琳、吴起宏、赵宾（2019）认为，医联体集团一般分院众多，组织层次复杂，管理链条长，如何有效地监控集团内各级分院的经营运作，尤其是资金运作，确保其经营行为规范、安全和高效，是众多医联体集团力图解决但又很难解决好的问题。资金管理难度加大体现在两个方面：（1）财政资金。医联体不是独立法人，医联体单位不属于同一财政级别，财政资金来源主体不同。在财政投入上，原先的不同行政层次财政对不同层次医疗机构分别投入，是否会调整为对医联体统一投入呢？未来如果采取对医联体统一投入财政资金，医联体内部资金分配和调度的方式也会变化，对财政资金的内部控制难度也相应加大。（2）自有资金。自有资金是纳入同一账户统一管理还是分开管理，都会对财务管理模式产生影响。

本书认为，医联体相关的控制问题首先是会计控制问题。如果仅仅是医联体之间的业务合作其控制问题是容易实现的，但是如果管理跟不上，相关的问题就会凸显，甚至影响医联体模式的长远发展。如果医联体内各医院的财务体系相互孤立，未来将可能面临管理成本较高，信息阻隔和共享性差，财务数据分散和缺乏可比性，跨地区、跨级别医院的治疗对相关的收入计量影响问题；基层医疗的耗材与器械管理混乱问题；资金和资产管理及运营效率低等突出问题。因此，作为医联体，应解决管控模式问题，处理好集权与分权之间关系。在会计控制上可以考虑会计集中核算或者引入财务共享服务模式，将简单和重复性强的财务流程，如业务收入流程、费用报销流程、影像扫描流程和会计档案管理流程等进行集中和标准化，通过财务共享平台提供财务会计核算、资金管理等服务。无论是会计集中核算还是引入财务共享服务模式均有利于流程、数据、信息实现共享和贯通，有利于提升财务审核与核算的效率，有利于更好地进行资源配置，有利于降低人力成本，提升医联体运营管理的水平。此外，通过这种管控模式，有利于通过医联体中心医院的规范管理倒逼其他附属联合体的医院实现规范化，避免相关运营风险的发生。

此外，由于医联体坚持公益性的原则，医联体内部还会进行人力资源、医疗设备、药品物资等资源的调配，因此在进行医联体内部控制管理的过程中还需要建立资源调配与共享机制，确保资源高效利用，避免浪费或分配不公，重视公平性原则，确保资源下沉到真正需要的地方，尤其是加大对偏远地区和基层医疗机构的支持力度，通过技术指导、人员培训、设备援助等多种方式，逐步缩小医疗服务水平的地域差异。

（四）公立医院医联体管理的控制框架

根据公立医院医联体开展的实际情况和国家相关政策要求，医联体管理的控制可以分为以下几个基本环节。

1.成员单位遴选与协议签订

医院需根据医联体的发展目标、服务需求和地区医疗资源分布，制订详细的成员单位入选标准，包括但不限于医疗技术水平、服务能力、设施条件、管理能力及以往业绩等。作为医联体的牵头单位，医院应通过官方渠道发布招募通知，明确报名条件、提交材料清单及截止时间，确保信息的公开透明，在通过院内对申请单位提交的资质证明、服务案例、历史业绩等材料审核与决策后，选择医联体的成员单位并签订合作协议。

2.医务人员选拔与派驻管理

医院需根据医联体合作需要和各成员单位的实际需求，制订医务人员选拔标准，包括专业技能、工作经验、服务态度、团队合作能力等，同时与各成员单位沟通，了解其对医务人员的具体需求，包括专业领域、职称级别、特殊技能要求等。组织医务人员院内选拔并进行岗前培训，确保医务人员符合派驻地区和医院的实际需求，与选派人员签订派驻协议，明确派驻期间的工作职责、权利义务、薪酬福利、考核标准及违约责任等。

此外，医院还需建立定期评估机制，对派驻人员的工作表现、服务质量、患者满意度等进行考核，及时反馈评估结果，必要时进行工作调整。

3.医联体运行过程管理

公立医院的医联体运行过程涉及财务管理、成本管理、预算管理、会计核算、价格管理、资产管理、会计监督和内部控制等多种类型的工作，因此需要建立医联体议事决策机制、工作机制、审核机制、监督机制。医院根据医联体的整体战略目标，制订详细的工作计划，包括成员机构间的职责分配、资源配置、服务流程优化等，建立和完善医疗质量管理体系，明确双向转诊的标准和流程，确保患者在医联体内顺畅流转。

4.医联体建设绩效考核管理

在医院医联体管理中，医联体建设的绩效考核管理是衡量医联体运作成效、促进持续改进的关键环节。牵头医院需针对本院和合作单位设计合理的绩效考核体系，既考虑医疗服务的数量，也重视质量和服务满意度，实施激励机制，根据考核结果给予单位或个人相应的奖励，激发积极性和创新性。

对于医联体业务开展过程中发现的问题，医院需建立持续监测与调整机制，对绩效改进措施的实施效果进行跟踪监测，确保改进措施得到有效执行。

此外，牵头医院还可以在医院内部进行总结与经验分享的合作机制，表现优异的单位编制绩效考核总结报告，总结经验教训，提炼成功案例，为医联体内部及同行提供参考，医联体内部成员通过会议、培训等形式，促进成员单位间的经验交流和学习，共同提升医联体管理水平。

（五）公立医院医联体管理的法律法规

1.《关于进一步加强公立医院内部控制建设的指导意见》（财会〔2023〕31号）

2.《国务院办公厅关于推动医院高质量发展的意见》（国办发〔2021〕18号）

3.《国务院办公厅关于推进医疗联合体建设和发展的指导意见》（国办发〔2017〕32号）

4.《国务院办公厅关于建立现代医院管理制度的指导意见》（国办发〔2017〕67号）

5.《国务院办公厅关于推进分级诊疗制度建设的指导意见》（国办发〔2015〕70号）

6.《国务院办公厅关于城市医院综合改革试点的指导意见》（国办发〔2015〕38号）

7.《医疗联合体管理办法（试行）》（国卫医发〔2020〕13号）

8.《互联网诊疗监管细则（试行）》（国卫办医发〔2022〕2号）

二、公立医院医联体管理控制目标

（一）公立医院医联体组织管理体系控制目标

1.实现医联体业务的归口管理，明确在部门内部各自的责任分工，建立协调协作机制。

2.建立风险评估机制，确保法律法规、规章制度及医联体管理政策的贯彻执行，促进医联体平稳运行和健康发展。

3.建立健全医联体相关工作管理制度，涵盖医联体诊疗服务与收费，资源与信息共享，绩效与利益分配等内容。

4.建立双向转诊系统，科学规范有效地将内部控制流程嵌入相关信息化系统。

（二）成员单位遴选与协议签订控制目标

1.确保整个遴选和协议签订过程符合国家法律法规、行业标准及政策要求，避免违法违规操作，遴选过程公开透明，采用公平、公正的标准和程序，杜绝利益冲突和潜在的腐败行为。

2.建立严谨的成员单位筛选标准，识别并评估潜在的合作风险，如成员单位的资质信誉、服务能力、财务状况等，通过严格筛选降低合作风险，保护公立医院及其服务对象的利益。

3.建立有效的监督机制，对遴选过程和合同执行情况进行定期审计和评价，及时发现并纠正偏差，保障内部控制的有效性。

（三）医务人员选拔与派驻管理控制目标

1.严格审核被选拔医务人员的专业资格、执业证书、工作经验及专业技能，确保派出人员具备提供高质量医疗服务的能力。

2.建立科学的派驻医务人员绩效考核体系，对派驻医务人员的工作表现、服务质量、患者满意度等进行定期评估，作为后续调派和激励的依据。

3.确保医务人员在派驻前接受必要的岗前培训，包括医联体工作流程、当地医疗政策、团队协作等内容，提升其专业水平和服务能力。

4.建立健全内部沟通机制，确保医务人员与原单位及派驻单位之间信息畅通，便于解决工作中的问题，促进团队协作。

5.实施有效的监督机制，收集并分析医务人员及患者反馈，对选拔与派驻管理制度进行持续优化，确保内部控制的有效性。

（四）医联体运行过程管理控制目标

1.建立统一的服务流程和操作规范，通过内部控制手段保证医疗服务流程标准化，减少医疗差错，提升患者就医体验。

2.建立全面的质量管理体系，包括临床路径管理、医疗质量监控、患者安全事件报告等，通过内部控制手段实现医疗服务质量的持续监测与改进。

3.实行严格的预算管理和成本控制措施，确保医联体运营的经济性与可持续性，确保财务信息的真实性、完整性和透明度，防止资金滥用和财务风险。

4.建立风险评估与预警机制，识别医联体运行中可能遇到的各种风险（如医疗风险、运营风险、合规风险等），并通过内部控制措施及时应对和化解风险。

（五）医联体建设绩效考核管理控制目标

1.确保绩效考核目标与医联体总体战略目标相一致，通过内部控制流程，明确各级单位及个人的具体目标，促进上下级目标的一致性和连贯性。

2.构建全面、可量化的绩效考核指标体系，覆盖医疗质量、服务效率、运营管理、成本控制、患者满意度等多个维度，通过内部控制确保指标设置的科学性、合理性及可操作性。

3.建立绩效考核结果反馈机制，并与奖惩、晋升、培训等挂钩，通过内部控制促进持续改进和学习文化的形成，支持组织和个人的成长。

三、公立医院医联体管理流程与关键环节

医联体管理的业务流程包括成员单位遴选与协议签订、医务人员选拔与派驻管理、医联体运行过程管理、医联体建设绩效考核四大关键环节。

（一）合作单位遴选与协议签订管理

1.合作单位遴选与协议签订管理流程图（见图16-1）

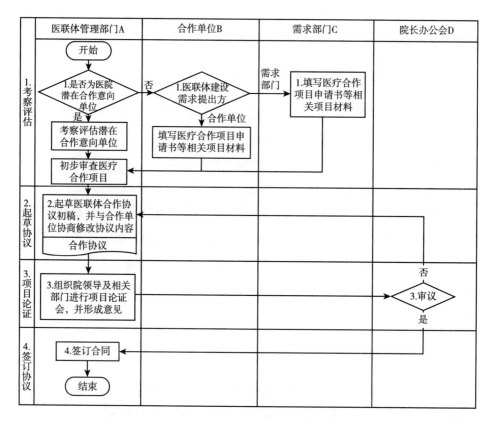

图16-1 合作单位遴选与协议签订管理流程

2.合作单位遴选与协议签订管理关键节点简要说明（见表16-1）

表16-1 合作单位遴选与协议签订管理关键节点简要说明

关键节点	流程步骤描述
A1	对于医院战略规划确定的潜在合作意向单位，由医联体管理部门在开展医疗合作前针对合作机构的资质、诚信记录、技术管理水平和综合实力等情况进行考察评估，对合作方提供的相关资料严格审核，客观分析自身承载能力，结合医院功能定位、发展战略、总体规划等选择合作对象及合作模式。对于外单位或医院各部门提出的医联体建设需求，需由外单位或需求部门提出申请
B1、C1	合作单位/需求部门填写医疗合作项目申请书等相关项目材料，提交医联体管理部门
A1	医联体管理部门统一受理，对相关材料进行初步审查
A2	医联体管理部门起草医联体合作协议初稿，并与合作单位协商修改协议内容

续表

关键节点	流程步骤描述
A3	医联体管理部门根据合作类型及内容，组织院领导及相关部门进行项目论证会，并形成意见
D3	院长办公会针对医联体合作单位遴选事项进行审议
A4	审议通过后，签订合同

（二）医务人员选拔与派驻管理

1.医务人员选拔与派驻管理流程图（见图16-2）

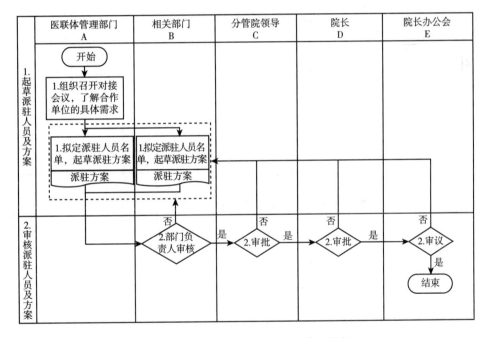

图16-2　医务人员选拔与派驻管理流程

2.医务人员选拔与派驻管理关键节点简要说明（见表16-2）

表16-2　　　　　医务人员选拔与派驻管理关键节点简要说明

关键节点	流程步骤描述
A1	医联体管理部门组织召开对接会议，了解合作单位对开展医联体建设工作的具体需求
A1、B1	医联体管理部门与相关部门确认拟定派驻人员名单，并起草派驻方案
B2	相关部门负责人审核拟派驻人员、派驻方案

续表

关键节点	流程步骤描述
C2	分管院领导审批
D2	院长审批
E2	院长办公会审议派驻人员及派驻方案

（三）医联体运行过程管理

1.医联体章程制定

（1）医联体章程制定流程图（见图16-3）。

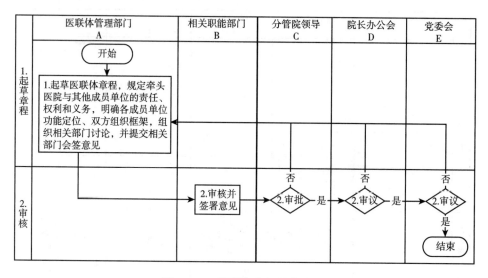

图16-3　医联体章程制定流程

（2）医联体章程制定关键节点简要说明（见表16-3）。

表16-3　　　　　　　　医联体章程制定关键节点简要说明

关键节点	流程步骤描述
A1	医联体管理部门起草医联体章程，规定牵头医院与其他成员单位的责任、权利和义务，明确各成员单位功能定位、双方组织架构，组织相关部门讨论，并提交相关部门会签意见
B2	相关职能部门审核并签署意见
C2	分管院领导审批
D2	院长办公会审议
E2	党委会审议

2.医联体运行过程反馈与定期沟通

（1）医联体运行过程反馈与定期沟通流程图（见图16-4）。

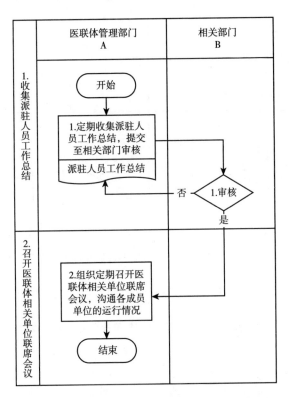

图16-4　医联体运行过程反馈与定期沟通管理流程

（2）医联体运行过程反馈与定期沟通关键节点简要说明（见表16-4）。

表16-4　　**医联体运行过程反馈与定期沟通管理关键节点简要说明**

关键节点	简要说明
A1、B1	医联体管理部门定期收集派驻人员工作总结，提交至相关部门审核
A2	医联体管理部门组织定期召开医联体相关单位联席会议，沟通各成员单位的运行情况

（四）医联体建设绩效考核管理

1.医联体绩效考核办法制定与修改

（1）医联体绩效考核办法制定与修改流程图（见图16-5）。

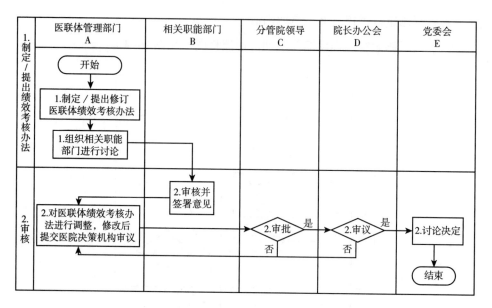

图 16-5 医联体绩效考核办法制定与修改流程

（2）医联体绩效考核办法制定与修改关键节点简要说明（见表16-5）。

表 16-5　　医联体绩效考核办法制定与修改流程关键节点说明

关键节点	流程步骤描述
A1	医联体管理部门起草制定/提出修订医联体绩效考核办法，内容包括：工作目标、基本原则、考核部门分工、考核对象及主要内容、考核程序、评价指标、自评报告模板、绩效考核结果应用等
A1	医联体管理部门组织相关职能部门对医联体绩效考核内容进行讨论
B2	相关职能部门审核并签署意见
A2	医联体管理部门对医联体绩效考核办法进行调整，修改后提交医院决策机构审议
C2	分管院领导审批
D2	院长办公会讨论审议
E2	医院党委会讨论决定

2. 医联体绩效考核与结果反馈应用

（1）医联体绩效考核与结果反馈应用流程图（见图16-6）。

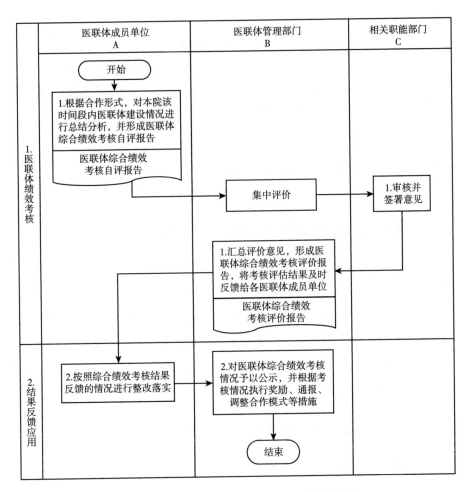

图16-6 医联体绩效考核与结果反馈应用流程

（2）医联体绩效考核与结果反馈应用流程关键节点简要说明（见表16-6）。

表 16-6　　**医联体绩效考核与结果反馈应用流程关键节点简要说明**

关键节点	流程步骤描述
A1	医联体成员单位根据合作形式，对本院该时间段内医联体建设情况进行总结分析，并形成医联体综合绩效考核自评报告
B1	医联体管理部门根据绩效考核内容，对医联体成员单位的上报信息进行集中评价
C1	相关职能部门审核并签署评价意见
B1	医联体管理部门汇总评价意见，并形成医联体综合绩效考核评价报告，并将考核评估结果及时反馈给各医联体成员单位

续表

关键节点	流程步骤描述
A2	各医联体成员单位按照综合绩效考核结果反馈的情况进行整改落实
B2	医联体管理部门对医联体综合绩效考核情况予以公示，并根据考核情况执行奖励、通报、调整合作模式等措施

四、公立医院医联体管理的主要风险点

（一）医联体管理组织管理体系的主要风险点

1.未正式出台医联体相关工作管理制度，可能导致医联体运行过程中无据可依，难以明确双方的责任、权利与义务。

2.医联体管理部门设置不明确，可能存在职责界定不清晰、权责分配不合理的情况，导致工作重叠或空白，影响工作效率和无法责任追究。

3.医联体跨机构的特性增加了医疗质量管理的复杂度，可能存在监管盲区，难以确保所有成员医院均达到质量标准。

（二）成员单位遴选与协议签订的主要风险点

1.由于调研与可行性研究不充分，或由于建设合作单位实力不足或声誉不佳，可能会对医院的形象和声誉产生负面影响。

2.医联体建设未经各部门讨论并签署意见，合作单位的可行性可能无法得到充分评估，导致在建设合作过程中出现障碍和问题。

3.作为牵头医院，在医联体管理过程中存在资源分配不均的问题，如果没有基于科学评估的资源配置，可能导致优质资源被低效利用，或关键领域资源不足，影响医联体整体服务质量和效率。同时，也可能引发医联体成员单位的内部矛盾或外部质疑，影响医联体的声誉和稳定性。

4.缺乏有效的监督机制和执行力度，可能导致合同执行不力，合作目标无法实现或者不能及时发现和处理违约行为。

（三）医务人员选拔与派驻管理的主要风险点

1.缺乏明确、客观的医务人员选拔标准和流程，可能导致选拔过程主观、存在偏见，影响选拔的公正性和公平性，降低医务人员的参与积极性和提供医疗服务的质量。

2.如果对候选医务人员的资质审核不够严格，可能导致不符合执业要求或专业能力不足的人员被派驻，影响医疗服务质量和患者安全。

3.缺乏对派驻前的系统培训，使医务人员不熟悉新环境、新流程，影响其迅速融入新岗位，降低工作效率和服务质量。

4.缺乏对医联体管理、人员选拔与派驻管理的规范工作机制，执行的自由度较大，可能造成运行过程不透明，或派驻人员难以胜任等问题。

（四）医联体运行过程管理的主要风险点

1.未建立医联体管理协议，未明确整个医联体内部责任分工以及内部协调协作机制，可能导致运行效率低下。

2.医院与医联体各成员单位之间尚未形成有效的沟通机制，成员单位之间因沟通不善导致信息不对称问题，使医联体业务运行的效率和质量受到影响。

3.医联体运行过程中缺乏过程控制机制，导致牵头医院难以及时了解成员单位的运行情况并作出调整，不利于成员单位之间沟通交流和持续优化。

（五）医联体建设绩效考核的主要风险点

1.未建立科学合理的医联体绩效考核方案，或绩效考核指标体系可能未能全面反映医联体的实际运营情况和战略目标，导致考核导向偏离，影响整体绩效评估的准确性。

2.缺乏透明的考核流程和公开的考核结果，可能导致成员单位或个人对考核结果产生质疑，影响医联体合作氛围。

3.考核后缺乏有效的反馈和沟通机制，被考核单位无法了解自身表现的问题，无法有针对性地进行改进，影响其提供医疗服务的质量。

4.绩效考核结果与奖惩、晋升等激励措施脱节，或激励措施设计不合理，可能会削弱考核的激励效应，降低单位或个人参与医联体业务的积极性。

五、公立医院医联体管理控制措施

(一) 医联体组织管理体系控制措施

1.制定并完善医联体管理制度和工作流程体系

医联体管理工作涉及多个医疗机构的协同合作，不同医疗机构会因级别、类型等差异导致管理制度的细微差别，因此牵头医院需要制定并完善医联体管理制度和工作流程，以实现对医联体内部成员单位的统一管理。

首先，医院需明确成员医院加入和退出医联体的具体条件、申请流程、评审标准及权利义务，确保成员医院的质量与合作意愿，同时建立灵活的机制以应对成员变动，维持医联体的稳定性和活力。

其次，财务管理是医联体内部管理的核心内容，医院需制定统一的财务管理制度，包括预算编制、资金筹集与使用、成本控制、财务报告及审计要求等，确保财务活动的透明度、合规性和经济性，防止财务风险，提升资源使用的效率和效果。

再次，医联体作为一种分级诊疗的医疗业务协作模式，医院还需建立医疗质量与安全的管理体系，包括医疗质量监控、医疗事故处理、患者安全及隐私保护、感染控制等，确保医疗服务的高标准和患者权益，制定统一的业务流程和操作规范，包括患者转诊流程、资源共享流程、信息交换流程等，确保医联体内部运作标准化、规范化，减少运行中的混乱和误解。

最后，为实现医联体内部成员单位间合理有序的信息沟通，医院还应当加强信息平台规范化、标准化建设，逐步依托区域全民健康信息平台，推进医联体内各级各类医疗卫生机构信息系统的互联互通，制定数据采集、存储、分析及共享的标准和流程，保护数据安全和隐私，促进医联体内部信息的高效流通，为决策支持和临床研究提供坚实基础。

2.设置财务共享中心，实现财务集中化管理

医联体在构建和发展过程中，应当高度重视财务管理与内部控制体系的建设。医联体内部的财务管理工作存在诸多问题：首先，医联体内部业财融合不足，长期以来医院的财务管理工作，重事后核算，轻事前、事中的控制工作，导致财务管理与业务运营脱节。这种分离的状态使财务数据难以及时、准确地

反映业务活动的真实情况，限制了财务管理在决策支持上的作用；其次，由于医联体成员单位间的独立性以及行政区划的限制，资产和资金管理可能分散，难以实现集中管理和统一调配，影响资源的最优配置，而且还可能会因成员单位的独立性导致财务部门与业务部门之间的沟通机制不畅，信息交换不及时，使财务策略和业务需求难以有效对接，影响了资源的高效配置和成本的有效控制；再次，财政保障资金不足也是医联体财务管理过程中的一大难题，由于医联体往往涉及多家医疗机构的合作，资金需求量大且分配复杂，财政资金的有限性与医联体发展的资金需求之间存在明显缺口，这直接制约了医联体基础设施升级、医疗设备购置、人才引进与培养等关键领域的投入，进而影响医疗服务质量和效率的提升；最后，医联体内部可能未建立长效的利益分配机制，缺少健全的分配制度，各成员单位对于投入与产出的预期不一致，可能出现资源贡献多的机构未能获得相应补偿，而受益较多的机构又缺乏回馈机制的情况，可能导致成员机构间的利益冲突频发，合作动力不足，甚至影响医疗资源的合理流动和共享。

　　为解决上述问题，本书建议医联体内部可以设置一个财务共享中心，承担医联体内部财务管理、成本管理、预算管理、会计核算、价格管理、资产管理和会计监督和内部控制的工作，包括资金规划、资金调度、财务分析、财务报表编制与解读等，实现人、财、物的统一管理，确保医联体财务状况的健康稳定，为决策层提供精准的财务数据支持。一是财务共享中心的设立能够统一财务流程、会计政策和核算标准，确保医联体内各成员医院的财务信息一致性，提升财务管理的标准化和规范化水平，实现会计集中核算和资金集中管理，通过集中处理重复性的财务事务，如账务处理、费用报销、资金结算等，财务共享中心能显著提高处理效率，减少人力成本和运营成本，实现规模经济，同时，整体核算的模式也便于成员单位确定利益分配方式；二是从风险管理的角度，财务共享中心是资金中心也是数据中心，其设立能起到加强内部控制和风险管理的作用，通过集中的财务数据管理和监控，能更有效地实施内部控制，及时发现并预防财务风险；三是财务共享中心有助于推动管理决策的科学性与前瞻性，集中处理的财务信息为医联体管理层提供了全局视角的财务视图，使决策机构能够基于准确、及时的财务数据做出更加精准的战略规划与业务调整决策。

财务共享中心作为连接医联体内部沟通与合作的桥梁，促进了成员间的沟通与协作。通过共享的财务数据和统一的业务流程，成员医院之间能更便捷地进行资源协调与共享。

3.强化医联体内部的沟通协调机制

医联体内部的沟通与协作贯穿了医联体管理的全过程，协议签订环节医联体各单位之间需要对双方权利义务、合作事项、资源投入与分配、质量控制、考核机制、争议解决办法等核心条款进行商讨与确认，医务人员选拔与派驻环节涉及医务人员的考核与反馈，医联体运行管理过程中涉及的双向转诊等资源调配活动、医联体建设绩效考核过程中考核方案的拟订与具体实施都离不开医联体内部牵头单位与各成员单位的沟通配合。因此，建立医联体内部的沟通协调机制就尤为重要。

具体而言，医联体管理部门应承担起沟通协调的角色，通过定期组织医联体成员单位联席会议、论坛等方式，为各成员单位提供交流的平台，不仅局限于汇报工作，更要鼓励成员间的经验分享、问题探讨及创新思路共享。

（二）成员单位遴选与协议签订控制措施

1.明确遴选标准与程序，建立公开透明的申请考核机制

首先，为了确保医联体成员的高质量和兼容性，医院需制订一套全面且科学的成员单位遴选标准，包括对医疗技术能力的评估，如专科特色、诊疗水平、科研成果等，还包括服务范围的广度与深度，以确保新加入的成员单位能够补充或强化医联体的整体服务链条。同时，也要对成员单位的过往业绩和信誉进行评价。过往业绩的考察侧重于成员机构的历史运营状况、患者满意度、成功案例等，用以验证其稳定性和成长潜力；信誉评价则是衡量其在行业内外的口碑、遵纪守法情况以及对社会责任的履行，确保新成员单位能够为医联体带来正面的社会影响。

其次，医院还应建立一套严格的遴选程序，程序启动之初，要求意向单位提交详尽的申报材料，由医院医联体管理部门及相关职能部门依据既定标准从专业角度给出评估意见和建议，确保评选的权威性和公正性。

最后，医院需对评审通过的单位名单进行公示，接受公众和医联体现有成员的监督，确保透明度和公信力。公示期间，任何有关单位或个人均可对公示

内容提出质疑或反馈，医联体需对此类反馈进行认真调查和回应，必要时可进行复审。

上述环节的每一环节都应有明确的规则指引和具体的责任部门及岗位，确保流程的顺畅进行和问题的及时解决，为医联体的长远发展打下坚实的成员基础。

2.建立多部门协作的审核机制，确保评选的专业性和客观性

在医联体成员的遴选过程中，需要对成员单位进行多方面的考核，涉及专科特色、诊疗水平、科研成果等专业性的评价，需要由医院多部门的专业评审人员对合作单位进行评审。因此，在这个过程中，医院就需要建立多部门协作的工作机制。

医院可以成立一个由医务、财务、质控、信息等多个部门代表组成的审核小组对医联体成员单位的遴选过程进行决策，也可以由各部门以此审核批准，确保审核过程能够从多角度、全方位进行考量。各部门在遴选审核过程中各司其职：医务部门负责评估医疗技术水平，财务部门负责审查财务状况和成本效益分析，质控部门负责考察医疗质量与安全，信息部门则关注信息技术的兼容性和数据共享能力等。通过构建多维度、多层次的审核机制，确保医联体成员单位的遴选过程能够既严谨专业，又公开透明，为医联体的可持续发展奠定坚实基础。

（三）医务人员选拔与派驻管理控制措施

1.建立严格的筛选与评价标准

医院应制订详尽的选拔标准，包括医疗技能、专业资格、临床经验、团队合作能力等，确保选拔过程有明确的指导原则。同时，明确选拔流程，如报名、资格审查、专业测试、面试、公示等环节，资格审查过程中各相关部门/科室对申请人员进行全面考核，确保派驻人员符合任职资格及要求。

选拔环节应做到公开透明，建立公平竞争的机制，确保选拔过程的竞争性，通过公平的考试或评估，择优录取，提高医务人员队伍的整体素质。

2.建立绩效考核与激励机制

在派驻医务人员管理过程中，医院需建立科学的绩效考核体系，对派驻医务人员的工作表现、服务质量、患者满意度等进行定期评估，并根据考核结果实施相应的奖惩措施，激励医务人员的积极性和责任感。

首先，医院需确立具体、量化且可衡量的考核指标，这些指标应涵盖临床技能、病例管理、治疗效果、工作效率、团队合作、继续教育参与度、医疗安全遵守情况等多个方面。同时，针对不同科室和岗位特点，定制个性化的考核标准，确保评价的针对性和公平性；其次，在考核过程中，医院需设定周期性的评估节点，如季度、半年度或年度考核，同时结合日常工作的即时反馈，实现动态管理，通过定期会议、工作日志、项目跟踪等方式，持续监督和记录医务人员的表现，并根据考核结果实行差异化的奖惩措施，以实现提高医务人员积极性，保证医疗服务质量的目的。

3.进行专业的岗前培训，确保医务人员符合派驻要求

医院需根据医联体各成员单位的具体需求和医务人员的岗位特性，设计定制化的培训课程，内容应覆盖专业技能提升、医联体内部工作流程、合作单位规章制度、医疗信息系统使用、跨学科合作方法以及医患沟通技巧等。同时也需要加强医务人员的职业道德、医德医风教育，以及医疗法律法规、医疗伦理的培训，确保他们能够依法依规行医，尊重患者权益。

为了保障培训的效果，医院可以建立严格的岗前培训考核机制，通过理论考试、技能操作考核、模拟病例分析等多种形式，评估医务人员的学习成效，确保每位派驻人员都能达到岗位要求。

（四）医联体运行过程管理控制措施

1.制定医联体章程，规范成员单位内部管理

在公立医院医联体管理过程中，制定医联体章程是规范成员单位内部管理、确保医联体运作有序的关键步骤。医联体管理章程中需明确医联体管理的宗旨与目标，规定本医院与其他成员单位的责任、权利和义务，明确各成员单位功能定位、双方组织架构。

同时，医院还需制定统一的业务流程和操作规范，包括患者转诊流程、资源共享流程、信息交换流程等，确保医联体内部运作标准化、规范化，减少运行中的混乱和误解，以实现内部成员单位的规范化管理。

2.建立对医联体各成员单位的监督和审查机制

医联体牵头医院可以建立内部监督与审查机制，通过系统化的方法，定期

对医联体在医疗服务、运营管理、财务管理、信息保密、人力资源等多维度的活动进行全面的合规性检查，识别并评估医联体在日常运营中可能面临的各种法律风险和运营风险，包括但不限于医疗法规遵循、财务审计合规、患者隐私保护、反腐败反贿赂、劳动法律法规遵守等方面，针对识别的风险点，制订具体的防控措施和整改方案，并根据内外部环境变化和新的风险出现，适时调整审查重点和风险防控策略。

同时，也要鼓励将监督与审查工作融入医联体的文化建设中，通过组织制度标准培训、宣传合规理念、鼓励成员单位互相监督等方式，提高全员的合规意识，营造"人人合规"的良好氛围。

（五）医联体建设绩效考核控制措施

1.建立科学合理的绩效考核标准

考虑到医联体内部涉及多家医疗机构，各医疗机构的级别与经营范围存在较大差异，因此在对医联体内部成员单位进行考核时，需构建多维度、量化的考核指标体系，涵盖医疗质量、服务效率、成本控制、患者满意度、教学与科研、团队协作、资源利用效率等多个方面，指标设计需结合医联体的特定目标和任务，确保考核的全面性和针对性。

2.建立考核结果反馈机制，形成医联体绩效的闭环管理

在对医联体进行绩效考核后，还需建立有效的反馈机制，考核结果应及时、全面地反馈给各成员单位，包括优势与不足，为改进提供依据。针对考核结果，要求各成员单位制订具体的绩效改进计划，并跟踪其实施情况。

绩效考核不仅是评价过去，更重要的是指导未来，促进持续改进。因此，医院还需根据考核结果实施合理的激励与惩罚措施，确保奖罚分明，公平合理，并根据医联体发展、政策变化和实际运行情况持续优化和调整绩效考核体系，定期评估考核体系的有效性，确保其适应医联体发展的需要。

第十七章

公立医院内部控制信息化建设

一、公立医院内部控制信息化建设的主要思路

（一）内部控制信息化概述

信息化是指通过计算机技术的部署来提高单位的生产运营效率，降低运营风险和成本，从而提高单位整体管理水平和持续经营能力的过程。通俗地讲，信息化的过程就是不断建立和完善计算机信息系统的过程，这些信息系统为单位业务的自动化和管理的自动化提供基础。

信息技术及其应用在行政事业单位经过几十年的快速发展，大致经历了三个阶段：部门级应用阶段、多系统整合阶段和信息化管控阶段。

1.部门级应用阶段

单位信息化，首先要实现部门级应用，即每个部门能够实现自主数据采集、自主输入和查看本机数据，这是信息化普及的基础。比如，财务处使用财务管理系统，审计处使用审计管理系统，法务处使用合同管理系统等等。

2.多系统整合阶段

在部门级应用通畅的情况下，开始进行跨部门数据整合和系统整合，将所有关键业务的数据进行集中管理和共享，这是信息化综合集成的基础。

在数据集中的基础上，还要着力解决一手数据即源数据的质量问题，保证数据的准确性和数据来源的稳定性。在这个阶段，将逐步取消手工单据，从根源杜绝数据差错、数据丢失等问题；同时，开始从工作现场直接采集数据，避免后期录入、推演等行为，保证数据来源的真实性和可靠性。

这个阶段的另一个特点是对信息系统访问的统一登录入口，相关数据和信息在不同信息系统之间自由流动，方便不同权限用户的访问，增强跨部门、跨

业务的协同。

3. 信息化管控阶段

在信息化管控阶段，各种管理理念（如风险管理、内部控制等）开始被整合到各个业务流程中，在流程和制度固化的基础上，实现管办分离、审办分离、审管分离，对各种业务的全生命周期的管理。这一阶段，既需要强大的信息化实施推进力，也需要管理的创新和优化。如果单位的管理细节和管理内涵变了，信息化系统未及时更新，那么信息化系统将无法满足管理需求；如果单位建设了先进的信息化系统，但没有更新观念，那也无法发挥信息化的优势。

公立医院的信息化建设是医院管理的重要工具和手段，何谓公立医院信息化建设？王韬（2017）指出：公立医院信息化建设是指以实现医院科学管理、高效运营、优质服务为目标，运用信息和通信技术，依据医院所属各部门需求设计个性化的信息收集、存储、处理、提取、交换和共享能力，满足所有授权用户的功能需求。该定义明确了信息化建设的目标与信息化建设的任务。

（二）内部控制信息化的含义

内部控制信息化是将内部控制嵌入信息系统中，实现内部控制程序化和常态化，改变单位各项经济活动分块管理、信息分割、信息"孤岛"的局面，将预算管理、收支管理、政府采购管理、资产管理、建设项目管理、合同管理等业务集成在统一平台上，减少或消除人为操纵因素，确保财务信息、业务信息和其他管理信息及时、可靠、完整的过程。

内控信息化有两层含义，一是内控工作自身的信息化；二是业务控制信息化，即通过信息技术，把内控要求嵌入业务和经营管理活动之中，实现自动监控。

内控工作自身的信息化是为了满足内控部门的工作需要，如风险评估、控制诊断、内控评价、内控报告等，使这些工作能够通过信息技术来实现，从而提高内控部门和内控人员的工作效率，降低内控工作自身的风险。

业务控制信息化分两种情形：一种是把内控要求嵌入现有的业务信息系统和管理信息系统，如把内控机制和措施嵌入预算管理系统、收支管理系统、合同管理系统等，实现对业务操作的自动监控；另一种是把内控理念、内控制度、内控措施与业务流程一起规划设计，建立新型的自带内控的业务管控信息系统。这两种情形，也是实现单位内控信息化的两种思路。

公立医院的内部控制信息化建设并不是单独再搞一套信息化系统，而是融入现有的信息系统和修补现有的信息系统存在的问题，为医院的精细化管理提供服务，并搭建精细化管理的数据基础。其特点是以风险为导向，运用内部控制的方法和工具，进一步规范了现有的制度与流程，在前期流程梳理与流程再造的基础上，固化这些制度标准和具体规范，以实现管理运营效率的提升和数据信息的支持。

（三）内部控制信息化动因分析

内部控制建设的成果需要通过信息化才能落地实施。内部控制信息化是公立医院信息化不可分割的一部分，需要建立在现有信息化成果的基础之上。目前，行政事业单位内部控制信息化所处的阶段既是外部监管和内部管理的需要，也是我国行政事业单位信息技术发展到一定阶段的必然选择。

1. 内控信息化是监管要求

财政部《行政事业单位内部控制规范（试行）》第十八条指出：单位应当充分运用现代科学技术手段加强内部控制。对信息系统建设实施归口管理，将经济活动及其内部控制流程嵌入单位信息系统中，减少或消除人为操纵因素，保护信息安全。对于公立医院内部控制信息化来说，根据《公立医院内部控制管理办法》（国卫财务发〔2020〕31号）第二十七条规定：医院应当充分利用信息技术加强内部控制建设，将内部控制流程和关键点嵌入医院信息系统；加强信息平台化、集成化建设，实现主要信息系统互联互通、信息共享，包含但不限于预算、收支、库存、采购、资产、建设项目、合同、科研管理等模块；应当对内部控制信息化建设情况进行评价，推动信息化建设，减少或消除人为因素，增强经济业务事项处理过程与结果的公开和透明。从目前的现实来看，虽然很多医院已经建立了内部控制手册，但真正通过信息化落地实施内部控制显得尤为迫切，尤其是如何处理与现有信息系统之间的关系，如何做好数据贯通，实现互联互通、信息共享成为难点。

2. 内控信息化是提升单位管理水平的手段

行政事业单位之所以要利用信息化手段加强对业务的控制，其核心目的就是要减少或消除人为操纵因素。除此之外，内控信息化还可以促进管理规范化、决策科学化、监督实时化，提升单位公共服务的效率和效果。内部控制信息化是实现从"人控"向"机控"转变的过程，可以提高单位的管理水平。具体体现在以下几个方面：

（1）在减少人为因素影响方面。

内部控制信息化把经济活动的业务流程、不相容岗位相互分离、内部授权审批控制等要求固化到信息系统中，使业务流程和管理制度实现自动流转和主动提示，对违背内部控制管理规定的行为，能够"自动"制止，这不仅提高了系统信息的准确性，而且降低了日常工作出错的概率，减少了人为因素对管理制度执行的影响。

（2）在信息沟通方面。

行政事业单位内部控制信息化通过业务活动与控制活动的有机整合，可以改变单位各项经济活动分块管理、信息分割、信息"孤岛"的局面。比如，单位在原有财务核算、资产清查等业务系统的基础上，通过建立统一的内部控制管理系统平台，将预算业务、收支业务、采购业务、项目管理、合同管理以及资产管理等经济活动统一到一个系统平台中，不仅可以打破单位内部各系统之间原有的界限，破除信息孤岛，提高信息的时效性和准确性，而且可以实现局部与总体管理控制工作的高度协调一致，有效扩大管理范围，赋能管理能力，实现高质量发展。

（3）在管理效率方面。

行政事业单位内部控制信息化通过业务活动与控制活动的有机整合，可以实现内部控制的程序化和常态化，使单位领导的管理方式由传统的日常管理向例外管理转变，集中精力处理重大问题，进一步提高管理效率。单位利用内部控制信息系统可以实现信息的自动生成，能够形成满足日常管理需要的相关信息，各级领导干部在各自权限范围内，通过可视化界面，可以及时得到有关预算执行、文件流转和项目进展等方面的最新信息，有利于对业务的全程监控和实时决策。例如，在资金资产管理方面。内部控制信息系统通过与业务系统紧密衔接，通过与部门预算、国库集中支付、部门决算系统、资产清查系统之间进行良好的数据交流，同时通过对资金支付、项目全程管理、集中采购、收费等业务的全过程控制，实现单位资金资产管理的一体化，提高单位资金监管的执行效率和跟踪能力，及时进行财务计划优化，减少资金积压，保证资金使用优质、高效。

二、公立医院内部控制信息化建设的主要内容

（一）内部控制信息化的基本条件

内控信息化是"一把手工程"，需要做好信息化的顶层设计，规范与规划先行，精心组织，全员配合。内控信息化不是简单地从线下到线上的转化，也不是简单地将流程图转变为电子工作流，其重点在于"规则嵌入"，由系统自动筛选剔除掉无效信息和不合规申请，通过计算和校验生成风险警示信息，并加以控制。行政事业单位实施内控信息化，需要做好以下几项基础工作。

1. 理念先行

对于行政事业单位来说，内部控制体系建设是新事物，需要在不断探索中逐步推进、协调、再推进。单位领导对内控工作的重视和正确认识是内控信息化得以实现的前提。首先，领导者对内控和信息化要有正确的认识，知道将内控管理思想与信息化有机结合，提高管理效率和效益；其次，领导者应带头使用内控信息系统并服从系统控制，不绕开系统去控制，不随便破坏系统控制的规则；最后，领导者要通过多种方式在不同场合宣传内控文化和机控文化。只有如此，内控信息化才能得到全员的重视，才能被全员接受并使用。

2. 加强顶层设计规划

内部控制信息化需要站在整体规划的基础上实施信息化建设，而不能再像以往各自为战进行信息化建设。否则还会出现架构混乱、信息不能共享、系统不能互通、数据字典不统一、科室数据编码不一致的问题。

3. 组织架构保障

清晰明确的组织架构是业务流程和岗位职责标准化的前提。单位应围绕监管要求，结合自身的实际情况，关注重点业务领域，梳理并合理设计各业务流程的管理权责分工，建立不相容岗位分离。这些设计会直接影响业务流程的具体路径，直接决定内部控制的效率和效果。

4. 业务流程规范化

业务流程规范化、标准化是业务内控信息化的基础之一。业务流程标准化

需要单位召集业务一线管理人员，充分征求他们的意见，利用风险管理理念分析、优化业务流程，拟定关键控制点，界定各岗位职责和管理权限，以及不相容职责的划分标准。其中，优化流程是最关键的环节，如果流程优化环节考虑不周全，将造成内控系统上线时出现问题，浪费人力物力资源。

特别需要注意的是，单位在对关键控制点逐项梳理后，应记录哪些能够固化在信息系统中，哪些暂时不能实现或实现成本较高。再对能够固化在信息系统中的业务流程和控制点，制定系统标准模板。例如，标准业务流程、管理权限、不相容岗位配置或参数设定等。

5.表单规范化

内控建设中，从制度、流程到信息系统，如果中间没有表单的话，那流程只是个工作流。如果说制度规定的是"该怎样做"，那么表单就是"具体怎么去做"的载体，而流程只是告诉我们做完这一步了，下一步该去哪，或者下一步该做什么。

单位中绝大部分事务都是通过填写一张张的表单来完成的，表单的规范化和标准化在一定程度上代表了工作的规范化。表单规范、统一，对于提高工作规范性和工作效率具有显著的作用。

6.数据采集标准化

大数据时代，数据为王，如果没有数据，一切都是无米之炊。单位数据多种多样，要实现内控信息化，不仅要有数据，而且要保证数据的质量和时效性，尤其是对主数据和源数据的采集，更要及时、真实、完整。主数据也称基准数据，是指用来描述单位部门、员工、财务科目等方面的静态数据。内控信息化时必须对这些主数据的定义和编码予以标准化。在此基础上，再对元数据（如一些财务报表数据）进行采集、分析加工，使内控信息系统获得更多、更丰富的数据。

7.控制指标量化

控制指标对应某一业务的外部监管要求和单位内部管理需求，如果无法量化这些控制指标，那信息系统就无法自动进行比较和判断，无法识别风险，更无法预警和实施控制。在实践中，"三公经费""中央八项规定"等都需要设定明确的指标值，只有这样，在费用报销时，信息系统才能依据规则，判断某一笔报销是否超标，是否符合要求。

（二）内控信息系统基本要求与业务要求

行政事业单位建设内部控制信息化系统不是对旧制度、旧组织、旧流程简单机械地线上化，而是一场组织架构、制度、流程、系统乃至观念的变革。行政事业单位在建设内控信息系统时，除了需要单位管理者从总体上给予理解和支持外，还应满足以下基本要求和业务要求。

1.基本要求

（1）易用性。

易用性对信息系统来说很重要，一套软件功能再强大，如果不易用、不好用，那么用户就会产生抵触情绪。这不仅影响信息系统的推广，而且严重影响其使用效果。

（2）稳定性。

稳定性表现为信息系统的可用性，由信息系统的软件和硬件共同达成。与之相关的技术指标包括：系统的并发用户数、最大的数据容量、年度宕机时间等。

（3）灵活性。

灵活性代表信息系统的可修改性和可扩展性。可修改性包括软硬件设计的灵活性和软硬件配置的灵活性，比如知识平台的自定义、工作流程的自定义、数据库的自定义、功能模块的自定义，以及系统组网的灵活性等等。可扩展性包括软硬件的可扩展性，比如硬件增加服务器、存储设备，软件增加新功能、新模块等。

（4）互联互通性。

内部控制建设的成果需要通过信息化才能落地实施。内部控制信息化是公立医院信息化不可分割的一部分，需要建立在现有信息化成果的基础之上。目前，行政事业单位内部控制信息化所处的阶段既是外部监管和内部管理的需要，也是我国行政事业单位信息技术发展到一定阶段的必然选择。

（5）安全性。

出于行政事业单位信息安全性和保密性的考虑，内部控制信息系统的建设更应关注安全性。重点关注网络安全、数据安全和应用安全，严格执行非涉密业务外网运行、涉密业务内网操作的相关规定，利用严格的身份认证、权限设置、内外网隔离、IP地址登录范围限制、关键操作的日志记录、电子签章、关键数据加密、方案备份等手段，提高内控信息系统的安全防护能力。

2.业务要求

（1）新规则、新制度的可嵌入性。

内控信息化可以内嵌最新的监管要求，如新的政府会计核算规则。要求系统能支持根据单据自动生成财务会计和预算会计的"双分录"记账凭证，并在年终结账后自动生成财务和预算的"双报表"，符合制度的新要求，同时也大大提升财务处理效率，向实现自动化转变，助力政府会计改革真正落地。

（2）自动化。

通过系统间的互联互通，实现预算、结算、核算、决算"四算"集成，打通业务流程和数据链条，实现数据"一次录入、全程共享、同步关联"。

（3）智能化。

依据"三公经费""中央八项规定""六项禁令"等相关规定，将制度明细和预算要求嵌入信息系统，通过规则设置和后台计算，实现内部控制的全程管理，自动满足经济活动各环节"程序合规、表单可视、风险提示"的需求，使"报销智慧审核、监督职能完成"成为可能。

（4）一体化。

能将风险管控、决策、执行、监督、考评等机制融入内控信息化当中，业务集成一体化、监控预警一体化、分析决策一体化。

（三）内部控制信息化建设的方式和路径

1.内部控制信息化的定位

内部控制信息化本质上是在现有系统以及尚未建立的管理系统中植入一种管控理念、工具以及方法，旨在防范经济活动风险，规范经济活动的运行过程。一般来说，行政事业单位内部控制信息系统至少要包含两个方面的功能：一是对预算、收支、采购、项目管理、合同管理以及资产管理等经济活动业务的实时、全程监控；二是通过风险评估和内部控制评价，分析经济活动风险和问题，帮助单位进行科学决策，同时为审计和监察提供一手数据。

在具体建设内控信息系统时，有的单位侧重前期的风险评估，有的侧重后期的内控评价，还有的侧重对业务运行过程的实时监控。无论单位内部控制信息化如何定位，都需体现单位经济活动风险控制的内容，将梳理优化后的单位经济活动流程、管理制度以及控制措施等内部控制咨询成果通过信息系统落实执行，以保障单位内部控制的有效运行。

2.内部控制信息化的建设方式

行政事业单位可以通过自建或外包两种方式实施自身的内控信息化。其中，自建是指行政事业单位利用自身的人力、财力、物力，建设适合单位自身特点的内控信息系统；外包是指在单位内部信息资源（信息技术基础设施、信息技术人员等）有限的情况下，以合同的方式将内控信息化建设工作全部或者部分外包给外部服务商，由他们帮助单位建设内控信息系统。

在这两种建设方式中，自建发生对单位自身的技术实力要求较高，外包对单位的要求相对较低。一般而言，如果市场上有较为成熟且能够满足单位特殊需求的系统或者软件，单位应首选外购，并外包安装实施；如果单位自身技术力量薄弱或者出于成本效益考虑，不愿意维持庞大的开发队伍，也可以采取外包方式，它能够较好地利用软件服务商专业优势和技术优势，降低单位内控信息系统的建设费用。选择外包时，要注意安全和保密问题。如果涉及某些保密性质的业务，单位要依据相关法律法规，确保信息系统的保密性和安全性。

3.内部控制信息化的建设路径

建设路径指的是内控信息化建设的基本思路：是内控嵌入业务，还是内控整合业务？前者是把内控措施嵌入已实现信息化的业务信息系统，后者是把业务和内控统一考虑，新建自带内控功能的综合业务管理系统，或者说把业务放在内控信息系统中运行。不管采用哪种思路，都是为了实现控制与业务的一体化运营。

（1）对信息化基础好的单位。

对信息化基础比较好的单位，建议首选内控嵌入业务模式。

由于不少行政事业单位在内控信息化之前，已上线运行了多个业务和管理信息系统，如OA、预算编报、财务会计核算、政府采购、资产管理等系统，这些单位的信息化建设已较为完善。在此情况下，若现有信息系统的软件供应商在内控实施方面经验丰富，或者单位具备足够的二次开发能力，则可根据梳理完成的内部控制制度、流程、控制措施等，对现有业务信息系统进行升级和优化，开发和扩展内控功能，将内部控制机制嵌入现有系统中，完善现有系统的内控能力，使其满足单位内控的需要。这么做的好处是，单位内部熟悉现有信息系统，并已形成使用习惯，便于上手。需要注意的是，改变或增加现有信息系统的功能，可能对现有信息系统有较大影响，比如可能会改变其稳定性，或者改变其工作流或数据结构等，也可能因二次开发难度较大，导致成本过高。

（2）对信息化程度低的单位。

对于信息化程度低的单位或者单位规模较小的单位，建议首选内控整合业务模式。

信息化程度低的单位一般都是基层规模较小的单位，由于它们的信息化程度低，可以一步到位，在实现业务信息化时，同步考虑与业务相关的内部控制要求。为了"多快好省"地去建设自己的内部控制信息系统，这些单位可以借助专业的内控业务咨询和软件供应商的力量，快速实现信息化。借助专业供应商的专业能力和软件产品，不仅可以快速满足单位经济活动内部控制的要求，还可以实现内部控制评价的自动化和智能化。这种模式的内控信息化建设成功率较高、项目风险较低、投入资源较少，综合费用也比较低。但值得注意的是，一定要在内控理念、信息化理念、信息系统操作使用方面加强培训，否则在短时间内可能会降低工作效率和工作质量。

（四）公立医院内控信息化建设规划

建设规划是公立医院内控信息化的起点，需要从医院战略高度出发，自上而下对医院内控信息化建设进行整体梳理，制定公立医院内控信息化建设的整体技术框架。公立医院信息化的建设规划就是对公立医院信息化进行的顶层设计，可以分为总体目标和阶段性目标。实现这些战略目标需要技术方案，需要内部控制信息化的技术框架进行支撑。而内部控制信息化的技术框架不能随意，否则容易造成整体架构混乱，信息不能共享，系统不能互通，无法满足未来数字化和智能化医院建设的整体需求。具体方法包括：

1.能力分解法

能力分解法是一种自上而下进行顶层设计规划的方法，包括需求与现状分析、改进计划、整合设计、分段实施四个方面。需求与现状分析需要从医院整体发展战略出发，根据医院整体信息化的发展规划，从现有信息系统的分析与具体控制环节的现实诊断出发，分析目前现有的控制薄弱环节与风险点，对应的信息系统现状。其中，需要注意的是，应该注意抓住数据流这个核心，分析判断数据在系统流转过程中的对接与协同问题。改进计划是依据内部控制目标和业务需求，针对现实提出的业务流程及制度改进策略、内部控制信息化的重点以及信息化的具体方向。整合设计是将所有的改进技术方案进行整合、协同，根据数据流转的方向，划清数据标准与系统边界。分段实施是指根据实际情况，分阶段实现内部控制信息化，并与顶层设计相互呼应，实现数据共享、互联互通。

2.技术路线图法

技术路线图法是根据医院整体的发展战略，明确内部控制信息化的实现手段。首先应该根据医院整体的发展战略远景规划，确定内部控制信息化的制度规范以及流程规范；其次要确定内部控制信息化所涉及的各系统实施顺序、整体框架设计、工期验收标准；最后汇总成为技术路线图报告。

3.体系结构法

体系结构法采用规范化设计，对内部控制信息化的整体架构（包括业务架构、应用架构、系统架构）、业务流程、数据提供能力、技术支撑能力等多个维度进行设计，形成一系列的制度与文件，包括业务架构、数据架构、技术架构与物理架构四个方面。其中业务架构是从医院内部控制信息化建设角度对业务所覆盖的环节、流程、制度的细化、抽象和建模。应用架构是基于业务架构从功能需求角度定义应用范围、功能与模块。系统架构是对未来内部控制信息化的硬件、软件、物理设施进行说明，以勾勒出网络结构及网络资源需求。数据架构包括了基础数据、业务数据和主题数据。王韬（2017）认为，基础数据包括人、科室、药品、卫生材料、后勤物资、大型医疗设备等，又称数据字典。业务数据大多是科研数据、运营数据、临床数据，是信息系统运行的结果数据。主题数据是根据需要，对业务数据重新整合所形成的新的具有一定逻辑关系的数据。当然，涉及数据就会涉及数据的标准问题，这个也是医院内部控制信息化建设中的一个关键问题。数据标准不统一也是以往各种信息化接口和信息孤岛形成的问题原因之一。因此，公立医院内部控制的信息化必须要梳理相应的数据标准化、编码体系、接口规范体系、集成方案等。

（五）公立医院内控信息化的主要功能分析

1.公立医院内控信息化的系统架构

公立医院内控信息化的理想预期是：将预算管理、收支管理、政府采购管理、资产管理、建设项目管理、合同管理、科研项目和临床实验项目管理、教学管理等集成在一个统一的平台上，减少或消除人为操纵因素，对业务过程实时监测、预警、控制，然后进行自动统计、分析、报告，以确保财务信息、业务信息和其他管理信息的及时性、真实性和完整性。如图17-1所示。

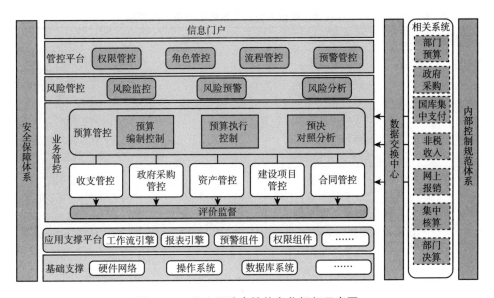

图17-1　公立医院内控信息化框架示意图

内控信息化应以预算管理为主线，将预算与基础数据、收支管理、采购管理、合同管理、资产管理、科研项目管理、债务管理、决算管理、决策分析等核心业务相关联，通过疑点报警、疑点追踪、专题分析、业务查询等管理功能，实现对公立医院内部各种经济、业务活动的全程管理。

此外，该系统还可以通过指标监控、访问控制、业务检测等手段，实时传递业务数据，实现对业务、流程等全方位的实时监控，方便各级业务管理人员及时了解风险状态，及时发现风险隐患，及时落实整改并全程跟踪处理情况，以降低或消除风险影响，提升岗位、部门和单位的风险防控能力。

为了方便内控部门的工作，该信息化还可以设计可视化的KPI导向的内控评价监督工具，预置内控评价监督指标，然后根据内控评价监督对象选择相应的指标，自动提取关键信息，自动分析指标特性，自动生成数据表格和图形，为内控评价监督提供翔实的、可量化的数据支撑。

2.公立医院内控信息化主要功能模块

公立医院内部控制信息化的主要功能至少要满足《行政事业单位内部控制规范（试行）》和《公立医院内部控制管理办法》的要求，涵盖单位层面的内控和业务层面的内控，表17-1列示了相关业务功能，表17-2列示了相关系统功能，供各单位在设计内部控制信息化时参考。

表 17-1   行政事业单位内控信息系统的业务功能模块

业务模块	基本功能	业务模块	基本功能
预算业务	预算编报 财政预算批复 内部预算批复 预算指标发布 指标范围设定 预算分解匹配等	资产管理	资产信息 资产租借 资产调拨 资产盘点 资产对账 资产处置等
支出业务	支出申请 费用报销 采购合同支付 借还款管理 财务审定 核算登记等	对外投资	投资意向 投资可行性研究 投资审批 投资使用和管理 投资收益与核算 投资评价等
收入业务	收入计划 收入上缴 收入登记 资金到账管理 资金到账匹配 资金归垫管理等	建设项目	预审项目 项目立项 项目计划 项目验收 项目文档 项目台账等
采购业务	采购需求 代理商选择 招标登记 供应商选择 供应商登记 采购台账等	合同管理	申请合同 合同备案 合同阶段管理 合同到期提醒 合同结项 合同结转等

表 17-2　　　　　　　行政事业单位内控信息系统的系统功能模块

功能模块	基本功能
决策分析	预算分析、项目分析、收入分析、支出分析、资产分析、采购分析、综合分析、合同分析、投资分析、自定义分析
业务配置管理	内部预算事项、外部预算事项、支出事项、内外事项关系、资金来源、会计科目、财政功能科目、收入科目、对外投资科目等
内控配置管理	组织结构、岗位职责、不相容岗位、归口管理、管控事项、管控流程、预警配置等
系统安全管理	用户管理、功能权限、数据权限、操作日志等

这些业务功能模块和系统功能模块对内控信息系统来讲，也可以视为"子系统"，比如预算管理模块可以叫预算管理系统、采购管理模块可以叫采购管理系统等。下面我们对预算管理、决策支持等几个模块的功能作进一步的说明。

3.预算管理信息系统模块的主要功能

近些年来，随着医改的不断深入，同时受到分级诊疗、医保支付方式改革、医耗联动等政策因素影响，医院收入明显放缓，但医院刚性支出成本上升，给医院运营带来巨大压力。加之，受药品加成补偿机制的影响，医院对成本重视力度不够，相关业务科室缺乏成本控制意识，医耗联动后成本管控迫在眉睫。此外，医院医疗资源和非医疗资源缺乏有效的分配机制，不利于集中力量办大事。在医改大背景下，医院迫切需要完善以往的预算制度，并将之进行信息化的落地实施，而如何参考历史数据，量入为出，全面提升公立医院的资源配置和利用效率，提升资金和资产的使用效率和效益显得迫在眉睫。预算管理信息系统设计的目标是：（1）形成全封闭预算管理体系；（2）预算录入时就要求预算部门、指标和事项的三个预算关键要素对应，抓实预算执行责任主体、紧扣预算执行绩效目标；（3）建立项目申报、预算编审、预算拨款、预算调整等管理机制；（4）用款申请时能自动对应预算指标，有效防止违规无预算、超预算、随意调预算等问题；（5）实时统计预算绩效情况，掌握各项预算执行进度，深度追踪预算项目对应的业务工作进度，提升资金使用绩效。

根据全面预算管理控制的主要环节，预算管理信息系统的主要功能至少应包括：预算编制与审核、执行与控制、调整、分析、绩效考评管理等全过程，并衔接财务会计与预算会计双体系并行的核算管理。其设计理念应体现为数字化、智能化、以事项为驱动的业财融合化等。具体来看：

（1）预算编制与审批。

①基础字段设置。

根据管理目标，设置预算事项类别、预算指标、支出明细、支出标准、预算收支明细、会计科目映射关系、指标执行方式、指标政府采购属性、指标合同属性、资金来源，责任单元、预算事项职能归口科室属性、预算编审模式，预算期间设置等维护。

②服务量预算编制。

对门诊人次、入院出院人数、平均住院日、手术例数、病种分布等服务量预测。编制方法可结合科室学科发展规划，历史数据和新增人、财、物、投入增量确定。

③预算编制。

预算编制包括收入预算编制与支出预算编制。预算编制应该根据医院总的发展战略、政策变动的因素、绩效管理的要求等多种因素进行编制，编制方法应该根据历史数据、收入预算、支出预算的具体业务类型分类特征，采用固定预算、弹性预算、增量预算、零基预算等方法。其中历史数据应该收集历年收入、支出相关数据，整理预算项目，分析各预算项目、各科室收支趋势和规律。应结合医院部门预算申报数和预算总体要求，考虑历史数据趋势、医改影响、绩效目标，拟定各科室全面预算收支初步建议数。一般情况下，系统中可以预置三年以上的历史数据作为参考数据。

④预算审批。

预算的审批包含预算审核和预算下达功能。预算审核环节承接了编制与执行阶段，信息系统设计时应该考虑审批的灵活性与自动性。经院长办公会和预算管理委员会审批通过的预算，经过层层分解，应该自动成为预算事项，执行预算控制。审核过程应该将归口审核与汇总审核、分解审核结合起来。

（2）预算执行与控制。

执行科室根据批准的科事业计划和批复预算，及时开展业务活动。预算执行在程序上无预算不执行。因此，报销时需要选择具体的预算项目才能实施报销。因医院临时安排任务等情况，确需发生的资金支付或领用时，应首先通过预算调整程序追加预算。业务活动实际发生金额超出预算标准或金额时，可以根据医院预算管理需要设置强开关或者提示功能。具体表现为额度控制、预警通知、票据控制、影像存储等功能。

（3）预算调整。

预算调整包括预算调整类型设定、预算调整审批流程维护。预算一经下达一般不予调整。在预算管理推进医院临时任务，确需调整预算时，由相关科室提出预算调整申请，按照预算控制程序的要求程序批准后下达执行。预算调整一般根据流程归口科室、财务、预算管理委员会对预算调整表进行线上审批。从功能上来说，预算管理系统应支持审批工作流的自定义功能，并能够根据定义的工作流，实现审批通过、拒绝通过、退回等功能。

（4）预算分析与绩效考核评价。

预算管理系统除直接在执行过程中获得预算执行数据外，应该还可以分别从其他运营管理模块或系统中通过接口或导入方式，及时获取各类预算指标的执行数据。例如，通过HIS系统定期获取科室门诊人次、急诊人次、出院人数、手术例数、病人类型、病种收入类型、收入金额、医保基金支付金额、设备工作量、卫生材料使用等数据。通过物流系统，定期获取药品卫生材料、低值易耗品和其他材料的请领、入库、领用、供应商等数据。通过资产管理系统，及时获取设备编码、名称、类型、原值、折旧年限、资金来源、维修费用等信息。

有了这些数据，预算执行的分析就可以根据管理需要，选择分析的期间（如月、季、年等）进行分析，也可以设置金额绝对值或自定义指标进行同比、环比、百分比分析。预算执行分析可以通过预算指标占用，穿透到预算执行科室、预算事项结构一直到预算事前申请和报销申请原始明细。此外，预算分析还应该支持从科室、预算指标、项目等不同维度按需进行分析。

预算绩效考核以预算完成情况作为考核的核心，通过预算执行情况与预算目标的比较，确定差异并查明产生差异的原因，进而据以评价各科室的工作业绩，并通过与相应的激励制度挂钩，促进其与预算目标相一致。预算绩效考核包括两部分，一是预算绩效目标考核，具体内容由绩效办统一下达和考评；二是预算工作考核，具体包括预算报送时效、质量、预算编报管理情况、预算执行管理情况和其他预算工作以及预算工作创新。预算考评包括确定考核周期，由月、季度、年的确定考核对象，具体到执行科室或职能归口管理科室，确定考核指标，如预算收入执行率，收入支出比等。

4.其他业务模块的主要功能

（1）收支管理功能模块。

医院的收入主要来源于诊疗收入，并在HIS系统中实现收取。虽然内部控制管理信息化的建设不会重新设计一套收入系统，但需要重新评估HIS系统中控制环节的风险性，植入控制的手段，实现收费流程，确保不相容岗位相互分离。医院着重加强了对门诊住院收入流程的管控，设置了稽核、复核、对账等多个控制点。做到收缴分离、票款一致。还需要重新规范退费流程，梳理票据管理流程，规范各类票据的购买、领用、核销等审批手续。为此，收入管理系统的设计目标体现为：①根据不相容岗位相互分离的原则，合理设置岗位；加强收入的归口管理，医院全部收入都要纳入财务部门统一核算和管理；②针对门诊、住院收入，要加强结算起止时间的控制；③保证自助终端设备、微信、支付宝、APP等第三方支付通道数据进行授权加密管理；④健全票据管理，保证公立医院对票据、印章的全过程管控；⑤严格退费审批流程管理，各项退费手续做到相互制衡，退费相关凭证妥善保存并归档，同时财务部门加强退费单据的审核；⑥欠费的催缴预警，降低坏账的发生。

医院的支出体现为各种经费支出，经费支出的预算实行归口管理，各职能部门均可参与到预算管理业务中，划分各职能部门的业务职责。支出控制系统的建设不会单独建设，其往往与预算管理同步实现，并体现为智能报销系统建设。在管理上，经费支出预算项目经预算管理委员会批复后，需严格执行。各项经费支出预算额度均嵌入在内控系统中，设置了事前审批环节和费用报销环节。职能部门申请资金支付时，可以查询是否有预算项目、预算额度及预算执行进度等情况，扫描并上传报销凭证至内控系统，审批流程结束，出纳支付并存档，同步核减预算额度。遇到临时支出，需严格执行预算外追加审批流程。通过支出预算控制，从"源头"控制经费支出。

支出管理系统的设计目标：①保证各项支出的发生均在预算控制内，支出由各归口管理部门按年度预算严格执行，财务部门核准用款计划；②加强对支出审批流程的控制和监督，严格执行重大支出集体决策制度和责任追究制度；③提升远程在线报销的效率性与实时性，同时加强业财数据的采集，与成本管理系统相互联系，进行自动归类和核算；④支出环节要与合同管理系统相互匹配，并绑定支付环节、支付条件、支付金额三个限制项，真正实现采购支出和合同条款匹配后"哪个阶段、哪些条件、多少金额"的支出目标；⑤推动业财数据的融合，加强分析数据的展示，为决策等工作及医院各项支出的精细化管理奠定数据基础。

（2）采购管理功能模块。

采购管理系统主要负责公立医院所需药品、医疗设备、卫生材料、工程等的采购。通过规范采购流程、打造"三公（公开、公平、公正）平台"，形成"采购资金预算→采购计划→采购执行→采购支付→采购验收→采购档案"的全过程管理，为管理部门、采购人、代理机构、供应商、监督部门、社会公众提供"标准统一、规范透明、资源共享、安全高效"的采购系统，实现政府采购全流程操作电子化、全过程监控实时化、全方位审计自动化、全覆盖管理一体化。采购信息系统设计目标为：①政府采购申请自动匹配生成采购标准和要求，并在"政采云"上生成采购合同并上传完成后才能付款；②实物资产申请购置后，完成登记环节才能报销付款，实现采购即入库，并形成资产台账，解决以往资产漏登等问题；③抓住资产实物管理主线条，从购置入库起，将领用、调拨、交回、盘点、报损、处置等全过程管起来。采购系统功能子模块至少应包括：采购需求管理、采购计划管理、采购申请管理、中标登记、采购合同、采购执行、采购验收、采购支付、信息统计等。

（3）合同管理功能模块。

公立医院的合同管理系统主要涉及的内容是采购和项目建设所对应的合同管理，它是利用信息化手段规范公立医院合同管理流程，支持公立医院合同登记、审批、备案、变更、跟踪、归档等工作，实现合同收付款全过程的信息化管理。通过合同相关流程再造与优化，提升工作效率，实现公立医院内部信息共享。其信息系统设计目标体现为：①建立合同内部控制系统的过程是以风险为导向，使其在制度安排上更注重合同准备、签订、履行及履行后的过程，安排有效"体制""制度""人"以及"途径"，使合同的动态风险在每个过程中都有相应的控制手段发挥作用，成为一个适时的动态过程控制系统；②合同款收付进度是判断合同履行风险的重要参考证据，可以从会计核算角度，增设"合同"辅助核算方式，对合同款收付涉及的会计业务进行独立归集，实现合同款收付过程明细管理；③通过完善合同管理，医院将财务管理与经营管理有机结合，拓宽了财务管理领域，实现全方位财务内部控制，并且对合同管理所涉及的每一个岗位、每一个操作环节都进行了规范，尽量做到精益求精。

合同系统功能子模块至少应包括：合同模板管理、合同登记、合同审批、合同备案、合同执行阶段管理、合同支付、合同变更管理、合同台账管理、合同归档、合同借阅等。合同执行过程中，每完成一个阶段，需要利用执行跟踪功能进行过程推进，记录合同每个阶段完成的标志性成果，并对阶段性成果进行确认，无误后执行支付申请。合同执行中，难免出现例外情形，应注意划分不同的情形进行变更管理。合同执行过程中还应注意与采购模块、收支模块的协作。合同管理中主要涉及部门合同经办人、医院合同管理岗位、部门报账等岗位。

（4）资产管理功能模块。

资产管理系统主要实现"采购（预算编制、采购申请、文件批准）→跟踪（合同签订、付款结算、查询资产状态）→管理（仓储管理、配发启用、日常管理）→退役（报废处置、上缴）"的国有资产全生命周期管理，动态监控资产全貌，方便资产的调度与分配，最大限度提高资产的使用效率与价值。其设计目标体现为：①政府采购申请自动匹配生成采购标准和要求，并在"政采云"上生成采购合同并上传完成后才能付款；②实物资产申请购置后，完成登记环节才能报销付款，实现采购即入库形成资产台账，解决以往资产漏登等问题；③抓住资产实物管理主线条，从购置入库起，将领用、调拨、交回、盘点、报损、处置等全过程管起来。资产管理系统功能子模块至少应包括：资产计划、资产配置、资产卡片、资产日常管理、资产清查、资产处置、统计报表等。

在公立医院，资产管理主要涉及固定资产管理、药品管理、医疗卫生材料等信息系统的建设问题。如何利用现有的信息技术实现精细化管理是医院面临的普遍问题。以医疗卫生材料为例，其设计目标为：①建立覆盖生产商、供应商、物资管理部门、临床使用科室、病人及相关的财务、医保、物价部门之间的一体化的供应链管理体系，实现全条码信息化管理，完成从科室提出需求到采购、入库、配送、出库、使用消耗、追溯等环节一体化管理模式；②实现可收费材料的流程管理与不可收费材料的成本控制，从根本上解决物资管理中的漏洞，有效杜绝使用过程中的浪费现象；③系统实现高值耗材的规范化管理，实现高值耗材从备货入库、领用、入库、出库使用、消耗、科室计费、追溯、结算等各个环节全程管理，保障医疗安全；④通过对外搭建供应商门户协作云平台，引入第三方物流管理，开启SPD供应商协作管理模式，实现院内仓储零库存，帮助医院减少资金占用。针对固定资产管理，医院应该学会利用先进的物联网技术对手术室大型设备进行精细化的追踪，通过RFID芯片，追踪位置，有效实现医疗固定资产的调拨转移情况的跟踪管理，方便设备的保养和安全检查。此外，还应注意通过数据分析，随时统计设备的工作负荷、预约周期，并应与收费、PACS系统及时关联，实时掌握设备使用情况，根据各项数据做好设备利用效率的综合评价工作。针对药品管理系统，应该注意利用PDA、条形码技术进行药品批号、采购批次的全过程跟踪管理。同时可以利用智能药柜系统，通过物联网和指纹识别技术手段，提高药品管理工作的效率和准确性。门诊自动发药机和住院药品分包机都可大大提高发药速度，但应注意与资产管理系统的对接和数据共享问题。针对医疗卫生材料同样涉及使用条形码的问题，并注意与HIS系统建立关联性。此外，还应加强电子智能耗材柜、物联网、指纹识别等技术手段，提高卫生材料的管理效率。

（5）建设项目管理功能模块。

建设项目管理系统围绕项目库和资金流，通过建立"项目立项→概预算→招标→合同管理→项目跟踪督导→工程结算→验收决算→财务档案→项目评价"的全过程系统，构建符合医院基建管理要求的体系，实现项目前期、中期、后期的全周期管理，帮助公立医院合理、科学地投资各类基本建设，有效防范资金使用风险。其信息系统建设目标为：①工程建设项目的各个环节实现线上登记、线上审批，关键信息全部实现电子化存档，审批记录网上痕迹；②实现施工进度数据、财务数据的可追溯以及分析运用；③针对工程项目内容复杂、资料多、管理难的问题，项目合同要求被分解成进度节点（设定环节要求、支付条件及支付金额），根据项目完成进度分节点上传单据和分段支付；④支付记录应形成完整工程档案，节点支付金额滚存无法超过合同总额，避免预付款过头情况；⑤工程项目竣工结算和财务决算审计完成后才能进入付款环节，避免项目未验先付情况；⑥主要以合同对象资信的调查、拟订合同草稿、确定合同内容、合同履行、执行追踪、合同风险预警、风险防范等方面为重点。建设项目系统功能子模块至少应包括项目立项、项目实施、项目管理、项目库管理、统计查询等。

（6）成本管理功能模块。

公立医院成本管理系统是指医院业务活动中所发生的各种耗费以科室、项目、病种为核算对象，按照一定的流程和方法进行归集和分配，通过信息系统计算出相关成本，实现的过程。其设计目标体现为：①通过健全与优化预算管理体系，针对不同支出内容和不同预算编制特点，确定成本控制的关键依据，并严格贯彻预算目标完成情况，与发放结果的考核挂钩；②结合《事业单位成本核算指引》确定会计核算的标准，设置并完善成本核算和管控等工作岗位，明确每个岗位的工作流程和职责范围，明确成本管理的权责利，以此来提高会计核算的标准化和精准性，增强成本控制的有效性；③通过自动化和系统化提高成本核算的效率和准确性，解决目前存在的财务工作基础薄弱问题，为成本控制提供基础数据支持。同时，将医院的财务和业务相关信息汇集到统一的信息平台，实现数据共享，利用大数据分析技术自动生成报告，或建立预警体系，进一步提高公立医院成本控制的信息化水平和工作质效。

主要功能包括：成本数据采集功能，成本数据的增加、修改、删除、查询等数据维护功能，分摊管理功能，与其他系统数据的交换功能，科室字典，收费类别字典，成本项目字典等字典基础信息的维护功能。重点说明一下病种成本管理系统的功能模块，根据王韬（2017）的认知，其主要应该包括基础数据采集、病例筛查、数据整理、计算病种成本、病种成本分析几大功能。其中基础数据采集功能收集的基础数据包括：所有诊疗项目的基础编码信息，病种与ACD-9、ACD-9-10对照关系，项目成本数据药品，单收费材料数据。病例筛查应从 HIS 或电了病历系统中导入指定核算期间的病历首页信息；病例筛查功能，按一定条件对病历首页信息进行筛查；医嘱导入功能，早已选定病历首页对应的详细医嘱。数据整理功能应该统计、合并医嘱中的诊疗项目，形成各诊疗项目累计数量，确认病种诊疗过程中已选取的诊疗项目。

（7）科研项目管理功能模块。

科研项目管理信息系统是为了减轻科研人员和项目管理人员的工作量，提升科研工作效率而实施的信息化工作。其设计目标为：①通过制定科研项目管理制度，明确科研经费的审批权限及流程、使用范围、支出标准等，明确不相容岗位，防止舞弊的发生；②在财务、科研管理等部门的建议指导及审核下编制符合医院总体目标的可持续、科学的经费预算，做到经费资源、项目状况与预算目标相匹配；③通过融合业务与财务系统，将科研项目中的物资采购、学术交流、人力成本等经费收支嵌入信息化管理平台，实现对科研经费的全过程、动态化管理；④通过将绩效评价机制、激励约束机制嵌入科研经费管理中，加强目标设定、运行跟踪、监督考核与结果应用，提高人员工作积极性与经费管控意识、责任意识。

其主要功能模块包括科研门户网页管理、科研项目信息管理、科研项目进度管理、科研经费管理、科研成果管理、统计查询、消息推送、专家数据库等功能。需要注意的是，科研项目管理系统需要与医院其他系统平台之间实现贯通和信息共享，及时进行信息发布，这样才能为全院提供统一服务内容和个性化的需求，有利于健全科研项目信息档案，实现科研项目精细化管理。

（8）决策支持模块的主要功能。

决策的基础是信息，决策的过程即为信息采集、存储、处理、分析、利用以及形成新信息的过程。随着信息资源的开发利用和数据共享互通日渐被重视，公立医院也由以往的"被动执行"转变为"主动决策"、由"经验依据"转变为"数据依据"、由"事后诸葛"转变为"事前预测"。在大数据、云计算、人工智能等信息化新技术的支持下，公立医院正在构建新型的决策支持系统，该系统的决策数据应该可度量、可分析、可模拟、可跟踪、可矫正、可反馈。

决策支持系统是医院实施战略决策的支撑系统，它应支持从数据源、数据仓库、数据应用和信息展示等环节对数据进行采集、存储、分析和展现。通过多渠道获取数据来源，对内部和外部数据进行清洗、整合和集成，再根据分析目标对数据进行多维度、可视化的分析与挖掘，提取隐含信息，建立数据神经网络，把数据信息转化为管理知识，并以仪表盘和导航仪的形式展现，满足内部决策需求。决策支撑系统的数据处理模型如图17-2所示。

决策支持系统一般由交互语音系统、问题系统、数据库、模型库、方法库、知识库等管理系统组成，决策支持系统强调的是对管理决策的支持，而不是决策的自动化，针对医院管理，它所支持的角色可以是领导层、职能部门管理层、医务人员业务层等不同层次上的决策。它往往采用BI系统通过数据需求分析，运用一定的数据模型，凭借转换、清洗、抽取、分析、展示等功能实现用户决策的需求。基于BI的决策支持系统有利于实现医院业务层面与经济活动层面的精细化管理。

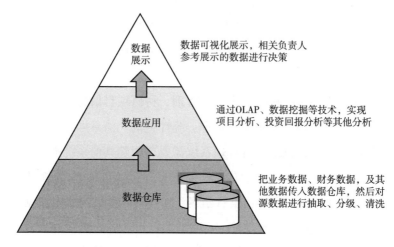

图17-2　决策支撑系统的数据处理模型

5. 系统配置管理模块的主要功能

系统配置包含的内容比较多，一般应包括组织信息管理、预算配置、管控措施管理、系统参数设置、会计科目维护等。这里仅对其中较重要的系统配置进行简单描述。

（1）组织信息管理。

一般应包括：用户、组织和结构、岗位角色、管理组织、归口管理的配置。在系统配置时，先要建立组织结构、用户等最基本的信息内容，包括职能管理关系，组织和业务的归口管理等，然后才能在流程审批、流程执行、信息查看等功能上依据设置的内容自动分配对应的权限。

（2）预算配置管理。

一般应包括：外部预算事项、内部预算事项、支出事项、财政功能科目、二级单位事项设置等内容的配置。在系统配置时，设置外部预算批复需要的财政功能科目和外部预算事项，单位内部预算下达分解需要的内部预算事项和支出事项内容，以及内部预算事项与支出关系、内外部预算事项的关系设置，下级单位基础设置的配置，会计科目设置等。

（3）管控措施管理。

一般应包括：管控事项定义、管控流程设计、管控范围等方面的设置。具体包括：哪些内容（如采购、预算、支出）应纳入管控范畴，管控内容适合哪些组织，应采用怎样的流程来进行管理控制。对预警措施的配置，需根据支出和预算的控制标准来设定相应的要求，当超出对应标准时，进行实时预警提示。

6.基础数据平台的主要功能

（1）基础数据平台的功能列示。

数据管理是信息系统发挥控制作用的基础与依据。基础数据平台是公立医院内部控制信息化平台的公共数据管理平台，它一方面对预算数据、项目数据、收支数据、采购数据、合同数据、资产数据、人员数据和公共数据等实施管理，同时也为其他信息系统提供组织架构、用户权限、公共数据、消息通知、公告、日志等基础服务，在减少运维人员数据维护工作量的同时，保证各系统基础数据的统一性。基础数据平台还应支持在同一环境下内设不同行政组织、财务组织、预算组织，灵活地满足各部门管理要求等。

基础数据平台的具体功能框架如图17-3所示。通过对各类数据全过程的监控与管理，公立医院可以对经济活动数据、系统运行数据、内部控制痕迹数据进行规范统一、集中存储、实时调用，形成数据池，实现数据挖掘与分析。

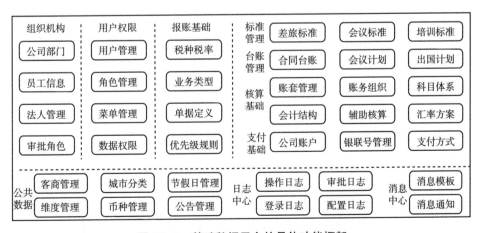

图17-3　基础数据平台的具体功能框架

（2）基础数据的应用举例。

①设置业务类型与预算科目、会计科目的映射关系，实现单据提交时按照规则占用相应预算科目的预算，以及自动生成记账分类，同时根据组织机构、单据类型设置对应的审批流程，提供灵活的流程执行机制。

②预设费用标准模块，对差旅、因公出国（境）、会议、培训、接待等费用标准基础数据进行配置，设置相应的控制方式，并向报账系统提供标准查询和校验接口。

③允许将已签订的合同和已审批的计划录入系统并在提单时进行关联，以支持合同台账和计划台账的管理。

④系统保留所有用户登录、用户操作、领导审批、财务审核、管理员配置等的相关记录，采用双重签名机制，杜绝信息被篡改，既保障系统的安全性和可靠性，又为审计提供一手证据。

7.安全管理模块的主要功能

安全管理至少应包含用户管理、授权管理、日志管理等，其中，授权管理一般包括功能权限授权和数据权限授权。行政事业单位内控信息系统应该可以灵活、便捷、高效地定义和维护系统用户及其权限。

信息化是一把双刃剑，把业务和管理从"线下"搬到"线上"，虽然提高了本单位信息的准确性、时效性、共享性，也提高了管理决策的便利性和科学性。但由于网络、操作系统、应用系统的漏洞，以及程序设计存在的瑕疵等因素，可能会给单位的经济活动和管理活动带来新的、更大的风险。所以，建立内控信息系统不是"一劳永逸"的，而是一个不断完善、不断改进的过程，需要医院持续规范信息系统的运行和维护流程，保护信息安全，实现真正有效的内控。

三、公立医院内部控制与运营管理信息化的一体化建设

2020年12月，国家卫健委、中医局联合下发《关于加强公立医院运营管理的指导意见》，明确指示要积极促进公立医院向更高层次的质量发展迈进，加速推动管理模式和运作机制的转型，力求在医院运营管理的科学性、规范化、精细化及信息化层面取得显著提升。2021年6月，国务院办公厅发布《关

于推动公立医院高质量发展的意见》再次强调，公立医院的高质量发展进程中，健全的运营管理体系不可或缺，该体系应能有效融合医疗、教育、科研等核心业务板块与人力、财务、物资等关键资源，构建起支撑医院运营管理决策的智能化平台，以科学、规范、精细的管理策略为引导，推动公立医院运营效能的飞跃。2023年，财政部发布《关于进一步加强公立医院内部控制建设的指导意见》，提出加强公立医院信息平台化、集成化建设，实现各类经济活动及相关业务活动的资金流、实物流、信息流、数据流有效匹配和顺畅衔接。这一系列政策的出台，标志着中国公立医院改革进入了一个新的阶段，即通过深化内部管理改革，促进医疗服务质量和效率的双重提升，通过信息化建设实现多业务板块与资源的深度融合，实现公立医院运营管理模式的精细化转型。

（一）公立医院内部控制与运营管理信息化建设的依据

在本书第一章中，我们已经进行了公立医院内部控制与运营管理之间关系的辨析，公立医院运营管理是对医院运营过程的全面规划、组织、实施与控制，它是一个涉及医院内部各种资源有效配置与利用的过程，而公立医院内部控制则是指医院为了实现其管理目标，通过一系列制度、流程和措施的建立与执行，对医院的经济活动和运营过程进行规范和监管的过程。内部控制和运营管理均以业财融合理念为导向，两者统一于流程管理。

内部控制是加强公立医院运营管理工作的重要抓手，内部控制与运营管理的落地实施则统一于信息化与数据标准的建设。运营管理的落地实施需要信息化，以往信息系统建设的问题主要是顶层设计以及系统之间互联互通、数据共享、业务贯通的问题，既涉及系统间的流程再造、业务系统与运营系统的互联互通，又涉及数据标准的统一，而这些问题可以通过内部控制管理信息系统的建设去实现。内部控制管理的落地实施同样依赖于信息化建设，否则内部控制就会变为一套规章制度手册被束之高阁。

内部控制与运营管理信息系统的构筑应秉承统一性原则。具体而言，内部控制管理的数字化转型需与运营管理系统的信息技术平台建设紧密结合，促成内部控制、业务流程管理及运营管理三个方面的无缝集成。其中，内部控制扮演着业务管理和运营系统构建间的桥梁角色，不仅确保了管理流程的平滑过渡与数据规范的一致性，还有效遏制了信息孤岛现象，促进了财务与业务数据的深度融合，为形成综合运营分析、增强管理决策的精确度与支持力度奠定了坚实基础。公立医院内部控制与运营管理信息化的一体化建设，旨在通过信息技术手段，将内部控制流程与医院日常运营管理深度融合，实现资源优化配置、风险有效控制和管理效率提升。

（二）公立医院内部控制与运营管理信息化建设的实现路径

实现公立医院内部控制与运营管理信息化的一体化建设，需要通过以下步骤和策略进行。

1.顶层规划与战略定位

在启动公立医院内部控制与运营管理信息化的一体化建设之前，首要任务是清晰界定项目的战略导向与长远目标。这意味着需要结合国家医疗卫生政策导向和医疗服务行业的发展趋势，明确医院自身的特色优势、存在的短板以及未来的发展重点。例如，是否侧重于提升医疗服务效率、优化财务管理流程、强化风险管理能力等，都应成为战略目标设定时考虑的核心要素。

同时，必须深入了解和评估医院的实际情况，包括现有的管理流程、信息技术基础、人员技能水平、资金投入能力等，确保战略目标的设定既有前瞻性又具备可行性，这一步骤要求广泛的内部调研与讨论，确保医院各个层级、不同部门的意见和需求都被充分听取和考虑，以形成广泛共识。

在此基础上，医院需要结合长期发展规划，确立内部控制与运营管理信息化的总体框架，框架内容应包括但不限于：信息系统的功能设计、数据管理策略、内部控制的关键业务流程（如预算控制、收支控制、采购控制）、绩效评价机制等。

此外，还应明确医院实现内部控制与运营管理信息化建设的职责分工，设立专项工作组或明确牵头部门，统筹信息化建设的实际工作。

2.系统需求分析与流程再造

在着手公立医院内部控制与运营管理信息化的一体化建设的初期，开展一次全面且深入的调研至关重要。这包括对当前医院运营管理流程的细致梳理与评估，以及对内部控制体系的全面审查。调研过程中，需采用多种方法，如访谈、问卷调查、现场观察、数据分析等，以确保收集到的信息全面、准确。通过对现有流程的深入分析，识别出效率低下、易出错、存在潜在风险的环节，以及内部控制体系中的薄弱点，如权限分配不当、审批流程冗长、监督机制缺失等。

同时，针对医院内部不同的业务部门，还需要进行细致的需求分析。财务部门可能关注于预算管理、成本控制、财务报表自动化生成等功能的优化；采购部门则可能对供应商管理、招投标流程电子化、库存监控等方面有特定需求；临床服务部门则可能对患者信息管理、医疗服务质量监控、医疗资源调度等方面有高度需求。通过一对一的深入交流，了解每个部门日常运营中遇到的痛点和期望，确保新系统的设计能真正贴合他们的实际业务场景，提高工作效率和服务质量。

3.风险管理和关键控制点嵌入

将内部控制的关键控制点融入医院的信息系统是实现内部控制与运营管理信息化建设的核心举措。

具体而言，这涉及将一系列核心的内部控制要素，诸如权限管理、审批流程、预算控制等，通过编程逻辑和算法巧妙地嵌入日常使用的IT平台之中。医院在对内部控制的关键业务流程进行梳理后，将其嵌入信息系统中，实现了业务操作与控制措施的自动化融合，这种融合不仅提高了工作效率，减少了人为错误，还使监控活动更加实时和精准。例如，药品库存管理流程实现智能化设计后，系统能自动追踪药品的出入库记录，预警低库存或药品过期情况，确保药品供应的连续性和患者安全。

此外，医院还可以充分利用现代数据分析工具的强大能力，对医院运营中的海量数据进行深度挖掘和智能分析，执行风险评估任务。通过对历史数据的趋势分析，识别潜在的运营风险区域，并将其结果运用到模拟不同情景下的风险概率过程中，做到防患于未然。基于这些翔实的数据分析结果，管理层能够获得清晰的风险概况，据此灵活调整内部控制的策略和具体系统的配置参数，以应对不断变化的内外部环境挑战，持续优化内部控制体系的效能与适应性。

4.持续优化与评估

为了确保医院信息系统的长期稳定运行和内部控制机制的有效性，医院还需要建立健全全面的监督与评估机制，包括定期的系统性能评估机制。从技术层面的硬件运行状态、软件响应速度、数据处理能力，到应用层面的业务流程执行效率、用户界面友好度等多维度对信息系统进行评价，同时，也要进行内部控制有效性审查，检查内部控制措施是否按设计有效执行，能否及时发现并纠正偏差。

通过问卷调查、座谈会、在线反馈平台等多种渠道，鼓励医护人员、行政人员及患者分享他们在使用系统过程中的体验感受和改进建议，这些直接来源于实际操作者的反馈，能够为系统功能的微调和业务流程的再设计提供参考，使系统更加贴近用户需求，提升整体满意度和工作效率。

此外，引入外部审计和专家咨询是提升内部控制与信息化建设水平的另一重要策略。外部审计能够提供独立、客观的视角，帮助识别内部可能忽视的风险点和控制缺陷，确保合规性的同时，推动内部控制体系向更成熟的方向发展。而专家咨询则能带来行业最佳实践、前沿技术和管理理念，为医院的信息化战略规划、技术创新和内控体系建设提供专业指导。通过与业界领先机构和学者的合作，医院可以更快吸收并采纳最新的研究成果和技术解决方案，保持其在数字化转型浪潮中的领先地位。

总之，通过这些关键步骤的逐一落实与持续优化，公立医院将逐步建立起一个高效集成的内部控制与运营管理信息化体系，深度融入医院的日常运营之中，成为提升整体治理水平和促进高质量发展的核心驱动力。

四、公立医院网络安全与数据安全控制建设

2021年，国家医保局发布《关于加强网络安全和数据保护工作的指导意见》，提出加强网络安全管理和数据安全保护的要求，公立医院需要落实网络安全主体责任、完善网络安全监督管理机制、实施数据全生命周期安全管理、实施分级分类管理等，2022年，国家卫健委发布《医疗卫生机构网络安全管理办法》进一步规范了医疗卫生机构网络和数据安全管理、促进"互联网＋医疗健康"发展，加快推动卫生健康行业高质量发展进程。2023年，财政部发布的《关于进一步加强公立医院内部控制建设的指导意见》则是从内部控制的角度，强调了强化账户授权管控要求和建立数据分类分级保护制度的要求。

这些政策法规的相继出台，不仅促进了公立医院及整个医疗卫生行业对网络安全的重视和投入，还推动了行业的数字化转型和"互联网＋医疗健康"模式的健康发展。通过强化网络安全管理，医疗卫生机构能够更好地保护患者隐

私，维护医疗信息的真实性和完整性，构建起公众信任的数字医疗环境，为实现医疗资源的优化配置、提升医疗服务质量和效率、促进全民健康目标的实现打下坚实的基础。

（一）公立医院网络安全与数据安全概述

公立医院网络安全与数据安全是确保医疗机构在提供医疗服务、管理患者信息、处理财务事务和其他核心业务活动中，有效保护其网络系统和数据资源免受未经授权访问、破坏、盗窃或泄露的重要组成部分。

1.公立医院网络安全

公立医院的网络安全指的是保护医院的网络基础设施、系统和应用程序不受恶意攻击、未经授权的访问或其他形式的网络威胁的技术和策略。它关注的是网络层面的防护，确保信息在传输过程中的安全，以及网络资源和服务的可用性、完整性和机密性。这包括但不限于防火墙、入侵检测系统、安全协议、访问控制、数据加密、安全审计和应急响应计划等措施。网络安全的目的是维护网络环境的稳定，防止黑客攻击、病毒传播、拒绝服务攻击等，确保医院业务连续性。

2.公立医院数据安全

相比之下，公立医院数据安全更专注于数据本身的保护，无论数据位于何处存储、传输还是处理中。它涵盖了数据的完整性、保密性和可用性，确保数据不被未授权访问、修改、泄露或销毁。在公立医院管理过程中，数据安全特别重视患者医疗记录、个人隐私信息、财务记录等敏感数据的保护。数据安全措施包括数据分级分类、敏感数据保护、访问控制、加密、备份与恢复、数据生命周期管理、数据脱敏以及数据泄露防护等。

（二）加强公立医院网络安全与数据安全控制建设的意义

1.保护患者隐私和数据安全

公立医院作为医疗服务的主要提供者，承载着收集、存储和处理大量患者个人信息与医疗记录的重任，这些数据包括但不限于个人身份信息、病史记录、检验结果、治疗方案等高度敏感内容。这些信息的敏感性和重要性要求医院必须采取最严格的安全措施，因为任何数据的泄露、篡改或未经授权的访问都可能对患者造成不可估量的伤害，从个人隐私暴露导致的心理压力，到医疗信息错误引发的治疗失误，乃至个人财产安全受到威胁等。

加强网络安全与数据安全的建设，通过部署先进的加密技术、访问控制机制、多层次的身份验证流程、持续的系统监测与安全审计，以及定期的数据备份与灾难恢复计划，可以有效地筑起坚固的数据安全防线，防止潜在的安全威胁变为现实，确保数据的保密性、完整性和可用性。

2.维护医疗系统稳定运行

医院信息系统作为现代医疗服务的神经中枢，承担着从病患信息管理、医疗影像存档与传输、电子处方开具到远程医疗咨询等众多核心功能，其稳定运行对于维持医院日常诊疗活动的顺利进行至关重要。这些系统内含海量的敏感医疗数据和关键业务逻辑，一旦遭受恶意软件侵袭、勒索软件攻击、分布式拒绝服务（DDoS）攻击或是内部人员的不当操作等网络安全隐患，不仅可能导致系统性能急剧下降甚至完全瘫痪，还可能引发数据丢失、泄露或被恶意篡改，直接影响到医疗服务的质量与安全。例如，如果医院的挂号系统遭到攻击无法正常运作，患者将面临就诊困难，延误治疗时机；若电子病历系统受损，医生可能无法及时获取病患过往病史和当前状况，影响诊断和治疗方案的制订，严重时可危及患者生命安全。此外，财务系统的中断还可能引起账务混乱，影响医院的正常运营和资金流。

因此，加强医院信息系统的网络安全控制，通过实施多层次防御策略，如部署防火墙、入侵检测与防御系统、数据加密、访问控制机制、定期安全审计、员工安全意识培训以及应急响应计划等，是预防此类安全事件发生、确保医院业务连续性的关键。这不仅能够有效抵御外部攻击，还能减少内部安全疏漏，确保医疗数据的完整性、保密性和可用性，从而在根本上保障医疗服务的不间断和人民的生命健康安全。

3.提升医疗服务质量和效率

安全高效的信息化系统作为现代医疗体系的神经中枢，不仅能够显著优化医疗资源的分配与利用，还为"互联网＋医疗健康"时代下的诸多创新服务提供了坚实的后盾。在这样的系统支持下，医疗资源得以跨越地域限制，实现更精准、更灵活的配置。例如，通过远程医疗服务，专家资源可以从一线城市顺畅地延伸至偏远地区，使当地患者无须长途跋涉即可享受高水平的医疗服务，极大缓解了医疗资源分布不均的问题。

此外，信息化系统的安全性也是提升工作效率的关键。通过有效的数据加密、访问控制等措施，确保了患者数据在流转和处理过程中的保密性与完整性，使医疗工作者可以在确保信息安全的前提下，更加专注于提供高质量的医疗服务，而非担忧数据安全问题，从而极大地释放了医疗人力资源的潜能，提高了整体工作效率和服务响应速度。

（三）公立医院网络安全与数据安全控制建设的主要手段

1.建立健全网络安全与数据保护相关的制度

首先，医院需要建立和完善一套全面的网络安全与数据保护政策体系，深入理解并遵循如《网络安全法》《个人信息保护法》《医疗卫生机构网络安全管理办法》等一系列国家法律法规的精神实质，并结合自身实际情况，制定出既具操作性又符合法规要求的内部政策、标准和操作规程。

第一，应当明确数据分类与保护级别，界定不同类别数据的访问权限和处理规则。包括制定数据收集、存储、使用、共享、转移和销毁全生命周期的管理规范，确保数据处理活动的每一步都有清晰的指导原则和操作流程，减少合规风险。

第二，要细化技术标准和安全配置要求，例如，规定网络架构设计应遵循最小权限原则，确保系统间的逻辑隔离，定义数据加密的具体算法和密钥管理机制，保证数据在传输和静止状态下的安全，明确网络安全设备如防火墙、入侵检测系统、防病毒软件的配置标准，提升技术防护水平。

第三，要建立数据应急管理机制，建立网络安全事件的报告、调查、处理和通报机制，确保快速有效地应对各类安全事件，包括制订详细的数据安全应急预案、建立高效的网络安全事件报告机制、定期备份数据、重大事件通报等措施。

2.明确专门的信息安全管理部门或岗位

医院应明确信息安全管理部门或设置信息安全管理岗位，负责制定和更新网络安全政策、标准和操作流程，同时监督整个组织的信息安全合规性，协调内外部资源以应对网络安全威胁。

同时，为了确保责任制的有效执行，还需建立一套完善的监督与评价体系。包括定期的安全审计、风险评估和合规性检查，以及建立网络安全绩效指标，将信息安全表现纳入个人和部门的绩效考核之中，促使信息安全管理相关人员对网络安全负起责任，形成一种从管理层到基层员工，人人参与、层层负责的网络安全文化氛围，共同构筑起一道坚固的信息安全防线，保障医院业务的稳定运行和患者信息的安全。

3.定期进行安全意识培训，形成良好的内部控制环境

医院需要定期对医护人员和信息系统运维人员进行网络安全意识和数据保护培训，通过系统化、常态化的教育活动，不断提升全体工作人员对于网络安全风险的认知，强化他们在日常工作中的安全操作习惯，确保个人行为成为保护医院信息系统和患者隐私数据的有力屏障。

培训方式应多样化，以适应不同学习偏好和工作安排，可以包括线上课程、线下研讨会、模拟演练、实战攻防演习、案例分析讨论等。通过互动式学习和实操练习，提高培训的参与度和实效性，确保理论知识能够转化为实际工作中解决安全问题的能力。同时，培训不应是一次性的活动，而应设定为周期性的计划，如每季度、半年或一年一次，结合网络安全领域的新发展和新威胁，不断更新培训内容，保持培训的时效性和针对性。并且应通过考核、反馈和激励机制，评估培训效果，鼓励员工主动学习，持续提升个人网络安全技能水平。

通过全面而持续的培训策略，不仅能够提高医护人员和信息系统运维人员的网络安全意识和应对威胁的实战能力，还能在整个医院范围内营造出重视信息安全、主动防御危机的文化氛围，建立良好的控制环境。

通过这些手段的综合运用，公立医院可以构建一个全方位、多层次的网络安全与数据保护体系，为医院的数字化转型和医疗服务提供坚实的安全保障。

第十八章

公立医院内部控制评价与运行维护

一、公立医院内部控制评价概述

（一）内部控制评价的概念

内部控制建设和实施不是一日之功，需要通过不断地评价和运行维护来实现制度上的调整和优化，最终合理保证行政事业单位内部控制的目标实现。

根据《行政事业单位内部控制规范（试行）》的要求，行政事业单位内部控制评价是指单位负责人实施的对单位整个内部控制系统的有效性进行评价，并出具内部控制评价报告的过程。这一阶段的内部控制评价是事后评价，其目的是通过设计有效性与运行有效性的评价来实现内部控制体系的持续优化。此外，由于行政事业单位内部控制体系是一个整体，内部控制体系的各组成部分必须相互配合才能发挥作用。因此，除了对内部控制进行评价外，还需要对单位内部控制整个系统运行进行维护，以保证内部控制体系运行的有效性。

（二）公立医院内部控制评价的意义

随着国家医药卫生体制改革的持续深化，医疗行业正面临着前所未有的变革与挑战，在这样的背景下，内部控制评价对于公立医院而言，不仅是适应医药体制改革、遵循国家规章制度的重要手段，更是实现自身转型升级、提升综合竞争力的关键策略。

第一，内部控制评价有助于公立医院实现高质量发展。随着改革推进，公立医院需要从规模扩张转向提质增效，其运行模式从粗放管理转向精细化管理，内部控制评价过程能够揭示医院的管理漏洞和效率低下问题，促使医院采取更为精密高效的管理模式。比如，引入现代企业管理理念，优化资源配置，提高成本效益，以应对医疗市场中日益激烈的竞争。

第二，内部控制评价能够显著提升公立医院的经济管理水平。面对医保支付方式改革、药品零加成政策等新变化，医院必须通过精细化管理来控制成本、提高资金使用效率。内部控制评价通过对预算管理、收支管理、采购管理等环节的精准控制，可以帮助医院识别经济活动中存在的风险，为医院的可持续发展奠定坚实的经济基础。

第三，内部控制评价还促进了公立医院治理结构和治理能力的现代化。内部控制评价起到的"以评促改""以评促建"的作用，能够发现医院管理过程中出现的问题，促进医院完善管理结构，强化内部监督机制，构建公开透明、科学高效的现代医院管理体系。同时，内部控制评价是医院进行信息化建设过程中流程嵌入的前置性工作，借助数字化工具和智能系统，实现对医院运营数据的实时监测与分析，提高决策的科学性和响应速度，为精细化管理提供技术支撑。

二、公立医院内部控制评价组织与分工

（一）公立医院内部控制评价组织

根据《行政事业单位内部控制规范（试行）》规定，单位负责人对本单位内部控制的建立健全和有效实施负责。单位负责人应当指定专门部门或专人负责对单位内部控制的有效性进行评价，并出具内部控制自我评价报告。

1.内部控制评价机构的设立条件

（1）有足够的独立性，评价机构必须与负责内部控制设计与实施的部门适当分离，确保内部控制自我评价机构的独立性；

（2）具备充分的权威性，评价机构能够独立行使对单位内部控制系统建立与实施过程及结果进行监督的权力；

（3）评价机构必须具备评价内部控制系统相适应的专业胜任能力和职业道德素养；

（4）评价机构应与单位其他部门就评价内部控制系统方面保持协调一致，在工作中相互配合、相互制约、相互促进，在效率效果上满足单位对内部控制

进行评价所提出的有关要求。

2.内部控制评价机构的角色定位

根据评价机构的设立条件，单位内部审计机构、专门设立的内部控制评价机构、外部专业机构都可以承担单位内部控制评价的工作，但牵头建设内部控制的部门是不能进行内部控制评价工作的，否则会违背独立性，这一点尤为重要。

内部审计机构在医院内部处于相对独立的地位，其工作内容、业务专长与内部控制评价工作有着密切的关联，单位负责人可以考虑授权内部审计部门负责本单位内部控制自我评价工作的组织和实施。

单位也可以根据设立条件单独设置专门的内部控制评价机构，并配备能力胜任、素质达标的人员来实施单位内部控制的自我评价工作，负责单位内部控制评价工作的具体组织实施。评价机构的工作小组应当吸纳熟知单位内部相关机构基本情况的业务骨干参加。评价工作组成员对本部门的内部控制自我评价工作应当实行回避制度。

此外，单位还可以委托外部专业机构实施内部控制的自我评价，可以是会计师事务所，也可以是专业的管理咨询公司、律师事务所等第三方中介。但已经提供建设服务的第三方机构，不得同时提供内部控制评价服务。需要注意的是，外部专业机构为医院提供的内部控制评价是一种非保证服务，内部控制自我评价报告的有效性仍然由公立医院自身承担。

（二）各相关方在内部控制自我评价中的职责分工

内部控制自我评价的参与主体包括医院负责人、内部控制评价机构、其他业务/职能部门和所属单位。在内部控制自我评价工作实施过程中，无论单位采取何种组织形式，各参与主体的职责分工都不会发生本质变化。一般来说，各参与主体在内部控制评价中的职责分工具体如下。

1.医院主要负责人

医院主要负责人对内部控制的建立健全和有效实施负责，因此，也对内部控制自我评价承担着最终的责任。

医院主要负责人通常指定内部审计部门在执行监督检查的基础上，负责对单位内部控制的有效性进行评价，并出具单位内部控制自我评价报告。

医院主要负责人和内部审计机构应听取内部控制自我评价报告，审定内部控制存在的重大缺陷，针对重要缺陷的整改意见，对内部控制自我评价机构在评价组织、实施以及督促整改过程中遇到的困难，积极协调，排除障碍。

医院主要负责人对内部控制评价报告的真实性、准确性、完整性承担个别及连带责任。

2.内部审计部门

内部审计部门在本医院主要负责人的授权下承担单位内部控制自我评价的具体组织和实施。

内部审计部门通过收集、复核、汇总、分析内部控制资料，结合单位内部控制目标要求，拟订合理的评价工作方案，报单位负责人批准后认真组织实施，对内部控制的有效性进行评价。

内部审计部门对于评价过程中发现的重大问题，应及时与单位领导进行沟通，并认定内部控制缺陷，拟订整改方案，编写出具内部控制评价报告，及时向单位领导报告。

内部审计机构和外部审计机关沟通，督促各部门、所属单位对内部控制缺陷进行整改，根据评价和整改情况拟订单位内部控制考核方案。

3.内部纪检监察部门

内部纪检监察部门是负责单位党风廉政建设和行使行政监察权利的职能部门。在本单位内部控制评价中，主要是从"管人"的角度对参与经济活动各项业务的内部控制和内部控制的各个环节中的相关工作人员进行监督，表彰优秀，惩治问题，尤其对单位中容易滋生的舞弊和腐败问题能起到很好的防范作用。

4.其他各业务/职能部门

其他各业务/职能部门负责组织本部门的内部控制自查、测试和评价工作，对发现的设计和运行缺陷提出整改方案和具体整改计划，积极整改，并报送内部控制自我评价机构复核，配合内部控制自我评价机构开展单位层面的内部控制评价工作。

5.附属单位

附属单位应逐级落实内部控制自我评价责任，建立日常监控机制，开展内部控制自查、测试和定期检查评价工作，发现问题并认定内部控制缺陷，拟订整改方案和计划，报本级单位领导审定后，督促整改，编制内部控制自我评价报告，报送单位内部控制评价机构复核，单位对附属单位内部控制执行和整改情况进行考核。

三、公立医院内部控制评价指标体系设计

根据所处结构层次的不同，公立医院内部控制自我评价的内容可以确定为两个方面：单位层面内部控制评价和业务层面内部控制评价。医院可根据《行政事业单位内部控制规范（试行）》与《公立医院内部控制管理办法》的要求以及单位内部控制各业务领域的控制目标、主要风险和关键控制措施，在单位和业务两个层面，分别从设计有效性和运行有效性两个维度来设计内部控制自我评价指标。需要注意的是，评价内部控制运行有效性的前提必须是内部控制设计有效，如果评价证据表明内部控制设计存在缺陷，那么，即使内部控制按照内控设计得到了一贯执行，也不能认为其运行是有效的。

其中，内部控制设计有效性应该关注以下几个方面：内部控制设计是否符合《行政事业单位内部控制规范（试行）》等国家相关法律法规的规定；是否覆盖主要业务相关的经济行为及相应活动、所有控制关键岗位、各相关部门及工作人员和相关工作任务；是否对重要经济活动及其重大风险给予足够关注，并建立相应的控制措施；是否重点关注关键部门和岗位、重大政策落实、重点专项执行和高风险领域；是否根据国家相关政策、单位经济活动的调整和自身条件的变化，适时调整内部控制关键控制点和控制措施。运行有效性应重点关注以下几个方面：各项经济业务控制在评价期内是否按照规定运行，是否得到持续、一致的执行；内部控制机制、内部管理制度、岗位责任制、内部控制措施是否得到有效执行；执行业务控制的相关人员是否具备必要的权限、资格和能力；相关内部控制是否有效防范了重大差错和重大风险的发生。

（一）单位层面内部控制自我评价指标

根据单位层面内部控制各要素的控制目标、主要风险和关键控制措施，行政事业单位层面内部控制自我评价指标体系如表18-1所示。以下仅为示例，各个医院可以结合内部控制单位层面关注的重点和具体内容进行调整。

表 18-1　　行政事业单位单位层面内部控制自我评价指标体系示例

一级评价要素	二级评价要素	要素定义	建设情况			执行情况		
			尚未建设	基本建设	完成建设	尚未执行	基本执行	完全执行
组织架构	内部控制机构设置	单独设置内部控制职能部门或者确定内部控制牵头部门，负责组织协调内部控制工作。单位明确了财会、内部审计、纪检监察、政府采购、基建、资产管理等部门或岗位在内部控制中的职责分工						
	岗位职责权限	医院应严格根据"三定"规定设置部门岗位，确保岗位权责一致，不相容岗位相互分离						
	相关部门沟通协调机制	医院建立各部门在内部控制中的沟通协调和联动机制，通过业务流程优化和信息技术，实现了机构之间的协同和信息沟通畅通						
	内部监督部门设置	医院建立内部监督部门，明确各相关部门或岗位在内部监督中的职责权限，规定内部监督的程序和要求，对内部控制建立与实施情况进行内部监督检查						
工作机制	决策、监督、执行分离机制	从医院实际特点出发设置决策、监督、执行分离机制并确保决策、监督、执行的过程分离和岗位分离。三权分离应该有侧重点并符合单位实际情况						
	风险评估机制	医院是否有风险评估的工作机制，由本单位领导担任风险评估小组组长，定期对本单位经济活动进行评估，明确风险点，采取措施控制风险						
	议事决策机制	医院制定议事决策的工作流程，针对不同级别决策事项明确了审批权限，规定了具体的决策原则						
	议事决策问责机制	医院建立议事决策结果公开和责任追究机制，实行"谁决策、谁负责"的原则，让决策结果置于社会监督之下						
	内部监督制度建设	建立明确的内部审计与纪检监察制度，定期督查决策权、执行权等权利使用情况，及时发现问题予以校正和改进						

续表

一级评价要素	二级评价要素	要素定义	建设情况			执行情况		
			尚未建设	基本建设	完成建设	尚未执行	基本执行	完全执行
关键岗位	关键岗位轮岗机制	医院建立了关键岗位轮岗机制，明确了轮岗的方式、周期、条件和要求等内容，对不具备轮岗条件采取了专项审计等控制措施						
	关键岗位问责机制	合理划分关键岗位，满足不相容岗位分离原则，明确各岗位的权限，建立责任追究问责机制						
关键岗位人员	关键岗位人员资格	医院内部控制关键岗位工作人员均具备与其工作岗位相适应的资格和能力						
	关键岗位人员培训	医院针对内部控制关键岗位工作人员定期开展业务培训和职业道德教育，不断提升其业务水平和综合素质						
	关键岗位人员职业道德	医院建立了关键岗位人员奖励机制，通过采用职务晋升、物质奖励或者精神表扬等方式，提高关键岗位人员的工作积极性						
	关键岗位人员惩戒	医院建立了关键岗位人员惩戒机制，明确了关键岗位人员的惩戒标准和措施						
会计系统	会计机构设置	医院应根据会计业务的需要设置会计机构，设置会计工作岗位，明确会计机构和岗位的工作职责和权限，制定机构职责及岗位说明书						
	会计人员配备	医院配备具有会计从业资格、业务水平过关以及道德素质较高的会计岗位人员，满足不相容岗位分离原则，建立会计工作队伍						
	会计政策制定	医院应明确财务记账的相关会计科目、会计原则以及会计报表要求等相关会计政策，建立会计管理制度						
	会计业务管理	医院应当按照国家统一会计制度的规定根据实际发生的经济业务事项及时进行账务处理、编制财务会计报告，确保财务信息真实、完整						

续表

一级评价要素	二级评价要素	要素定义	建设情况			执行情况		
			尚未建设	基本建设	完成建设	尚未执行	基本执行	完全执行
信息系统	会计核算系统建设	医院运用电子信息技术对单位经济活动情况进行会计核算，并定期进行数据备份						
	内部控制信息系统	医院建立了内部控制信息系统，将经济活动及其内部控制流程嵌入单位信息系统中，设置不相容岗位账户并体现其职权，实现了用现代科学技术手段加强内部控制的要求						
	信息内部公开机制	医院通过信息系统建设实现了经济活动信息内部公开管理，明确了信息内部公开的内容、范围、方式和程序						
	信息技术安全管理	医院建立信息安全管理机制，通过减少人为操作和加强信息技术安全监控，实现单位的信息安全						

（二）业务层面内部控制自我评价指标

根据业务层面内部控制各要素的控制目标、主要风险和关键控制措施，公立医院业务层面内部控制自我评价指标示例如表18-2所示。以下仅为示例，各个医院可以结合内部控制业务层面关注的重点和具体内容进行调整。

表 18-2　　　　公立医院业务层面内部控制自我评价指标示例

控制类别	一级评价指标要素	二级评价指标要素	要素定义	建设情况			执行情况		
				尚未建设	基本建设	完成建设	尚未执行	基本执行	完全执行
预算业务	组织控制	建立健全预算业务内部管理制度	医院应当建立和完善预算业务内部管理制度，确保预算业务有章可依、有据可依，在单位的业务活动中真正发挥效能						

续表

控制类别	一级评价指标要素	二级评价指标要素	要素定义	建设情况			执行情况		
				尚未建设	基本建设	完成建设	尚未执行	基本执行	完全执行
预算业务	组织控制	管理机构与岗位职责	医院应当合理设置预算业务管理机构，一般应包括预算业务决策机构、工作机构和执行机构。细化预算编制、审批、执行、评价等不相容岗位在预算管理中的职责、分工和权限						
		预算归口管理	医院应当成立预算归口管理部门，负责承担单位预算的指导、审核职能，以提升单位预算编制的规范性、科学性和预算执行的有效性						
		组织领导和协调机制	医院应当建立内部预算编制、预算执行、资产管理、基建管理、人事管理等部门或岗位的沟通协调机制，确保预算编制部门及时取得和有效运用与预算编制相关的信息，提高预算编制的科学性						
	预算编制与批复	预算编制责任	医院预算制度中明确预算编制人员的职责						
		预算编制合规	医院预算编制符合法律法规和相关政策要求						
		预算编制依据	预算编制是否依据以前年度收支实际情况，真实反映本年度全部业务收支计划，确保预算编制依据充分						
		预算编制审核	医院是否严格建立预算逐级审核制度及重大项目评审机制						
		预算方案依据	医院内部预算批复是否将以前年度的业务支出金额和本年度工作计划作为依据						
	预算下达与追调	预算指标分解	对于按法定程序批复的预算，单位是否按支出事项性质和重要性进行内部指标分解						

续表

控制类别	一级评价指标要素	二级评价指标要素	要素定义	建设情况			执行情况		
				尚未建设	基本建设	完成建设	尚未执行	基本执行	完全执行
预算业务	预算下达与追调	预算调整审批	医院是否对预算指标调整进行审议，且在指标调整后对预算支出事项进行重新排列						
	预算执行	预算执行方式	业务部门是否根据经费支出事项的分类，选择正确的预算执行方式（直接执行、依申请执行、政府采购执行），财务部门是否给予指导和审核						
		预算执行申请	业务部门是否在明确的预算指标下提出执行申请，申请是否经由归口管理部门和财会部门审核						
		预算执行审批	医院是否按业务事项的类型、性质及金额设置预算执行申请的审批权限，是否按照规定的审批权限进行审批						
		资金支付控制	医院是否建立完善相关预算资金支付的管理制度和办法，使资金支付有依有据						
		预算执行分析	医院是否建立预算执行分析机制，例如，通过定期编制各部门预算执行情况、召开预算执行分析会议等形式，研究解决预算执行中存在的问题，提出改进措施，提高预算执行的有效性						
		预算执行监控	医院是否建立预算执行的监控机制，重点跟踪建设项目、大宗物资采购、对外投资等重大项目						
	决算管理	决算报告编制	医院是否定期编制决算报告，建立了规范的决算报告编制程序，决算报告内容真实、完整、准确、及时						
		决算分析运用	医院是否建立了决算分析工作机制，强化决算分析结果运用，建立健全单位预算与决算相互反映、相互促进的工作机制						

续表

控制类别	一级评价指标要素	二级评价指标要素	要素定义	建设情况			执行情况		
				尚未建设	基本建设	完成建设	尚未执行	基本执行	完全执行
预算业务	绩效评价	预算考评指标	医院是否建立针对内设机构和干部预算工作绩效进行考评的机制，制定预算考评相关办法，科学设计预算考评指标，考核资金使用的经济和社会效益						
		预算绩效管理机制	建立"预算编制有目标、预算执行有监控、预算完成有评价、评价结果有反馈、反馈结果有应用"的全过程预算绩效管理机制						
收支业务	收入控制	制定收入管理制度	医院应当根据业务实际需要建立健全单位收入业务内部管理制度，规范收入业务管理的组织领导和运行机制，明确收入预算、执行、监督等阶段的具体工作程序，确保单位收入管理工作有章可循、有据可依						
		收入归口管理和岗位责任制	医院的各项收入应当由财会部门归口管理并进行会计核算，严禁设立账外账。财会计部门应全面掌握本单位各部门的收费项目，做好收费许可证的年检，确保各项收费项目符合国家有关规定。明确相关部门的职责分工，实施岗位责任制						
		建立健全收费公示收入公开制度	明确收费公示的原则、种类、内容和方式，严格要求内设执收机构根据国家有关规定，在收费场所公示由本单位负责征收的非税收入的执收文件依据、收费主体、收费项目、收费范围、收费标准、收费对象等，依法接受社会监督						
		落实收支两条线管理	医院应当认真落实"收支两条线"管理规定，取得的政府非税收入应及时足额缴存国库或财政专户，不得坐收坐支，以支抵收，私存私放；不得转入协会、学会、工会及单位开办的医院或实体账户						

续表

控制类别	一级评价指标要素	二级评价指标要素	要素定义	建设情况			执行情况		
				尚未建设	基本建设	完成建设	尚未执行	基本执行	完全执行
收支业务	收入控制	收缴登记和收入分析机制	医院应当健全收入登记制度，明确收入登记岗位责任，完善收入台账管理，逐一记录收入收取和上缴国库或财政专户情况，通过编制内部收入报表等，与财会部门加强联系，确保收入实现进度，并向同级财政部门定期报告本部门、本单位政府非税收入收缴情况						
	票据控制	建立票据管理制度	明确各类票据的种类、形式、联次，规范各类票据的申领、启用、核销、销毁等管理程序						
		建立票据申领、管理、核销机制	医院应严格按照规定的程序、权限由单位财务部门安排专人统一办理购领手续，其他内设机构和个人不得购买。建立票据管理台账，明确票据保管责任，确保票据核销规范						
		票据稽核与监督管理	医院应当建立收费票据稽核监督管理制度，设置独立的机构或岗位，根据实际情况和管理需要，对收费票据的购领、使用、保管等情况实施定期或不定期的检查						
	支出控制	制定支出管理制度	医院应当细化支出管理制度，根据国家及卫健委、中医局相关法律法规及有关政策文件要求，规范设置各类经费支出内容、用途及执行方式，明确各类支出事项的工作程序，确保单位支出事项合法合规						
		支出归口管理和岗位责任制	医院应对经费支出进行科学分类，合理确定各类经费支出的管理主体，实行支出事项分类归口管理，落实各项重点经费支出的统筹管理职责，发挥各归口管理部门的专业管理优势。明确归口管理部门和业务部门的职责分工。确保支出申请和内部审批、付款审批和付款执行、业务经办和会计核算等不相容岗位相互分离						

续表

控制类别	一级评价指标要素	二级评价指标要素	要素定义	建设情况			执行情况		
				尚未建设	基本建设	完成建设	尚未执行	基本执行	完全执行
收支业务	支出控制	支出事项管理	医院应当根据费用性质及管理要求，梳理支出事项，科学设计各项经费支出结构，并明确事项开支范围及标准，确保准确、客观反映单位日常行政运行与履行职能、完成工作任务的各项支出情况，提高单位资金的管控效率及效果						
		支出过程控制	医院应当根据工作计划、工作任务和领导的指示并结合预算指标，按照制度规定，提出支出申请，经适当权限的审批人批准后再开展相应业务。业务开展结束后要取得合法单据，经审核单据内容符合预算，事前审批手续齐备，予以确认支出。设置合理的支出执行方式，确保支出执行过程规范合理						
		借款与专项资金支出管理	医院应当严格控制往来款项规模，并及时进行处理，不得长期挂账。任何单位不得借款或贷款发放奖金、福利和补贴，不得借款或贷款用于购买小汽车、装修办公室和添置办公设备。单位从财政部门或者上级预算单位取得的项目资金，应当按照批准的项目和用途使用，专款专用、单独核算，并按照规定向同级财政部门或者上级预算单位报告资金使用情况，接受财政部门和上级预算单位的检查监督						
		支出分析管理机制	医院财务部门应当定期编制单位支出业务预算执行情况管理报告，为单位领导管理决策提供信息支撑						
	债务控制	建立健全债务管理制度	医院应当严格遵循国家有关规定，根据单位的职能定位和管理要求，制定债务管理制度，明确债务管理部门或人员的职责权限。特别明确不得由一人办理债务业务的全过程						

续表

控制类别	一级评价指标要素	二级评价指标要素	要素定义	建设情况			执行情况		
				尚未建设	基本建设	完成建设	尚未执行	基本执行	完全执行
收支业务	债务控制	债务集体论证决策程序	大额债务的举借和偿还属于重大经济事项，单位应当进行充分论证，并由单位领导班子集体决策						
		债务对账和检查监督控制	医院应当定期与债权人核对债务余额，进行债务清理，防范和控制财务风险。单位内部应当定期和不定期检查、评价债务管理的薄弱环节，如发现问题，应当及时整改						
采购业务	组织控制	建立健全政府采购制度和流程	医院应根据业务实际需要制定政府采购内部管理制度，实现以规章制度规范政府采购管理全过程和各个方面，确保政府采购管理工作有章可循，真正发挥政府采购作用						
		组织机构与职责分工	医院政府采购业务主要涉及业务部门、采购部门、单位领导、采购代理机构和供应商。单位应明确界定采购部门、财务部门、业务部门等在政府采购管理中的职责分工，确保政府采购管理主体责任明确						
		采购归口管理与岗位责任	医院应当成立采购归口管理部门，负责对政府采购业务进行审核和批准。按照不相容职务相互分离的原则合理设置政府采购管理岗位，明确相关岗位的职责、分工及权限						
		组织领导和协调机制	医院应当加强对采购活动的组织领导，成立包括单位分管采购负责人、各内设机构负责人在内的采购业务领导小组，定期就采购运行过程中存在的问题进行讨论沟通，不断完善单位采购工作协调机制						

续表

控制类别	一级评价指标要素	二级评价指标要素	要素定义	建设情况			执行情况		
				尚未建设	基本建设	完成建设	尚未执行	基本执行	完全执行
采购业务	预算与计划	预算的编制与审核	业务部门应当按照实际需求，提出政府采购建议报分管领导审批，政府采购部门作为归口管理部门审核预算，财会部门根据审核后的预算数从指标额度控制的角度编制预算进行汇总平衡						
		计划的编制与审核	业务部门应当在政府预算指标批准范围内经分管领导审批定期提交本部门的政府采购计划，政府采购部门审核计划的合理性，财务部门审核计划是否在指标额度范围，经审核计划按照适当的程序和规定的审批权限报经政府采购领导小组审批后下达给业务部门						
	采购活动	采购需求申请管理	具有请购权的部门对预算内采购项目，应当严格按照预算执行进度办理请购手续，根据工作计划提出合理采购申请；对于超预算和预算外采购项目，应先履行预算调整程序，由具备相应审批权限的部门或人员审批后，再行办理请购手续						
		采购组织形式确定	区分政府采购项目和非政府采购项目，从集中采购机构组织采购、委托代理机构组织采购、自行采购形式中选择合理的政府采购组织形式						
		采购方式与采购申请的审核	业务部门根据国家有关规定从公开招标、邀请招标、竞争性谈判、询价、单一来源等方式中合理确定政府采购方式，经部门负责人复核后提交政府采购部门审核，规范政府采购程序						
		采购代理机构选择	采购代理机构必须取得财政部门认定资格，依法接受采购人委托，从事政府采购货物、工程和服务采购代理业务。国家、省、市重点项目或者采购金额较大项目的，应当采取公开招标的方式确定采购代理机构						

续表

控制类别	一级评价指标要素	二级评价指标要素	要素定义	建设情况			执行情况		
				尚未建设	基本建设	完成建设	尚未执行	基本执行	完全执行
采购业务	采购活动	供应商选择与确定	医院应当建立科学的供应商评估和准入制度，对各类货物、工程和服务的供应商资质信誉情况的真实性和合法性进行审查，确定合格的供应商名录（合格供应商库），健全单位统一的供应商网络						
		招投标控制	医院应当根据"公开、公正、公平"的原则组织招投标活动，单位应按照标前准备、编制招标文件、确定标底、发布招标公告或投标邀请函、资格预审的程序开展政府采购招投标工作，规范招标、投标、开标、评标、中标流程						
	采购合同	订立与备案	医院应依据中标、成交通知书，严格按照合同法相关要求与供应商办理合同签订手续，政府采购合同采用书面形式						
		履行与变更	医院应依采购合同确定的主要条款跟踪合同履行情况。签订补充合同的采购金额不得超过原合同采购金额的百分之十。政府采购合同继续履行将损害国家利益和社会公共利益的，双方当事人应当变更、中止或者终止合同						
	采购验收	明确验收标准规范验收程序	医院应当结合各自采购项目特性量身定制采购项目验收工作方案，规范设计各类采购项目验收标准、程序和方法，对于重大采购项目应当成立验收小组，由技术、法律、财会等方面的专家共同参与验收工作						
		验收执行与验收报告	医院应当按照采购文件、采购合同规定的标准和方法，对采购项目进行验收，重点关注采购合同、发票等原始单据与采购物资的数量、质量、规格型号等是否一致。货物验收合格及时办理入库手续，验收完毕出具书面验收报告						

续表

控制类别	一级评价指标要素	二级评价指标要素	要素定义	建设情况			执行情况		
				尚未建设	基本建设	完成建设	尚未执行	基本执行	完全执行
采购业务	采购验收	验收异常处理	对于质检不合格货物、服务和工程，采购主管部门应当依据检验结果办理退货、索赔等事宜；对于供应商出现的违约情形，应当及时纠正或补偿；造成损失的，按合同约定追究违约责任，并上报政府采购监督管理部门处理；发现有假冒、伪劣、走私产品、商业贿赂等违法情形的，应立即移交工商、质监、公安等行政执法部门依法查处						
		验收监督检查	采购单位应当按规定做好采购项目的验收工作，加强政府采购货物、工程、服务的财务监督，依据发票原件做好资产登记和会计账务核算，确保国有资产的安全完整，防止流失						
	采购信息	信息公开管理	采购单位、采购代理机构应当按照有关政府采购的法律、行政法规规定，除应予保密信息外公告政府采购信息。政府采购信息公告应当在指定媒体及时发布、内容规范统一、渠道相对集中，便于查找						
		信息记录与统计	单位对政府采购项目每项采购活动的采购文件应当妥善保存，不得伪造、变造、隐匿或者销毁。采购文件的保存期限为从采购结束之日起至少保存十五年。采购文件包括采购活动记录、采购预算、招标文件、投标文件、评标标准、评估报告、定标文件、合同文本、验收证明、质疑答复、投诉处理决定及其他有关文件、资料						

续表

控制类别	一级评价指标要素	二级评价指标要素	要素定义	建设情况			执行情况		
				尚未建设	基本建设	完成建设	尚未执行	基本执行	完全执行
采购业务	监督控制	质疑与投诉管理	医院应当加强对政府采购业务质疑投诉答复的管理，指定牵头部门负责、相关部门参加，明确规定质疑投诉答复工作的职责权限和工作流程，做好政府采购质疑投诉答复工作及相关文档的归档和保管						
		监督检查管理	明确政府采购监督检查的方式和要求。参与政府采购的相关人员，应当主动接受有关部门的监督检查，如实反映情况，并提供有关材料						
		建立采购业务后评估机制	医院内部应当定期和不定期评价采购过程中的薄弱环节，如发现问题，应当及时整改						
资产	组织控制	建立健全资产内部管理制度	医院应根据国家有关规定，对单位资产实行分类管理，按照各类资产的特点、管理中的关键环节和风险点，建立健全各类资产的内部管理制度						
		合理设置资产管理岗位	医院应该根据本单位的"三定"规定、单位实际情况和《行政事业单位内部控制规范（试行）》的要求，合理设置资产管理岗位，确保不相容岗位实现相互分离						
	货币资金	货币资金岗位责任制	按照不相容岗位分离原则设置货币资金管理岗位，明确岗位职责和权限，建立货币资金管理岗位责任制，尤其加强对出纳人员的管理，对印章的管理，严格履行货币资金授权审批制度						
		货币资金支付控制	严格按照用款前先申请注明款项的用途、金额、预算、限额、支付方式等内容，并附有效原始单据和相关证明，然后审批人根据职责、权限和相应程序对支付申请进行审批，会计人员对审批进行复核，无误后按照规定办理货币资金支付手续，及时登记日记账						

续表

控制类别	一级评价指标要素	二级评价指标要素	要素定义	建设情况			执行情况		
				尚未建设	基本建设	完成建设	尚未执行	基本执行	完全执行
资产	货币资金	建立库存现金管理控制机制	医院应规定库存现金限额和使用范围，规范库存现金收支管理，不得坐支现金，单位借出现金必须符合规定的范围，执行严格的审核批准手续，严禁私自挪用、借出货币资金。单位现金保管的责任人为出纳人员，单位应建立现金盘点清查制度，定期不定期对库存现金进行清查盘点						
		建立银行账户管理控制机制	医院应当加强对银行账户的管理，严格按照规定的审批权限和程序开立、变更和撤销银行账户						
		建立印章管理控制机制	严禁一人保管收付款项所需的全部印章。财务专用章应当由专人保管，个人名章应当由本人或授权人员保管。负责保管印章的人员要配置单独的保管设备，并做到人走柜锁。按照规定应当由有关负责人签字或盖章的，应当严格履行签字或盖章手续						
		建立票据管理控制机制	医院应加强与货币资金相关的票据的管理，明确各种票据的购买、保管、领用、背书转让、注销等环节的职责权限和程序，并专设登记簿进行记录，防止空白票据的遗失和被盗用						
		建立货币资金的核查机制	医院审计部门应指派专门人员，不定期审查单位货币资金管理的相关账目，确保单位货币资金管理规范有序、会计核算正确合理、财务信息真实完整						
	实物资产	资产管理组织控制	健全实物资产管理组织体系，建立实物资产归口管理、岗位责任、授权审批等控制机制。明确资产使用和保管责任人，落实资产使用人在资产管理中的责任，建立资产台账，保证实物资产的安全与完整						

续表

控制类别	一级评价指标要素	二级评价指标要素	要素定义	建设情况			执行情况		
				尚未建设	基本建设	完成建设	尚未执行	基本执行	完全执行
资产	实物资产	资产取得与配置控制	建立实物资产购置预算、请购审批、取得验收、领用登记以及内部调剂等方面的控制机制						
		资产使用与维护控制	建立实物资产日常管理、出租出借、维护保养、清查盘点、统计报告等控制机制						
		资产报废与处置控制	建立包括出售、转让、置换、报损、报废等不同处置方式的控制机制						
	无形资产	无形资产取得控制	健全无形资产管理组织体系，建立无形资产归口管理、岗位责任，建立无形资产预算、取得和验收控制机制						
		无形资产使用控制	建立无形资产日常管理、无形资产使用、评估、更新等控制机制						
		无形资产处置控制	单位应明确无形资产处置的范围、标准、程序和审批权限，并严格按照处置程序进行无形资产处置业务						
建设项目	组织控制	建立健全项目内部管理制度	医院应当明确建设项目的归口管理部门，建立健全建设项目内部管理制度，在建立的基础上不断完善建设项目相关流程和制度，明确与建设项目相关的审核责任和审批权限、检查责任						
		设置建设项目管理岗位	医院应当根据不相容岗位分离原则合理设置建设项目管理岗位，明确单位相关部门和岗位的职责权限。明确岗位责任制						
		业务流程控制	医院应当全面梳理建设项目各环节业务流程，对各风险领域查找、界定关键控制点，明确建设项目在各环节的控制要求，并设置相应的记录或凭证，如实记载各环节业务的开展情况，确保建设项目全过程得到有效控制						

续表

控制类别	一级评价指标要素	二级评价指标要素	要素定义	建设情况			执行情况		
				尚未建设	基本建设	完成建设	尚未执行	基本执行	完全执行
建设项目	组织控制	建设项目审核机制	医院应建立与建设项目相关的审核机制。项目建议书、可行性研究报告、概预算、竣工决算报告等应当由单位内部的规划、技术、财会、法律等相关工作人员或者根据国家有关规定委托具有相应资质的中介机构进行审核、出具评审意见						
	立项控制	议事决策机制	医院应当建立与建设项目相关的集体研究、专家论证、技术咨询相结合的议事决策机制，严禁任何个人单独决策或者擅自改变集体决策意见。决策过程及各方面意见应当形成书面文件，与相关资料一同妥善归档						
		建设项目决策责任追究机制	明确决策人员的责任，定期或不定期地对建设项目进行检查。单位在建设项目立项后、正式施工前，应依法取得建设用地、城市规划、环境保护、安全、施工等方面的许可						
	勘察设计与概预算控制	勘察、设计过程的控制	编制勘察、设计文件，并建立严格的审查和批准制度，确保勘察、设计方案的质量						
		概预算控制	概预算的编制要严格执行国家、行业和地方政府有关建设和造价管理的各项规定和标准。建设单位应当组织工程、技术、财会等部门相关专业人员或委托具有相应资质的中介机构对编制的概算进行审核。如发现施工图预算若超过初步设计批复的投资概算规模，应对项目概算进行修正，并经审批						
	建设项目招标控制	招标过程控制机制	明确招标准备、招标公告和投标邀请书、招标文件、标底和招标控制价的编制、审核和发布要求						

续表

控制类别	一级评价指标要素	二级评价指标要素	要素定义	建设情况			执行情况		
				尚未建设	基本建设	完成建设	尚未执行	基本执行	完全执行
建设项目	建设项目招标控制	投标过程控制机制	明确现场考察、投标预备以及投标文件的递交和保密要求						
		开标、评标和定标控制机制	医院明确开标的时间、地点和参与人员等；依法组建评标委员会，并按照招标文件中评标标准和方法组织评标；单位应根据评标委员会的评标报告确定中标人，并发出中标通知书						
	施工控制	建设项目监理控制	医院应选择符合资质的监理单位，对项目施工过程中的质量、进度、安全、物资采购、资金使用以及工程变更进行监督						
		建立项目施工进度控制机制	医院应监控施工单位按合同规定的进度计划开展工作。明确项目进度控制的相关程序、要求和责任						
		建立项目施工质量控制机制	医院在施工前明确施工单位、监理单位对建设项目的质量责任和义务，保证建设工程质量。施工单位应定期编制工程质量报表，报送监理机构审查						
		安全生产控制机制	医院应规范建设工程安全生产管理过程，明确建设单位、施工单位、监理单位的安全生产责任，确保建设工程安全生产						
		建立项目施工成本控制机制	医院应根据建设项目进度编制资金使用计划，财会部门通过和施工单位、监理部门的沟通掌握工程进度，按照规定的审批权限和程序办理工程价款结算						
		工程物资采购控制机制	医院应明确工程物资如设备及材料购置的方式、方法。具体可参见采购业务流程规范						

续表

控制类别	一级评价指标要素	二级评价指标要素	要素定义	建设情况			执行情况		
				尚未建设	基本建设	完成建设	尚未执行	基本执行	完全执行
建设项目	施工控制	建立项目变更控制机制	医院应当建立严格的工程变更审批制度，严格控制工程变更。确需变更的，要按照规定程序尽快办理变更手续，减少经济损失。对于重大的变更事项，必须经建设单位、监理机构和承包单位集体商议，同时严加审核文件，提高审批层级，依法需报有关政府部门审批的，必须取得同意变更的批复文件						
	竣工控制	竣工验收控制机制	制定竣工验收的各项管理制度，明确竣工验收的条件、标准、程序、组织管理和责任追究						
		竣工决算控制机制	医院应在项目完工后及时开展竣工决算，编制竣工决算报告，确保竣工决算真实、完整、及时						
		竣工结算控制机制	对施工单位编制的竣工结算报告进行审查并办理价款结算						
		项目资产交付控制机制	医院对于验收合格的建设项目，应及时编制财产清单，办理资产移交手续，并加强对资产的管理						
		会计核算控制机制	医院应当制定建设项目财务管理制度，设置会计账簿，统一会计政策和会计科目，明确建设项目相关凭证、会计账簿和财务报告的处理程序和方法，遵循会计制度规定的各项核算原则						
		项目资料归档控制机制	医院应按照国家档案管理规定，及时收集、整理工程建设各环节的文件资料，建立工程项目档案，需要报政府有关部门备案的，应当及时备案						

续表

控制类别	一级评价指标要素	二级评价指标要素	要素定义	建设情况			执行情况		
				尚未建设	基本建设	完成建设	尚未执行	基本执行	完全执行
建设项目	竣工控制	建设项目后评估控制机制	医院应当建立完工项目的后评估制度，对完工工程项目预期目标的实现情况和项目投资效益等进行综合分析与评价，作为绩效考评和责任追究的基本依据						
合同	合同管理组织控制	建立合同管理制度	医院应实行合同管理分级授权制度，明确上级单位、单位决策机关、业务部门、合同归口部门的合同管理权限，通过层层授权，确保单位各部门在权限范围内审批或签署合同						
		设置合同业务岗位	根据不相容岗位相互分离原则合理设置合同业务岗位，明确岗位职责、权限。在岗位授权范围内进行合同洽谈、拟定合同文本并落实合同的履行，确保合同签署目的的实现						
		建立合同归口管理机制	医院可指定办公室或财务部门作为合同归口管理部门，对合同实施统一归口管理，管理合同印章；管理与合同有关的法人授权委托书；定期检查和评价合同管理中的薄弱环节，采取相应的控制措施，促进合同的有效履行						
	合同前期准备控制	合同策划与调查环节控制	医院应明确合同签订的业务和事项范围，严格审核合同策划目标是否与单位职责使命和战略目标一致；单位应当组建调查小组调查合同对方的主体资格、履约能力、资信情况						
		合同谈判控制机制	医院应根据市场实际情况选择适宜的洽谈方式，并通过组建素质结构合理的谈判团队开展谈判，记录谈判过程并妥善保存，建立严格的责任追究制度						

续表

控制类别	一级评价指标要素	二级评价指标要素	要素定义	建设情况			执行情况		
				尚未建设	基本建设	完成建设	尚未执行	基本执行	完全执行
合同	合同订立控制	合同文本拟定和审核控制	合同文本一般由业务承办部门起草、归口管理部门审核、法律专业人士参与，保证合同内容和条款的完整准确。单位应当建立合同会审制度，制定合同审签表格，规范合同审核程序，严格审核合同文本						
		合同文本签署和登记控制	医院应合理划分各类合同的签署权限和程序，按照规定的权限和程序与对方当事人签署合同，严禁超越权限签署合同。单位应实行合同连续编号管理，按照统一编号对合同订立情况进行登记，建立合同管理台账						
	合同执行控制	建立合同履行监控机制	医院应对合同履行情况实施有效监控，强化合同履行过程及效果的检查、分析和验收，确保按合同规定履行本单位义务，并敦促对方积极执行合同条款，保证合同有效履行						
		合同变更控制机制	医院应结合自身实际情况、按照国家有关规定对合同履行中签订补充合同或变更、解除合同等进行审查，根据需要及时补充、转让甚至解除合同						
		建立合同纠纷控制机制	医院应明确合同纠纷的处理办法及相关的审批权限和处理责任，在规定时效内与对方协商谈判。合同纠纷协商一致的，双方签订书面协议，经协商无法解决的，根据合同约定方式解决						
		建立合同结算控制机制	医院财务部门应当在审核合同条款后办理价款结算和账务处理业务，按照合同规定付款，及时催收到期欠款。未按照合同条款履约的，财务部门应在付款之前向单位有关负责人报告						

续表

控制类别	一级评价指标要素	二级评价指标要素	要素定义	建设情况			执行情况		
				尚未建设	基本建设	完成建设	尚未执行	基本执行	完全执行
合同	合同后续管理控制	合同保管与归档控制	医院应对合同文本进行科学分类和统一编号，按照类别和编号妥善保管合同文本，建立合同台账，加强合同信息安全保密工作，实施合同管理责任追究制度，对合同保管情况实施定期和不定期检查						
		合同管理检查评估	医院应当建立合同管理情况检查评估制度，至少于每年年末对合同管理的总体情况和重大合同履行的具体情况进行分析评估。对分析评估中发现的不足，单位应当及时加以改进						

四、公立医院内部控制评价流程与方法

（一）公立医院内部控制评价流程

内部控制自我评价的方式、范围、流程和频率，由单位根据业务活动变化、实际风险水平等自行确定。规范的内部控制自我评价流程是确保医院内部控制自我评价工作高效开展的关键。

医院内部控制自我评价流程一般包括制订评价工作方案、组成评价工作小组、评价实施、认定控制缺陷、编制评价报告等环节。

1.制订内部控制评价工作方案

医院内部控制自我评价机构应当根据单位内部监督情况和管理要求，分析医院运行管理过程中的高风险领域和重要业务事项，确定检查评价方法，制订科学合理的评价工作计划和方案，报经本单位领导小组批准后实施。

内部控制评价工作方案应当包括：确定评价对象，确定控制区域对象重要性质，评价项目主体范围、工作任务、人员组织、进度安排和费用预算等相关内容。评价工作方案可以以全面评价为主，也可以根据需要采用重点评价的方式。

一般而言，内部控制建立与实施初期，实施全面综合评价，有利于推动医院内部控制工作的深入有效开展；内部控制系统趋于成熟后，医院可在全面评价的基础上，更多地采用重点评价或个别评价，以提高内部控制评价的效率和效果。

2.组成内部控制评价工作小组

由于内部控制自我评价是一项涉及面广、专业技能要求较高的工作，因此，在开展内部控制自我评价工作时，有必要根据评价项目的需要，组织吸收内部相关机构熟悉情况、参与日常监控的负责人或岗位人员参加，组成专门的内部控制评价工作小组，专责执行内部控制自我评价。

评价工作小组主体人员的选择需要进行综合性考虑，如内审部门、注册会计师、管理层、政府部门专家人员等都需要考虑入内，以综合他们的优势，避开他们的劣势，获得更加公正、客观、合理的评价结果。

进行内部控制评价时要确保评价工作小组人员掌握单位内部控制评价的内容、目标、流程和方法，具备匹配的业务技能和责任心，并保持一定的独立性。必要时可聘请外部专业机构参与评价。

3.内部控制评价实施

（1）各职能部门自评。

各职能部门对本部门涉及的控制活动进行自评，出具《内部控制自评报告》，各部门负责人审核后，提交内部控制评价小组。

（2）现场测试。

现场测试开始时，评价工作小组首先根据各部门的自评报告，了解其单位层面和业务层面内部控制设计和执行的基本情况，业务风险点和主要控制措施。

根据了解到的医院内部控制基本情况，按照评价人员具体分工，综合运用抽样法、穿行测试法、实地查验法等各种评价方法对内部控制设计和运行的有效性进行现场检查测试，按要求填写工作底稿、记录相关测试结果，并对发现的内部控制缺陷进行初步认定。

评价工作底稿应进行交叉复核签字，并由评价工作组负责人审核签字确认。评价工作组将评价结果及现场评价报告向被评价单位进行通报，由被评价单位相关负责人签字确认后，提交医院内部控制自我评价机构。

4.内部控制缺陷认定

内部控制评价机构汇总评价工作组的评价结果，对工作组现场初步认定的内部控制缺陷进行全面复核、分类汇总，对控制缺陷的成因、表现形式以及风险程度进行定性和定量的综合分析，按照对控制目标的影响程度判定缺陷等级。对于认定的内部控制缺陷，内部控制评价机构应当结合单位领导班子的要求，提出整改建议，要求责任单位及时整改，并跟踪整改落实情况；已经造成损失和负面影响的，应当追究相关人员的责任。

5.编制内部控制评价报告

内部控制自我评价机构以汇总的评价结果和认定的内部控制缺陷为基础，综合内部控制工作整体情况，客观、公正、公平、完整地编制内部控制自我评价报告，并报送单位领导班子，由单位负责人最终审定后对外报送。内部控制评价报告至少应当包括真实性声明、评价工作总体情况、评价依据、评价范围、评价程序和方法、风险及其认定、风险整改及对重大风险拟采取的控制措施、评价结论等内容。

（二）内部控制评价常用方法

1.定性评价方法

（1）流程图法。

流程图法是指利用符号和图形来表示被评价机构组织结构、职责分工、权限、经营业务的性质及种类，各种业务处理规程、各种会计记录等内部控制状况的示意图。可以使评价人员清晰看出被评价机构内部控制体系如何运行、业务的风险控制点和控制措施，有助于发现各内部控制体系设计的缺陷。

（2）抽样法。

抽样法是指通过抽取一定有代表性的样本进行调查和测试，根据样本来推断总体状况的一种评价方法。这个方法较多地被用于行政事业单位业务流程内部控制有效性的评价。如收支业务、采购业务、实物资产、合同管理等流程。使用这种方法的时候重点在于确定抽样总体的范围和样本的选取方法。总体应该适合测试的目标并且包括了所有的样本。样本的选取方法包括随机数表或计算机辅助技术选样、系统选样、随意选样。

（3）问卷调查法。

问卷调查法是指评价者利用问卷工具，使受访者只需做出简单的"是/否"或"有/无"的简单回答，通过问卷调查结果来评价内部控制系统的方法。

调查问卷要放宽受访者的选取口径，应包括行政事业单位各个层级的员工，从单位负责人到部门领导、基层员工全层级覆盖，这样调查结果才更具有可信度，利于内部控制有效性的评价。

（4）穿行测试法。

穿行测试法是指通过抽取一份全过程的文件，按照被评价单位规定的业务处理程序，从头到尾地重新执行一遍，以检查这些经济业务在办理过程中是否执行了规定的控制措施，并通过其处理结果是否相符，来了解整个业务流程执行情况的评价方法。

业务流程检查要求样本尽量贯穿整个流程，一些抽样可以选择逆向检查，即先从会计凭证着手抽取样本向前追溯，以保证贯穿业务流程，进而对业务流程控制设计和运行的有效性做出评价。一般情况下只需要选择若干重要环节进行验证即可，但是对特别重要的业务活动，则必须进行全面的检查验证，以免造成不应有的失误。

（5）个别访谈法。

个别访谈法是指根据评价的需要，对被评价单位员工进行单独访谈，以获取有关信息。该方法主要用于了解行政事业单位内部控制的基本情况。评价人员在访谈前应根据内部控制评价目标和要求形成访谈提纲，如有必要可先提供被访谈者准备，被访谈人员主要是单位领导、相关机构负责人或一般岗位员工。评价人员在访谈结束后应撰写访谈纪要，如实记录访谈内容。

（6）实地查验法。

实地查验法主要针对业务层面内部控制，它通过使用统一的测试工作表，与实际的业务、财务单证进行核对的方法进行控制测试。比如，对财产进行盘点、清查，以及对存货出、入库等控制环节进行现场查验。现场对现金、存货、固定资产、票据盘点，入库单是否及时录入管理信息系统。再如，检查收取票据"被背书人"栏是否及时注明本单位名称、印鉴是否分开保管、网银卡和密码由不同人员保管等。

实地查验法的结果有多种体现方式：可以通过评估现有记录的充分性来评价某一业务流程的控制程度；描绘出常规业务的处理流程图，直观发现流程图中可能出现的错误，评价控制流程的风险点；通过文字描述反映相关控制情况。

（7）比较分析法。

比较分析法是针对同一内部控制内容和指标，通过数据分析，在不同的时间和空间进行对比，来说明实际情况与参照标准的差异。比如，对行政事业单位采购控制进行分析时，可以采用本期实际采购数据和本期预算数据作对比，找到超预算的项目进行重点审查。

（8）自我评估法。

自我评估法是指单位根据内部控制目标由领导和员工共同定期或不定期地对内部控制体系的有效性实施自我评估的方法。自我评估方法关注业务的过程和控制的成效，目的是使单位领导了解自身内部控制存在的缺陷以及可能引致的后果，然后让其重视，并不断修正。

2.定量评价方法

定量法是通过引入数学计量方法和系统工程学方法来设计模型对指标进行量化，目前学术界并没有定论，还处于探索阶段。如层次分析法、模糊综合评价法等。鉴于内部控制定性评价方法的主观性强、可比性差，大多数学者尝试在定量评价方法上有所突破。实际上，定性评价和定量评价这两种方法各有所长，两者是优势互补的。定性评价的目的在于把握内部控制质的规定性，形成对其完整的看法。任何事物都是质和量的统一体，评价过程中，定性评价和定量评价并不能截然分开。

本书综合了一些学者的研究成果，提供了一种定性和定量相结合的模糊综合评价方法以供参考。

（1）评价原理介绍。

模糊数学是一种运用科学的数学方法解决和分析模糊性现象的应用性数学，这一理论最初由美国控制论专家查得教授在1965年提出，近些年来不断发展并且日益成熟，形成了一整套方法体系，在实践应用中发挥日益重要的作用，尤其在绩效评价、人才评价、企业文化评价等领域应用价值更为巨大。对模糊数学方法加以应用，能够有效地提高内部控制的评价质量，能够更加有效地保证企业的内部控制目标加以实现。同时，模糊数学方法的应用还能够为内部控制对象的实际控制效果创造现实的经验价值，具有十分重要的作用。

综合评价法是指对所要评价的对象进行综合性分析，全方位、多角度地考量各个影响因素的不同作用，进而判断总体的实际评价。不过很多时候，对总体的综合评价并不是简单相加，或对各项要素进行叠加，而是采用模糊语言进行描述，系统性地阐述很多因素是十分必要的，例如，我们运用模糊数学方法来进行总体的综合评价，以判断总体处于"优、良、中、差"的哪种情况。这就是通常所说的模糊综合评价方法的有效运用。

层次分析法是对评价对象进行定性与定量的分析方法，通过两者的有效结合来判断评价目标的变化。层次分析法也可以与模糊数学方法结合，为评价对象构建科学、合理、高效的内部控制综合评价模型，以快速准确地统计出不同层次的不同评价结果。

（2）评价模型的应用。

①确定内部控制定性评价等级集。

通过内控评价工作小组的讨论，可将内部控制评价的等级集分为V=（V1，V2，V3，V4，V5）=（优，良，中，较差，差）。各位专家可根据单位内部控制的实际情况对具体评价指标的控制状况给出优、良、中、较差、差五种评价。

②运用层次分析法确定各定性指标间的权数分配。

运用层次分析法判定并设定各层次指标权重。层次分析法的基准是每一类指标的层级关系，每个有上层级指标的指标与同属于一个上层级指标的同层级指标所赋予的权重之和为100%。在赋权的方法上，采取德尔菲法，首先，设计调查问卷，调查问卷详见附录；其次，引入9级标度法（见表18-3），内控评价组的成员对各个层次内要素进行重要程度赋值；最后，内控评价组成员达成一致，得到最终权重。示例表格如下：单位层面评价指标相对重要性及权重计算表（见表18-4）、第二层次指标对组织架构的相对重要性判断及权重计算表（见表18-5）。

表 18-3　　　　　　　　　　　　1-9 标度表

标度	含义	标度	含义
1	表示两个要素相比，具有同样重要性	9	表示两个要素相比，前者比后者极端重要
3	表示两个要素相比，前者比后者稍重要	2、4、6、8	表示上述相邻判断的中间值
5	表示两个要素相比，前者比后者明显重要	倒数	若要素i与要素j的重要性之比为aij，那么要素i与要素j的重要性之比为aij=1/aij
7	表示两个要素相比，前者比后者强烈重要		

表 18-4　　　　　　　单位层面评价指标相对重要性及权重计算表

评价指标	组织架构	工作机制	关键岗位	关键岗位人员	会计系统	信息系统
组织架构						
工作机制						
关键岗位						
关键岗位人员						
会计系统						
信息系统						

表 18-5　　　　第二层次指标对组织架构的相对重要性判断及权重计算表

评价指标	内部控制 机构设置	相关部门 沟通协调	单位负责人 任职情况	内部监督 部门设置
内部控制机构设置				
相关部门沟通协调				
单位负责人任职情况				
内部监督部门设置				

③通过一致性检验。

根据以上过程计算得出的权重，通过一致性检验确保工作小组成员判断的科学合理性。一致性检验一般是通过计算一致性比例值 CR 确定一致性程度。当 CR 值小于 0.1 时通过检验。

④运用模糊综合评价法进行评价。

在模糊综合评价法构建中，以单位层面和业务层面评价指标作为因素集，将以上步骤计算的权重作为权重集，由评价小组成员对单位设计有效性和执行有效性进行综合评价打分，设定"优、良、中、较差、差"五级评语隶属等级依次对应分数为 90—100 分、80—90 分、70—80 分、60—70 分、0—60 分。

考虑到当单位内部控制体系完全建成以后，内部控制设计有效性和执行有效性同等重要，赋值内部控制设计有效性和执行有效性权重相等，各为 50%。

确定设计有效性和执行有效性权重后，评价小组成员分别对两个层次的因素有效性进行评分并按照加权平均法求出各因素的有效性分值，形成评判向量。

最后将权重向量与评判向量相乘即得出行政事业单位内部控制有效性分值。以单位层面指标要素为例，计算方法如表18-6所示。

表 18-6　　　　　　　　　单位层面指标要素综合评价计算表

一级评价要素	二级评价要素	权重 % ①	评价小组评价		要素综合评分	
			建设情况 ②	执行情况 ③	建设情况 ④=①×②	执行情况 ⑤=①×③
组织架构	内部控制机构设置					
	岗位职责权限					
	相关部门沟通协调机制					
	内部监督部门设置					
工作机制	决策、监督、执行分离机制					
	风险评估机制					
	议事决策机制					
	议事决策问责机制					
	内部监督制度建设					
关键岗位	关键岗位轮岗机制					
	关键岗位问责机制					
关键岗位人员	关键岗位人员资格					
	关键岗位人员培训					
	关键岗位人员职业道德					
	关键岗位人员惩戒					
会计系统	会计机构设置					
	会计人员配备					
	会计政策制定					
	会计业务管理					
信息系统	会计核算系统建设					
	内部控制信息系统					
	信息内部公开机制					
	信息技术安全管理					
综合得分					Σ④	Σ⑤

五、公立医院内部控制评价缺陷认定

一般而言，内部控制评价缺陷主要分为设计缺陷和执行缺陷，分别对应内部控制评价的设计有效性和执行有效性，是衡量内部控制体系健全与否的关键指标。

设计缺陷指的是内部控制体系在设计之初即存在不足，未能充分考虑到组织的目标、风险状况以及外部环境因素，导致控制措施不恰当或者缺失。具体表现可能包括控制目标设定不合理、关键控制点的遗漏、控制程序设计过于复杂难以操作，或者控制政策与实际业务操作脱节等。设计缺陷从根本上限制了内部控制体系的有效性，即使后续执行得当，也可能因控制措施本身的问题而无法达到预期的控制效果，增加了组织面临的风险敞口。

执行缺陷则是指尽管内部控制设计合理且适当，但在实际操作过程中未能按照既定的控制程序和政策执行，或是执行过程中存在偏差、疏漏、越权等情况。这类缺陷可能源于人员培训不足、理解偏差、执行力弱、资源分配不当、监督机制失效等因素。执行缺陷直接关系到内部控制的日常运作效率和效果，即便内部控制设计完美，如果执行不力，同样会导致控制目标的偏离，影响组织运营的安全性和效率。

因此，在进行内部控制评价时，区分并准确识别设计缺陷和执行缺陷至关重要。这要求评价人员不仅要具备扎实的内部控制理论基础，还需深入了解组织的业务流程和风险点，通过综合运用访谈、测试、观察等多种手段，全面诊断内部控制体系的健康状况。在此基础上，医院可以针对性地制定改进措施、优化设计、强化执行，不断提升内部控制的整体效能，为实现组织战略目标、维护资产安全、确保财务报告的准确性和医院运营管理的合规性。

内部控制评价机构在收到评价工作组提交的初步评价结果后，会开展一系列严谨而细致的工作流程，以确保评价结论的准确性和实用性。

首先，评价机构会对所有收集到的信息进行深度整合与复核，这一步骤旨在确保每一项初步认定的内部控制缺陷都被客观、全面地重新审视，避免任何遗漏或误解。复核过程不仅包括对缺陷本身的确认，还包括对其背景、影响范围以及潜在后果的深入分析，确保评价的全面性和准确性。

其次，评价机构会对这些缺陷进行分类汇总，依据其性质、影响程度及产生原因等不同维度进行归类，这样做有利于后续整改工作的针对性和效率。分类过程中，机构还会采用定性和定量的综合分析方法，对控制缺陷的成因进行深入剖析。比如，是由于制度设计不足、执行不力，还是外部环境变化等因素引起，同时评估这些缺陷对组织控制目标的具体影响，包括财务影响、运营效率降低、合规性风险增加等方面，以便更精确地确定其风险等级。

根据缺陷对内部控制目标实现的影响程度，评价机构将缺陷划分为重大缺陷、重要缺陷和一般缺陷等不同等级。这一分级不仅有助于管理层迅速抓住重点，优先处理那些对组织运营安全和战略目标构成严重威胁的缺陷，也为后续的资源分配和整改计划提供了科学依据。

针对已识别和分类的内部控制缺陷，评价机构会与单位领导班子紧密协作，基于单位的战略目标和风险承受能力，提出具体的整改建议和时间表。这些建议不仅聚焦于立即纠正现有问题，更着眼于长效机制的建立，以防止同类问题再次发生。责任单位接到整改通知后，须迅速制订行动计划，明确责任人，并在规定时间内完成整改工作。

为了确保整改措施得到有效实施，评价机构还将承担起监督职责，对整改落实情况进行持续跟踪，定期检查整改进度和效果。对于那些因内部控制缺陷已导致的实际损失或负面社会影响，评价机构将依据相关规章制度，配合单位领导层启动责任追究程序，对相关责任人进行问责，以此强化内部控制的严肃性和执行力，促进整个组织文化的积极转变，提升内部控制体系的效能与韧性。

六、公立医院内部控制评价报告编写与结果使用

(一) 内部控制评价报告的编制

公立医院内部控制自我评价机构应当根据内部控制自我评价结果，结合内部控制评价工作底稿和内部控制缺陷汇总表等资料，按照规定的程序和要求，及时编制内部控制自我评价报告。

1.内部控制自我评价报告的内容和格式
内部控制自我评价报告是内部控制自我评价工作的结论性成果。医院应当

根据《行政事业单位内部控制规范（试行）》《公立医院内部控制管理办法》及单位实际情况，对内部控制自我评价实施的过程及结果进行总结和汇报。具体来说，一般至少包括下列内容。

（1）明确内部控制评价的目标和主体。

单位内部控制评价的目标是合理保证单位经济活动合法合规、资产安全和使用有效、财务信息真实完整、有效防范舞弊和预防腐败、提高公立医院的公益性。内部控制评价的主体是×××公立医院。

（2）真实性声明。

声明单位领导对报告内容的真实性、准确性、完整性承担个别及连带责任，保证报告内容不存在任何虚假记载、误导性陈述或重大遗漏。

（3）评价工作总体情况。

评价工作整体情况包括单位内部控制评价工作的组织形式、领导体制、工作总体方案和进度安排、组织协调和汇报途径等。

（4）评价依据。

说明单位开展内部控制评价工作所依据的法律法规和规章制度。如《行政事业单位内部控制规范（试行）》《公立医院内部控制管理办法》和单位相关内部管理制度。

（5）评价范围。

描述内部控制评价所涵盖的被评价单位以及纳入评价范围的业务事项。即全面检查评价还是就某特定业务内部控制的检查和评价。内部控制评价的范围应当涵盖本级及所属单位的各种业务和事项，在全面评价的基础上突出重要性原则，重点关注单位运行管理的重要业务事项和高风险领域，确保不存在重大遗漏。

（6）评价的程序方法。

描述内部控制评价工作遵循的基本流程以及评价过程中采用的主要方法。

（7）以前期间检查中发现的内部控制缺陷及其整改情况。

如果单位以前期间内部控制评价中发现了内部控制存在缺陷，要把缺陷的具体情况、认定标准和现在的整改情况予以说明。

（8）本次检查中发现的内部控制缺陷及其认定。

描述适用本单位的内部控制缺陷具体认定标准和认定程序，并声明与以前年度保持一致，若不一致，说明原因；根据内部控制缺陷认定标准，确定评价本次检查存在的重大缺陷、重要缺陷和一般缺陷。

（9）内部控制缺陷的整改情况及拟采取的整改措施。

针对评价期末存在的内部控制缺陷，阐明拟采取的整改措施及预期效果。对于评价期间发现、期末已完成整改的重大缺陷，说明单位有足够的测试样本显示，与该重大缺陷相关的内部控制目前保持了设计与运行有效。

（10）评价结论及改进意见和建议。

对不存在重大缺陷的情形，出具评价期末内部控制有效结论；对存在重大缺陷的情形，不能做出内部控制有效的结论，并需描述该重大缺陷的成因、表现形式及其对实现相关控制目标的影响程度。自内部控制评价报告基准日至内部控制评价报告发出日之间发生影响内部控制有效性的因素，内部控制评价部门必须对其性质和影响程度予以核实，并根据核查结果对评价结论进行相应调整。

2.内部控制自我评价报告的编制时间

内部控制自我评价报告按照编制时间的不同，分为定期报告和不定期报告。定期报告是指单位至少每年进行一次内部控制自我评价工作，编制自我评价报告，并由单位领导对外发布或以其他方式合理利用。不定期报告是指单位出于特定目的或针对特定事项而临时开展的内部控制自我评价工作并编制形成自我评价报告。不定期报告的编制时间和编制频率由单位根据实际情况确定。

（二）公立医院内部控制评价结果的使用

内部控制自我评价报告完成后可以征求内部纪检监察部门的意见，提交本党委会审批，由党委会对拟采取的整改计划和措施做出决定，内部户控制职能部门或者牵头部门根据审批结果组织整改，完善内部控制，落实相关责任。

内部控制评价报告必须按规定报送各级财政、审计、基建检查等外部监管部门，接受监督检查。其中，各级财政部门及其派出机构应当根据内部控制自我评价报告，了解医院内部控制建立和实施的基本情况，以此作为对医院实施内部控制监督检查的依据和参考。同时，还可以据此掌握医院内控规范建设过程中遇到的问题和经验，并制定有针对性的对策和措施，以更好地指导和监督医院内部控制建设。

各级审计机关及其派出机构在开展单位内部控制审计时，应当参考医院内部控制自我评价的结果，有针对性地制订审计工作方案，揭示内部控制存在的缺陷，提出审计处理意见和建议，并督促医院进行整改。

内部控制自我评价报告应当作为公立医院完善内部控制的依据和考核评价相关工作人员的依据。对于执行内部控制成效显著的相关部门及工作人员提出表扬表彰，对违反内部控制的部门和人员提出处理意见；对于认定的内部控制缺陷，内部控制职能部门或牵头部门应当根据单位负责人的要求提出整改建议，要求责任部门或岗位及时整改，并跟踪其整改落实情况；已经造成损失或负面影响的，医院应当追究相关工作人员的责任。

七、公立医院内部控制运行维护

内部控制可以将制度的建设与优化评价工作变为常态，逐步实现制度的稳定性，并不断优化其执行，最终将制度建设工作实现系统化、规范化、流程化，促进医院的经济活动与业务活动管理从目标管理走向流程管理。内部控制体系的建立只是内部控制工作的起步阶段，内部控制体系的运行与维护才是内部控制发挥作用的核心环节。

内部控制体系的运行与维护涉及单位每年的内部控制检查、评估、整改等事项。医院应通过内部控制自我评价阶段的检查、评估与修订，做到内部控制制度流程化、流程可操作化；通过内部控制的考核、评价与监督，进一步优化内部控制流程、修改制度、控制关键风险点，如此形成常态机制，医院内部控制机制才能更好地发挥作用。

（一）年度内部控制目标的确定

内部审计部门组织单位各部门开展内部控制工作回顾及检讨会，总结单位层面及各业务流程层面内部控制的缺陷及风险，形成内部控制状况分析报告及下年度改进计划。

内部审计部门根据内部控制分析报告和下年度改进计划及单位整体部署编制年度内部控制工作目标及工作方案，经单位负责人审核后报纪检监察部门备案。

单位每年年底召开审计与内部控制建设会议，会议讨论经审核后的年度内部控制工作目标及工作方案。会议根据单位部署及目前内部控制状况审议并确定下年度内部控制工作目标及工作方案。经与会领导审批的年度工作目标及工作方案须经参会人员签字，并以红头文件形式下发给各部门、附属单位执行。

（二）内部控制工作的执行、监督与考核

1.内部控制状况自评

根据单位下达的年度内部控制工作目标及工作方案，内部审计部门于每年2月底下发关于各部门、附属单位开展内部控制自评工作的通知，要求各部门按照医院《内部控制手册》及《行政事业单位内部控制规范（试行）》《公立医院内部控制管理办法》对部门工作流程规范性及潜在业务风险等进行自我评价。

内部审计部门根据年度工作目标设计各部门的内部控制自评工作底稿，底稿设计要求能识别出关键业务环节的风险，真实了解部门工作情况。各部门负责协调内部控制人员，根据内部审计部门的内控自评工作底稿，通过了解部门各业务人员的工作情况填写，同时根据医院年度内部控制工作目标及本部门的现状撰写部门内部控制现状评价报告及改进计划，报本部门负责人审核并签字确认。

经审核的自评价工作底稿、内控现状评价报告及改进计划须经单位负责人签字后报内部审计部门汇总。内部审计部门根据各部门提交的自评底稿、内控现状评价报告及改进计划，汇总编制详细的年度内部控制工作自评报告及改进计划，经单位负责人签字后上级监管部门备案。

2.内部控制执行与监控

医院各部门在工作中应按照《内部控制手册》中的流程要求开展经济业务活动。各部门应按照年初提交的内部控制改进计划对业务流程进行优化调整，以达到降低经济业务活动风险的目的。

在提交业务流程调整申请时，调整方案须经财务部门审核，审计部门根据流程调整幅度及对单位的影响程度大小决定是否请相关内部控制专家进行评估，审计部门须在申请文件中签署关于流程调整的内控风险评估意见，之后申请部门根据单位相关制度及《内部控制手册》的要求提请相关部门及人员

审批。审批后的调整方案须提交财务部门留档并报审计部门、纪检监管部门备案。

审计部应定期或不定期对单位层面和业务流程层面的内部控制执行情况进行突击检查。检查时可以根据《内部控制手册》的要求核查部门提交的相关业务活动执行情况的证明材料，也可以采取现场勘察、非定向访谈等形式了解各部门不同业务的执行情况，检查中应做好检查记录、访谈记录，形成工作底稿，按类别对检查资料进行存档。

检查完成后应形成检查报告，提交审计部门负责人审核后报财会部门、单位负责人、纪检监管部门审阅。

3.内部控制执行情况年终检查

每年10月左右，审计部门根据年度工作计划、《内部控制手册》及《行政事业单位内部控制规范（试行）》《公立医院内部控制管理办法》的要求对各部门、附属单位内部控制执行情况进行年终检查，检查前应拟订检查方案。检查中应抽取重大投资、采购、建设工程项目等业务为样本进行内部控制穿行测试，详细了解经济业务执行流程，发现经济业务活动中的舞弊行为。

内部控制执行情况检查需进行大量访谈，访谈对象应为各部门分管领导及业务执行人员，为保证访谈的真实有效性，访谈前可不征求被访谈部门领导意见，采取随机访谈形式，访谈中应做好访谈记录并存档。内部控制检查过程中所有穿行测试材料应取得复印件，随同该业务的测试底稿、访谈记录一同形成检查文件，分类存档。

检查结束后审计部门应对每个部门、附属单位出具内部控制执行情况年终检查报告，详细汇报检查中发现的问题，检查报告原则上须经被检查部门领导签字确认，对于检查中发现的重大舞弊、越权操作等问题且须进一步调查的事项可以不经被检查部门领导签字，但应取得充分的书面及访谈证据。

内部控制检查报告须经审计部门负责人签字后报单位负责人及纪检监管部门审核，审核后报内部控制项目小组审阅，讨论决定是否对检查中发现的重大问题组织审计、对相关人员进行进一步审查或采取相关整改措施。

经审阅后的检查报告应经项目小组长签字，并由审计部门存档。审计部门在编制内部控制检查报告的同时应编制内部控制评价报告，内部控制评价报告的编制与审批及披露等按《内部控制手册》执行。

医院应根据内部控制体系建设的情况，定期组织修改《内部控制手册》，根据过去内部控制执行中对流程进行的优化及检查发现的问题，修改《内部控制手册》，使《内部控制手册》中的流程更加符合单位廉政风险防控的要求。《内部控制手册》的修改由财会部门组织，修改后应按要求报相关领导审核，最后应根据单位制度修改的流程经决策机构审批后下达。

4.监督与考核

内部控制工作的监督部门为内部审计与纪检监管部门，审计部门牵头负责内部控制工作的自评、执行、年终检查等环节的监督。

审计部门与纪检监管部门应开放多条信息反馈与投诉渠道，设置投诉箱、投诉电话及投诉邮箱等接受各部门和人员的投诉，防止内部控制工作人员在执行内部控制检查工作中徇私舞弊。内部控制工作的监督检查结果与各部门的业绩考核挂钩，在内部控制检查中发现的重大问题应追究相应业务人员及部门领导的责任。

各部门负责人在内部控制部门自评时负责本部门风险及内部控制缺陷的识别，配合审计部门的内部控制评价、检查等工作。对医院确定的内部控制整改方案积极配合落实整改。

对于要求整改的内容未整改或整改不到位，被审计部门或者纪检监管部门发现，将纳入部门负责人绩效考核。

以上方案通过落实内部控制的基本要求，运用内部控制建设阶段的成果，构建内部控制"目标确定→执行→监督→检查与总结→确定下年度目标"的管理闭环，为单位内部控制工作落到实处提供了一定的指导。

（三）内部控制的日常维护和持续优化

医院内部控制日常维护是指通过日常的教育培训、建立激励约束机制、培养单位内部控制文化等方式，确保本单位内部控制的有效运行。医院推行内部控制应强化培训，强化责任追究，强化激励奖惩机制，强化内外监督，为内部控制运行提供坚实保障。

内部控制作为一项专业管理活动，在运行过程中需持续不断地辅以教育培训，使单位全体人员掌握内部控制的理念、方法，并将其运用到日常工作中。医院应在每年的内部控制工作计划中列入内控教育培训安排、内控工作研讨会议等，同时设计各类不同的主题，针对各层级管理人员和执行人员开展多种形式的培训，包括购买并组织学习内控书籍、组织召开内控专题交流会议、聘请外部专家授课、组织内控发布成果培训、保证医院各层级人员一定课时的内控学习时间，使内部控制运行工作常用常新。

医院应运用多种形式，将风险管理文化和内部控制理念引入医院现有文化中，不断强化和提升各级管理人员和执行人员的自觉执行意识，如在OA专栏宣传内控知识、发布项目信息，在医院内刊发布内控专题、新闻稿，举行在线辩论、考试等多种形式的内控知识竞赛，开展内控专题有奖征文等活动。

需要强调的是，医院内部控制的持续运行不是终点，还应当对内部控制运行过程进行持续优化。不论原有的内控体系多么完美，随着时间的推移、内外部环境的变化都可能出现某些问题，包括具体实施部门、内部审计及纪检监管等部门发现的问题，这些问题应当及时反馈至内控牵头部门，定期加以优化。

参考文献

［1］中华人民共和国卫生部．医疗机构财务会计内部控制规定讲座［M］．北京：企业管理出版社，2007.

［2］财政部会计司．行政事业单位内部控制规范讲座［M］．北京：经济科学出版社，2013.

［3］陈祥槐．公益导向的公立医院治理机制研究［M］．北京：经济科学出版社，2013.

［4］邓小虹．北京DRGs系统的研究与应用［M］．北京：北京大学医学出版社，2015.

［5］方鹏骞，贾红英．中国公立医院内部治理机制研究［M］．武汉：华中科技大学出版社，2014.

［6］刘宇．美国医院管理：从文化、组织和工具三维视角看美国人如何管医院［M］．北京：光明日报出版社，2016.

［7］齐新红，殷雪峰．医院内部控制规范与体系建设［M］．北京：清华大学出版社，2021.

［8］王兴鹏．医院管理纵横——新时代·新思维·新探索（第一辑）［M］．上海：上海科学技术出版社，2018.

［9］张庆龙，王洁，陈冲．公立医院运营管理：从知到行［M］．北京：中国时代经济出版社，2022.

［10］张庆龙．新编行政事业单位内部控制建设原理与操作实务［M］．北京：电子工业出版社，2017.

［11］中华人民共和国财政部．行政事业单位内部控制规范（2017年版）［M］．上海：立信会计出版社，2017.

［12］暴蓉，宗莉，哈斯朝鲁，等．高水平医院建设下医学检验科的生物安全管理［J］．临床医药实践，2023，32（12）：955-956.

［13］陈萍．基于财务云的医院收支管理内部控制信息化平台构建［J］．财

会通讯，2023（15）：139-144+153.

［14］陈新友.公立医院内部控制体系研究［J］.财会研究，2013（03）：67-69.

［15］戴力辉，洪学智，刘丹，等.基于风险管理的公立医院内部控制现状分析［J］.现代医院管理，2012，10（01）：8-10.

［16］段智文.公立医院建设项目内部控制现状分析及其建议［J］.中国注册会计师，2014（02）：69-72.

［17］冯莹莹，赵雯.基于信息化的公立医院内部控制体系构建研究［J］.中国管理信息化，2022，25（11）：131-134.

［18］韩钰.公立医院合同管理风险管控探析——以A公立医院为例［J］.会计之友，2017（19）：18-20.

［19］胡春飞，李文佳，王西雯.基于内部控制的医院经济合同管理优化探析——以C公立医院为例［J］.会计之友，2021（24）：85-91.

［20］霍晓霞，周金娥.公立医院建设项目全过程跟踪审计质量评价研究［J］.中国医院，2023，27（02）：13-16.

［21］姜晨.公立医院科研管理内部控制体系建立与实施的探讨［J］.中国总会计师，2023（01）：121-123.

［22］李佳澧，李无阴，赵磊."一院多区"集团化公立医院全面预算管理难点及对策研究［J］.中国总会计师，2022（03）：183-185.

［23］李琴，陈国祝.公立医院全面预算闭环管理研究与应用——基于PDCA循环管理工具［J］.中国管理信息化，2022，25（18）：40-44.

［24］刘国刚，郑二维，曲松涛.构建公立医院内部医保基金控制模型的实践研究［J］.中国卫生经济，2014，33（07）：30-32.

［25］刘建.加强内部控制构建医保基金财务管理体系［J］.中国管理信息化，2023，26（11）：29-32.

［26］刘靖宇.北京市公立医院政府采购预算编制管理研究［J］.中国卫生经济，2023，42（09）：78-81.

［27］陆敏.基于HRP平台的公立医院合同管理内部控制信息化建设研究［J］.中国管理信息化，2021，24（04）：83-84.

［28］潘佳佳，王长青.基于COSO框架的公立医院医教研项目经费内部控

制建设［J］.中国卫生经济，2022，41（02）：83-87.

［29］亓莹，杨正云，巫媛莹.基于现代医院管理制度的公立医院内控评价指标体系构建［J］.现代医院，2022，22（10）：1486-1488.

［30］田茜溪，丁小英，曾韵兰，等.网格化城市医联体模式下财务管理的实践与思考［J］.中国卫生标准管理，2022，13（15）：44-48.

［31］王兵.高质量发展背景下公立医院固定资产精细化管理探讨［J］.中国管理信息化，2023，26（12）：32-34.

［32］王杏蕊，任舜禹，李晋辉.公立医院高质量发展背景下医联体管理同质化实现路径研究［J］.中国医院，2023，27（07）：23-26.

［33］魏倩如，李红艳，朱敏.互联网医疗下公立医院以患者为中心的改革实践［J］.中国医院，2021，25（06）：29-31.

［34］夏莽，黄炜.我国公立医院内部控制建设现状分析——基于公立医院内控体系框架研究的发展历程［J］.中国医院，2014，18（02）：76-78.

［35］许熠堃，徐帅.加强公立医院政府采购内控管理的探讨［J］.现代医院管理，2023，21（02）：99-101.

［36］游家禄，李梦薇，罗国兰.新形势下医院设备科人员生物安全管理的探讨［J］.中国设备工程，2023（12）：92-93.

［37］余瑶，冯丹.DRG付费改革下的公立医院收费内部控制探究［J］.中国总会计师，2023（03）：154-156.

［38］余勇晖，余楚烨.公立医院内部控制框架体系构建［J］.财会月刊，2015（06）：21-24.

［39］张倩，汪薇.SOP模型在公立医院资产后续支出管理中的实践应用［J］.中国总会计师，2023（03）：121-123.

［40］章月丽，夏青青，戴秀兰，等.公立医院内部控制评价指标体系与实证应用［J］.卫生经济研究，2023，40（12）：80-83.

［41］郑胜寒.公立医院内部控制应用与优化研究［J］.商业会计，2022(11)：110-113.

［42］周晗，高山.公立医院内部控制评价体系构建探讨［J］.中国卫生质量管理，2016（03）：96-99.

［43］周青，陈晓云，单苗苗，等.公立医院内部控制环境风险评价指标体

系构建研究［J］.中国医院，2023，27（02）：6-9.

　　［44］周左磊.公立医院科研经费报销问题梳理及对策分析——以H医院为例［J］.中国管理信息化，2024，27（06）：48-50.

　　［45］邹婧.公立医院收费内控制度存在问题与建议［J］.财会学习，2023（17）：161-163.

反侵权盗版声明

中国财政经济出版社依法对本作品享有专有出版权。任何未经权利人书面许可，复制、销售或通过信息网络传播本作品的行为，歪曲、篡改、剽窃本作品的行为，均违反《中华人民共和国著作权法》，其行为人应承担相应的民事责任和行政责任，构成犯罪的，将被依法追究刑事责任。

为了维护市场秩序，保护权利人的合法权益，我社将依法查处和打击侵权盗版的单位和个人。欢迎社会各界人士积极举报侵权盗版行为，本社将奖励举报有功人员，并保证举报人的信息不被泄露。

举报电话：（010）88190744

（010）88191661

QQ：2242791300

通信地址：北京市海淀区阜成路甲28号新知大厦

中国财政经济出版社总编室

邮　　编：100142